感受的分析

完美主义与强迫性人格的心理咨询与治疗

訾 非／著

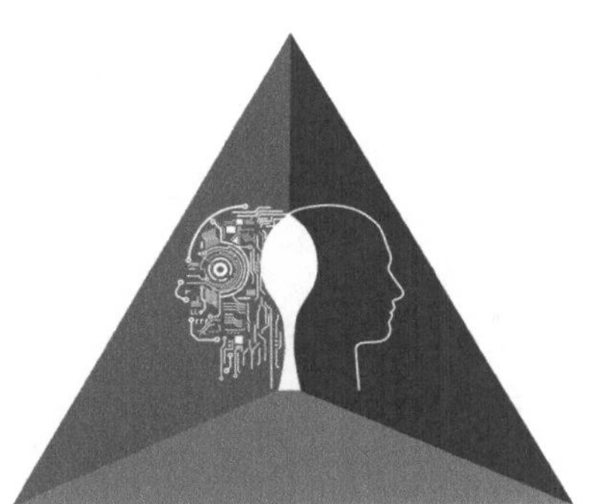

THE ANALYSIS OF THE FEELINGS

Counseling and Psychotherapy for Perfectionism and Obsessive-compulsive Personality

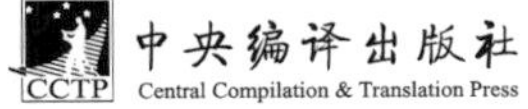

图书在版编目（CIP）数据

感受的分析：完美主义与强迫性人格的心理咨询与治疗／訾非著. —北京：中央编译出版社，2017.3（2023.11重印）

ISBN　978-7-5117-3217-0

Ⅰ. ①感…　Ⅱ. ①訾…　Ⅲ. ①人格障碍-精神疗法-研究　Ⅳ. ①R749.910.5

中国版本图书馆 CIP 数据核字(2016)第 321788 号

感受的分析：完美主义与强迫性人格的心理咨询与治疗

出 版 人： 葛海彦
出版统筹： 贾宇琰
责任编辑： 王丽芳
责任印制： 李　颖
出版发行： 中央编译出版社
地　　址： 北京市海淀区北四环西路69号（100080）
电　　话：（010）55627391（总编室）　（010）55627310（编辑室）
（010）55627320（发行部）　（010）55627377（新技术部）
经　　销： 全国新华书店
印　　刷： 廊坊市印艺阁数字科技有限公司
开　　本： 787 毫米×1092 毫米　1/16
字　　数： 488 千字
印　　张： 32.25
版　　次： 2017 年 3 月第 1 版
印　　次： 2023 年 11 月第 3 次印刷
定　　价： 88.00 元

新浪微博： @中央编译出版社　　　**微　　信：** 中央编译出版社（ID：cctphome）
淘宝店铺： 中央编译出版社直销店（http://shop108367160.taobao.com）（010）55627331

本社常年法律顾问：北京市吴栾赵阎律师事务所律师　闫军　梁勤
凡有印装质量问题，本社负责调换，电话：（010）55627320

序

强迫性人格障碍的治疗是涉及人格心理学、社会心理学、心理咨询与治疗等多个心理学方向的研究与实践领域。这个领域，广而言之，人格障碍的治疗，在国际学术界尚处于发展的初期，有待系统的实践经验总结和深入的学术探究。

《感受的分析》一书集合了訾非博士在这个领域多年研究和实践的成果，是国内第一部系统介绍强迫性人格障碍的心理咨询与治疗的学术著作。这本书既是一部阐释人格结构和人格障碍的理论著作，又是解述强迫性人格障碍的心理治疗技术的工具书。作者在充分了解既往理论与方法的基础上，发展了新的理论与方法，使著作体现出多方面的创新性。

首先，这本书整合了心理动力学人格理论的“碎片”。心理动力学的经典精神分析、自我心理学、客体关系与自体心理学等理论分支对人格结构提出了杂然多样的看法。作者试图整合这些看法，并从主体间性的视角分析了不同分支的人格理论的兼容性。在此基础上，作者把人格理论纳入人与世界的关系之中，形成了自己的理解人格的架构。訾非把人格的主体看成是由自我（I）、自体（self）与他者（others，内化的他人、他物）三个成分构成的，这体现了人与世界关系的总体样态。心理动力学的不同分支对人格的理解其实可以纳入到这个总体的样态之下，从而把动力模式、关系模式等似乎相互冲突的理解人格的理论整合起来。

其次，訾非博士对强迫性人格障碍的症状表现、心理动力模式和发展路径等给予了细致深入的分析，报告了一系列研究成果和一些典型案例，使读者能够对此种人格障碍产生清晰的理解。本书提出的感受分析治疗模式，是作者把东方禅宗与道家的心理调节技术与精神分析法相结合而形成的；作者也把人本主义心理治疗的态度和认知—行为治疗的方法技术融入其中；并创造性地发展了一些咨询技术，形成了以感受的解析、体察与转化为核心的咨询与治疗模式。在我看来，感受分析是一种理论基础牢固、方法新颖的治疗模式，它不但能够在强迫性人格障碍的心理咨询与治疗中运用，也可以尝试逐步推广到其他类型的人格障碍的治疗中。

第三，本书作者对因果问题、方法论问题，以及精神分析的核心概念如俄狄浦斯情结等都作了分析，提出了自己的看法。我认为这些看法视角新颖，有理有据，是作者对这些问题持之以恒地思考的结果。作者强调，因果关系是一定条件下的关系，而人们理解心理现象间的因果关系时往往忽略关系所以发生的条件（condition）和情境（context），这使得许多规律推断沦为一些具有迷信色彩的观念。例如人们在理解无条件积极关注与人格成长、早期的创伤经验与成年后心理障碍、父母教养方式与子女成年后的人格发展之间的关系时，倾向于把归纳性的结论看成放诸四海皆准的真理。其实这些关系都不是确然无疑的，而是有赖于诸多内在、外在条件与具体的情境。如果把它们看成毋庸置疑的普适真理，则对于心理咨询与治疗的实践而言大有弊害，它会使我们忽视人格发展的复杂性与弹性（resiliency），贬低个人的选择与责任对人格发展的影响，与“人是可以改变的”这一治疗理念也是相冲突的。

第四，訾非博士也在本书中强调了内省和共情在临床研究中的价值。目前我国心理学界对内省和共情方法的认可还很不够。这使得心理咨询与治疗的临床个案研究成果非常少见。我们知道，在心理咨询与治疗的临床实践和研究中，尚缺乏能够有效探知复杂心理过程的仪器，至今仍然唯有内省和共情才是把握复杂心理过程的最直接的手段，也只有主观表达的感受才是对这些复杂心理过程的最细致的描绘。把内省、共情以及由此获得的感受排除在心理学研究的主流之外，临床心理学的研究就难免滞碍不畅。内省和共情方法的缺点当然有目共睹，它们为主观性甚至谬误打开了门径。但是我相信，严谨的学者以内省和共情为手段，辅之以定量、实验的方法，仍然可以得到极有价值的研究成果。

我相信读者能够从《感受的分析》这本著作中受益，也希望感受分析能发展成为一种有影响力的心理咨询与治疗模式。

郭永玉

2012 年 7 月 22 日于武昌

再版序

《感受的分析》第一版问世后，收到了许多反馈，有的来自心理工作者，也有的来自对该书内容感兴趣的非心理学背景的读者。他们对笔者的努力给予了肯定，也提出了宝贵的意见。笔者一直等着再版的机会根据反馈意见对本书的内容进一步予以完善。本书问世三年，突闻售罄，虽略感意外，想来也在情理之中。笔者愈来愈感到，对完美主义和强迫性人格的专业研究绝非小题大做，而是现实的迫切需要。

作为一部学术著作，《感受的分析》适合同行交流之用，对于非心理学专业的读者，本书的某些部分稍显艰涩，此次再版，虽作了一些修订，但囿于时间，推敲仍不可说充分，读者若能感受到本书的可读性的些许添增，笔者已甚感欣慰。希望将来能够完成一些针对完美主义与强迫性人格的深入浅出的心理自助读物。

笔者要特别感谢我的来访者，他们愿意在咨询室里敞开心扉，探索自己，如果没有他们的这份勇敢，再多的咨询技巧都归于无用。在某种意义上，他们也是我的老师。

笔者想在此感谢刘燕平博士在本书第一版出版后耐心的阅读并提出的各种意见。他认为在冷动机、温动机和热动机的区分之外，还可以考虑把只在个体内部发生的动机过程和关涉主体之外的客体的动机过程区分来看，分别定义为“内动机”和“外动机”。我认为这种区分有很好的学术意义和临床意义，由于再版的时间限制，关于这方面的探讨只好留待将来去做。感谢心理咨询师王宏军先生，他向笔者提出，在强迫性人格障碍的治疗中，把家庭治疗纳入进来非常重要。笔者甚为赞同。笔者主张心理咨询与治疗的“生态主义”，尽可能推动心理空间的系统性改变，家庭是这种系统性改变的一个重要方面。

笔者的硕士导师蓝云（William Y. Lan）教授多年前鼓励笔者关注质性研究方法，关注自我效能感等积极心理品质的研究。做完美主义和强迫性人格的研究，笔者结合多种方法，关注心理障碍的疗愈与积极心理品质培养的关系，便是得益于恩师的点拨，在此向他郑重致谢。笔者博士阶段的导师 Mary Frasier 和 Bonnie Cramond 女士指导笔者完成了以完美主义心理研究为主题的博士学位论文，那是我聚焦于这个领域的起点。可惜 Dr. Frasier 不幸病世，否则以她不吝赞美的性格，一定会给予笔者许多言过其实的肯定。愿她在天堂安好。Bonnie Cramond 教授是研究注意力缺陷多动（ADHD）和创造力的关系的专家，本书也探究了 ADHD 与完美主义和强迫性人格的关系，希望能以这种方式向老师致敬。

感谢我的博士后导师周晓林教授和钱铭怡教授，在他们的指导下，笔者在那个阶段对完美主义心理的研究完成了从教育心理学的视角向临床与咨询心理学视角的转变。也感谢两位老师容忍我这个学术散人从心所欲的探索。笔者也感谢李孟潮先生，他在他的心理学 QQ 群里推荐这本书，使它能够让更多的读者看到。笔者对完美主义和强迫性人格的研究，也大大得益于 2008—2013 年在中美精神分析联盟（CAPA）接受的系统培训，感谢 CAPA 的组织者 Elise Snyder 女士及每一位导师和同学。

感谢郭永玉老师对笔者的鼓励及对本书的认可。

中央编译出版社的王丽芳女士积极推动本书的再版，多谢她的努力，否则本书不会这么快地再次问世。

一部数十万字的学术著作，文字表达的准确性、概念的一致性、内在逻辑的完整性、理论的涵盖性等皆需经历不断的锤炼和发展，感谢中央编译出版社给我这个重新修订完善的机会。然而时间仓促，拟定在再版中予以添增的许多内容来不及完成，只好留待将来。本书在修订过程中也更正了一些文字上的明显的错误，它们有不少是细心的读者指出的，笔者在此一并拱手致谢。欢迎读者继续批评指正。

最后，但绝不是最不重要的，还要再次感谢北京林业大学人文学院所提供的宽松的学术氛围和研究条件，没有这些条件，就不会有《感受的分析》这本书的出现。人文学院的朱建军先生、严耕先生和李明先生等都对本书的内容提出了具体的看法和建议，他们的宝贵意见，笔者都认真地考虑和反思，并融入到对这一版书稿的修订中。笔者也感谢吴宝沛先生在进化心理学领域为本书的相关内容提供的学术建议。

作者于 2016 年 10 月

目　录

第二篇　感受分析咨询模式

第三篇　强迫性人格的感受分析咨询

第四篇 感受散论

导　言

1

在契诃夫的小说《套中人》[①] 里，中学教员别利科夫永远都在担心会发生不好的事情。“千万别出什么乱子”是他的口头禅，为此他不惜把自己装进各种有形无形的套子里。“他的伞装在套子里，怀表装在灰色的鹿皮套子里，有时掏出小折刀削铅笔，那把刀也装在一个小套子里……”别利科夫走在路上是这副模样：戴着墨镜，穿着绒衣，耳朵里塞着棉花，把脸藏在竖起的衣领里。坐马车的时候，他一定要吩咐车夫支起车篷。他在中学教古希腊语，总是赞扬过去那些并不曾有过的东西。他教的古希腊语也相当于用来逃避现实的套子。一切违犯、偏离、背弃规章的行为，即便跟他毫不相干，也令他忧心忡忡。在中学的教务会议上，他那种顾虑重重、疑神疑鬼的态度和“套子式的论调”压得同事们透不过气来。他觉得学生们都行为不轨，担心这些不端“千万别传到当局那里”“千万别出什么乱子”。为了实现他的套子式的治校理念，他强烈要求校方开除两个学生，但没有得到同事们的赞同，他唉声叹气，大发牢骚，最后大家不得不屈服于他，把两个学生开除了事。别利科夫有一个习惯——去同事家里串门。到别人家坐下之后却一言不发，待上个把钟头就走。他把这个称作“和同事保持良好关系”，认为“这是尽到同事应尽的义务”。同事们都怕他，连校长也怕他三分。中学让这个穿着套鞋、带着雨伞的人把持了整整十五年。岂止别利科夫的同事们，全城都“捏在他的

① 见契诃夫（1898/2011）。

掌心里”。在别利科夫的影响下，满城的人都变得谨小慎微，事事害怕。“怕大声说话，怕写信，怕交朋友，怕读书，怕周济穷人，怕教人识字……”别利科夫毫无温情和幽默感，生活在无数清规戒律之中，也要求别人遵从他的规矩。他看到自己的女友骑自行车上街，觉得太不成体统，仿佛受到致命的打击。女友的弟弟非常讨厌他，在别利科夫来“规劝”他姐姐的时候把他从楼梯上推下来。他觉得此事异常丢人，羞愤而死……在小说的结尾，同事们带着喜悦的心情埋葬了别利科夫，可令人绝望的是，“不到一个星期，生活又回到了原来的样子，依旧那样严酷，令人厌倦，毫无理性……”契诃夫借小说中人物之口感慨道：“我们埋葬了别利科夫，可是还有多少这类人留在世上，而且将来还会有多少套中人啊!”

强迫性人格障碍者向来不绝于书，现在有，将来依然会有。别利科夫这类人岂止统治了一个学校、一个城市，他们生前死后有时能统治一个国家、一个民族甚至一种文明相当长一段时期。强迫性甚至可以演变成人类的集体意愿。弗洛伊德就曾把中世纪的宗教称作“文明神经症”。他的这个类比虽然混淆了神经症与人格缺陷的区别[①]，但也明智地揭示了人类文明进程中宿命般的强迫性。笔者进而揣测，文艺复兴之后的人类文明，以及人类目前生存的所谓的后现代社会，依然像中世纪那样具有高度的强迫性，只是强迫的内容判然有别于从前而已。从启蒙主义对于工具理性的顶礼膜拜，到工业革命之后机器对人的统治；从现代大工厂的流水线，到后现代娱乐时代吹毛求疵的完美主义；人类在享受着强迫性带来的财富与快乐的同时，又要在文明的压制下挣扎着维护人性的尊严和创造的灵性。强迫性人格障碍是文明的强迫性在个体上的激化表现。不过，大部分人类个体并未因为文明的强迫性而发展成强迫性人格障碍患者，这说明此种障碍患者还有其独特的遗传素质和人生经历。从文化批判的角度分析别利科夫——正如契诃夫所做的——固然有其意义，但从心理病理的角度，把文化、个体经验和生物遗传素质结合起来，方能描绘出强迫性人格障碍成因的全面图景，为针对此问题的心理咨询、教育实践和文化批评提供理论基础。

---

① 在弗氏的时代，强迫性神经症（强迫障碍）与强迫性人格障碍并没有被区分开来。在当代的术语语境下，弗氏所说的“文明神经症”应该指文明的强迫性——一种类似于人格的强迫性的东西。

20 世纪 80 年代以降，强迫性人格障碍作为一种人格疾患被写入美国《精神障碍诊断与统计手册（DSM-III）》，这有助于从心理疾患的角度看待别利科夫这样的人。别利科夫难以从自我设定的套子里走出来，乃是罹患了一种心理障碍[①]，对之诉诸道德批判往往于事无补。不过在历史上，人格的强迫性时而被奉为圣贤的品质，时而又被视作迂腐僵化的标志。中国文化中既有“尾生抱柱”“推枣让梨”“灭烛看家书”“瓜田不纳履、李下不正冠”之类的道德完美主义训诫，亦有“刻舟求剑”“郑人买履”“荆人涉澭”“守株待兔”等揶揄墨守成规和教条主义的故事。殊不知，这两类行为往往是同一种人格的体现。

一些研究指出，强迫性人格障碍的患病率为 1%左右，这并不是一个很高的比例[②]，但是在人群中，有强迫性人格倾向者远不止此数（笔者根据多年的研究估计，此种人格倾向者在人群中的比例约为 10%—15%）。强迫性人格倾向者的强迫性虽没有严重到可诊断为障碍的程度，他们仍可能因这种人格倾向而遭遇种种困扰（例如拖延、考试焦虑、人际冲突、工作和学习效率下降

---

① 本书在多数情况下把人格障碍、神经症等称作“心理障碍”，而没有严格按照精神病学的习惯统一采用“精神障碍”这个词，是因为考虑到本书可能会被非心理学和精神病学背景的读者阅读，而“精神障碍”这个词太容易引起非专业人士的紧张和消极联想。精神病学把精神分裂症这种几乎可以看成一种脑生理问题的功能障碍、把生活环境发生改变产生的短期的情绪紊乱（适应障碍）、把以异常的生活风格和人际关系模式为特点的人格障碍等在成因上和程度上差别极大的问题都放入“精神障碍”（mental disorders）这个大标签下，导致精神卫生知识的普及和精神疾病的治疗常常遭遇来自非专业人士的回避和反感。“心理障碍”是一个相对较易让人接受的非正式词语，常被用来指轻型精神疾病如神经症、人格障碍等。不过，这个权宜之计也并非没有问题，“心理障碍”的提法又似乎忽略了人格障碍、神经症等类问题的生理发病基础，让患者以为心理治疗乃唯一解决之道，一旦被推荐做药物治疗，便惴惴不安，怀疑自己成了精神病人。鉴于此，本书尽量避免少用“精神障碍”或“心理障碍”之类令人费解的术语，尽量直接提及具体的障碍名称。

② 这是美国《精神障碍诊断与统计手册（DSM-IV-TR）》里报告的在美国人群中的发病率。在 DSM-5 诊断标准中，这个比例提高到 2.1%至 7.9%。笔者目前尚未看到中国研究者对于中国人群中强迫性人格障碍的发病率的统计研究。据笔者心理咨询与治疗工作的经验而言，愿意对中国人群做一个 1%—5%左右的保守的估计。

等）。但也有些强迫性人格倾向者未受其强迫性的显著困扰，强迫性反而提高了他们的社会适应性和工作效率。因此，强迫性人格倾向可大致分成两种类型：(1）强迫性人格偏差／缺陷；(2）强迫性人格风格/状态。第一种类型的个体，强迫性给他们带来的损害多于裨益，第二种类型的个体则善于运用他们人格中的强迫性，而不是被这种人格特点所左右，因而他们的整体人格是成熟的。

对于强迫性人格倾向的第一种类型，笔者认为有必要在“强迫性人格偏差”和“强迫性人格缺陷”之间作出区分。前者表示个体在大多数生活、工作情境中都表现出强迫性人格的特点，且这些特点已经超出了正常的人格风格的程度，对个体适应和人际关系构成了一定程度的损害。后者表示个体只是在少数情境中（例如在生活或职业压力下）表现出强迫性人格的状态，且这种状态已经达到强迫性人格障碍所具有的严重程度。因此，前者是一种整体性的人格微小偏差，而后者是一种局部性的人格缺陷。另外，强迫性人格偏差/缺陷与强迫性人格障碍存在一种比较明显的区别。强迫性人格偏差或缺陷者对于自己的偏差或缺陷通常有一定程度的自知力，能够反思自己的强迫性的消极后果，愿意修复自己的人格缺陷，而强迫性人格障碍者则很难承认他的强迫性的消极后果，往往给自己的强迫性赋予绝对积极的意义。

笔者把人格中适应良好的强迫性人格倾向称为“强迫性人格风格”和“强迫性人格状态”。前者指个体在大部分情境中都表现适应性的强迫性。例如，个体倾向于追求完美、条理性、计划性，有很强的规则意识和自我约束能力，但这种风格能够根据现实而调整，并不僵化，在需要放弃强迫性的时候就能够放弃它，强迫性对于此类个体的影响基本上是积极的。强迫性人格状态则是指在某些特定的情境，个体能够调动其人格中追求完美、计划性、条理性和规则意识的元素。这种调动，是为了有效应对生活或工作中的挑战，但这个人在大多数情境中并没有表现出强迫性人格风格。例如，一个面临大考的学生能够给自己制定严格的计划并能够不折不扣地遵照执行，但他平时并不是一个有计划的人。再如，一个工程师在设计机械图纸、完成试验时能够做到一丝不苟，但在生活和人际交往中却是一个随和、随遇而安的人，并不是一个完美主义者。

基于以上分析，笔者把人格的强迫性看成三种层次：强迫性人格风格/状态、强迫性人格偏差/缺陷、强迫性人格障碍（见下图）。在本书中，强迫性人格风格/状态与强迫性人格偏差/缺陷合称为“强迫性人格倾向”，与人格疾患——强迫性人格障碍——相对应。笔者把强迫性人格障碍者和强迫性人格倾向者又合称为“强迫性人格特征者”（见下图），用这个概念描述一类在动机和行为的层面上相似的个体。从强迫性人格倾向到强迫性人格障碍，强迫性从一种风格到一种偏差再到一种障碍的区别，中间并无判然分明的界限，而是一个连续体，它们的区分只能是大略的。笔者根据心理咨询与治疗的经验粗略估计，强迫性人格障碍在人群中大约占1%—5%，而有强迫性人格偏差/缺陷者估计在5%—10%，有强迫性人格风格/状态的人大约5%—15%。本书关注的“强迫性人格者”主要包括强迫性人格障碍者和强迫性人格偏差/缺陷者，两者约占人群的10%左右。

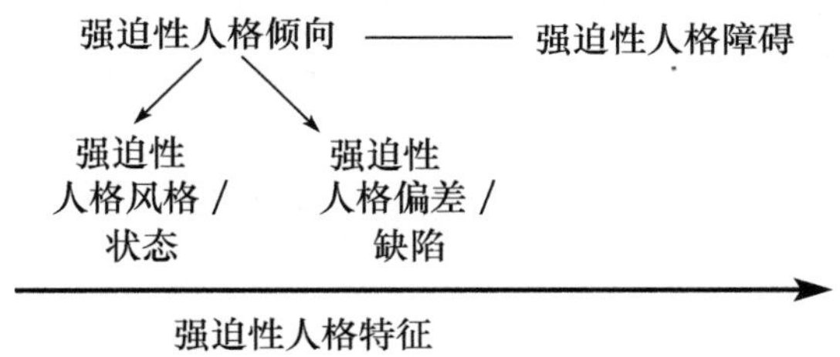

2

本书用四个篇目展示作者在强迫性人格的心理咨询与治疗中发展的感受分析治疗模式的原理及应用。篇目的内容及顺序安排经过了慎重的考虑，力图使读者对感受分析治疗有一个完整而全面的了解。

笔者把人格理论放在本书第一篇（人格：结构、动机与感受），作为感受分析治疗理论的起点和基础。该篇陈述的是笔者对人格结构及其动力机制的理解。本书第二篇系统介绍了感受分析咨询模式，描述了感受解析、内感体察与感受转化三类方法。第三篇介绍强迫性人格的诊断、强迫性人格的结构与动力机制以及感受分析模式在强迫性人格的心理咨询与治疗中的应用。笔者在第四篇“感受散论”中对一些与强迫性人格的形成有关的心理、社会与文化因素进行了探讨，也对形成本书成果所倚仗的临床研究法的科学性进行了探究。

3

本书第一篇探讨人格的结构与动力。笔者把人的主观世界（主体）看成由自我（I，ego）、自体（self）和他者（others）组成的结构。其中自我（ego）又分化[①]出一个相对具有独立性的、负责“应该—不应该”判断的超我（superego）。自我主要由具有统合功能的元我（meta-ego）和具有认识功能的识我（cognitive-ego）两部分构成。

他者是一切被自我认为有异于自体——但与自体并存、隔离、对抗或沟通——的存在在主体中产生的主观印象和感受，它们不单是由“他人”（other persons）引发的体验，还包括非人的存在（物质）在主体中产生的主观印象和感受，比如自然物（动物、湖泊、河流、森林等）、人造物（房屋、器具、食品、药物等）在我们内心产生的印象和感受。非人的存在于主体内引起的

---

① 此处采用“分化”一词，仿佛意味着超我是从自我中产生的。超我的内容来自自我，或者至少要经过自我的检验和认同，但就超我的核心机制，即“应该-不应该”功能而言，它与自我的其他机能（统合、认识）当是并行互动而发展的，只有把超我视作广义的自我的一部分的时候，才可以大致地说超我是从自我中产生的，或者说超我是自我的一个成分。超我与自我的关系，让笔者联想到宗教里的一个公案：耶稣基督怎么可以既是圣父又是圣子。就心灵现象而言，一种心理机制与另一种心理机制的关系确实可以这么互为因果又互相包含。这又可以与现代物理学中“粒子”的概念相类比，正如在观察到一个粒子之前，粒子的位置是“无处不在”的，并没有“粒子”这种东西，在内省自我或超我这些概念的时候，我们能够相对清晰地把握它们之间的区别，观察它们的界限，但在我们不做这种观察时，它们的作用其实是不可分割的。

他者感受与他人在主体内引起的他者感受固然有所不同①，但非人的存在与他人在本质上都是与自体和自我发生互动和相互转化的第三种存在。而且，非人的存在也可能会被赋予人性（在宗教崇拜活动中尤其如此），反之，他人也可能被赋予物质性（在经济交换中便是如此）。

自体是相对于他者而存在的，没有他者作为对照物，就不会有自体感。反之亦然——没有自体，也就没有他者。而且他者与自体的区分是相对的，在一瞬间，那原本属于他者的存在，会被归入自体之列（例如在商品交换中，瞬间“我的”就变成了“你的”）。他者与自体的互动过程中产生了自我，或者说助长了自我的发展。自我、自体与他者是人格的相对稳定的组成结构，而在这些结构中流动着的——或者说因其流动而维持了人格的稳定存在的——是各类驱力（drive）。驱力在人格结构中运作，就形成种种动机——即驱力的运作模式②。

笔者把动机看成纷杂多样的形式，而不像经典精神分析那样试图把动机概括还原成简单的几种（即把动机尽量还原成最少的类型，例如，在弗洛伊德看来，是性、攻击性和自我保存动机）。尽管笔者支持 Lichenberg（2011）等人提出的动机系统理论（motivational systems theory）的主要观点，但也并不赞同他们把动机简化成五种类型的做法。这种做法秉持的仍然是传统精神分析的还原论思路。笔者认为，动机有大量的形式，每一种都有其独特的运作模式。本书列举了多种热动机、温动机和冷动机。这些动机其实还可以作更为细致的分解。笔者认为，用分解的方式来探究动机——而非还原和简化

---

① 他人在主体引起的他者是与自体共存的另一些主体成分，因而自体的行为不但受到自我的观察，还受到我们在内心中构建的另一些主体成分的“观察”。我们对待这些主体成分的意志（他者的目光）的态度，不会像对待自然物那样——除非我们把他者形象投射到这些自然物上——而是会类似于对待自我一样。他者对我们的行为的影响，不同于自然界对我们的行为的影响。自然界激发我们调动自我去应对，而他者却可能让个体放弃自我。自我的发展，一方面获益于他者，却最终必然遭遇自我与他者的冲突，这是存在主义所谓的“他人即地狱”的论断所概括的现象。青春期就是这种冲突最为激烈的时期。

② 驱力、自我、本我、超我等这些经典精神分析术语是一些相对古老的概念了，但笔者发现这些概念并没有过时，它们与当下的客体关系理论、自体心理学、主体间性心理治疗等流派对人格的理解结合起来，对于理解强迫性人格的内在机制颇有帮助。

的方式——是精神分析治疗的一个发展方向，也是“精神分析”这个概念题中应有之意。

通过对个体动机的分解，我们能够发现每一种动机其实是由更为基本的动机单元构成，不同动机之间发生着叠加、冲突、共生、掩抑、互激等。通过调整注意力，借助内部的感知觉，个体就能够洞悉动机的种种变化与构成。

笔者主张在心理咨询与治疗中对“动机叠加”现象给予重视。一种动机能够强化另一种动机，甚至相反的动机也能够互相强化。例如，追求成功的动机本身就能够诱发和强化回避失败的动机。[①] 在强迫性人格者的咨询与治疗中，咨询师应注意来访者的表面的动机（例如追求完美、对秩序感和控制感的渴求）的背后所叠加的另一些动机。

4

感受分析是笔者在心理咨询与治疗实践中把禅宗与道家的冥想修行方法与精神分析治疗理念结合起来的一种咨询模式。道家的内丹训练、禅宗的正念等方法不但有助于精神与躯体的放松，也能让个体对自己的内在动机感受变得更加敏锐，对自己的心理活动更具洞见性。但是把修行方法引入到心理咨询实践中，需要慎重的选择与变革。例如，内丹的高级技术，打通“任督二脉”的训练，在临床实践中往往不具备可操作性，而且它容易引导修习者追求非常态的躯体感受，偏离心理咨询与治疗的本来目的，甚至产生更为消极的后果。再如，正念讲求意念的集中与专注，摒弃思虑，对于焦虑症状较为严重的来访者，则有相当的难度，容易产生挫败感，加重焦虑情绪。各类冥想都注重控制呼吸，甚而以调吸作为疗愈躯体和心理病灶的手段。但是笔者发现在面向强迫性人格的心理咨询与治疗中，调息法反而可能加重强迫性。强迫性人格者原本就热衷于各种“术”与“法”。故而帮助强迫性人格者的心理咨询师应从东方的修行方式中主要借鉴其面对心灵的态度，而不应盲目追从各种方法。

---

① 例如，当一个跳高者出于获得更高成就的动机把横杆提高到自己从未跳过的高度时，他对失败的恐惧也就相应地变得更强烈了。

感受分析的理念是，在放松的状态中，让来访者把注意力从外部收回，关注自身躯体上与心理因素相关的感受，反观体察自己的动机。在这个过程中，要帮助来访者区分躯体上三种不同类型的感受：生理感受、心理感受和暗示性感受。生理感受是躯体因不适或病变而向意识发出的内感信号；心理感受则是个体的动机与情绪进入意识层面的结果；而暗示性感受则是个体在疑病、解离等状态下体验到的非真实的躯体感受。只有心理感受才是感受分析中咨询师指导来访者反观和体察的主要对象。

西方各种流派的心理治疗理论发展到今天，共同发现了一些核心的治愈因素，这包括咨询师与来访者的恰当关系，来访者对于自身感受（尤其是情绪感受）的感知、辨别和调节的能力的提高，以及价值观和人生故事的有效调整等等。这些核心的治愈因素的发现，与禅宗、道家等源远流长的修行方式的东风西渐不无关系。西方心理治疗的新进展包含了两翼：一翼是从现代科学与哲学的最新理论中获得灵感（例如混沌理论、分形理论、生态理论、进化论等）；另一翼则是从东方哲学和冥想训练中借鉴方法与技术。后者最具代表性的成果是聚焦心理治疗（Focusing-Oriented Therapy）和正念减压治疗（Mindfulness-Based Stress Reduction，MBSR）等方法。此外，NLP 简快心理疗法的心锚（anchoring）技术也是以来访者对内在体验的识别、区分与描述为基础的（Krugman, et. al., 1985）。格式塔治疗也主张提高来访者对感受和情绪的觉察和识别，以便更好地整合自我（Kelly，1998）。萨提亚（Virginia Satir）在发展她独特的家庭治疗模式的过程中也逐步把东方的冥想技术融入其中，提出了“身心整合”“与身体联结”等理念与方法（Banmen & Banmen，1991）。

20 世纪 60 年代，美国心理治疗家 Gendlin 在 Rogers 提出的人本主义疗法的基础上发展了聚焦心理治疗。Gendlin（1961）发现，成功的与不成功的心理治疗的显著差别在于，在成功的心理治疗中，患者能够学会表达出内在体验。因此 Gendlin（1996）主张在治疗中引导来访者把注意力转向内部，关注自己的体验（experiencing），并进行感受的转变（felt shift）。Kabat-Zinn 在 70 年代末创立了正念减压疗法（MBSR，Mindfulness-Based Stress Reduction），它是一种基于正念禅修（Mindfulness Meditation）模式的认知疗法。后来认知流派的治疗师 Segal 等人（2002）又把正念减压疗法的思路引入抑郁症的治疗中，开发了正念认知疗法（MBCT，Mindfulness-Based Cognitive Therapy）。采用与正念认知疗法类似的方式，McKay 等人（1997）发展了一种用于治疗惊恐障碍的行为治疗技术——内感去敏感化。这种技术是让患者在安全的环境下被逐级唤起一些躯体感受——如眩晕、不适感、心跳加快等曾经诱发患者的惊恐反应的感受——让患者在这个过程中逐步适应、重新认识并接纳这些感受，不再被这些感受诱发惊恐发作。

内感去敏感化与本书提出的内感体察法有相似之处。不过，内感去敏感化主要是针对惊恐障碍的恐惧情绪的脱敏，咨询师并不引导来访者对内在经验的体察与追踪，也不会在此基础上对感受进行分析和分解。本书介绍的感受分析法基于这样的理念：通过对内在心理体验的关注，来访者进入躯体内丰富的感受世界，并对这个感受的世界进行体察、分析和转化。因此，感受分析是在感受层面的精神分析。换言之，感受分析是吸收了禅宗与道家的方法而产生的一种精神分析模式，其发展路径有如认知—行为疗法和人本主义治疗吸收禅宗与道家方法之后分别产生正念认知与聚焦治疗，故而感受分析与正念认知、聚焦治疗在操作和理念上都有一些相似之处，尤其在关注感受方面。不过，就强迫性人格障碍的治疗而言，仅仅关注感受并不足以对这种人格疾患产生足够好的治疗效果[①]。在精神分析理念的指导下对感受进行解析、转化十分必要。对感受分析治疗理论的最直接的启发源自精神分析的自体心理学。除此之外，McAdams 的叙事人格心理学、Hartmann 等人发展的自我心理学（ego psychology）以及 Stolorow 等人的主体间性理论等都对笔者的思考和实践有所影响[②]。感受分析也吸收了认知—行为疗法的一些理念和方法。概言之，笔者力求把精神分析的深层探索性、认知—行为疗法的技术性和人

---

① 但笔者相信，熟悉正念认知、聚焦治疗的心理咨询师，能够更快地掌握感受分析的方法。

② 读者也能够发现经典精神分析、客体关系理论和生态心理学（例，Rozak，1992）的一些思想对笔者的影响。感受分析关注人格动机的多样性和差异性，这种思路还可溯源到人格学家 Henry Murray 的心因性需求理论（psychogenic needs）以及其后人本主义心理学家马斯洛在此基础上发展出的动机层次论。

本主义的接纳态度融合起来，发展构建针对完美主义与强迫性人格的心理咨询与治疗模式。

感受分析主张对感受进行细致的识别与解析，找出促发来访者心理困扰的动机群落，通过对动机和情绪感受的体察和转化而修复自体，使自我与躯体的关系得到调整与整合。这必然是一个循序渐进且复杂的过程，咨访双方都需要保持足够的努力和耐心。感受分析咨询与治疗模式对来访者的领悟能力也有一定的要求。来访者应能够区分躯体上的生理反应产生的感受（例如疾病导致的疼痛）、自我暗示性的感觉和心理感受（情绪、动机感受）三种不同的躯体信号的能力。因为只有心理感受才是感受分析的主要工作对象。

由于笔者临床工作的重点在完美主义和强迫性人格的心理咨询与治疗，感受分析治疗模式首先是在强迫性人格障碍及其相关问题的治疗实践中发展出来的。但是笔者把感受分析治疗的方法运用在其他人格障碍（例如焦虑性人格障碍、依赖性人格障碍和自恋性人格障碍等）的治疗中，也发现有较好的效果。笔者的基本看法是，感受的解析与内感体察是面向多种心理问题的咨询与治疗中通用的基本方法。通过识别、解析和体验动机感受和情绪感受，在适当的条件下转化这些感受，不同人格类型和人格倾向的来访者都可能有所获益。不过笔者建议，对于 DSM 诊断标准中的 A 组人格障碍（分裂性人格障碍、分裂样性人格障碍和偏执性人格障碍），感受分析的方法还是应该慎用，对于 B 组人格障碍中的表演性人格障碍也应如此。这些人格障碍类型者往往缺乏足够的区分想象与现实的能力，自我（I）尚未得到充分的发展，而感受分析有赖于自我（I）对自体（self）的反观能力。

5

感受分析法的释梦理论是从弗洛伊德早期的释梦理论发展而来的，它放弃了弗洛伊德的后期释梦理论强调性象征的倾向。感受分析法对梦的理解与经典精神分析和荣格的释梦理论有三点主要的不同：（1）不认为梦是愿望的实现，而是被“半压抑”的愿望或焦虑的显现；（2）认为梦与其说是白日思维的一种补偿，不如说是一种延续；（3）梦不是象征，而是一种类似于转喻的心理过程。

把梦简单理解为被压抑的愿望的实现，或者白日思维的补偿，与临床经验并不相符。个体被压抑下去的欲望，或者未被意识接受的潜意识（集体的或个体的），是大量存在的、无时不在的。梦境中出现的内容，不是那些被比较完整地压抑下去的愿望和冲动，而是个体在梦前一段时间被不断唤起、但又没有完全被体验并清晰地进入意识领域的愿望和冲动。换言之，梦是被“半压抑”（隐抑）的愿望的显现。潜伏着的愿望，或者被完全压抑的愿望，在被唤起之后且并不被意识完全接受时，也就是处在“压抑过程中”时，才会急切地由梦来显现自己。弗洛伊德早期的释梦理论没有明确区分“完全的压抑”和“半压抑”与梦的形成机制之间的关系，不过本书提出的关于梦的运作机制的看法与之并无理论上的根本矛盾。但弗洛伊德后期的释梦理论强调梦的性意义，笔者认为这疏离了梦与梦者的现实经验的关系。

把梦看成被半压抑的愿望或焦虑的显现，也就意味着，梦并不是与意识的内容相补偿的集体无意识内容，而是介于意识与最深层的潜在感受（集体无意识）之间的内容。尽管我们可以认为梦的内容是以集体无意识为基础的，梦仍然是现实经验的产物，而不是象征。对此笔者有如下的理由。首先，许多梦是被隐抑的愿望或焦虑的直接展现。例如睡前担心门没有锁好的人入睡后梦到失窃的发生，且未借助任何象征性的场景。其次，那些看上去似乎采用了象征手法的梦，可能也不是真正意义上的象征。梦中的“象征”思维始于某种被半压抑的感受触发曾与这种感受攸关的记忆中的意象，而清醒时的象征思维则是感受在意识的协助下寻求能表达它的意象；严格地说，前者应该被视作一种转喻。[①] 例如一个小伙子梦到自己送一本书给女朋友，这本书或许会被认为是爱情的象征。而在认真的追溯之后，才发现梦中的这本书的意

---

① 有一个精神分析史上的轶事：据说画家达利把他自认为描绘了人的潜意识内容的画作拿给弗洛伊德，没想到弗氏说自己看见的是意识而不是潜意识。其实弗氏无意中指出了象征和转喻的区别。达利在创作中所使用的方法是真正的象征法，它需要意识和潜意识的共同参与，而梦的发生则不需要意识中用于象征思维的那部分功能的参与。

象确有其现实来源并与他切身体验到的恋情有关。梦并不会如清醒时那样以玫瑰之类的符号化的象征意象表达自己。

通过转喻而运作的梦，之所以比清醒时的象征思维更荒诞，亦是因为象征思维需要意识的参与，而转喻则可以脱离意识而产生。例如，用并蒂莲象征爱情，乃因为两者有某种相似点；更为抽象的象征，例如用三个色块的旗帜象征一个国家，更是逻辑思考的产物。而梦的转喻则非如此。例如上文那个借书之梦可以更为荒诞，那被送出去的书可以是一个又像猫又像书的东西（此类怪异意象在梦中可谓司空见惯）。梦者初慕少艾之时，除了送过一本书，也曾送给某异性一只猫。那么此梦者赠物传情的感受，便在梦中凝缩了书与猫两种意象，这是白昼中的象征思维无可媲比的能力。

关于梦境被触发之后是如何发展下去的，笔者也有一些自己的看法。梦的漂移作用便是其一。梦境是被感受所推动的。触发梦境的感受与其他感受是牵连关涉的，是过往经验之网中的一个节点。从一种感受向与之关联的感受的转移，必然相应引起梦境的变化，这就是梦的漂移作用。其二，个体在梦境被触发之后，其自我亦被激活并省察光怪陆离的梦境，继而产生新的情绪感受。这些感受不是过往经验的积累（尽管也一定受到过往情绪体验的影响），而是类似于清醒时个体面对现实场景时产生的情绪，笔者称之为“梦的衍生情绪”。由梦的衍生情绪推动的梦境发展更有逻辑性，相对不如梦的漂移作用那样变化突然和剧烈。

感受分析把梦境看成梦者一段时间以来的核心焦虑和愿望的反映，通过释梦而发现它们，就能让来访者领悟到这些核心焦虑和愿望。它们与梦者的基本人格往往大有关系，因而通过释梦也能达到梳理人格的目的——这对于人格障碍的治疗益处良多。

感受分析释梦一般沿循这样的过程。首先，梦者应该记录或详述梦中的情绪感受及梦境情节——最好是在梦醒后的第一时间做这个事情。然后把梦境情节及其相伴的情绪感受与入睡前一日、尤其是入睡前不久发生的事件及情绪相比较，寻找梦境的触发事件。接着根据组成梦境的表象记忆，分析与表象记忆相关联的情绪感受记忆，发现梦者一段时间以来的核心焦虑/愿望，或反复出现的焦虑/愿望主题。

6

通过对临床个案的分析，笔者发现，强迫性人格障碍的发生可以归结为三个主要因素：(1) 先天的遗传素质；(2) 婴幼儿期的亲子关系；(3) 青少年期的成长环境。

从强迫性人格者报告的早期经历中可以发现一些遗传上的共同特点。例如，大部分强迫性人格者叙述的童年经历提示了他们的极度兴奋性、感觉寻求倾向、或注意力缺陷与多动倾向（ADHD 倾向）。这些气质倾向与动机的两大系统——行为趋近系统（BAS）和行为抑制系统（BIS）——的高兴奋性有关。强迫性人格者，尤其是有完美主义倾向的强迫性人格者，具有冲动—敏感型的遗传素质，在行为趋近系统和行为抑制系统两方面都有较高的兴奋性，他们既有很强的获得欲、占有欲和求新性，又有很强的警觉性、焦虑性和保守性。没有完美主义倾向的强迫性人格者的冲动性并不突出，但有显著的敏感性。

一些遗传研究已经证实，具有某些基因特点的个体最容易发展出强迫性人格障碍和抑郁，但是具有这些基因特点的个体只有在后天的创伤性经历（例如生理的、情感的或性的虐待，或其他类型的心理创伤）的激发下方能激活这些基因的潜力，发展出强迫性人格障碍①。笔者的临床经验支持这个结论。

就笔者的临床经验而言，多数强迫性人格障碍者都曾有婴幼儿期（0—3岁）的被寄养经历。这种情况出现的频率之高，让笔者猜测婴幼儿期的母子分离是强迫性人格障碍发病的必要条件。笔者经验中少数几个未有寄养经历的来访者，其早期的母子关系也是异常的，带有与寄养经历类似的分离创伤。例如，母亲本人便具有强迫性人格倾向，缺乏照顾、亲近婴幼儿的能力，缺乏表达情感的能力。有些强迫性人格障碍者的母亲有很高的智力，依社会价值标准来看属于成功女性或者在儒家文化背景下所谓“知书达理”的知性妇女。有些母亲在求学阶段成绩优异，非常适应应试教育模式，具有牺牲情感

① 参见 Joyce，Rogers，Miller 等人（2003）和 Light，Joyce，Luty 等人（2006）的研究。

以迎合主流价值观的倾向。①

婴幼儿期不良的客体关系导致的最直接后果是强化了个体先天的性格矛盾性，其冲动性和敏感性都被强化发展，形成“四极自恋式关系结构”。即自我意识波动在渺小化和夸大之间，对他者的意识波动在理想化和妖魔化之间。

不良的婴幼儿期的经历、基本的遗传倾向，还不足以解释强迫性人格障碍的形成。因为这些情况也是其他类型的C组人格障碍（例如回避性人格障碍、依赖性人格障碍、焦虑性人格障碍）患者所共有的。甚至自恋性、边缘性人格障碍者等B组人格障碍也有时具有类似的遗传倾向和早期经验。个体青少年及儿童期的成长环境对于强迫性人格障碍的形成也同样重要，这包括家庭环境、学校环境、家庭环境与学校环境的互动三个方面。

有些孩子的直接照顾者就是强迫性人格障碍患者，这个环境因素，加之家庭的结构性缺陷，成为孩子强迫性人格缺陷的直接源头。

直接照顾者的工作性质与文化背景，影响了他们对待子女的方式。笔者接触的强迫性人格障碍患者，至少有一个直接照顾者是教师、医务人员、会计、工程技术人员和机关干部的情况占了绝大多数（95%以上）。直接照顾者的职业性质与价值观可能对被照顾者的人格发展有显著影响。父母以教师等为业，增加了子女罹患强迫性人格障碍以及强迫障碍的风险。这个看法虽然尚未得到实证研究的检验，却是许多中国临床心理学家凭经验熟知的现象。

强迫性人格障碍者在中小学阶段，甚至幼儿园阶段，多是成绩优异的学生，或者至少持续不懈地努力成为最优秀的。人格的强迫性在焦虑性的气质和不良的客体关系的基础上，因为长期的极端努力而逐步发展出强迫性，从而对人格造成稳定的影响。某些重大的刺激，比如长期的生活压力、考试压

① 日本作家凑佳苗在小说《告白》中刻画的一个人物——渡边修哉的母亲——是这种母亲的典型形象。女性在主流的教育体制中适应良好，优秀卓越，但同时也可能悲剧性地丧失了作为母亲的天然能力，不能起到孩子足够好的自体客体的作用。当然，这种现象不限于女性，在体制中适应良好的父亲，也存在类似的问题。他们也无法扮演足够好的父亲的角色。不过，0—3岁作为人格成长的奠基时期，母亲的作用恐怕是远大于父亲的。母爱的丧失，比之于父爱的丧失，就孩子人格的成长而言，是更不利的。

力、失恋、家庭冲突、性方面的创伤等，则可能在强迫性人格的基础上进一步诱发出强迫困扰甚至强迫障碍。

7

在针对完美主义与强迫性人格的心理咨询与治疗实践中，笔者发现，来访者在感受层面的改变是最为稳定的转变，即使那些看似在认知层面的改变，变化的推动力量也往往来自认知所调动的感受。① 当来访者的内在感受发生改变，其人格的动力结构才会发生本质性的变化。从某种意义上来说，人是感受的奴隶，人要获得心灵的自由，就不能回避感受，而应直面和分析感受。

感受分析咨询与治疗主张人本主义的态度和精神分析的深度，也认同认知—行为疗法对于治疗技术的重视。笔者相信三者在感受层面上能够很好地结合在一起。

感受分析咨询与治疗主张以人本主义的、积极的眼光看待来访者表现出的非适应性行为，关注来访者当下的进步。例如，一位社交恐怖症患者对治疗师说了如下案例。几日前与朋友出门旅行，在外地开车迷路，自己不敢问路，而朋友大胆询问，乃获得帮助。来访者发现问路对于这个朋友来说易若反掌，心里很是佩服。如果用疾病的眼光去分析这位来访者的非适应行为，我们诚然可以指出来访者的依赖与回避。但是，仅仅这么做，就忽略了这位来访者值得鼓励的进步：他能够欣赏他人的求助行为，发现一个人可以从陌生人那里轻松地获得帮助，这是他走出社交恐怖问题的一个很好的底蕴。在将来，这种欣赏，就有可能内化为来访者自己的感受和行为。

认知疗法注重信念的改变对心理活动的影响，行为疗法主张通过强化、消退等方法形成新的、更具适应性的行为模式，精神分析则认为潜意识层面

① 例如，Ellis（1994）在他的理情疗法中频繁使用能调动情绪的辩论和挑战来回应来访者的非适应性信念，这种方式直接地推动了感受的转变。贝克主张在人格障碍的认知治疗中运用幽默、比喻、趣闻、轶事和咨询师的现身说法等“治疗艺术”（Beck，Freeman，& Davis，2004）。它们之所以比平实地提出的合理观念更有效果，乃因为它们直接调动了感受。

的心理活动乃是行为和情绪的决定者，当意识之光照射到这些隐藏的情结和冲突之上时，心灵会发生有利于其成长和整合的改变。笔者认为，不论哪一种方法，最终都是引起动机与感受的变化，并达成人格结构中认知、情感和行为三个方面的新的统一，从而导致稳定的人格变化。

在感受分析咨询与治疗中，咨询师应放弃用单个动机去解释行为背后的动力的做法，而是把心理和行为的变化看成动机群落的生态衍变，应该以一种生态的视角看待行为背后的心理过程。单个行为往往是受到多个动机同时推动的。咨询与治疗师应该探究这些动机的性质及其组合方式，而不是归因到某个动机。对于非适应性的行为，咨询与治疗要针对其背后的多重动机逐个分解和解决。例如，强迫性人格者的完美主义是由追求完美、害怕不完美、不安全感、成就动机等一系列感受结合在一起构成的“感受群落”。只有咨询师与来访者对这个群落的构成的元素及其相互关系做揭微显隐的洞察，方能助益于人格的改变与修补。咨询师对待复杂多变、积久渐成的人格系统，应该像外科医生对待生理系统那样周密慎重。

针对强迫性人格者的心理咨询与治疗，首先要辨明来访者问题的性质。有些来访者既有强迫性人格障碍，又有强迫障碍；有些只是单纯的强迫性人格障碍；有些来访者的强迫性人格倾向尚未达到人格障碍的程度，但强迫症状却很严重。笔者建议采用五轴诊断系统从轴 I（临床问题）和轴 II（人格特征与偏差）两个层面去确定来访者问题的性质。针对不同性质的问题，咨询的策略和时程都相应地有所不同。

感受分析法的具有人格修复作用的治疗元素可以概括为四个方面：(1)具有修复作用的咨访关系的建立。咨询师作为来访者的自体客体，以不同于导致来访者人格缺陷与偏差的成长经历中的自体客体所采用的方式与来访者互动。来访者的人格在新的、足够好的自体客体经验中获得重新生长的机会。(2)通过感受的解析和体察，感受分析能够提高来访者对动机与人格结构的感受和反思能力。(3)通过感受的转化，来访者能够调整人格的动力结构，修复受损人格。(4)通过对人格缺陷的文化背景因素的分析，帮助来访者重新建构有利于心理健康的价值观。

8

在强迫性人格的心理咨询与治疗中，人格与文化的互动关系最终会进入咨询的视野。强迫性人格障碍的治疗过程总是大致沿着从对症状的关注到对人格的反思再到对文化的反思这条路径展开。作为超我功能的主要来源的文化，一方面辅助自我的发展，而又经常会阻碍自我的发展。对文化和价值观的反思，常成为人格修复过程中最后的也是最有难度的课题。

人格的修复包括自我的生成与巩固、自体与客体之关系的改善与修复、更具适应性的超我的形成，而此三者都受到个体人格所从发生与发展的文化环境的显著影响。

什么样的文化氛围有助于自我的发展，而什么样的文化氛围无助于自我的发展？什么样的文化有助于自体与他者形成良好的关系，什么样的文化相对难以达到这样的目的？在笔者看来，并不是社会越发达，文明越精粹，就越有利于人格的发展。从历史上看，当一种文明达到最高峰的时候，它对于自我的发展却又可能是不利的。强大的文明意志认为自己既然掌握了许多正确的方法，就无需让孩子们去做幼稚的探索（不论在价值观方面还是科学知识方面）。个体在成长的初期无法获得探索的乐趣与能力，健全的自我结构也就难以生成。

在中产阶级家庭中，父母急于要把孩子纳入文明的规范，让他们从“起跑线”上就沿着正统的道路跑在他人前面。这样塑造出来的个体，或许只是“看上去很美”，其内在的核心自我未必能够真正建构出来。

由文明的强迫性所导致的自我的削弱，有时要经过几代人的时间才最终体现为文明的衰落。在本书第四篇第二章第三节，笔者就是用这个视角去分析索福克勒斯的悲剧《俄狄浦斯王》的，也用这个视角去看待产生《俄狄浦斯王》一剧的雅典伯里克利时期的辉煌盛世。这个盛世固然产生了最优秀的哲人、艺术家和科学家，却又是整个希腊文明衰落的开端。所有在物质与文化上抵达极端繁荣的文明似乎都有这样的一种宿命：它们总是不可遏止地落入完美主义，对于错误和不完美缺乏应有的宽容，最终患上弗洛伊德所谓的“文明强迫症”。

9

本书旨在介绍笔者在完美主义与强迫性人格的心理咨询实践中形成的理论与方法。作为一本学术著作，因篇幅及章节之内在逻辑所限，本书无法完整地报告咨询与治疗的案例，这个遗憾只能通过将来的作品弥补。笔者也做了一些定量研究以检验感受分析咨询与治疗的效果，也留待今后以学术论文的方式发表出来。

在当今社会的人际互动、团队决策、法规制定、机构管理、商业运作和艺术审美等活动中，我们都能看到完美主义和强迫性的踪影。笔者认为，任何一个社会都应警惕自己的完美主义和强迫倾向，否则它就会沦为一个吹毛求疵的社会。探索社会文化层面上的完美主义和强迫性，与研究个体层面的完美主义和强迫性同样重要。

最后笔者想指出，感受分析虽然视感受的觉知、解析和转化为咨询与治疗的核心，并不意味着它否认领悟、澄清和改变认知所具有的治疗作用。正如认知层面的调整必然要以感受层面的相应疏解为基础，感受层面的调整，往往也必须借助认知层面的改变才得以巩固。从根本上来说，感受分析转变的是态度。通过体察感受、分析动机和做出行动，我们对自身和世界的态度发生改变。而改变了的态度，又反过来影响我们如何体察感受、分析动机和做出行动。因此感受分析咨询与治疗是一个辩证地成长的过程。

第一篇

人格：结构、动机与感受

第一章　人格总论

人格是由相对稳定的结构和易动不拘的动力——驱力（drives）——共同构成的。驱力通过结构而施展自身，结构因受着动力的驱使而维持平衡和发展——但也可能因此而失去平衡或变得停滞。

驱力在人格结构所限定的范围内的运作，表现为因个体而异的种种模式，这些模式被称为动机。人的认知活动、情感变化和行为动作，是在动机的运作过程中发生的，而人的动机模式又是他在与世界的相遇过程中发展出来的。动机与动机之间的叠合、冲突、共生、掩抑、互激、接续等，与人的认知经验合在一处，促成了人格结构的发展变化。

个体不但拥有人格结构和动机模式，还能够对结构和动机产生感受并反思这些感受（这“反思者”，严格地说，依然是人格的一个成分）。我们能够感觉到动机的唤起与消退，体验到动机之间的叠合、冲突、共生、掩抑与互激等。尽管我们对动机的感受往往是零碎的、模糊的、偏差的，但这些感受是个体统整、调节和变革人格结构的最直接、也是最有效的入口。本章便是从感受的角度对人格结构和动机模式进行解读。笔者试图通过这种解读，为本书介绍的感受分析治疗模式奠定人格理论基础。

主体的结构：自体、他者与自我

主观世界的构成

我坐在电脑前写这本书，我意识到了我正坐在电脑前写书。这个意识，同时就把我的世界分成了几个组分。

首先，我的身体、我的电脑以及其他属于“我的”物质，在我认定它们属于我时，便被我纳入自体（self）。这时候，我（I）就意识着我的对象（身体、电脑等）——即我（I）意识着自体（self）。那么，我（I）和自体（self）就发生分离。自体（self）成了我（I）观察的对象。

我（I）之所以能够认识自体（self），乃因我不是我的自体（I am not myself），我（I）和自体是两个不同的实在。这其实是乔治·米德（George Herbert Mead）（2005）在20世纪初就已经指出的人的“主体分裂”。主体分裂之后，产生了主我（I）和宾我（me）两种相对独立的心理实体。这也是稍后拉康在他提出的“镜子阶段”理论中指出的现象（拉康，2000）；它其实也是庄周在“吾丧我”这句哲言中所表述的对人性的理解。[①]

自体（self）是作为自我（I）的对象而存在的。我（I）是那认识自体的，而不被自体所认识的存在。我（I）做出选择，发出行动的指令，接受来自自体的要求，甚至在多数情况下受自体的驱使乃至摆布，但它终究具有自己的独立性。当我（I）受自体（self）的促使而顺从其意时，会感到被迫和不由自主，在行动后果不良时感到悔恨。而反过来，自体（self），在受到客观现实或者自我（I）的约束时，则会向自我发出痛苦和烦恼的呼声。[②]

自体的确立，在我（I）能够对自体进行反思性的观察之前，还离不开另外一种对象——他者——与自体的对立与交流。他者，作为另一种更加外在于我（I）的对象，是确立自我的边界的要素。一个把手伸向火炉的人，会在一阵疼痛中意识到自体（self）与他者（others，炉火作为客体在这个人主观世界中的存在[③]）的两分。而一个在缩回手之后再次把手试探着伸向火炉的

---

① 见《庄子·齐物论》。

② 因而，就“不自由”而言，有两种类型：一种是自我（I）被自体（self）驱策之时（或被自体遮蔽而醒悟之后）自我所感到的，另一种则是自体那种天真的求乐倾向受到阻碍时自我所体验到的。人只有在自我和自体的自由同时得到伸张时，方能真正感到自由，而这样的机缘，却是稀罕难求。自我时而与自体处于对立之中，不顾它的要求，我行我素；时而又迁就它，以自体为中心，为它而运转；自我对待自体的另一种方式是感受自体，对它不回避也不迁就。自我与自体的这几种关系，同父母与孩子的关系何其相似。自我如何对待自体，也的确与个体的成长经历中父母与个体的互动关系有关。

③ 笔者把客观实在的炉火称为“客体”，而把（当手伸向现实中的炉火时）炉火在个体内部的主观映像称为“他者”。

人，则体验着我（I）与自体的两分——自体（self）害怕来自他者（others）的伤害，而我（I）则想一探究竟。

他者，对于自体而言，是一个复杂的存在。它对自体的呼应，使得自体得以肯定，得以发挥其功能；它对自体的否定，也从相反意义上使自体得以确立和确认（敌对只是这否定的一个特殊的形式，对于自体来说，最使其惶然的莫过于那陌生而古怪的不可知的混沌世界，它与自体无法构成联系、呼应或者对立。在这个深渊面前，自体有消融之虞）。

他者，不论被自体体验为肯定它的，还是否定它的，或者与它毫无关系而把它孤立出来的，无不是自体得以发现自己的存在（即便是一种受威胁的存在）的前提。他者虽然与自体区别开来，却在本质上是被我（I）所认识、所感受的客体的主观印象，是主观世界的一部分。在一定的情境下他者又会被纳入自体，成为自体的一部分。他者本质上是主观的，是外在世界与主观世界的交互作用的结果。与他者对应的客观实在（例如真实世界中的火炉，而不是被一个人看到、触到然后被放入头脑中，变成他者的火炉），是我们永远不可能完全认识的，我们只可能相对地、多角度和多层次地认识它，它是可以不依赖我们而存在的实在。这个客观实在，我们定义为客体（object）。

前面我说我的身体、我的电脑等是自体的成分，这有一个需要澄清的地方。所谓“我的身体”“我的电脑”其实是我感知、感受到的主观的身体和电脑，那客观的身体、电脑，也不是我能够完全认识和把握的客观实在。这些客观实在，虽然在与构成他者的另一些客观实在相互作用时被我（I）认定为我之所属，它们本质上来说是与他者的客观对应物没有本质区别的客体。因此，客体同时是自体（self）与他者（others）的源泉。

而且就内在于人的主观世界来说，自体和他者是内心两个永远在相互转化的成分。他者常转化为自体，自体也可以转化为他者。一个初为人父的男子以他父亲对待他的方式对待自己的儿子，他心目中的他者（关于父亲的记忆）就在转化为自体；而如果这个男子认为如此对待孩子，孩子也会产生自己当年同样的感受，这时候他的当年与父亲互动中建构的自体就被用以建构他者——他把自体投射给了他的儿子。

自体（self）、他者（others）、自我（I），此三种存在，大体概括了人的主观世界（我们不妨把这个主观世界按照哲学的习惯称为“主体”）。这个提法强调人的主观性，但并不是要否认客观世界——那个自在之物——的存在。而是说，我们对于客观世界，只能有主观的认识。不过笔者反对相对主义者的断言：既然人的认识总归是主观的，就没有对错之分。例如，相对主义者会说，把月亮看成女神的一只眼睛的原始部落神话知识，与把月球理解为石头的球体的科学知识，并没有什么正确与错误之分，只是两种知识体系而已。[①] 沿着这种相对主义的路线，就有人认为，精神分裂症患者的幻觉，与常人眼中所见之物，也没有真假之分，进而认为病与非病不过是两种标签而已。这种看法是把“想象”和“经验”两种心理过程混为一谈必然导致的后果。

自体（self）、他者（others）、自我（I）这三种存在中，只有自我（I）能够对自体、他者，以及运作于两者之间的冲动与畏惧予以认识，能对客体产生不同于感官冲动的认识，这就是我们在一般意义上定义的智慧，或者更确切地说——智慧的起点。

主体与客体的关系

主体与客观实在之间没有固定不变的对应关系。客观世界中的一个存在物，常常被自我赋予多重的涵义。例如，你在早春时节赴郊外一游，带回一枝梅花，也就带回了一种蕴涵多重意义的客体。首先，梅花作为他者，唤起自体“回到大自然的怀抱”的感受。当你把梅花插在花瓶里，它就属于你了（不论这种拥有是多么短暂），你的内心世界产生了对它的拥有感，这时梅花就成为你自体的一部分。

而且梅花作为他者，可以同时肩负不同的他者功能。梅花唤起“回到自然的怀抱”这种感受自不待言，对于一些人，梅花是寄托相思的中介物（“折梅寄江北”），它承载了爱情或者友情。当梅花（与松、竹、兰）被赋予了完美道德的含义，它则扮演着道德榜样的角色。当客观实在与主体发生接触，不断变换着它们在内心世界（自体—他者结构）中的性质，并且在主体的不同成分中同时激发出内在活动，这就是我们常说的对现实的体验和感受。

---

① 当我们说月球“是”什么时，我们是在问它是如何存在于这个世界中的。而原始人则是把自己如何存在于这个世界中的模式直接投给了月球。

所谓他者与自体之分，只是在某时某刻的即时面貌。他者的组分，瞬间可以变成为自体的组分，反之亦然。我们可以用打牌时的情景说明之。一张属于“我的”牌，瞬间就成为“他的”牌。

再举一个例子。一个深爱自己母亲的人，在向母亲寻求积极的回应之时，这母亲就是他者。而当母亲的名誉受到攻击，他就可能努力捍卫她，此时她又是他自体的一部分。

一个人在他人面前炫耀出身、赞誉自己的父母时，父母是作为自体的内容而存在的。而当他思念父母时，他们就成为他者①了……

客观现实中的对象——客体——往往被同时以其不同的性状纳入到自体和他者中。依恋父母和以父母为荣，可以是同时发生的情感，前者是在父母作为他者（依恋的对象）而存在的，后者是父母作为这个人的自体而存在的。

既然客观现实与主体的关系复杂多样，它对于主体的意义也是多重的，那么我们关于客观世界的知识，是否就如相对主义者所声称的，完全是没有客观性的？事实上，从相对性朝相对主义的思想跳跃并不合理。例如，当一位来访者在某个咨询阶段说，“我已经死去的母亲曾经是爱我的”，而在另一个咨询阶段说，“我的母亲是恨我的”。我们能说，在前一个阶段，这位来访者感到他内心的母亲是爱他的，在后一个阶段，他感到他内心的母亲是恨他的。但如果我们说，这位来访者的母亲是否爱他，只取决于他的主观感受，这种判断就全然否定了来访者母亲的主观感受的客观存在性。虽然在心理咨询中，咨询师的任务，或者说主要任务，并不是要帮助来访者澄清母亲曾经如何地爱或者不爱他——来访者的主观感受对于他的幸福感的影响才是最直接的咨询内容——我们也不能因此就认为那个曾客观存在的母亲的情感是可

① 父母作为重要他者而存在，被自体心理学家 Kohut（1971）称作“自体客体”（selfobject）。还有一种值得在此处提及的现象。在醉酒时，个体能够最清晰地体验到自我（I）与自体（self）的分离。这种分离如此之大，以至于把自体推远到类似于他者的境地，因而，自我（I）此时觉得身体十分陌生，手、胳膊，变得和桌子、椅子一样的陌生，有一种异己感。当然，这种“异己感”是相对而言的。醉酒者当然更有可能做出危及自己或者他人的鲁莽行为（这是把自体当成他者、甚而把人的世界“物化”的一种表现），但这毕竟不是多数醉酒者的表现——否则这种行为就会被提上道德伦理的高度而被文化禁止了。

以根据咨询师或者来访者的主观偏好任意解释的。一个母亲是否爱自己的孩子，爱到什么程度，是否爱恨交织，或者那种复杂的情绪是否应该以更为贴切的方式而不是用“爱”和“恨”来简单概括，这些问题虽然未必能够找到答案（或者说“精确”的答案），但也绝不是假问题。如果能够找到部分答案，对于治疗也是有意义的（例如在系统家庭治疗中）。而对于他人主观感受的客观性的全然否定，强化了个体的自恋倾向，心理咨询师如果执着于此，便以其昏昏使人昏昏。

当主体与客体相遇，在主体内部，就会内化出自体和他者这两个成分，以及自体与他者的关系。举例来说，在战争期间，一个平民与一个侵略的士兵相遇时，在平民的内心同时产生了两类主观体验。一方面，在侵略者面前，他感到弱小，觉得安全和生命受到威胁，感到尊严难以维持，也就是说，这位平民的自体经受着考验，他感受到了自体的渺小和无助。另一方面，他心中的侵略者（他者）的形象则可能是强大的、残忍的、咄咄逼人的。如果我们仅仅认为那弱小的、岌岌可危的感受是这位平民关于自己的特质的感受，而那强大、残忍、咄咄逼人是他关于他者的特质的感受，我们对于如下的现象就会感到困惑：这位弱小的平民入伍之后，来到敌人的国家，对待敌方的平民，所作所为居然与那个曾经侵略过他的士兵别无二致。如果我们这样理解这个平民与侵略者相遇时的情境，恐怕更接近于心理的事实：站在侵略者面前，这位平民的内心分化成了两部分；一部分是弱小、担心、屈辱的，另一部分是强大、残忍、咄咄逼人的；在这种相遇中产生的两部分，都属于这个人。在遇到侵略者之前，平民内心中那弱小、担心和屈辱的成分并不是他自体的主导成分，仅仅是在这种相遇中他的自体才落入了弱者的状态里。也同样是在这种相遇中，那强大、残忍、咄咄逼人的迫害性的他者在这个内心里也被分化出来。在合适的情境下，他采用在这种相遇中生成的侵略者（他者）的方式对待他人，就完成了对这个侵略者的认同（所谓以其人之道还治其人之身），从被压迫者向压迫者转变。①

---

① 一个类似的例子：Adorno（1950）在探究权威主义人格时，发现权威主义者一方面对于高于自己的权威顺服屈从，另一方面又对处于自己的权威之下的人冷酷专制。

自体在主体与客体的相遇中被激活成何种样态，决定了主体如何与客体相处，而主体对于客体的认同，又产生了一种传承关系。我们面临的主体与客体的所有对立，都会在个体内部分化出内在的对立。[①]

因此，主体与客体的关系可以分成两种模式：一者是主体因为与客体的相遇而激活（activate）自体；其二是主体向客体认同。后者对于主体的形成与发展的意义绝不亚于前者。我们能够观察到：儿童在五岁之后，有数年时间热衷于在游戏中模仿成年人的行为。在后来的发展阶段，这种模仿变得不那么容易被察觉，却更加丰富和深刻了。

自体客体（selfobject）

在自体心理学的理论框架里，自体客体（selfobject）是主体从他人那里得到并内化的经验，这种经验使自体得以确立。自体客体的相对不成熟的形式是内化的他人的形象，例如，当一个人遇到困难，头脑中出现一个鼓励自己的父亲的形象。自体客体的成熟形态是脱离具体形象的功能，例如碰到困难时的自我激励和自我控制。[②] 笔者认为，自体客体由他人的形象转化为没有形象的功能，是由他者（内化的客体）向自我（I）的功能转化的过程。

Kohut 等人认为那用于支撑自体的自体客体的源头（matrix of selfobjects）是与个体有密切的关系的重要他人[③]，尤其是首要照顾者（primary caregiver）。Kohut 后期认为，对于成年人，文化也能够起到自体客体的功能。但是就自体的确立和被支撑而言，我们肯定还要进一步扩展 Kohut 的看法。主体之外的一切与主体相遇的存在，都在一定程度上确立了自体的存在，甚至那些对于自体构成威胁的存在（例如危险的环境），也使得自我（I）对于自体的觉察变得更加清晰。

因此，笔者认为自体客体（selfobject）这个概念，适用于描述核心的、但也是局部的他者功能。就人格和人性的总体面貌来说，我们可以采用“他

---

① 关于这种二元对立，笔者想在此提及一个观察：当人们说到孩子们的“不成熟”时，一般指的是那种依赖的、顺从的、没有主见的性格。那种以权威自居的“过家家”式的态度通常被认为是“早熟”。

② 参见 Kohut（1984）著作，*How Does Analysis Cure?*

③ 见 Lessem（2005）。

者”（others）取代“自体客体”来代表主体内的非自体（亦非自我）经验，采用“客体”（objects）取代“自体客体源泉”来代表主体之外的、与主体发生相遇的一切客观存在。

在本书中，笔者将主要采用“他者”和“客体”这两个概念，但在某些情况下，也会使用“自体客体”或“自体客体源泉”来解释一些现象——在探讨亲子关系、个体与权威的关系时，这两个概念更为清晰。简言之，笔者把“自体客体”视作“他者”的一部分。

主体中他者的具体内容，可以称为“他者经验”（other experience）。例如，我们心目中内化的父母是他者，而记忆中的来自父母的爱便是他者经验。相对于他者经验的是自体经验（self experience），例如，个体因为父母的爱而产生的幸福感，可被称作“自体经验”——从这我们也可以看出，自体经验常依赖于他者和他者经验。笔者认为，Kohut（1984）所主张的在精神分析中应尽量贴近的，便是这些自体经验和他者经验。

自我（ego/I）与超我（superego）

在荣格的分析心理学框架中，自我又可以分成“自我”（ego）和“真我”两部分。自我的功能是知觉、记忆、思维等，而真我是脱胎于自我的成熟的人格成分，它“表达了作为整体的人格的统一性”。笔者赞同荣格区分自我和真我的做法，但认为道家的“元神”和“识神”概念对自我的这两个部分进行命名更为清晰。[①] 自我（I）包含元神（自性）和识神两个层次，前者比后者具有更为完整和独立的反思性，而后者更易被自体（self）的本能需求所驱动，并通过构建防御机制缓解焦虑。对应于“元神”和“识神”，本书将采用“元我”（meta-ego）和“识我”（cognitive-ego）这两个更有心理学色彩的概念。

在弗洛伊德（1923）的理论中，超我（superego）是由自我理想（ego ideal）和内化的道德准则构成，是在自我的基础上发展出来的人格结构，它以严苛的“你应该”为特征。本书把超我视作负责“应该—不应该”判断的

---

① 荣格（1921/2009）用“self”一词指称“真我”，这与当今心理学界的概念传统差异较大。另外，荣格认为“国王”“英雄”“先知”“拯救者”等“超常人格”乃是真我的体现（荣格，1921/2009，p.390），这个说法也是有待进一步分析的。

人格成分，看成属于广义的“自我”（ego）概念的一部分。但是虽然超我的观念和它的一部分动力来自自我，超我的运作也与自我紧密纠缠，它与自我的其他成分之间仍然有明显的区别，而且它的一部分动力也来自本我，本书后面的文字将把超我当作一种相对独立于自我的人格机制来看待。①

人与世界的关系

自体如何在世界中施展自身？或者，更确切地，自体如何与他者互动？面临这个问题，首先要给予考虑的，恐怕还是自体运转的动力问题。

在此，笔者把人类个体在先天遗传的基础上被后天环境激发出来的、存在于自体之中并推动自体运作的心理动力称作“本能”。虽然把包含了后天激发因素的心理动力命名为“本能”与这个词的传统意义未免有所偏离，但就本文即将强调的人类三种心理动力的先天性和普遍性而言，这个定名基本上还是合适的。笔者把本能和动机视作两个不同但又相关的概念：动机是一种结构，而本能是这个结构的动力因素。② 另一个在本书中已经出现过的词语——“驱力”（drive）——是与本能相似的概念。但是，驱力是一种变化着的因素，是受到情境的影响的，或者说，驱力是本能的展现，恰如行为是意向的展现。

概言之，本能、驱力和动机三个概念是这样的关系：本能是人类代代遗传下来的动力潜力，驱力是个体在经验中被激活和强化的本能力量的具体展现，动机则是驱力在人格结构单元中运作表现出的模式。以人的攻击性为例，对外族的敌意是人类的一种本能，而导致士兵攻击敌方的推动力则可以称之为“驱力”——这是指向具体对象的能量。而这种驱力的运作，又具有一定的结构——动机——士兵如何把攻击性的驱力投向敌方，一定和他的认知、注意、经验和文化等因素有关。

---

① 在本书第一版，笔者提出自我可以在超我与本我的互动中发展，对自我向超我的反过来的影响没有细究。本版的第一篇第一章第二节“人与世界的关系”中笔者将探讨自我对超我的影响。

② 在此笔者做一个并不严谨的类比：构成人内心的“内宇宙”的相对独立体是“动机”，正如构成外宇宙的相对独立体是星球，推动动机的力量是“驱力”，正如推动星球运动的力量是引力。

三类本能

笔者粗略地把人的心理动力分成个体本能（individual instinct）、人际本能（interpersonal instinct）和群体本能（social instinct）三类。此三类，就是主观世界的主要动力源泉，它们推动主体在客体世界中存在和变化。它们也在自我（I）的关注下相互冲突、调和、叠加与整合。它们未必能被自我足够地认识，也常常不能被自我（I）有效地调节。自我（I）的处境，在其没有充分发展之时，正如弗洛伊德所说，是那个骑在马背上的有三个主人（本我、超我和客观现实）的仆者。

个体本能，是在人与物质世界的交流中发生的；人际本能，是个体与个体之间的互动中发生的；群体本能，是个体与群体以及群体与群体的互动中发生的。饥饿时的进食冲动和严冬时躲避寒冷是最典型的个体本能；希望与人相处，逃避孤独，这是典型的人际本能；而需要加入一个群体，或者逃离一个自己不适应的群体则是群体本能的体现。

个体本能、人际本能和群体本能之间有时是冲突的，有时则能达成妥协。即使在每类本能的内部，冲突与妥协也是频繁的。俗语所谓“烫手的山芋”，就描述了个体本能中的趋避冲突——烫山芋既激活了进食的本能也激活了避免伤害的本能。

本能是主体与客体的相遇中被激活的。本能总是要在关系中展现自己相遇的过程产生了关系，主体与客体的相遇内化为自体与他者两组分之间的联系。

这些关系，大致可分成积极和消极两大类，积极的关系是自体愿意保持并感到快乐的联系，消极的关系是自体期望放弃并感到痛苦的联系。个体与现实中具体的客体——例如自然、他人、社会——的关系往往不是单纯的或消极或积极的关系，而经常是处于既积极又消极的矛盾之中。概言之，人类的世界感是二元对立的（訾非，2011a；訾非，2011b）。

就人与世界的积极的关系而言，又可以分成容纳、联结和归属三种亚型（见图 1.1.1）。从个体本能的层面来说，容纳型的积极本能表现为自体对自然他者[①]的获取、征服、吸收、眷顾。联结型的个体本能则表现为自体

---

① 在个体本能的层面上，这些他者为物质对象、被视作物质对象的他人（例如医生进行外科手术时面对的他人）或被物化的他人（例如在一些不包含情感连接的性行为中）。

与自然他者的联系、融合、交互和认同。归属型的个体本能则表现为对自然他者的顺从、归宿等——笔者认为中国古代文人的回归自然的倾向包含了这种本能的成分。在现代语境里，“生态意识”的概念也包含了这种本能的成分。

人际本能也有容纳、联结和归属之别。这在合作关系和爱情关系中表现得最为明显。一个用手挽住情人的动作也许是出于联结本能；把手伸入情人口袋中的热恋者则可能是体验着归属本能——而对方也可能因此获得了容纳本能的满足。

可以从以下这些例子理解群体本能的容纳、联结和归属关系：当独裁者施展他的容纳性的群体本能、欲图控制世界时，一些人则可能在平等的诉求之下被联结本能结合起来，他们追求公平、博爱。另一些人则可能从顺从权威中获得归属感和意义感。

从消极动机的角度看，本能又可以分成抛弃/毁灭、拒斥/挫败和逃避/攻击三种类型，对应于积极关系下的容纳、联结和归属三类本能。推动积极本能实现的是冲动，推动消极本能实现的是畏惧与攻击性。

	个体本能			人际本能			群体本能		
积极	容纳	联结	归属	容纳	联结	归属	容纳	联结	归属
消极	抛弃/毁灭	拒斥/挫败	逃避/攻击	抛弃/毁灭	拒斥/挫败	逃避/攻击	抛弃/毁灭	拒斥/挫败	逃避/攻击

图 1.1.1　三类本能

渴望被群体接纳，害怕被群体排斥，是群体本能中最强烈的一种。公平、博爱这些联结性的群体本能是相对薄弱的冲动。人们在追求公平之时，或者做出公正之举，常常并非出于公平动机本身，而可能是吸纳型的征服动机的委婉表达，或者害怕被群体排斥的恐惧在起作用（例如一些“大义灭亲”的举动）。人们用一种社会认可的理由来做出行为，而行为背后的动因可以不是这个理由相对应的动机。

人际本能很容易被理解为人与人之间的关心、敌意、赞许等具有社会意义的心理过程。而个体本能则主要是单个人的生理本能。其实，人际本能的生理性有时并不亚于个体本能——因为人际关系也是受到激素、神经递质等生理因素的影响——而且个体本能也并非不能具有类似社会情感的特质。例如，人对于同类身体的认同就是一种类似社会情感的——或者说是作为社会情感的基础的——本能。这种本能也是强烈的，杀人唤起的厌恶感，看到他人死亡而产生的恐惧感，与人们杀死其他动物时的感受就大为不同。人对于自己的身体与他人的身体的区分，也有强烈的情感成分。这种情感成分还意味着，他人的身体，在一定的条件下和一定的距离之内，会被视为一种不可接受的存在。我们能够发现，当别人的手伸进我们的腋窝，我们顿生难耐之痒，而我们把自己的手伸进腋窝，就全然没有这种感觉。甚至当他人的手指和自己的手指同时挠搔自己的同一个部位，来自别人手指的动作不可忍耐，而自己的手指却并不讨厌。我们对于异己之物的认识，绝不仅仅根据物理的性状，而是由自我的确认来把握。可以作为佐证的是：我们可以手拿一支笔伸进腋窝，也不会觉得痒，如果是他人这么做，效果与他人的手指是差不多的。人际的这种物理上的接触，能够产生如此激烈的生理反应，足以说明人际本能所包含的生理性质。因此可以明白，来自他人的按摩作为一种减压和放松方法，要比自己给自己按摩（或者采用机械按摩）有效，乃因为有人际本能的调动和参与。

爱情作为一种人际本能，体现的是人与人的关系；但是性本能，虽然也涉及两个人，却应该被看成个体本能。不过性本能与爱情本能显然是不可分割的。

自体与他者的互动关系、利他本能的特殊性

在人际和群体本能方面，自体需要来自他者的关爱（归属本能的满足）、联系（联结本能的满足）、敬爱（容纳本能的满足）。自体会向给他归属感的对象发出请求，对给予联系的对象发出联系的约求，会对那依附于他的对象发出关爱的信息。但是这种能力的发展也会在不良的环境下遭到挫败。我们能够发现一些人缺乏这种主动的能力，虽然他们对于关爱、联系和敬爱的需求并不少于他人，却只能等待来自他人的主动提供。以人际本能为例，当一个人表现为这种本能的早期状态，就会认为自己和照顾者、自己与朋友，或者自己与被自己照顾的人是一体的，他会认为这些他者应该主动满足他的需求。这个状态我们称之为“共生”。

由此我们可以说，自体需要来自世界的积极回应，在其最初的状态，它更多地抱着理所当然的索取态度，后来则发展出了交换的能力——通过自体对他者的主动接触来获得积极的回应。当这个人逐渐发展到能够意识到自己与他人的不同，他就会发现，要得到来自他者的积极回应，就必须了解他人的内心状态——在这个过程中他的共情能力得到发展。然后他发现如果自己做出一些行为，就能够得到他者的积极回应。个体会通过照顾他人、关心他人和尊重他人以获得来自他人的照顾、关心和尊重——这是一种交换状态（准利他状态）。

如果我们把人的本能全都归诸于满足自体的需要，就忽视了个体本能、人际本能，尤其是群体本能中超越自体的那部分——也即利他本能。虽然利他本能在进化遗传上也具有本质性的利己性，但这个“己”并不是心理意义上的“自体”，而且，利己和利他，意味着不同的心理感受，也意味着大有不同的行为模式——不管它们在最终的生物进化意义上如何地殊途同归。不依赖回报的利他倾向不难观察到。任何成年人看到落入水中挣扎的孩子，都会产生救助的冲动——不论他是否做出这样的行为。在不触动自己根本利益的情况下，人们大都愿意和他人分享自己的劳动成果。这些都是人际本能的例子。人们愿意为群体做出奉献，即使这样的行为对自己并没有直接的好处。我们都希望社会是公平、正义、博爱的，有些真正的勇义之士甚至愿意牺牲自己的利益去实现它们。

与利己本能相比，利他本能是相对微弱的。当本能中的利己和利他成分相冲突时，前者更容易战胜后者。诚然，本能中的利己和利他成分并非总是相冲突的。例如，当一个人帮出远门的邻居收禾割麦，这既符合利他要求，也符合利己要求——从积极的动机而言，是能够获得邻居的好感；从消极的动机而言，也能够避免邻居的猜疑。

在此笔者并非坚持认为利他是比利己“更好”的本能。不论何种本能都具有盲目性，都可能走到目的的反面。此处要说的是，我们可以把人的本我按照这种对立归类为“利己的我”和“义我”（moral self）。这个“义我”与“超我”不能混为一谈，虽然它们常有重叠之处。超我首先是一种机能，它是自我（I）对外在规范的接受，是对“应该不应该”的判断。但是人的利他本能并不与超我的内容完全一致。例如一个被占领国的居民对受伤的敌军士兵产生恻隐之心，而他信仰的文化原则又告诉他，敌人就应该被毫不同情地消灭。此时他就处于义我与超我的冲突状态。这种冲突，我们也可以说是本我与超我的冲突。

由此看来，超我就不是比本我“更好”的我。不过，一般而言，超我更多地举扬利他本能，关注群体本能。群体本能中的利他本能，例如公平、博爱，更是主流文化的超我的核心内容。弗洛伊德（Freud，1923）在描述超我时，把它看成是“良心”（conscience）和“自我理想”（ego-ideal），这种定义实际上未区分超我的动力（部分来自群体和人际利他本能）和超我的机能（应该—不应该）。

本能的冲突

个体、人际和群体这三类本能之间、本能中的利己成分和利他成分之间，时而一致，时而处于冲突之中。例如，我们能够从人们对职业的选择中看到本能的调和与冲突。就职业的性质而言，有的职业能够同时满足几种本能需要，而许多工作则只能有限地满足一两种本能。例如有些职业被当作“谋生的手段”（用于满足个体本能），有的工作虽体面但贫穷（能满足受人尊重的人际本能的需要，却未能足够满足个体本能的需要），有的工作则高尚却不幸。

当本能之间发生冲突，就会把个体拖入困境之中。这些困境，也是诸多文学艺术作品的主题。舍生取义——为了群体的利益而置本能的需求于度外——在艺术中向来被视作崇高的主题，见利忘义则几乎总是被无情地贬斥。尽忠还是尽孝，对于中国人来说，这是具有文化特点的群体利他本能与人际利他本能的冲突。

为了满足个体、人际或者群体层面的利己本能而放弃人际责任的行为，即在利己本能与人际利他本能之间对前者的选择，是文学艺术作品最常表现的主题之一。某人为了财产而放逐了亲情，为了地位而牺牲友谊，这在电视连续剧中是经久不衰的话题。虽然这些作品通常被冠之以“通俗”的标签，向来都不被认为是伟大的艺术，不被与“舍生取义”这样的主题相提并论，却反映的是人们最经常感到困扰的主题。

除了利他和利己，每一类本能还有更为细致的冲突，并且也往往成为文学艺术作品的主题。一个科学家是为了祖国的利益而创造大规模杀伤性武器，还是为了世界的和平而放弃这种努力，这涉及群体本能在现实中的悖论处境——我们的群体本能是以哪种群体为基准？一个女子在痛苦中选择，是嫁给一个爱自己的人，还是嫁给自己所爱的人，这种人际层面的本能冲突在影视剧中可谓屡见不鲜。爱与被爱都是人的需求，在人际互动中它们并不总是一致的，在爱情中这种分歧格外尖锐。

尽管个体本能层面的冲突在日常生活中比比皆是，文艺作品似乎很少反映它们。例如，一个人在珠宝柜台前，是买一只钻戒，还是买一条珍珠项链，这种踌躇难以成为文艺作品的核心内容。对此，笔者给出一种猜测：这是因为本能层面的冲突，并不适合用文艺作品的方式表达。某个人把一笔钱用于购买房产，还是购买股票，可能会产生激烈的内心冲突和情绪纠结，可是即使他把这种痛苦表达出来，也得不到别人的共鸣。因为站在旁观的立场上难以感同身受。而人际本能和群体本能却有着比个体本能更好的感染力，更能够让观众领略到它们。当我们听说恋爱中的女子被抛弃了，虽然我们不是那一对恋爱中的女子或男子，我们也会有一种情感上的共鸣，产生同情心。笔者认为可以从这个角度去理解 Ruskin（1996）提出的现象："一个少女可以歌唱她失去的爱情，一个守财奴却不能歌唱他失去的财富。"① 当然，认为人际本能和群体本能是因为有更好的表达性和感染性，不是因为它们的道德性而成为艺术的常见主题，这只是一种解释。或许我们还应该考虑到，文学艺术本身就是一种群体现象，是一种群体性的交流，它在本质上就受到群体语境的左右，不能不带有群体的色彩。Ruskin 认为艺术的质量与艺术所涉内容在道德上的纯洁度（moral purity）息息相关，这或许是个同义反复（tautology）。

人倾向于把自然人格化，把人际本能、群体本能的内容放入到人与自然的关系中。反过来，人际本能也经常以自然物作为表达自己的手段，使得以

① Ruskin(1996,pp.115–138)的这句话之上下文如下："Now,all right human song is,similarly,the finished expression,by art,of the joy or grief of noble persons,for right causes.And accurately in proportion to the lightness of the cause,and purity of the emotion,is the possibility of the fine art.A maiden may sing of her lost love,but a miser cannot sing of his lost money.And with absolute precision,from highest to lowest,the fineness of the possible art is an index of the moral purity and majesty of the emotion it expresses.You may test it practically at any instant."

“人—人”连接为主旨的关系模式通过物的中介来实现。Winnicott 所言的“替代性客体”便是一例。与友人分别，“折梅寄江北”，此时的梅花是人的替代物，它激发、维系了主体内部自体与他者的关系，而且也可能起到维持主体与主体之间的联系的作用。

在群体中，个体在解释自己行为背后的动因时，经常要使用一些伪装。例如，在社会上，为了个人需求的满足而从事某个事业，却声称自己是在为了社会的利益而努力的人比比皆是。这并不是说，个体总是把个体本能伪装成人际或群体本能，或者把利己本能伪装成利他本能，相反的情况也是存在的。谦虚即是一例。某个出色的演员在被人称赞时，便说自己干这一行是“混口饭吃”。她不说自己其实渴望被人赞美，反倒试图向别人表明自己做这件事仅仅是为了满足最基本的生存需要。见义勇为的人也常会说“别人在这种时候也会这么做”——尽管这远非事实——此时他把利他行为解释成习惯，而不承认是受了利他动机的驱使。相反，一些追求权力的政客常把自己的行为解释为“为民造福”，很多追逐声名的学者把自己演绎成正义的化身（“为民请命”），不少求财谋利的商人则声称自己是为社会创造工作机会。此时他们似乎忘掉了谦虚的美德。这两种相反的情况有着共同的原因。我们认为政客应该为民造福，学者应该为民请命，商人应该为社会创造就业机会，这是他们应该扮演的社会角色。如果一个政客说自己从事的工作是为了“混口饭吃”，就离他被假定的角色很远了。而人们不大愿意给一个“普通人”赋予更高的社会角色。假如一个人在街上见义勇为之后就自称“义人”，而不等到众人把道德的桂冠赋予他，人们在潜意识中就会觉得此人僭越了身份。在《圣经》新约里，犹太人宁可让罗马统治者放走强盗，也要把耶稣钉在十字架上，因为这个在他们看来和他们一样的普通人居然把自己放在神的位置上。同样，如果一个演艺界明星说自己从事演艺事业是为了大众的幸福，也会被认为是超越了这个人的地位。[①] 这两种相反的情况的共同原因是人类的角色意识。我们都本能地期待他人以其应该扮演的角色做出行动，而且我们认为角色的赋予，一定要遵照既定的规范，而不能自我封举。这种角色本能，所谓的“各就其位”，正是一种最基本的群体本能。

---

① 尽管在当今时代，明星的地位已变得如日中天，我们却无法回避那种潜在的歧视。小说家在大学教历史，电影演员从事政治活动，依然会被许多人看成班门弄斧。

就德行而言，人类有一种矛盾的感受。一方面，人似乎更愿意相信一个有权威的人做出的利他行为是出于利他动机，而没有权威的人这么做是出于利己动机。例如人们会认为一位将军是为了民族的利益而指挥战斗，而一个普通士兵则是为了基本生存的满足（如传统观念所说的“吃粮当兵”）。但是相反的情况也存在：人们也可能更愿意相信一个有权威的人做出的行为是出于利己动机，而没有权威的人则是出于利他动机。例如似乎我们更容易相信一个向贫穷职工捐助的企业家是“收买人心”，而其他职工的捐助则纯粹出于好心好意。这种矛盾恐怕是人类的角色期待的内在逻辑：人们越是希望有权威者符合其角色、比其他人更具利他精神，现实中的反例在内心激发出的怀疑倾向就越为激烈。而那些超出其公认职责的额外的付出，才被视作尽责的确凿证据。

不论个体本能、人际本能还是群体本能，都是朴素的心理活动。个体本能主要是在自体与物性的他者的关系中发生的，人际本能主要是在自体与人性的他者的关系中发生的，而群体本能则是自体与群体性的他者——由人组成的群体结构——的关系中发生的。这些本能并不总是给人类带来积极的后果，甚至那些被文化高度肯定了的群体本能如公平、博爱亦是如此。那些给群体带来最大不幸的人物，有时也不乏正义感。本能是朴素的，对于人类复杂的生存境遇，它时常捉襟见肘。智慧对本能的调节与约束是必不可少的。智慧是自我（I，ego）的功能之一，它能够洞悉理性思维和感性思维的局限，并且能够发展出调节动机、引导本能的有效机制。因此，当一个社会举扬公平、正义、博爱等概念时，是主要在本能的层面上激发公平感、正义感、博爱感，还是培养那种在自我的参与的情况下形成的公正与仁爱能力，还是热衷于制造一系列“政治正确”的超我原则，其后果是迥乎不同的。

主体与主体的关系：主体间性

存在于自体之中的本能，不论是个体的、人际的，还是群体的，在本质上都是自恋的。自体本能的各种类型，不论是生理的欲求、爱与被爱的需要，还是道德冲动，其实都是把他者当成满足自体需求的对象来对待的。把他者当成满足自体需求的对象——也即当成客体——对于个体的生存而言是不可或缺的自爱需要，只要它是在特定的发展阶段以适于该阶段的方式得到恰到好处的满足，就应该算作正常的自恋需求。[①] 如果它们落后于个体发展应该达到的水平，则被视作失调或病态的自恋。

但即使个体的自恋需求是正常的，主体与他者的关系如果仅限于主体与客体的关系上，人格就整体而言仍是有缺陷的，因为人格的完整必然意味着主体的一种觉醒：他人也是一个主体；他人不只是满足我们需求的客体，更是一个同我们一样富有人性的主体，进一步说，正因为他人与我们一样具有主体性，他人与我们自身一定是不一样的；我既不能只把他当成满足需求的对象，也不能想当然地把他当成与我一样的人，而是要用我的整个的人格去理解和对待这另一个主体的存在。这种主体间的理解和对待，只能通过倾听、沟通与共情来实现，并且那个倾听、理解和对待另一主体的主体还应意识到自己的存在不可避免地影响到他人的存在，意识到他对他人的理解其实本质上是对两个主体之间互动出来的关系的理解。[②] 执行这个功能的关键人格成分是自我（I, ego），正是自我中的"元我"统摄着整个人格对另一主体的感知。统整人格的不同元素（自体、他者、超我、识我）和在此基础上感知其他主体并与其互动，达到"主体间的存在"，是元我的两个重要功能。[③]

笔者认为，中国儒家传统所提倡的人格的知（智）、仁、勇三德[④]，是对元我功能的部分概括。功能健全的元我，能够站在自体本身以及自体与他者的关系之外看待主体的本质以及主体与世界的关系，这就是智慧。仁，是一个主体能够把他人当成另一个主体来对待，能够实现"主体间"的沟通（即两个人之间的沟通），而不是互为客体的自恋式沟通。最后，元我当能调动心理勇气，实现其功能。这几种美德是不能单独存在的，例如，没有智慧的勇

---

① 虽然精神分析理论用"自恋"（narcissism）这个词指个体从出生开始的一系列的驱力和关系需求模式，由于这个概念的否定意蕴，使其在用于描述正常的自恋时显出矛盾修饰（oxymoronic）的意味。或许用"自爱"来意指正常的自恋从而与这种心理过程的非正常状态相区别有助于人格理论的建构。不过因为本书涉及非正常的自恋远多于正常的自恋（自爱），笔者依然延续精神分析理论的惯常做法，用"自恋"这个词通指自爱与自恋。关于自爱概念的进一步探讨，见（周艳蕾，訾非，2016）和（周艳蕾，2016）。

② 参见 Atwood 和 Stolorow（1984）等人关于主体间性的理论。

③ 笔者认为，Fonagy 等人（2004）提出的心智化（mentalization），即个体能够从自己外部看待自己和从他人内部理解他人的能力，与此处探讨的元我的两种功能有相似之处。

④《中庸》："知、仁、勇三者，天下之达德也。"

敢是鲁莽，没有仁爱的智慧只是狡猾。各种美德应该是一个成熟的自我功能表现出的不同侧面。

积极心理学者的一系列研究发现，世界上不同的主流文化提出的美德（virtues）是相似的，可以大致概括成六种，即智慧（wisdom）、勇气（courage）、仁爱（humanity）、正义（justice）、节制（temperance）和超脱（transcendence）（Peterson & Seligman，2004）。笔者推测，美德的六个方面或许便是自我（I）功能的一个比较全面的概括。除上文所分析的智、仁和勇三德之外，节制、正义和超脱性也可能是元我的功能。当然，这种看法与弗洛伊德把道德看成超我功能的观点有所冲突。以节制为例，弗洛伊德把这种美德看成社会规范的内化，即超我的机能。但本书把超我（superego）狭义化为一种遵循"应该—不应该"原则的心理机制，而把美德归于自我的高级功能，即元我（meta-ego），而不把它们与superego相混同。在这种情况下，毅力或意志力等属于节制的品质便被视为元我的机能。美德的内容也可以被转化成超我的原则，例如表述为"你应该爱人如己""你应该节俭""你不应该不公正"等超价观念，这便完成了美德的超我化过程。笔者认为，区分美德（自我的功能）和超我化的美德（道德）在临床和教育实践中是有必要的。较之于元我（meta-ego），超我（superego）的原则是形式主义的和完美主义的，虽简洁明确但容易脱离现实情境，也常成为本我冲动的一种变相表达。笔者认为，临床和教育中对于积极心理品质的培养，若不以激发元我的成长为核心，容易滑向抽象的说教和教条主义，强化个体的强迫倾向。①

另外，本书把人的基本动力概括为个体本能、人际本能和群体本能，是把本能与自我、超我的功能对立而言的。广义而言，智慧、共情等能力仍然是人的本能，也是从人类先天的潜力中发展出来的，但本书不把这些功能概括为本能，因为心理学中本能（instinct）这个概念较多地指以先天为主的推

---

① 早在春秋时期，老子就在《道德经》里探讨过"上德"与"下德"之别："上德不德，是以有德。下德不失德，是以无德。"在他看来，上德乃是近乎道的德，下德则是远离道的德。用本文的概念来表述，笔者认为，前者是与元我有关的德，后者是以超我形式存在的德。虽然老子对"下德"持批判态度，但在人类的群体生活中，超我原则也在一定程度上发挥了使社会有序化的作用。当然，真正的美德应该不是僵死的教条，而应与"道"相谐，所谓元我，若贴近老子的语境，应该称之为"道我"了。

动直接行为的动力因素，它在精神分析里是与“本我”相类的概念。本书采用本能这个被心理学正在放弃的概念，主要是为了通过它强调人类需求的先天性的一面，而在现实中观察到的人类行为，当然多数是受到后天环境的影响的。

动机与感受

如果一个机器人拿一朵玫瑰送给一位女子，如果这个女子懂一些机械的知识，她就会认为，这个机器人的举动背后没有动机，它的动作虽与一个求爱的男子相似，却只是一些“外在表现”。的确，就目前的技术来说，机器人做出的动作是指令控制下的一套预先设定好的动作而已。如果是一个男人送给这位女子玫瑰花，她就不会认为此人只是按照某种设定好的程序做出了一套行为。她会认为在这些行为的背后还有其他什么东西存在。①

那么，这多出来的“什么”是什么呢？收到玫瑰的女子会说，对方把一朵玫瑰交到她手里，不仅仅是一组动作，这些动作源自一个动机——他要追求自己。这个说法隐含的意思是：如果没有这个动机（求爱），对方就不会把花送到她手里。但这其实只对了一部分，相反的情况也可能发生：一个爱慕者，也会因为羞怯和害怕被拒绝，而不做出送花的举动。因此，动机与行为绝不是简单的因果关系。但无论如何，求爱的男子具有机器人没有的那个东西——动机。

要厘清动机和行为之间的关系，首先要分析一个问题：动机导致的行为和机械的反射性的行为之间有何区别？动机驱使下的行为的内容，在行为做出之前就发生了。不论那个男人有没有把花送到他爱慕的女子手中，在他的意念中，他都已经送了花。这个意念，甚至不仅仅是大脑中的活动，有可能

① 当然，这并不是说，一个男子送花的动作绝对不会像一个机器人那样只是一套没有动机的动作。就强迫性人格障碍患者而言，他们的确可能在送出一束玫瑰的时候，内心并没有发生对对方的爱的体验，却又觉得必须送出这样的一束玫瑰。此种程式化行动，或许让对方误以为其中包含了爱的动机（其实如果一个被做得栩栩如生的人形机器人向这位女子送上玫瑰，恐怕也会让她产生类似的错觉），因而最终导致一桩“恋爱”或者婚姻。

伴有躯体的微小活动（例如他在无意中举起手，或者肌肉开始紧张试图站立——虽然外在仍然保持着原来的姿势）。他是否用行动去实现意念中设想的过程，并不会改变这些意念过程存在的事实。

这个女子认为对方“有动机”，除了假想这个男人在做出送花行为之前已经有所图谋，还会认为对方对自己“有好感”①，而这正是动机的一个必不可少的特征——动机必然伴随着感受。如果没有感受，那个男人假想着自己把花送到对方手中，就会如我在此时假想把面前的一本书从左边移动到右边，却不怎么会变成行动，因为我丝毫不觉得有什么必要。感受推动着个体做出行为来应对感受。那个送花给女子的男人，对那个女子产生了好感，他做出送花的举动，就能够维持和强化这种感受，而不做出这个行为，他可能会因这感受的折磨而苦恼。

如果说，机器的行为是纯粹的反射，而动机驱使的行为是一种与反射不同的东西，这首先就是在后者伴有感受这个意义上来说的。动机在本质上依然与反射行为有所联系。动机必须基于反射才能发生。新生婴儿饥饿的时候，因为“饥饿感”让他痛苦，他会哭号，但还不至于产生伸手去拿食物的行为。他们也有反射性的吮吸的反射，但在他们吃下第一口奶之前，不可能知道这样的行为能够缓解饥饿感。这些反射性的行为在婴幼儿缓解饥饿的过程中才被赋予功能意义。当幼儿最终把吮吸乳头的动作与饥饿感的缓解结合在一起，每当饥饿感被唤起，这个幼儿内在那种吮吸的动作就处于蓄势待发的状态，形成了一种张力。如果此时并没有乳头放入口中，幼儿也可能徒然做出吮吸的动作，而且在大脑功能进一步发展之后，这种吮吸的动作甚至只在想象中发生，而无需口部动作的配合。② 动机的最简单形式是反射性的行为与感受相结合，这种结合存储于记忆之中，在适当的情况下被唤起。因此，感受是人

① 这种“认为”并非总是一种猜测，而有可能是基于共情而对他者情感的真实感受。一组意大利神经心理学家关于镜像神经元的研究发现，我们能够透过他人的行为和表情，感受到他人的感受（例，Di Pellegrino, Fadiga, Fogassi, Gallese & Rizzolatti, 1992; Rizzolatti, Fogassi & Gallese, 2001）。

② 这里我们不妨重提 Freud 关于口欲期（0—1.5 岁）固着的成人好幻想的描述。我们不妨猜测，口欲的被剥夺，或许的确激发了个体以逸想（fantasize）来缓解进食动机带来的心理张力，这种倾向保持到成年之后，便成为这个人满足动机的常见模式。

不同于现有的机器的地方，如果机器也有感受，它当然也就会产生人类意义上的动机。①

人在不同的身体状态和信息状态下，感受的强度会发生改变。例如当身体血糖降低，饥饿感增强，进食动机也相应增强。在饥饿感未发生改变的情况下，身体状态的增强，也会提高幼儿吮吸的动力，这是反射性行为增强从而增强动机的例子。认知因素通过影响身体因素而影响动机的强度。在发现自己喜爱的食物时，更强的感受和更冲动的进食行为就会发生。

以上解释动机的方式与采用能量的理论（例如力比多、生本能与死本能）解释动机有显著不同。能量因素无疑能影响到人的心理层面（例如性的不满足导致一个人更多地想到性）。但就心理层面而言，动机的强度更应该从个体内化了的行为模式、应对感受的模式以及不同感受之间的冲突（或者说这个人内在心灵的生态面貌）来解释。从这个角度来看，我们就不会认为一个执着地送出了玫瑰花的人就比一个犹豫不决、没能送出玫瑰花的男人更爱那个女子。比之于爱欲的强度，欲望的走向是更重要的问题。假如这个男子发现所爱的女子并不具备自己所爱的品质，在短暂的一瞬，这种爱的欲望就有可能烟消云散。比之于之前爱欲的调动，我们能够发现，在人格结构的微小而暂时的变动之后（因为看到被爱者并不是自己之前想象的那样，从而把爱者投射给被爱者的特性从被爱者身上撤离开来），一个看似强烈的欲望，在没有任何针对欲望的直接疏导或宣泄的情况下就已失去动力。简言之，就动机的强度来说，欲望的能量不是主要的解释因素，而决定欲望走向的人格结构是更重要的因素。② 鉴于此，不应该把某些心理

① 每一种动机都会有与之相应的感受。感受可以是：(1) 对动机的感觉；(2) 动机驱动的行为所导致的结果；(3) 行为的原因——作为新动机的起点。例如，一个儿童因为好奇心的驱使而去触摸火苗，他对自己的好奇心的觉知属于第 (1) 种情况，被火苗烫伤的疼痛感，则是第 (2) 种情况。这种疼痛感留在记忆中，当他再次面对火苗时而退缩，则是第 (3) 种情况了。因此，就感受与动机的关系来看，它可以是动机的伴随者、起点或者终点。一种感受能够在不同的情境下分别（或者同时）扮演这三个角色。行为与感受是互为因果，交互作用的。

② 在此我并不想主张一种治疗上的乐观主义，声称人格结构的调整能够解决最困难的一些心理障碍。难治性的神经症，例如严重的强迫症，虽然往往有人格缺陷作为基础，但是一旦达到某种严重的程度，就是人格结构的理论不足以解释的了。

障碍简单地用动力的观点解释并把它们看成某种能量的淤积[①]，动机的能量说应该让位为动机的结构—感受说。

感受是一种“相对的强度”。一种感受的强度，不是它所伴随的生理能量可以完全解释的。同样一种感受，在人格的不同结构状态中，产生的效应殊异。当某些精神分析师把一个强迫障碍患者的症状解释为性欲的被压抑，而认为此种欲望的适当宣泄是治愈强迫的途径时，这是在运用能量的观点来看待性欲动机。但是我们能够观察到，即使欲望得不到宣泄，即使欲望强度剧烈，绝大多数个体也并不因此发展出神经症症状。

此处笔者还希望通过隐喻的方式说明动机的能量说与动机的结构—感受说的差异。一些遵从传统精神分析理论的分析师会认为，神经症患者内心中储存着巨大的消极能量，仿佛一个火药库，外在的事件能够触发这火药库的爆发，产生症状。这是动机的能量说使用的隐喻方式。但是，例如，当一个陌生人恐惧症患者因为突然面对生人而恐慌，但转而发现面前之人其实是个熟人，这恐慌瞬时就烟消云散了。患者的恐慌仅仅因为认知的改变就发生极大的变化，用能量的隐喻很难解释这个现象。我们倒不如把患者的反应比喻成一条被大风撼动剧烈摆荡的船，当船员放下风帆，或者调转船的方向，那看似凶险的“能量作用”就停止运转了。这调整风帆和船向而达到的稳定功效，便是动机的结构—感受说适用的隐喻。当然，任何隐喻都不能作为说明真理的证据。感受毫无疑问包含着能量的成分，但是单单基于能量的隐喻而设计的心理治疗，忽略了人格结构的改变对心理康复的意义。

当然对于不同类型的动机，区分它们的强度，对于心理治疗而言也有一定的实践意义。“情爱是比审美更强烈的动机”，这说法是典型的能量隐

---

① 因此也就是说，对某些心理障碍的治疗，不应该从能量的淤积、压抑和宣泄的角度来进行（宣泄能够带来一时的紧张的缓解，但是如果结构未曾被触动，能量的走向依然故我，同样的淤积迟早仍会发生），而是要调整动机与人格的结构。有些看上去是能量淤积的问题（例如子女对于父母的愤怒），却在结构的变化（例如父母对待子女态度的改变）之后发生迅速的好转，并未经过一个能量宣泄的过程，这也说明能量本身或许不是诸多心理障碍的核心问题，而是运作能量的心理结构的问题。但是除非是天真而固执的人，没人会否认能量的重要，人与人之间天然的冲动强度差异当然是存在的，只是在心理障碍的发病机制方面，能量恐怕在多数情况下不是问题的核心。

喻，而它又是恰如其分的。当人们看到一个完整的苹果和一个有黑斑的苹果放在一起，他们会去选择那只完整的。如果此人不得不选择那个有黑斑的苹果，而这黑斑只是果皮上浅浅的一小块，不影响食用，他通常也不会有强烈的情绪反应。[①] 而在《红楼梦》里，宝玉揭开盖头，发现林妹妹被宝姐姐取而代之，他是震惊和失望的（此情此景虽是作家的想象，从它对于读者的情感冲击来说，显然是符合人之常情的）。追求完整、精确、清洁、秩序、逻辑上的合理性等的动机，在强度上一般而言弱于进食、性、安全、竞争、成就、亲和等动机及其组合。本书把前者定义为冷动机，把后者定义为热动机。冷动机通常是与认知有关的动机，冷动机激发的感受是弱感受，对于人的行为的影响是微弱的。热动机则“强迫性地”驱使着人的行为，与之相关的感受也是强烈的，是一些与自体保存（self-preservation）[②] 和自体促进（self-promotion）有关的感受。另外，还有一类动机，它们驱使人类追求自由、意义、价值、公平和正义，虽不如热动机强烈，却又比冷动机有更大的力量。我们可以称之为温动机。

在承认不同类型的动机确有能量的差别之后，笔者在理论上是否发生了自相矛盾？虽然热动机，而不是冷动机，是心理障碍的动机源泉（例如某些强迫性人格障碍者追求完美的动机是被更为强烈的动机——追求成功或者害怕失败——所叠加的），心理障碍的病因仍然主要在于热动机的结构问题，而不是热动机的能量问题。当我们把冷动机（例如完美动机）比喻成一条在风浪中颠簸的船，收起它的帆（改变冷动机的结构）也不能止息它的躁动，我们发现原来这条小船是维系在一条颠簸的大船上的，此时我们能做的依然是改变结构，收起大船的风帆。

动机的结构

动机的结构包括四个因素：反射性的内在行为模式、感受、认知和注意。前两者是构成动机的两个核心元素，而后两者是唤起和维持动机的必要外周元素。

---

① 对于某些在一岁半到三岁之间的幼儿而言，这种被迫的选择的确能够引起巨大的情绪反应，此时的幼儿处在不完美焦虑的敏感期（訾非，2010）。

② 这个来自 Freud（1996）的概念通常被翻译成“自我保存”，为了明确区分自我（I 或 ego）与自体（self）以免引起理解上的混乱，本书一律把这个概念称为“自体保存”。

（1）反射性的内在行为模式。它们是先天的无条件反射或者后天习得的条件反射。这些模式即使没有转化为外在的行为，也默默地运作着并且或多或少地产生感受。我们不妨把这种默默运作着的内在行为模式简称为“内行为”（inner behavior）。例如一个球手在观看电视上的比赛时，虽然没有做出击球的行为，在内心里仍然是运作着击球的动作的，这动作就是反射性的内在行为模式在没有转化为外在行为时的表现。

（2）感受（feeling）。它伴随着反射性及习惯性的行为模式而生，大脑用于执行行为的机构，在很大程度上受其制约。

（3）认知（cognition）。反射性、习惯性的行为能否被唤起，或者唤起之后是否会保持，与人格的认知成分大有关系。与“内行为”和“感受”相比，认知是动机的更容易发生变动的构成因素。这也是人们在交流中，试图改变他人或自己的动机时最经常着手干预的领域。但是，“我知道是这样的，但是……”这个句子，最经常出现在人们试图改变自己和他人认知的情景中。我们能够意识到的认知内容往往并非直接影响感受与行为，而有些认知是深层的、潜在的，却直接影响感受和行为，它们被经典精神分析归于潜意识的领域。

（4）注意（attention）。注意有两种方向，一种是指向内心的。此时注意使感受进入意识。个体的行为深受进入意识的感受的影响。好的感受驱使人做出能够强化、重复这种感受的行为，不好的感受驱使人做出能够削弱、回避这些感受的行为。不过这并不意味着人只是在意识到自己的感受之后才会被感受驱使。未被注意的感受依然能够影响人的行为，此时感受转化为想法、意象。相反地，注意到自己的感受，也未必意味着对应于这种感受的行为的出现。一个意识到自己的愤怒感受的人，可能为了宣泄这种不快的感受而做出攻击行为，但也可能只是忍受这种感受——如果他认为攻击行为是不合适的。注意的另一种方向是指向外部世界，被注意的对象因其某些特征而在个体内部激发感受，或者内部的感受被投射在外部被注意的对象之上。个体或多或少具有主动转移、约束、保持自己对某些对象的注意的能力。

经典精神分析认为，当我们把注意力转向那些未曾注意的潜意识（在此我们可以扩展为上文归纳的认知、感受和内行为的不为注意力所关照的部分），就会因为意识的烛照而变得不再具有致病性。但是笔者认为相反的效果也可能发生：唯因注意转向了某些潜在的动机，才使得动机变得更加强烈，甚至产生了破坏人格平衡的消极作用。注意能够烛照潜意识，而不是沉溺于某些感受和动机，这个目的的达成，只有在注意具备恰当的品质的情况下才有可能。

动机的运作模型

动机的运作总是在自我（I）的调节之下完成的，而自我的调节在性质及程度上千差万别。自我能对相互冲突的动机做出权衡，能直接调节注意和行为，也能够影响注意的模式。

一个知道肥胖会导致灾难性的健康后果的人放弃一些脂肪食物，是把想象可怕的疾病而产生的感受与预期进食产生的快乐感受放在一起权衡而做出的选择。这种权衡与选择是自我的功能——但也是自我的一个相对弱小的功能。与将来可能发生的疾病相比，当下的能够得到的进食的快乐必然更具诱惑力，它往往不顾自我的权衡而一意孤行。

勇气、意志力和毅力是自我中更为有力——但相对稀有——的成分，它们支持个体根据自我的判断做出行动。还有一种更为稀有的人格因素是智慧——这是自我通过对自体、他者和客观世界的观察与关注，努力达成对于世界与自身的较为真实、全面且完整的认识。

自我对动机的调节作用，起始于它对注意的运用。注意虽不是自我的成分，却是动机的结构中最直接受自我的影响的组分。一般而言，注意是容易受动机的其他成分、尤其是感受所驱使的，“我们总是去看我们想看到的东西”就是对这种现象的概括。

笔者可以把动机的运作概括成图 1.1.2 的模型。在这个模型里，动机从总体上被概括为“趋获”和“消避”两种类型①，当趋获性动机被唤起时，主体对驱力所指向的客体的感受是积极的，此时的主体期望接近、获得客体（食欲和性欲就属于此种情况），或者期望归属于客体或者与客体发生持久的

---

① 这种概括，与 Gray（1982）提出的行为趋近系统（BAS）和行为抑制系统（BIS）的理论是一致的。当 BAS 系统被激活，个体产生获得对象的冲动，体验到喜爱感、获得感；也可能激活与对象联结的意识，产生亲和感；或者激活依赖他者的意识，体验到被关怀感。当 BIS 系统被激活，个体产生抛弃所拥有的对象的冲动，产生厌恶感；也可能被激活疏离的冲动，产生疏离感；或者激活从强大有害的对象逃离的冲动，产生被压迫感。

联系（例如满足关爱或被尊重的需要）。消避动机指向的客体让主体产生消极感受，主体有厌恶、回避甚至消除客体的倾向。[①]

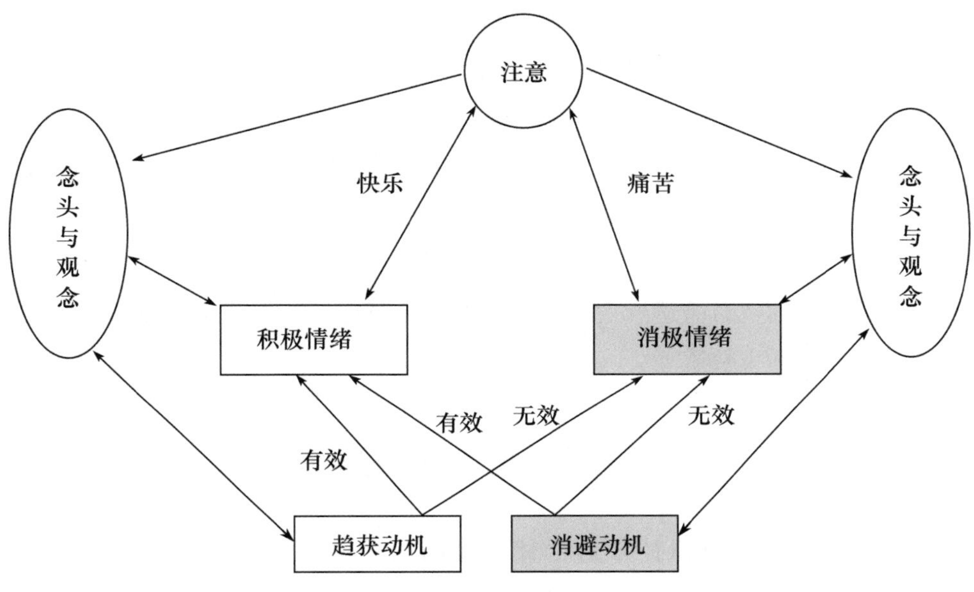

图 **1.1.2** 动机的运作模型

趋获式动机和消避式动机在现实情境中可以被同一个对象激发，产生两种相反的感受，从而发生动机冲突。例如，有完美主义倾向的强迫性人格者面对一件关乎自己的成就的工作，会被唤起高出一般水平的趋获式动机——期望做到最完美——同时也被唤起高于一般水平的消避式动机——对失败产生灾难化的担心乃之恐惧。[②]

当一个趋获式动机（或几个指向同一目标的趋获式动机）驱动个体做出趋获行为（而且没有其他趋获式动机或消避式动机与之竞争或冲突）时，个体能够全神贯注于自己的行动，该过程给个体带来的是充满生机与乐趣的体验。如果动机指向的目标被顺利达成，个体就会感到满意和快乐。但如果未能达到目标，就被激发出挫折、抑郁、愤怒等消极情绪。所以，趋获式动机

① 笔者认为，Gray 提出的第三种系统，即逃跑—战斗—僵止（Flight-Fight-Freeze，FFFS）系统，是 BIS 系统的一种极端运作模式，而不是与 BIS 相独立的新动机模式。

② 动机冲突的概念是心理学家 Lewin（1935）提出的，他在 *A dynamic theory of personality* 一书中有比较详细的探讨。

虽是一种积极动机，它产生的情绪后果未必是积极的。

类似的是，消避式动机诚然是一种消极动机，它产生的情绪后果也未必是消极的，因为当个体成功地消避了自己所讨厌的对象，他体验到的情绪是轻松乃至愉快的。因此，积极情绪与积极动机，消极情绪与消极动机，都不是一一对应的关系，而是以一种转化机制发生联系。

动机的运作过程中，我们能够体验到的感受包括：对动机本身的感受（积极的或消极的）、积极动机顺利运作时的顺畅感（flow）和愉悦感、消极动机顺利运作时产生的幸运感和刺激感、积极或消极动机不能顺利运作时产生的焦虑感、动机目的达成后产生的积极情绪感受、积极或消极动机受挫败产生的绝望感和失败感等。

动机的驱力视角与关系视角

弗洛伊德的经典精神分析把神经症归因于力比多冲动与自我的冲突（Freud,1922/1996,p.280）。弗洛伊德概括了神经症的三种致病因素，即性的剥夺、力比多固着于早期的阶段，以及自我对力比多固着的拒斥而导致的冲突易感性（susceptiblity to conflict）。如果我们把弗洛伊德的力比多概念广义地理解为寻求即时的快乐满足的冲动——而不是性驱力——经典精神分析的驱力及冲突的视角对心理障碍的病因仍然有一定程度的解释力。

新精神分析学中的自体心理学和客体关系学派，则倾向于认为，是个体内化了的关系模式影响着心理健康。对于同一种心理障碍，秉持经典精神分析的视角和采用客体关系的视角，看法似乎迥然不同。例如对于一例强迫性性幻想（与不该发生性关系的对象发生性关系的念头）的案例，采用经典精神分析的视角，可以解释说，这是患者性的好奇与冲动，与自我设定的过高的道德标准（头脑中不能有任何不伦之念）发生了冲突，而这个冲突的源头可以追溯到俄狄浦斯期（3—6岁）的相应情结与冲动的异常发展。而自体心理学和客体关系学派的咨询师会认为，对性的幻想与压抑只是表层的现象，致病的基础其实是关系问题。或许早在俄狄浦斯期之前，患者与自体客体的关系就存在问题，基本的焦虑安抚机制没有得到健全地发展，到了俄狄浦斯期在基本安全感缺失的基础上才会进一步发展出性欲方面的异常。

后一种强调早期的不良经验（尤其是1岁以内的不良经验，甚至也可以把遗传因素纳入进来）的看法，与笔者的临床经验是一致的。此类患者与他人的关系往往缺少良好的品质，他们担心来自他人的批评与惩罚——他人也包括那些更为抽象的他者（例如权威和掌管道德的神）。受自体心理学与客体关系理论影响的治疗师会得出这样的推论：在针对上述来访者的临床治疗中，治疗师的主要任务是修复患者与其自体客体的关系。

经典精神分析——尤其是自我心理学——关注自我（ego）与驱力的关系，以及它在超我与本我驱力发生冲突时的协调能力。而客体关系与自体心理学关注的是自体与他者的关系，并认为某种良性关系的缺失是导致心理失调的更为根源的问题。两种理论视角虽然判然有别，我们从差异中又能感觉到，两种视角可能并不相互矛盾——如果我们把它们看成对于完整的人格功能机制的不同方面的互补概括。笔者试图对这个看法做出如下的分析解释。

人类甫一出生，即表现出两种最基本的需求：对食物的需求[①]与对亲切温暖怀抱的需求，前者表现为弥补匮乏、寻求快感的冲动，而后者表现为寻求温暖、安全与舒适，避免冷漠、不安全与不舒服的冲动。个体对食物的欲求就与逐渐发展出来的自我与超我发生着弗洛伊德所描述的那种冲突：伸手去拿热锅中的食物，孩子的自我会告诉他："你不能拿，还记得你上次被烫的经历？"而超我会告诉他："妈妈说了，要按照她说的去做，不能擅自拿锅里的食物。"与食欲相关的内心过程，用经典精神分析做出解释，看上去相当贴切。

我们对亲切怀抱的需求，正如客体关系和自体心理学所总结的那样，则经历着从渴望肌肤相亲到渴望来自他人的抽象的积极回应，再到依靠那个内化了的人格成分而对自己的存在给予肯定（自我实现）的发展历程。

笔者并不是想用上面两个例子说明，应该用驱力的理论去解释食欲、性、成就等欲求，应该用关系理论去解释爱、尊重和自我实现的需求，更不认为这两类需求遵循着截然不同的心理规律。

当经典精神分析把压抑的性欲冲动看作致病的因素，而客体关系和自体心理学派把未被满足的关系视作致病的因素时，似乎驱力（drive）与关系

① 这种欲望同时具有两方面，即寻求进食的快感和消除饥饿感。

(relation) 被看作两种不同性质的东西。的确，以食与性为驱力的行为是探求性的、主动性的，而以关系为驱动的行为，相对较少地表现出探求性和主动性。经典精神分析治疗试图发现被压抑的驱力以及宣泄被压抑的驱力，这与客体关系尤其是自体心理学治疗调整个体主观内在的自体与自体客体的关系的做法似乎截然不同。然而当我们把驱力理解成反射性的行为与感受的结合，那么关系就是驱力，反之，驱力也就是关系。虽然我们更愿意把一个孩子与另一个孩子争抢糖块的行为理解为被驱力所促使，而把这个孩子钻入母亲怀抱的动作理解为一种对关系的需要，但这只是观察者感受上的表象差异，推动这两类行为的，是本质上相似的内在规律。

关系也是被驱动的，为了寻求关爱而做出行动，就是一种驱力的表现。这种驱力和饥饿的人扑在面包上的冲动当然有所不同，它表现得更为柔和与审慎，因为涉及的是人与人的关系。但是我们仍可放心地把这种心理过程看成驱力的展现。

换一个角度来说，关系能够直接影响驱力的强度，或者说，驱力也是有关系背景的。例如，考了一次好成绩而被父母称赞的孩子，可能会因父母的认可而感到幸福，进而唤起了更大的成就动机。来自父母的肯定让他对自体的看法变得更为积极，或者说，他变得更自信了——也可以说，原始的夸大自体的倾向在赞美中获得了一定程度的激活。在此例中，关系的变化（赞誉）导致了驱力的变化（更大的成就欲）。还有一种情况：如果父母在获得好的成绩时并不给予赞誉，而是表现了对孩子的关心。这个孩子会形成这样一种印象：只有成绩好，父母才会关心我。这个孩子追求成就的动机也可能会变得更为强烈。此时他追求成就的目的，主要地是为了获得和维持亲和关系。

笔者用以上的文字试图说明：关系能够激活驱力；驱力本身就蕴含着关系；关系也可以理解为驱力。

叙事人格心理学家 McAdams（1993）把人的需求归纳为能力（agency）与关系（communion）两类。能力感与连接感是人类最基本的两种需求。上文举例的那个被父母称赞的孩子，有两种需求能够——甚至是同时——被满足：（1）被称赞使他觉得自己出色、能干；（2）被称赞又意味着被接纳，意味着父母愿意与他保持积极的关系。

来自父母的称赞，作为一种积极的回应，提高了孩子对自我能力的评价。这个孩子后来的努力，可以是为了重新获得来自父母的积极的回应，因为这是一种美好的感受[①]，于是我们就能发现驱力本身的关系背景。成就之所以被视为成就，往往因为它有来自观众的积极回应。[②]

我们便得到这样的结论：驱力与关系共同构成了动机，驱力的视角与关系的视角——或者说我们把某些心理现象（例如性）用驱力理论去理解，而把另一些心理现象（例如寻求归属感）用关系理论去理解——乃是因为两类心理过程分别成为注意的焦点时让观察者产生了不同的心理感受，从而导致了不同的物理学隐喻。[③]

就心理治疗而言，关注驱力（宣泄、防御、冲动）和关注关系（尤其是关系感受），哪一个更重要？笔者认为，一般而言后者更重要。这不仅是笔者根据临床上的经验得出的看法，也是基于笔者对人性的反思而坚持的观点。人格是复杂的结构，是错综复杂的材料构成的大厦[④]，心理的调整，首先是结构的调整而不是能量的宣泄。

视角问题也意味着心理治疗的重点问题。驱力和关系，虽然交织在一起，毕竟仍然具有相对的独立性和差异性。对人格的影响，它们也表现出相对独立的作用。我们不妨做个类比，当我们分析一个国家发生动荡的原因，可以从政府的失职和民生的凋敝两个角度去看。虽然两者是相互交织的，但是我们也的确能够发现，民生的凋敝，在某些情况下并非政府失职所致（例如发生了难以抗拒的自然灾害），此时，恢复一个国家的政治稳定，着眼点当然应该是民生的恢复，而不是政治体制的改革；反之，由于政府职能失调而导致

---

① 当然，这个孩子也可能在高兴的同时，产生巨大的压力，担心自己再也做不到这么好——如果这个孩子觉得只有做到最好，才能从父母那里得到赞许。

② 笔者认为，即使是自我实现者，他们也是需要这种回应的，当然，回应者不是他人（观众），而是自我（I）。

③ 性行为给观察者的印象是能量驱使下的物质运动的意象，而寻求母爱的行为给观察者的印象是一个物体归属、被包容、连接于另一个物体的意象。正如早期的力学问题注重力和运动轨迹，现代的工程力学则是注重结构、关系中的力，心理学也必然从注重驱力转为注重人格结构和关系中的驱力。

④ 诚然，“大厦”也并非一个最恰当的隐喻。

的社会问题，就无法通过民生的提高来达到根本的解决，结构上的调整和修复是更重要的了。否则，一个层面上出现的问题试图在另一个层面上解决，不仅事倍功半，亦可能徒劳无用。

就心理咨询与治疗而言，着眼于关系还是着眼于驱力，对于具体的个案，仍然是一个有意义的问题。就个体心理而言，越是人类基本的动机（与个体本能有关的动机），越是适合用驱力模型去理解，在咨询中适合从行为的角度去改变。越是高级的动机（与人际、尤其是与群体本能有关的动机），越是受到关系因素的决定，适合于从关系的角度去分析和改变。而对于那种因为关系的缺失或挫败而导致的向基本动机的固着，则必须从驱力和关系的角度同时去分析，但是尤其重要的则是关系层面的分析①——人格障碍的治疗便是如此。

就强迫性人格障碍的治疗而言，强迫性人格障碍者高成就动机，倾向于诱导咨询师从驱力的视角去分析和干预。笔者从临床实践中得到的经验是，关系的改变、人格结构的修复是更为关键的治疗途径。试图降低驱力（比如劝说来访者降低目标）以达到治疗的目的，往往难以奏效。就强迫性人格障碍者而言，驱力的起伏生灭，受制于关系的变化。

但是笔者认为驱力的视角绝不是可以完全放弃而用关系取而代之的。一些强迫性人格者具有极高的兴奋性和感觉寻求倾向，能量隐喻对于理解此类强迫性人格颇有帮助。我们可以称此类个体是具有高能量的人，不过治疗的关键仍然不是能量的宣泄，而是引导来访者面对这高能量的现实以及在这个基础上考虑如何构建能够容纳高能量的人格结构。

笔者把驱力模式的精神分析人格理论概括为图 1.1.3 的模型，把关系模式的人格理论概括为图 1.1.4 的模型。正如上文所言，在某些情境下，心理状态以图 1.1.3 的驱力—冲突模型解释更为合适，在另一些情境下，则以图 1.1.4 的关系模型去理解会更为清晰。不过个体面对现实而产生的心理状态，在任何时候都包含了两种模型所包含的成分。在一些情境下，个体的自我、

① 更准确地说，当在咨询与治疗的早期阶段，来访者往往因为临床的症状而求助，对于驱力方面的关注会更多一些。而当咨询与治疗逐渐发展到对症状背后的人格因素的关注时，关系层面的工作就显得更为重要了。

本我与超我的冲突状态被唤起，成为心理活动的中心，而如图 1. 1. 4 所示的关系模式只是作为背景而存在；在另一些情境下，个体的关系需求被唤起(或遭到挫折)，关系主题成为心理活动的中心，而如图 1. 1. 3 所示的驱力—冲突并不显著。个体的心理活动在两种状态之间的变化，有赖于主体与客体之间的互动模式。[①] 我们可以大致把图 1. 1. 3 和图 1. 1. 4 看成个体在与不同的客体互动时被激活的两种不同状态。

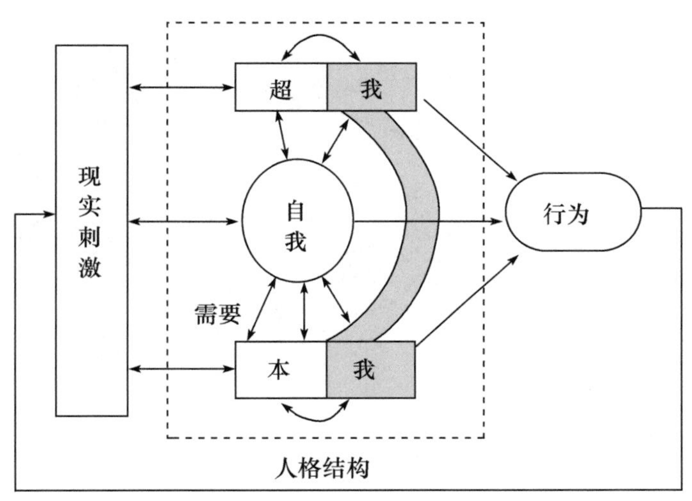

图 **1. 1. 3**　驱力—冲突视角下的人格结构模型

正如上文所言，笔者认为关系模式比驱力—冲突模式更为基本。进一步说，后者的自我、本我、超我等人格元素（功能），乃是通过主体与客体的关系互动在主体的内部激发而生的。例如，孩子在与父母的互动中，内化了父母的形象以及与父母的关系，这是构成成年后个体的关系模式的重要经验。内化了的父母形象及与父母的关系，会进一步转化为个体的人格功能，即遵循“应该—不应该”原则的超我功能、遵循现实原则的自我功能以及遵循快

① 当客体是另一个主体（他人），自体与客体的关系便是两个主体间的关系，某些主体—主体关系激发的是关系模式，而另一些主体—主体关系激活的则是驱力—冲突模式。而在有些情况下，两种模式也可能同时被激活。Atwood 和 Stolorow (1984) 提出的精神分析主体间性理论甚至把自我、本我、超我、自体—自体客体关系、分裂—偏执状态等一切内在体验看作特定的主体间环境下的产物，而不是稳定的心理实体。

乐原则的本我功能。[①] 相应地，笔者把主体在客体环境中的人格成长看成由两个层面构成的递进内化过程：首先是自体与客体的关系的内化，然后是由内化了的关系向人格功能的转化。在心理咨询与治疗中，着重于哪个层面上的工作，导致了治疗流派的差异。例如，自我心理学（ego psychology）理论指导下的治疗关注人格功能的修复，而自体心理学与客体关系治疗则更关注关系的修复。

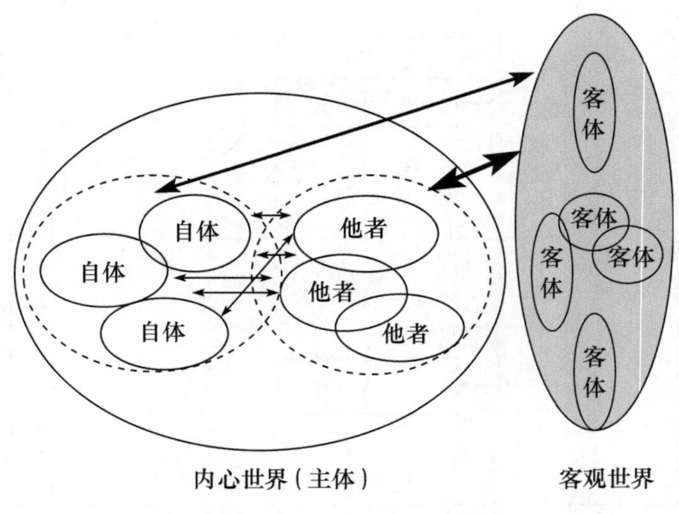

图 **1.1.4** 关系视角下的人格结构模型

动机的组合：叠加、填补、动机链、动机网络

本节探讨构成人格的动机元素的种种组合现象，包括动机的叠加/削弱、填补、动机链和动机网络。多种动机的组合，构成了人格中动力系统的集合体，人格是由动机群落（communities of motives）构成的心灵生态系统。

---

① 值得在此赘述的是：自我、本我和超我等人格功能，不仅仅是在个体与他人互动时被激发出来，更多的时候是个体与内化了的他人（内化的自体客体、具有人性的他者）互动时发展出来的。而且不仅个体与他人互动时激发人格功能的发展，个体与物化的他者（例如自然环境）的互动也激发人格功能的发展。另外，个体与人性他者的关系，也影响着个体与物化他者的关系。例如，一个在父母的要求下与其他人分享食物的孩子，他与食物的关系就蕴含了他与他人的关系。

动机叠加[①]

一个饥饿的婴儿，只会用啼哭来表达自己的需求和痛苦。而一个成年人，因为在既往的生活经验中学习了大量的行为模式，在饥饿的时候就会有比婴儿复杂得多的行为。如果他眼前有可以食用的食物，他会伸手去拿。即使这么简单的动作，婴儿也必须经历一个学习的过程。婴儿必须先学会支配自己的胳膊，学会抓取、定位、咀嚼，然后才能像一个成年人那样拿起面前的食物吃。[②] 从这里我们可以发现，吃，看起来是一种非常简单的行为了，但却是由许多种叠加起来的动机推动的。抓取这个动作本身就是受到驱力的推动。我们能观察到一个闲来无事的人，在无聊中抓取物体然后再抛出去，这些物体没有什么特别的吸引力，但这个人仍然受到某种力量的驱使去完成这个动作。当抓取的动机和进食的动机结合在一起，形成了进食行为，我们能够发现，一种动机（进食）如何触发并强化了另一种动机（抓取）而完成一个复合动机模式。[③] 这两种动机的复合绝不是必然的，“饭来张口”虽然是一个比喻的说法，却是人们在某些情况下（例如劳累，或者情绪低落时）能够体验到的感觉——有食欲，却没有拿取的冲动。在这个情境中的抓取动机，它的被激发和被保持，是与进食动机密不可分的。[④] 一种动机，似乎强化了另一种动机。这种强化，不单在强度上，也是在性质上的。当饥饿的人试图“扑在

---

① 关于本概念还可参考此前著作《完美主义研究》一书中的相应内容（訾非，马敏，2010，pp.16-24）。

② 婴儿支配自己的肢体去获取食物，这个行为总体而言是一种本能的施展，但是本能的各种模式（抓取、定位、咀嚼）能够协调成有效的行为模式并满足欲望，也必须经过一个尝试—修正或/及模仿的过程。

③ 不应该认为进食动机只是“触发”了抓取动机，这种思路是基于机器隐喻（一个功能激发了另一个功能，而维持这两个功能的机构是相互独立地运作的），一种动机不但触发了另一种动机，而且会强化这种动机。我们不妨做一个类比：把进食动机仅仅看成“触发”了抓取动机，就类似一个乘车旅行的人，他前往某个目的地的欲望并不影响车的速度，而进食动机其实更类似一个开车旅行的人，他抵达目的地的欲望，很可能会“强化”车的速度。因此，动机的叠加意味着两方面：触发与强化。

④ 当然，这个动作有时候的确会脱离启动它的进食动机而有一定程度的独立，具有Allport（1937）提出的“功能自主性”。

面包上”，抓取的动作已经不能满足此人的进食动机的要求了。

一种动机（如进食）能够使另一种动机（如抓取等）变得强大、兴奋，这说明，一种动机并不是仅仅“启动”了另一个动机，而是“加强”了另一个动机。一个饥饿的人迅速地拿起桌上的面包，和一个闲来无事的人慢慢地拿起桌上的杯子喝口水，同样是启动了抓取动机和动作，但在强化这种动机方面大有不同。当我们只注意到那被其他动机启动的动机，会以为这些动机本身是强烈的。我们会说某某人成就动机强，某某人吝啬，某某人有很强的求知欲，这些外在表现之下，竞争、尊重、安全、控制等更为强烈的动机可能才是不懈的动力。

一种动机强化另一种动机，可以理解成那较强的动机使躯体变得更为兴奋了，但如果只从兴奋性释放的角度去理解动机的强化，肯定是不完整的。在儿童教育中，教师和家长能观察到这样的现象：一个渴望得到他人尊重的儿童，可能会求助于他已经具有的能力（例如，跑得快，力量大），但是当这种能力不再得到认可，而发现学习成绩好方能得到认可时，他可能努力求学，但是当这种努力未能得到想象中的成效，他就可能放弃努力。只有这种努力发生了效果，最终勤奋学习就有可能成为这个儿童获得自尊感的主要方式。在此之后，当他的自尊感受到伤害或需要满足时，能够启动并强化求知的动机。因此，一种动机强化另一种动机，需要一个过程，也就是习惯化的过程。①

概言之，一种动机强化另一种动机，是通过强化另一种动机的能量，也是通过把这种强化过程习惯化来达到目的的。那被其他动机激活的动机，是

① 逻辑行为主义心理学家Hull（1943）提出的初级强化和次级强化两种行为学习机制，与此处提出的动机叠加机制有相似之处。不过，Hull认为次级强化是中性刺激与能够降低内驱力的刺激相伴随时才获得降低驱力的能力的。例如一个孩子通过与其他孩子下棋来获得同伴，体验归属感，久之下棋这种行为就能够在一定程度上满足归属感。Hull会认为对于这个孩子，下棋是一种中性刺激，被赋予了降低孤独感的能力。但是我们也能够发现，如果获胜能够得到更多的赞许，这个孩子求胜的动机就会被强化。如果获胜会失去朋友，他的求胜动机就可能被削弱。由此我们可以看到，博弈求胜的动机与归属的动机是交互作用的，而不仅仅是相“伴随”的。

叠加了其他动机的目的和被其他动机赋予了能量的，因此我们可以把这种现象称为“动机叠加”。我们把激活其他动机的动机称作“源动机”，把被激活被叠加了的动机称作“从动机”。

类似的，一种动机也可以弱化另一种动机，动机之间除了相互叠加，也可以相互削弱。例如，在团队中，当其中的个体感到不公平，他的工作绩效可能会大大下降。对不公平的愤怒和对公平感的寻求，这些更为强烈的动机削弱了完成任务的动机。

动机填补

被叠加了的动机，也即从动机，在源动机撤销之后，会出现什么现象呢？从动机那被源动机强化了的模式，往往并不会立刻消失。正如在比赛中快速奔跑的人达到终点不会立刻停下来，从动机能以较为强烈的能量继续保持。那个当初为了获得被尊重而求知的儿童，在获得足够的尊重之后，也可以在没有尊重动机的情况下，热衷于求知。如果求知的过程让这个儿童得到了获得尊重之外的乐趣（例如知识在这个孩子面前打开了一个丰富的、奇异的世界），求知的动机就可以从原来的源动机脱离出来，而得到好奇心、创新动机的加强①。如果从动机的施展过程中并没有获得这些次生的源动机，当源动机撤销，这“无主”的从动机还有可能做一件事：找一个动机作为源动机。这好比一个失去君主的帝国，必得找一个新的帝王，这个帝王甚至可以是从其他民族中转借而来②。一个因为贫穷而努力奋斗并获得金钱的人，当贫穷在他极其富有的情况下已经不再是他的困扰，他的乐在其中的赚钱的能力就可能促使他为自己继续这么做找一个动机，比如获得尊重、影响力、控制力等。甚至在日常生活中，我们也能观察到这种“源动机填补”现象。几个玩牌的人，在一场牌局中用金钱作为源动机的刺激，下一局中就可能用那种微微伤及自尊的方式（例如在额头上贴纸条）来强化玩牌的乐趣。

---

① 笔者认为好奇心与求知动机并不是同一种动机。

② 这又让笔者联想到一句颇有心理动力学意义的歌词：“找一个理由，让我继续爱你。”

人的行为可以脱离它本来的动机而自动化（功能自主，functional autonomy），这是Allport的观点。Allport认为功能自主的行为，其动力来自动机转化而成的驱力（drive）[①]。笔者认为Allport提出的坚持性功能自主（perseverative functional autonomy），例如成瘾行为、强迫行为等，并未脱离其源动机而存在，只是这些行为同源动机的联系是不适应的甚至是荒谬的。一个强迫洗手的患者，用洗手缓解内在的强烈的不安全感、灾难感，以至于不能应对正常的生活。这时候清洁的欲望看似“自动的”，却是在更为强大的回避灾难的动机叠加驱使之下的。Allport提出的另一种功能自主，统我性功能自主（propriate functional autonomy），是在成熟的人格基础上产生的由价值观引导的自主行为模式。在笔者看来，这个模式的形成，就是“从动机”在人格发展中逐渐从源动机转向次生源动机的过程[②]。然而即便如此，笔者对于源

---

① Allport（1937）区分了动机（motive）和驱力（drive）。他提出，驱力是动机的产物，但驱力最终可以脱离动机而存在。它可以变得具有自主性并与动机毫无关系。例如，一个因自卑（inferiority motive）而努力学习的孩子，在这个过程中形成的勤奋、追求完美的驱力（drive）足以维持他在后来的工作中努力进取，即使他已经不再感到自卑。Allport所描述的这个现象的确是存在的。例如一个在小学时为了拿比赛的奖励而学习绘画的孩子，到了成年没有从事与绘画相关的工作，却可能保留在业余时间画画的兴趣。但是在强迫性人格的例子中，个体追求工作中的完美不仅仅是Allport所说的驱力（drive）的催动，自卑感等动机（motive）依然是强迫的力量源泉。

② 在生活中，我们的确能够看到一个突然得到一大笔财富的人并没有放弃自己的工作，他的理由常常是：自己从这个工作中得到乐趣，并不是为了吃饭而工作。但是，恰恰是这个“乐趣”让我们思考：虽然一个人做出某些行为的最初动机可能已经丧失，但仍然需要其他动机取而代之方不至这些行为消散于无形。这就好比汽车在丧失了其主人之后，必然要有其他的主人的驾驶，否则在最初的惯性运动结束之后就只会僵死不动，没有这个新主人，即使在前任主人的手中完成了许多结构上的改造和机能上的更新，也不会“自动”运行起来。取旧动机而代之的新动机可以是另一种热动机，上述获得财富而没有放弃工作的幸运者，或许出于人际的需求，而继续在原来的工作单位上班，这种动机本身虽不如谋生的需求那么强烈，却也绝不是无足轻重的。“活在人群中间”，恰恰是Kohut提出的人类不可或缺的孪生移情需求（Kohut，1984）。

动机“退席”的可能性并不持有乐观的态度。①

动机链

一种动机的达成或挫败，导致另一种动机被激活，当被激活的动机达成或被挫败之后，再激活了第三种动机……动机如此接续激活，从而实现一套连续的行为，这个过程就是动机链。动机链的最简单的形式是动机互激，即一种动机的激活，唤起另一种动机，例如追求成功的动机唤起了害怕失败的动机。

贪食症患者往往有这样的一种动机链：追求成功的动机遭受挫折，感到失望和抑郁；失望和抑郁激活了进食的动机；过度的进食激活了患者对肥胖的恐惧，产生了减少体重的欲望；通过减肥行为（催吐、运动、喝减肥茶等）来缓解对肥胖的恐惧，满足减少体重的欲望；减肥带来的消极后果（体质衰弱，行为异常）让患者感到自责、自卑、挫败；挫败感和羞耻感导致的抑郁进一步激活了进食的动机。在这个过程中，动机接续激活，以至于形成一种前后相接的链状结构——“死循环”。在咨询中就是要打破这种循环。例如，在做出催吐行为之后不去自责，但是在进食冲动和催吐冲动被唤起时则延迟做出相应的行为。前述的被追求成功的动机所激发的害怕失败动机如果又反过来激发更强烈的追求成功的动机也是一种简单的循环。

动机链还有一种单向式的结构，我们可以通过一个例子来说明。男孩 A 与女孩 B 是一对情侣。A 想要在情人节的时候送给 B 一件相对于他的经济状况来说比较贵重的首饰。A 并没有足够的钱，于是他想找一份兼职，打工挣钱。他想到的是给一个公司做设计的工作，为了应聘得到这个职位，他自学了相关的计算机软件（A 是计算机专业的大学生）。A 自学软件之后，比较顺

---

① Maslow（1954）对自我实现的人的描述，也容易让人产生一种错觉：这个世界上不为名利只为实现自己的潜能的人所在多有。的确，我们能够从许多天才身上看到他们对于普通人追求的物质利益和人际好感的漠视。但是，即便如此，我们也不能过分天真地崇拜天才们的人格。毕竟，Maslow 所关注的天才，并不能排除他们试图在历史上留下一笔的动机。这种动机，无非是自我保存和自我促进动机的一种曲折的表达方式——试图通过实现自己最大的潜力而达到“不死”和“不朽”。当然，笔者并不认为，Maslow 所谈到的自我实现的动机不存在，但它远比我们想象得要弱。在人群中，比较纯粹的自我实现者恐怕非常之罕见。

利地找到了这份兼职。到情人节那天，A 用自己挣到的工资给 B 买了一件首饰，实现了自己的愿望。在这个过程中，为女友买礼物，是 A 贯穿始终的动机。但是，学习软件操作、工作、买首饰，这一系列行为只是这一种动机在起作用吗？如果 A 挑选的那份兼职工作让他讨厌，或者满足不了一个青年学生的自尊，他也许就放弃了。反之，在这个过程中，如果男孩因为工作出色而体验到很好的价值感，或许在 A 购买首饰之后依然能够继续工作。男孩在挑选珠宝首饰过程中学到的知识，或许能够激发他继续对这个领域产生好奇心，甚至在朋友们为女友挑选首饰的时候，主动提供帮助（这就是俗语所说的“技痒”）。

在一个总体的动机和目的的支配下，个体的种种局部的动机接续地被激活，完成一个整体的行为过程，这是动机链的一种单向结构。这个结构中，动机叠加维持了动机链的运作。总体的动机起到规范局部动机的作用。在局部动机遇到挫折时（例如上面的例子中如果 A 的工作遇到不顺利，成就动机受挫），总体动机在一定程度上能够维持个体的努力；在局部动机试图演变为控制性的动机（如果这个男士从工作中找到越来越多的满足，而把两人的关系放在一边）时，总体动机也设法对它们进行调整。当然，总体动机对局部动机的维持与调整，在一些情况下会遭遇失败。

总体动机对局部动机的叠加，有时也不利于那些在局部动机推动下的行为的完成。例如上面这个例子，该男士可能会为了自己整体的目的（为女友买礼物）而在工作中急功近利。

动机链与动机填补也能够结合在一起。设想一个小学生可能为了博得父母的爱而努力学习，及至中学，为了成为同伴中的佼佼者而努力，上了大学，为了能够博得自己钟爱的姑娘的青睐而提高自己的能力，毕业后结婚，为了给妻子孩子更好的生存环境而奋力工作，到了中年，为了自己工作的部门或者更大的社会利益而承担社会责任。不同阶段的动机之间并没有一个必然激活另一个的传承关系，这个人在一个生活阶段中形成的行为习惯，在另一个阶段被填补上了新的动机内容，保证了行为的一贯性和连续性。

动机网络

行为是受到动机的驱使，而且一种行为往往是受两种或两种以上的动机的驱使；动机叠加是普遍的现象。即使像吃饭这种基本的活动，也包含了各种审美动机（对完整、美、洁净的需要）与进食动机的叠加。某些动机能够叠加在一系列其他动机之上，组合成动机链以推动连续的、有目的的行为。

比动机链更为复杂的情况是，不同的动机链同时运作，交叉运行，形成复杂的网状结构。例如，一位职业母亲在养育后代的动机驱使下，会调动一系列的局部动机和行为；在职业成就动机的驱使下，又会调动另外一些局部动机和行为；她为了维持与丈夫的亲密关系，必须形成为了达到这个目标而运作的动机链；为了尽到对于双亲的义务，她也要建构适用于这个目的的动机链条。这些主导动机之间又一定会有一些交叉点，例如追求工作上的成功如果能够提高收入，这种局部动机就能至少为养育后代、孝敬双亲的整体动机服务。但是这种动机的施展，有时也会影响到夫妻关系和亲子关系——对于工作的过多投入，削弱了家庭的纽带。从这个粗略描述的例子我们就能看到，每个人内心的动机运作，是构成了复杂的网络结构的。当我们把局部动机看成这些网络的节点，每一个节点的震动。一个动机可能引起整个网络的震动，它有利于某条动机链，同时又可能不利于另外一条动机链的发展。这种“牵一发而动全身”的动机网络状态，正是人的生存的复杂性的根源。

中国文化中提倡的淡泊明志、宁静致远、专注守一的人生境界，其实是为了解决动机的复杂网络给人生带来的困境。陶渊明以“误落尘网中，一去三十年”抒发了他对于人世纠葛的切身体验。这种感受、这种纠葛，其实就是人的动机网络的复杂纠结所致。①

人是种种动机交汇成的一张网络。这张网又是在现实的不停扰动下维持着动态的平衡。一些节点被现实触动、激活，一些节点默滞一隅；一些动机的链条运作不止，另一些链条则中止或中断，还有一些断裂的链条幸运地重新结合，另一些链条在死循环中无休止运动。但是不论动机的网络如何令人疲惫，充满困扰，自我（ego）是跳出这张网的另外一种存在，它可以淡定地观察这张网。所谓“户庭无尘杂，虚室有余闲”正是这种内心状态的写照。

---

① 每个人心内的动机网络，与这个世界的动机网络（我们不妨把每一个生命的生存过程看成一条广义的动机链，把每一个生命的即时动机看作动机网络的节点）有相似性。世界是欲望纠结的网络，个体是这张大网中的一张小网。

动机类型

曹雪芹在《红楼梦》里借跛足道人之口说了如下的人生感悟：

> 世人都晓神仙好，唯有功名忘不了；古今将相在何方？荒冢一堆草没了。世人都晓神仙好，只有金银忘不了；终朝只恨聚无多，及到多时眼闭了。世人都晓神仙好，唯有娇妻忘不了；君生日日说恩情，君死又随人去了。世人都晓神仙好，只有儿孙忘不了；痴心父母古来多，孝顺儿孙谁见了！

这首《好了歌》把世人念念不忘的人生欲求概括得淋漓尽致。追求成就、名誉、地位、财富，渴望性与爱、为养育后代尽心竭力，无不是人类挥之不去的强烈动机，它们构成了人性中最坚定不移的成分。世人都知道神仙好，可人性却难以超越自己。当我们把目光集中在心理障碍的发生与维持时，能发现人之所以甚至不能为人——我们不妨用隐喻的方式说心理障碍是一种着了魔的、部分地失去人性的状态——也和这些动机大有关系。

人类的动机当然不止以上这些。人们会希望弱者的利益能够得到保护，会在某些时候产生忧国忧民的使命感，甚至会对上文列举的那些挥之不去的欲望产生放弃和超越的动机，但是诸如此类的、我们通常称之为“高尚的”动机，大抵不如《好了歌》里陈列的那些人生欲求强烈。

正如本章的“动机与感受”一节所述。笔者把那些强烈影响着几乎每一个人的动机定义为热动机，它包括性、进食、安全、财富、竞争、成就、亲和、异性爱、控制、尊重、对后代的爱等动机。这里给出的不是一个全面的罗列，为了简洁起见，笔者采用 Mansfield 和 McAdams（1996）的概括方式，把其中的大部分归类为能力（agentic）动机和关系（communal）动机，前者包括竞争、成就等，后者包括异性爱、亲和等。有些动机，如性、安全、进食等动机是更为基本的热动机，不能归入到能力动机和关系动机之中。还有一些动机，如控制欲、尊重、追求地位和对后代的爱的动机等，实际上包含了能力和关系两种动机的成分。概言之，热动机是与人类个体的自体保存（self-preservation）和自体促进（self-promotion）有关的动机。

自体保存和自体促进又可以分成有意的自体保存和无意的自体保存、有意的自体促进和无意的自体促进等不同类型。为了避免产生人际冲突而不去指出他人的弱点，这属于有意的自体保存动机（不论是在意识层面还是在潜意识层面），而人类交友时的一些倾向性（例如倾向于和社会地位以及职业性质相似的交往），在客观上有助于自体保存——这些倾向性虽然在个体意识到了它们的价值的时候会变得更为强烈，但在个体未意识到，甚至也不在潜意识的层面被感受到它的用途时，也已经是相当强烈的了。

大部分热动机包含积极和消极两种对立的动机。例如，竞争动机包含了求胜和怕输两种对立的动机。之所以把竞争看成是两种对立的动机而不是同一种动机的两个侧面，乃是因为我们能观察到，当个体对于获胜的把握十分充足时，会忽略失败的可能性——这种状态其实很容易导致“骄兵必败”的后果——完全受到获胜的需求的控制，这说明求胜动机是可以脱离怕输动机而独立存在的动机。怕输的个体，预期到自己可能会输给别人的结局，可能会拼命努力，在这个动机支配下的个体如果成功地维持了现状，即使与那个竞争者平分秋色，也会感到满意。怕输的人未必都想成为赢家，他们希望的是“不输”，因此怕输的动机也可以脱离求胜动机而存在，或者说，求胜而不得的挫败感，不等同于输感。而且，如果失败被个体预期为对自体的损害，怕输的动机就会和有意的自体保存的动机叠加在一起。求胜怕输原本就是强动机——它们的最纯粹形式属于无意的自体促进和自体保存动机——它们一旦与有意的自体保存动机结合，就会变得格外强烈。

人类对立的趋获与消避动机模式是各种对立动机的基础。与追求成就的动机相对应的，是避免犯错的动机；与获得财富相对应的，是远离有害物的动机；与追求爱的对象相对应的，是逃离怨憎对象的动机；与追求人际亲和相对应的，是回避人际冲突的动机；与追求控制相对应的，是逃避混乱的动机；与追求被尊重相对应的，是回避被人贬低的动机；与追求优越地位相对应的，是逃离卑微地位的动机。

人的种种热动机除了具有趋获与消避的对立，一种趋获动机往往伴随着该动机被挫败的恐惧。例如，当追求爱的对象的动机被激活，这位追求者也可能担心这个追求会遭到挫败。出于对失败的担心，他可能变得更为执着，也可能放弃或迟疑。在这种局面下，那爱的对象既是激发他趋获动机的目标，又是可能带来挫败的痛苦的源头。这个人也会产生避免痛苦的动机。

同样，一种消避动机也往往伴随着该动机被挫败的恐惧。当一个人试图逃脱怨憎的对象，却又担心怨憎的对象终于还是会迎面而来①，这个人逃避的速度或者被强化，抑或变得迟疑不决。

还有一种热动机是趋获目标被得到后，出于对所有物或关系的丧失的恐惧而激发的维护动机。害怕失去生命、害怕失去财富、害怕被他人抛弃、害怕失去爱的对象、害怕失去获得的成就、地位等等，都属于此类动机。当个体成功地完成了消避动机，例如摆脱了憎恨的人，摆脱了有害物，避免或更正了错误，与趋获动机的目标被获得的情形相类似，个体会担心这种完好的状态会被打破。就像求之而得的对象总还是有再次失去的可能，那被消除、被避免的对象也未必不会重新出现。

由以上的分析，我们可以把热动机看成六种模式：（1）趋获动机（例如，对爱的对象的追求）；（2）伴随趋获动机的消避动机（例如，担心这种追求会失败）；（3）消避动机（例如，逃避被怨憎的对象）；（4）伴随消避动机的消避动机（例如，担心这种逃避没有效果或者适得其反）；（5）继续持有，防止失去的动机；（6）防止消极对象再度出现的动机。

当个体受到单纯的趋获动机或消避动机的驱使时，并不会感到焦虑。一个追求爱的对象的人，如果不担心这个追求会失败（志在必得），他会感到追求的愉悦；当一个人回避怨憎的对象，且认为这个过程必能奏效，他虽不至于愉悦，但内心至少是踏实的。但是受到单纯的趋获动机或消避动机驱使的行为在生活中比较少见。

冷动机

与热动机相对应，还有一些动机，它们不具有强烈的驱动力，虽然也影响着人的日常生活，但如果没有更强烈的动机与之叠加，它们对于行为的影响一般是微弱的。求同、求异、归类的动机都属于此种情况。例如，我们在旅途中，看到A国的苹果与B国苹果的样子有异，就会产生一探究竟的冲动。

---

① “怨憎会”也正是佛教“八苦”之一。

然而这种冲动很快就会被淹没在大量其他感受之中了。我们追求完整、准确、整洁、秩序等的动机，以及在完整、准确、整洁和秩序被破坏时产生的恢复这些感受的动机也属此列。就像我此刻在写这本书的时候，虽然椅子的高度并不合适，我也希望调节它，却并没有付诸行动。如果有医生说如果我不这么做会导致脊柱弯曲或者颈椎增生，我恐怕就会去调节椅子的高度了。毕竟疾病是对生存的威胁，医生的警告能唤起消避式的热动机，而且也使趋获式热动机面临被挫败的风险。笔者把诸如求同、求异、归类、追求完整、准确、整洁、秩序，以及试图恢复被破坏的完整、准确、整洁、秩序等的动机定义为冷动机。

冷动机因为强度弱，就其本身而言并不显著地影响人的行为，它们的驱动力是微小的。比如，在水果摊上，我总是挑拣形状完整的苹果，但是买回家来即使发现破损我也无所谓；我希望晚上 11 点准时睡觉，但是 11 点半、甚至 12 点才上床也并未让我感到不安；干净的房间固然好，但是我能够容忍不那么干净的家；我的书籍会按照类别摆放在书架上，但我经常把这秩序扰乱，这并不会让我有多难受。可是一旦有热动机叠加在冷动机之上，情况便会大大改变。一只被陌生人咬过的苹果，我是肯定不会去吃的，因为这似乎关乎健康（谁知道那个人有没有传染病?），这时候苹果的完整一下子变得特别重要了。虽然平时睡觉要求自己准时准点，但也并不非此不可。但如果第二天要参加一场重要的考试，我会在乎能否按时休息，这似乎关乎第二天的精力。住进一家酒店，如果床铺上还留着别人睡过的痕迹，桌上是人家喝过的茶水，我就会觉得自己闯入了陌生人的隐秘世界，不应该在此久留。如果我的办公室里的书架被我弄得乱七八糟的，我只在他人来拜访时，才觉得不好意思……

在儒勒·凡尔纳的《八十天环游地球》里，福格先生克服重重困难完成旅行计划，终于在最后一分钟回到约定的地点。如果没有那个赌——准时抵达能赢得一大笔钱，否则便要破产——福格先生恐怕很难保持准时归来的兴趣，而是会把这次旅行变成一场漫游。准时完成旅行，这件事本身能满足的完美动机，是微弱的冷动机——人在旅途，准时离开，准时到达，的确令人满意，但是我们不会对这种满意太过苛求，除非这种满意背后还叠加了其他动机。

冷动机是与认知活动有关的动机，除了上文提到的求同、求异、归类、追求完整、准确、整洁和秩序的动机，还包括肯定、否定、分解、组合、获得、失去等基本认知动机。基本认知动机的复合，就形成了审美、求知等复合动机。所有这些冷动机都能够与热动机叠加，形成各种强烈的驱动力量。例如，求知动机如果与寻求他人尊重的热动机叠加起来，就可能变得特别持久，成为人格的核心特质的一部分，推动这个人成为学者。

温动机

有一类动机，它们既不像性、安全、进食、竞争、成就、关系等动机那么强烈，又不像对完整、准确、整洁、秩序等的追求那么弱小，笔者称之为"温动机"。在某些特定的环境下，这些动机会被唤起，人们甚至有可能把热动机放在一边，而被此类动机所驱动。这些动机中比较典型的，是我们对公平、正义、博爱、责任的追求。驱动我们去寻求新奇、自由，去解决疑惑，去遵循道德原则，去寻求有意义的生活，去做有价值的工作的动机，也是属于温动机。对公平、正义、博爱、责任的追求，是人类的群体本能的体现，或者说，是本我中的群体成分。寻求新奇、自由，去解决疑惑，去遵循道德原则，去寻求有意义、有价值的生活和工作，这些冲动，则是与自我功能和超我功能有关的人格成分。

概言之，温动机是与人格中个体本我和人际本我之外的动机，它包括与群体本能有关的动机、与自我功能有关的部分动机和与超我有关的动机；热动机则是源自个体本能和人际本能这两种最强烈的力量的动机；而冷动机是人的基本的认知冲动，它们是热动机和温动机的基础。

笔者把与自我的功能有关的部分动机①与超我的功能有关的动机②，以及与本能中较为高层的部分——人的群体本能——有关的动机③归为温动机，而把与个体本能、人际本能有关的动机归为热动机，因为笔者认为人的自我与超我，以及受到超我原则普遍认可的群体本能，比人的基本本能相对弱小。

---

① 它们体现了自我功能中的"重要性判断"（注意事物的结构中的关键点的动机）、"价值判断"（在不同的事物中做出优选的动机）、逻辑合理性判断（解除疑惑的动机）等。进一步说，这些功能属于自我中"识我"的一部分功能。冷动机也属于自我中"识我"的功能。

② 即"应该"动机，以及对别人的道德完美性做出判断的冲动。

③ 例如，寻求公平、正义的冲动。

这是不是说，人主要是受到个体与人际本能控制，自我和超我不是人的主宰呢？人的理智是否总是被盲目的欲望战胜，人的公义总是被自私自利所战胜呢？如果从个体的角度来看，答案似乎是肯定的。但是，如果从人类整体来看，理智和公义似乎又冥冥中支配着人类总体的发展。“人间自有公道在”虽然放在每个人的具体经历上往往并非如此，但是从全人类的发展规律来看，又确实是正确的。这就仿佛一群搬动糖块的蚂蚁，每一只都以充沛的热情把糖块拉向各自的方向，但总体而言，它们最终还是把它运回了巢穴。

我们每个人都被个体本能与人际本能盲目地驱使着，但在一定的情况下，尤其是人在面对危机等考验之时，自我和超我反而在某些人那里成为主宰，至善的一面被发扬出来。这些“善举”纵然微小，从人类的总体来看，它们仍能汇成有价值的巨流。而那些盲目的利己行为，在相互的冲突中抵消耗散，多不能汇成一致之力，对人类的总体不至于造成毁灭性的破坏。①

笔者看来，在冷动机、温动机和热动机之外，还有一类动机，它们与自我中“元神”的功能有关，是能够调节动机的动机，包括勇气和冒险动机等，它们应该被称为“元动机”。

动机的分解

上文列举的各种典型动机诸如竞争动机、追求公平的动机、秩序动机，我们通常把它们理解成推动人格运作的基本动力单元。它们也的确适合作为人格的独立元素进行探究。但是我们还是应该看到，这些动机大多不是纯粹的动机，而是由更为基本的动机构成的。以竞争动机为例，它就包含着求胜动机和怕输动机。求胜动机本身的运作，又包含了更加基本的动机。例如，一个想在体操比赛中获胜的运动员，则期望比对手的动作更准确、更敏捷、更难。这一系列的“微动机”，是求胜动机的构成单元。

本文不可能把人类的动机绘出一个清晰完整的图谱，但是笔者想把动机粗略地分解成一些细类。下面的清单一定不是对人类动机的完整归类，而且也肯定有许多错误，但笔者试图提供一个分析动机的方式，本书后面的章节，尤其是对感受分析治疗的介绍中，这种动机分解的做法是贯穿始终的。

---

① 这当然有过分的乐观主义之嫌，一旦人类中的某些个体拥有超乎寻常的能力或说服大众的能力，他们的利己动机未必不会把整个人类拖入深渊。

人类的动机是建立在无数基本动机之上的。我们经常作为心理学研究对象的动机如竞争、秩序、公平等，都是复合动机。

基本动机包括如下内容：

(1) 基本的认知动机包括：求同、求异、拆分、归类、联系、寻求感官的刺激（听、触、嗅等）、完整等。

(2) 基本情感动机：肯定、否定、得、失、归属、敌对、责备、容纳、排斥、激惹他人、友好对待他人、被友好对待等。

(3) 基本运动动机：走、跑、跳、拿取、投掷、扭转等。

(4) 基本自体保存动机（避免生理的、心理的和人际的自体受到伤害或毁灭）和自体提升动机（笔者把食欲、性欲、寻求优越感、对后代的爱等动机归入自体提升动机）。

基本动机构成的复合动机在数量上是无限的，因为复合动机不单是基本动机的复合，而且也可以是复合动机的复合。因而笔者只能根据复合的方式提出几类特殊的复合动机。由基本的认知动机复合而成的动机，笔者称之为复合认知动机，例如求美、求知（理解）、追求逻辑合理性的动机。复合运动动机包括个体对各种运动方式的欲求。复合情感动机，例如关爱、攻击、怨恨等属于此类。复合的自体保存和自体提升动机，例如自恋等属于这种动机。

由认知、运动、情感、自体保存和自体提升等不同领域的动机相互复合——本书把这种复合定义为“动机叠加”——便产生更为复杂的复合动机，例如创造、成就、自尊、尊重、完美、审美、爱、寻求公平、追求正义、寻求意义和价值等动机。

人类的某些动机，是天然地相互联结着的，这种天然联结的动机网络，我们不妨称之为“动机团”。例如，由性、爱情、异性关爱等动机组成的求偶动机，[①] 由拥有、联结、保护、滋养等动机组成的母亲对孩子的养育动机。

---

① 笔者认为，异性关爱是所有女性对于男性，以及所有男性对于女性的积极情感，这种情感与性欲是两种不同的欲望。爱情与异性关爱也属于不同的动机，前者指向异性中的少数个体，而异性关爱是个体对绝大多数异性产生的情感。爱情也不是性欲，爱情甚至会延迟个体向所爱的对象获得性欲满足的冲动，它是与人类的长期择偶策略（见 Buss，1994）有关的动机。

神往与魔化：动机的强化运作

在三岛由纪夫的小说《金阁寺》里，主人公沟口在幼年常听自己的父亲讲述金阁寺。父亲在沟口的心目中勾画出一幅无比美好的图景："人世间再没有比金阁更美的东西了。"（三岛由纪夫，2009）等到少年沟口被父亲领着去京都，一睹现实中的金阁寺，却发出这样的感叹："所谓的美，难道竟是这样不美的东西？"

莎士比亚曾写道："世上之事本无好坏，无不是人的思想把它们分别出来。"[①] 中国春秋、战国时期的老庄哲学，以及后来的禅宗，其实早就阐述过这个道理：美与不美，并不是客观世界所具有的特性。作为欲望的投注对象的客体（审美对象），不论以何种方式存在，都并不具备"美"这种"本质"。[②] 通过讲述和想象构造美的意象，并相信它在现实中存在，便是在构造神话。而当我们遭遇那被讲述与想象所神化了的对象本身——在《金阁寺》里，沟口面临的就是这种情况——随之而来的往往不是美的感叹，而是幻想破灭后的失望。构造神话，被神话所激动，做出行为以接近神化了的目标，此种动机运作模式便是神往。在神往中，人类得到最多的快乐，也酝酿最多的不幸。小说、电影、口口相传的故事和逸事，就其最普遍的功能而言，就是制造神话，唤起神往。

神往是一种包含了三阶段的心理过程[③]：(1) 在讲述或其他形式的传达中，个体内心的美感被唤起，想象中的审美对象被强烈的美感包裹；(2) 个体把现实中的客体等同于想象中的审美对象，并付诸努力，试图获得、接近或成为那被美感笼罩的客体；(3) 对象的获得、被接近或被认同（成为审美对象），萦绕着客体的光环被解除，个体坠入或多或少的失望情绪。

---

① "There is nothing either good or bad but thinking makes it so."（《哈姆雷特》第二幕，第二场）

② 当然也不存在任何其他被我们命名的本质，例如软、硬、快、慢，但是即便物理属性不能逃脱相对性，美的属性，与之相比，则更为主观和个性化。

③ 这三个阶段，时常因为客观的原因而遭到阻碍甚至终止，而未得以圆满完成。

以上关于神往三阶段的论述，敏感的读者一定会联想到“爱情”这种心理现象。的确，浪漫爱情，就其本质而言就是神往。浪漫爱情必然要经历的神往的三阶段，是小说、电影艺术经久不衰的主题。

除爱情这种典型的神往现象之外，生活中的其他事件唤起的神往，也大抵如此。去电影院观看一场被人推荐的电影，体验的是一个强度微小的神往过程；一个追求大事业的野心勃勃的人，体验的则可能是一个强烈的、终其一生的神往过程。

历史上一个著名的故事很适合放在这里阐释这种现象。《史记·高祖本纪》上记载：刘邦去咸阳服徭役，看到秦皇帝出行场面，叹曰：“嗟呼，大丈夫当如此也!”刘邦羡慕秦皇帝，希望能像他那样活着，在他的想象中，坐在车上的秦帝感觉一定非常好。当时刘邦是个亭长，没做过皇帝，他凭什么断定当皇帝的感觉一定好呢？证据自然没有，刘邦的羡慕，乃是基于想象。他假想自己坐在对方的车上，设想自己被一大帮人前呼后拥，这激发了他的快感。而与此同时，他的现实感告诉他：你其实正靠边站着，车上那个不是你。

刘邦当时会觉得那被众星捧月的感觉不是属于自己的，而是秦帝的——而这种感受其实恰恰是刘邦自己的，因为秦帝彼时彼刻是快意还是烦恼，刘邦不得而知。当刘邦想象着“当如此”的生活，而现实并非如此，他会不会失落？神往是否引起失落感，要看目标的高度和这个人乐观的程度。一个想要去香格里拉的人，虽然意识到自己目前去不了，却会知道只要积累足够的金钱，有了时间，也就必然变成现实，此人通常不会因为对这个“人间天堂”的神往而失落，反而给他的生活赋予了一定的意义。这是神往能够正常运行的最好状态了。而神往在种种主客观环境下，会产生两个变种：(1)渴望——既强烈地追求神往的对象，又强烈地担心对象的失去，这是一种伴有焦虑的状态；(2) 忧郁——此时个体认为自己不可能得到神往的对象，这是一种因绝望而发生的情绪。这第二个变种意味着，在一个人还没有得到一样东西之前，就产生了失去它的感觉。

后来刘邦当上帝王，体验了做皇帝的真正感受，那么，这后来的感受与他当初在道旁揣测秦帝所具有的感受，有多少相同之处呢？我们不得而知，但我们每个人或多或少都经历过“神往”和“愿望实现”两种情景，明白对某事物的向往和真正获得时的感受大有不同。在相当多的例子里，愿望实现时的快感反而不及神往时。有时愿望的实现带来短暂的兴奋，却继之以长久的无聊和烦恼，反倒那绵长的盼望给人带来的是更为持久的意义感。

当然不能由此得到结论，认为神往是一种比愿望的实现更有意义或者更具价值（至少在幸福的水平上）的生存方式。因为就盼望、希望、向往而言，人们经常备受它们的折磨。

神往的心理价值在于它为个体的生活充盈了意义，使生活有了一种“期待视野”①，而不在于其内容的实现——任何神往在本质上都是不会实现的。这就发生了一个悖论：如果个体不确信他神往的事物可以成为现实，神往就大大丧失了它的吸引力；而如果个体确信自己所神往的事物可以成为现实，他就要承受更多的消极感受——他在愿望未能达到时，神往伴随着“求不得”之痛苦，而他在愿望达到之后，又要承受神话破灭而带来的失望感。

刘邦的感叹“大丈夫当如此也”乃《史记》所载，它的真实性当然值得怀疑。司马迁是善于用自己的感受去揣测前人心思的，笔者更愿意把《史记》上刘邦的这句话看作司马迁对古人心思的一种设身处地的推断。②

人类读书、听故事、看电影，往往产生一种设身处地的感觉，把自己放在故事中的人物身上与之认同。但“设身处地”并不必然引致神往，即使我们所认同的对象的处境是我们期望的。比如，我看到电影中的主角在天上飞，我也觉得自己在飞，并且很享受这种设身处地的飞翔体验。但我并未因此产生特别强烈的飞翔的欲望，我对飞翔并不怎么神往。由此可见，设身处地、好的感觉，不是神往发生机制的全部，神往更像是一种被点燃的过程——个体内部某些原本就有的情结能量被来自外界的火苗点亮了。

---

① 这是德国接受美学家 Jauss（1982）提出的艺术欣赏理论，指欣赏者受到过去的审美经验的影响而对作品形成先入为主的期待；在欣赏过程中，期待和作品之间产生距离，这种距离构成了审美过程的重要成分。笔者借用这个概念说明生活中的类似现象。

② “西伯拘而演《周易》；仲尼厄而作《春秋》；屈原放逐，乃赋《离骚》……《诗》三百篇，大抵贤圣发愤之所为作也。此人皆意有所郁结，不得通其道，故述往事，思来者……”从司马迁的《报任安书》里，我们能够读出太史公的“大丈夫当如斯也”。文王、孔子和屈原等圣贤的故事是司马迁的人生神话。此类神话固然能够推动司马迁发愤著史，却又不免让我们怀疑，他会不会把历史事件涂上太多的使命的色彩，用类同于小说的方式书写历史。

神往最终带来的往往是失望甚至厌倦，求道者往往以抛却这种虚妄的心灵冗赘为己任，这在道家、佛家的教义里被反复地强调着。但如果我们不把视线集中于个人的福祉与快乐，而是遥视历史，就会发现神往又是人类繁衍生息的强劲动力。一代代天真盼望的人，正是在这种天真的向往中塑造了文明，而老于世故者在获得了客观性的同时也就失去了生产性和创造性。盲目的爱情使人类生生不息，盲目的尝试创造了新的技术，盲目的拓展造就了一个个民族，而现实的算计是达不到这种目的的。这就让我们不得不思考一下神往的心理经济学：似乎人类必须以这种夸张的内心感受作为动力，方能迈出在理性层面上看来本应该迈出的步伐。在此我们不妨假想一下，至少对人类的多数，神往的夸张性质，乃是对抗机体本质性的保守、退缩特质的一种平衡力量。

潜愿望和显愿望：神往的层次

尽管生活经验催生诸多愿望，由于种种原因，我们无法追求所有这些愿望。比如，笔者小时候看到绘有西双版纳风景的邮票，就产生了去这个神奇的地方游历的愿望。我也对月球十分好奇，想去一探究竟。但这两个愿望并未转化成行动。我没有选择导游作为职业，也没有去学航天或天文，我目前的行为能满足的是另外一些愿望（例如完成几部著作）。但是，如果某一天我有机会去西双版纳，动身的一刻，我一定能够体验到自己内心蛰伏多年的愿望被唤醒了，我或许会奇怪自己为何竟至于那般激动。有些愿望支配着我们的行为，而另一些则潜伏起来，我们并不刻意为之而努力，但它们仍然属于神往之列。

因此，神往是有层次性的。有些神往的内容由于不具可能性，就被我们潜藏起来；而有些神往的内容我们认为它们有实现的可能，就成为驱动我们行为的强烈动机。因此，自我在神往的运作中的作用也举足轻重，它的判断决定了神往是被潜藏还是被激活。不过我们不能由此而认为，神往受到了自我的适当约束，因为来自他者的暗示，常常使神往成为脱缰之马。而且我们也不能说自我对于神往的约束总是合理的，一旦自我把过分严苛的超我原则接纳过来，自体也就容易变成毫无梦想、过于现实主义的存在了。

超越神往原则的动机模式：亲切

《金阁寺》里的沟口，尽管在初见金阁寺真容时发出了“所谓的美，难道竟是这样不美的东西”的感叹，在金阁寺长期居留之后，他还是逐渐感受到了金阁之美。不过，此时沟口感受的金阁之美，已不是早年因父亲对金阁的描绘而被激发的神往之美，金阁寺也不复是靠着想象力虚构出来的存在，而是与沟口朝夕相望，对其熏陶渐染的现实中的客体。

这并不是说，此时的金阁寺，丝毫不再具有作为神往对象的那些特质。在某些情况下，某些瞬间，金阁寺还是会让沟口心向往之。不过住在金阁寺的沟口，对金阁寺的爱，主要是在无数真实的联系中建构出来的。这种因日久生情而产生的爱与神往大为不同。我们不妨把这种因主体与客体频繁接触而产生的虽不激烈，却持久而积极的情绪定义为“亲切”。

人的一生要经历许多由神往到亲切的动机模式变化。从惊鸿一瞥的钟情到日积月累的生活构建出的不舍之情，这是爱情必然要经历的由神往向亲切的变化；从对某个著名大学的向往到身在其中经年苦读而产生的对母校的认同，这是学子经历的变化；从对某种社会角色的渴望（例如，做父母、做艺术家、做运动员、做演员、做科学家、做领导者……）到承担角色后体验到角色本身的辛苦和平淡，再到对角色产生的认同与承担，这是人的社会角色必然经历的过程。

但在人们描绘的关于自己和他人的人生故事里，神往总是这些故事的最亮之点。“我小时候就想……”“我第一次见到她，就……”这样的语句总是引人入胜。如果人的一生没有几件神往，也许就太平淡无奇了。然而我们又能观察到，神往对象的失去，在人们内心唤起的忧伤虽也激烈，未必比得上亲切对象的丧失而产生的痛苦那么刻骨铭心。当《金阁寺》中的沟口逐渐感到自己必将失去金阁寺，他产生的是毁灭它的愿望——他初见金阁寺时的失望情绪与之相比不可同日而语。

小说家的文笔虽不可尽信，我们不妨观察一下生活：多少看似平淡无趣的婚姻在面临解体时，演变成惊心动魄的暴力事件，而那些“求之不得”或“情深缘浅”的浪漫爱情，却能无疾而终。

追忆——神往的特殊形态

法国作家普鲁斯特在《追忆似水年华》一书中，用卷帙浩繁的文字、细腻幽微的文笔，抒发了他对逝去的青春时光的回忆。这部长篇小说之于法国人，犹如《红楼梦》之于中国人，是备受推崇的文学经典。其实能通读这部意识流小说的人寥寥无几，它并不符合大多数人的阅读习惯。但是，谈到“逝去的好时光”，谁能不怦然心动？追寻逝去的岁月，小说家的这种愿望，就足以唤起世人的共鸣了。

我们总是能听到这样的话语：“我多想还能像小时候那样，被一场木偶戏感动得热泪盈眶。”“我第一次吃菠萝，觉得那是世上最美味的水果了。”“那时候我成天快快乐乐的，从来不知道什么是忧伤。”“年轻的时候我精力充沛，连续三个晚上不休息，赶出了那篇论文——就是你们现在看到的这篇。”在临床咨询中、日常生活里，这样的话语我们耳熟能详。那逝去的美好感受，人们渴望能够重新体验。

同香格里拉、西双版纳、马尔代夫这些“未曾去过的地方”相似，“逝去的美好时光”也是令人神往的对象。与此有关的一个现象是：一个负笈他乡的人，离家越久，故乡也就愈让这个游子心驰神往。所谓乡愁，也拜追忆所赐。故乡的风物在记忆中渐次化为抽象的存在，甚至被赋予了神性。此时头脑中的故乡，已不是现实中的故乡，而是另一种他乡。

这种特殊形态的神往——追忆——也有它自己的层次性。某些失去的、再难重新体验的美好经历会让人感到淡淡的遗憾，人们却不会为了找回这些感受而去孜孜以求。但是对于另一些感受，人们不甘于遗憾，而是挥之不去地渴望着。通常它们源于自体中最热切的动机。对于逝去的青春的渴望、对于丧失的能力的惋惜、对于曾经拥有而不幸失去了的爱情等，人们难以淡然接受它们不可复得的事实。当人们努力从现实中试图召回那逝去的美好，此种动机带来的不幸也与一般的神往相似：失望或迟或早会降临到这位神往者心头。

魔化：动机的另一种运作方式

魔化是一种与神往相反的动机运作方式。被魔化的是我们努力回避、但基本上一无所知的对象。例如，生于、长于繁华都市的人，在神往香格里拉的同时，也会以为“乡下”乃贫穷落后、一无是处的蛮荒之地。生活在富裕、开放的国家里的人，会觉得落后国度里的人民一定生活在水深火热之中。再如，与爱情这种典型的神往相应的，是对不爱的对象的魔化，尤其是当原本相爱的人反目成仇之时——对方从完美的天使一变而成卑鄙的魔鬼。

神往与魔化都受到文化、风俗以及风气的推波助澜，不同的时代，都自有其流行的神往，同时也必有其流行的魔化。例如，对于自由恋爱的神圣化、对包办婚姻的魔化，在上世纪之初曾是中国文化前所未有的人文景观之一。

人类对于自己认同的事物，往往赋予过高的期许和批评——即使对其了无所知。人类对于自己不认同的事物，则把它们草率地打入内心的冷宫，弃之如敝屣。这种分裂（spliting）的思维模式，在笔者看来，并非完全如 Klein（1975）所说的那样，源于早期客体对好乳房与坏乳房的整合的失败——或者如 Winnicott（1971）所言，对于好母亲与坏母亲的不充分整合①——而是人类在生活中建立秩序感的必由之路。秩序的建立，必然要借助二元对立的思维方式。因而我们可以说人类存在于这样的悖论之中：秩序感是人类认识客观现实的一种基础，但是它又在本质上阻止着我们对客观现实的认识。人类或许永远都无法真正避免用二分的方式思考现实——但是，人格成熟的个体应该是能够在比较大的程度上削弱二分思维的强度。

当个体面临那些曾被自己魔化的现实，发现它们并不是那么可怕或可恶时，会体验到“欣慰”这种情绪。因而“欣慰”是与神往者面对被神化的现实而产生的“失望”情绪相对应的一种情绪感受。

同神往类似，魔化也是动机的强化运作。有些个体抱持着大量的魔化思维，生活的主要内容就是努力避免各种风险。而这些风险是被过分夸大了的。焦虑障碍者尤其如此，他们会为可能性极低的风险而坐立不安，把微小的错误或失败想象成大祸临头的征兆。

---

① 对于精神病理现象，如边缘性人格障碍、强迫性人格障碍，早期的整合失败或整合困难当然应该被理解为致病因素。但是我们也不应该认为 spliting 仅仅是一种幼稚的人格状态，而没有看到它对于人类建立有秩序的生活的贡献。或许正是这种贡献，使得我们在生活中看到它的普遍存在与广泛的影响——而不仅仅作为人格障碍的症状而存在。

动机冲突

不论个体本能、人际本能，还是群体本能，都遵循趋乐避苦原则。追逐锦衣玉食，逃避拮据与苦工，这是个体本能驱使下的趋乐避苦；追求来自他人的赞誉，害怕被他人否定，这是人际本能驱使下的趋乐避苦；追求群体归属感，害怕被群体抛弃，或者做符合公平正义原则的事，避免做出有害于群体的事，这是群体本能驱使下的趋乐避苦。然而三种本能转化而成的动机之间会发生冲突。“大义灭亲”就是利他群体本能与利他人际本能发生冲突时，在传统的主流价值观中认为崇高的做法。在社会的主流价值观中，群体本能高于人际本能，人际本能又高于个体本能；同时，利他本能高于利己本能。

社会价值观的核心要求可以概括成这样一句话：当两种动机发生冲突，去选择属于更高级本能的动机[①]。核心价值观的要求，必然面临人性的另一种趋势的挑战：当低层的动机受到威胁，人们很容易就放弃较高层次的动机。舍生取义与见利忘义，就是这两种相反倾向的写照，后者在很多数情况下都会战胜前者，因为就乐与苦的程度而言，满足低层动机的要求，相对于满足较高层次动机的要求，得到的是更为强烈和即时的快乐；违背低层次动机的要求，相对于违背高层次动机的要求，感受到的是更为强烈的痛苦。[②]

---

① Kohlberg（1969）曾用一系列研究，表明了道德发展状态的顺序性。我们通过观察也能够发现，在人生发展的不同阶段，社会价值观通过不同的方式得以在个体内部确立。起初是唤起畏惧感和快乐感，通过奖惩的方式塑造人的行为和观念。然后是通过唤起人的自尊感和对社会排斥的畏惧，在这个阶段的个体违反规则感到羞耻（而不是前一个阶段的害怕）。最后则是唤起人的道德感和负罪感。虽然各种确立道德的方式从个体发展的最初阶段都被使用，但是它们真正起作用的时间仍然存在大致的先后次序。例如，对于幼儿的道德教育，“人本主义”的父母试图唤起他们的自尊或内疚感的做法无济于事，而只有奖惩方能起到作用。可以说，人的社会性发展，起于社会规则对趋乐避苦的本我的改造，终于对激情—内疚模式的超我功能的塑造。

② 当人们针对他人的行为进行道德评判时，总希望他人应该舍弃低层次的动机而选择高层次动机，而自己面对冲突时，往往做出相反的选择，这就是人类在道德问题上习以为常的双重标准。这种使用双重标准的趋势或许是人性的先天特质之一。

笔者认为弗洛伊德提出的超我与本我的冲突，可以从这个角度去理解：超我是面临两种冲突的动机时，选择较高层次的动机及其相应行为的要求（这种要求在主体的感受上，就是“应该感”），本我则是一种顺从低层次动机的趋势。因而超我和本我的区别，是在功能上的而不是内容上的。在一种冲突中，某种动机代表着超我，而在另一种冲突中，这个动机可能就代表着本我了。例如，一位母亲把自己的积蓄交给儿子作为求学的学费，而不是用来满足自己享受生活的愿望，在我们看来是很值得尊敬的行为。在对孩子的爱和个体享乐的愿望之间，这位母亲选择了高一层的动机，我们会说超我战胜了本我。如果这位母亲把这积蓄捐给贫穷的孩子作为学习生活的费用，而不是交给自己的孩子，我们就会认为捐赠的行为代表着超我，而把钱留给自己孩子的愿望代表着本我。这样看来，超我和本我的对立，并不具有固定的内容，而是在特定情境中激发的功能性的对立。

超我并不只是通过举扬高层次动机的方式实现它对自体的改造，它还通过对个体选择低层次动机的惩罚来维护超我的原则。例如个体可能并不认同某些高层的价值观——或者更确切地说，在他的人格发展历程中，高层次的本能并没有得到发展——但他觉得自己不得不做出与这些高层次本能相应的行为。例如一个孩子可能因为害怕被责打而努力学习，这是他避免惩罚的自体的本能选择。及至成年，他的这种模式固化下来，即使没有外来的威胁，他依然通过努力工作的方式缓解内心莫名的恐惧，这便是超我的另一种形式。这种超我在个体人格中内化出的是一套不得不遵守的仪式、规范、信念，以及惩罚性的权威意象。

有时人们虽然做出了符合超我要求的相应行为，但并不认同超我提倡的高层次动机，这些行为也不是出于害怕违背超我原则而受到惩罚，而是利用符合超我要求的行为达到低层次动机的目的。例如，“为民请命”的英雄做出的勇敢行为，并不总是出于正义感，在有时候是出于博得他人尊重和崇拜的动机。许多这样的英雄在获得了权威的地位之后，就露出了他们人格的真相，离正义渐行渐远了。再如，一个被弹劾的总统，或许声称为了公众的利益自愿离职，但真正的动机并不一定是出于对于公众利益的爱护。他可能因为害怕公众的更进一步的愤怒，出于保全面子的需要而退下来。在这些情况下，个体的内心并没有冲突，他的选择，是基于现实的权衡——这是自我的一种功能。

对于本我和超我的冲突，自我（ego,I）一定会做出反应。当自我认可了超我的原则，但一个人禁不住去做不应该做的行为，他就会感到自责。[①] 如果自我对超我要求的原则并不认可，而是畏于这些原则的权威性，就会把这些原则理解为“不得不”遵守的。当一个人禁不住做出了与之相反的行为，就会感到担心、焦虑，害怕受到惩罚。

在弗洛伊德的经典精神分析理论中，自我遵循的是现实原则，它是客观现实内化到个体内部的结果。不过，自我要承担的功能肯定不止是这种现实判断，它还要对主体的存在方式做出总体的估计，并给出或积极或消极的判断。

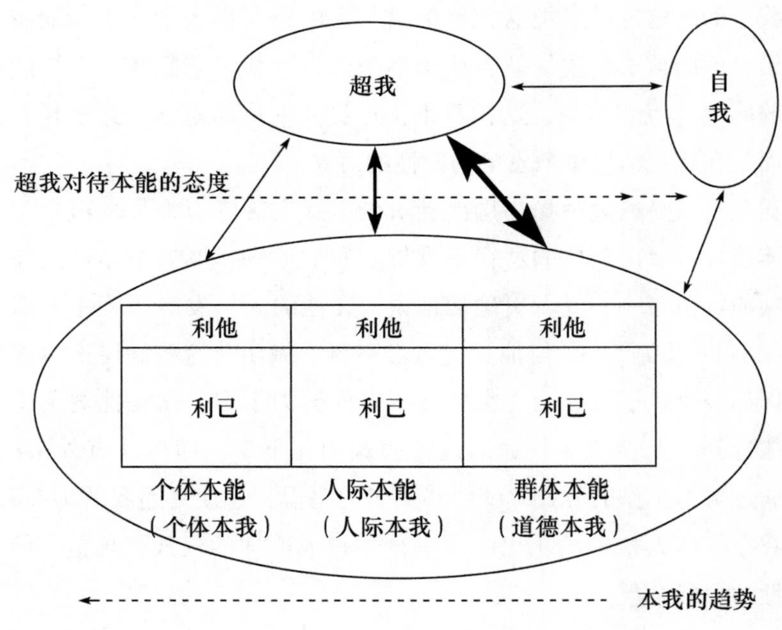

图 **1.1.5** 自我、本我、超我与本能的关系

图 1.1.5 归纳了本我、超我、自我与本能的关系。从自体与他者的关系来看，超我规范着自体与他者之间的关系，未能完全功能化的超我甚至以权威他者的形象存在。自我能够调节自体与超我的关系以及自体与他者的关系。超我对群体本能的认同胜于人际本能，对人际本能的认同胜过个体本能，更

① 如果这个人认为应该选择高层次动机，但是选择了低层次动机，他就会感到内疚。

主张利他本能而贬低利己本能。最有可能成为超我内容的，是利他的群体本能。在图 1.1.5 中，笔者用较粗的箭头表示超我和群体本能的关系，意在表明超我的内容和群体的利他—利己本能有最大的相关性。本我则有相反的趋势，越是基本的本能，就越具有更大的强度（在多数生活情况下）。自我则有逐渐成熟的趋势，是人格的整合机制。

属于不同本能类型的动机间的相互影响

以群体本能，尤其是利他性的群体本能（例如对正义、公平的追求）的名义满足人际本能甚至个体本能的需要是一种常见的现象，真正出于利他性的群体本能的行为其实非常少见。对于这个现象的一种解释是，利他性的群体本能，以及其他利他性的本能，要在特殊的情境下才能够被启动。而另一种与此并不冲突的解释是，利他性的本能，是在利己本能的基础上发展出来的，利他本能总是包含有利己本能的成分。甚至利他性的本能只有在利己本能的叠加之后，才会变得格外强烈。

群体本能能够削弱人际本能。例如，对于那些被群体排斥的个体，人们与之单独相处，也能够产生同情心，而一旦处于群体之中，人们非但不能表达这种同情，甚至于否定这种情感。在竞争环境中，互相帮助的动机也受到群体评价焦虑（害怕因为帮助行为而败于被帮助者以致失去社会地位）的影响。群体压力当然也会迫使个体抑制个体间的负性动机（例如为竞争而互相伤害的企图）。

群体本能也能够强化人际本能。在同仇敌忾的战争时期，人与人之间的关系可以因此而变得更为亲和；在面临灾难的时候，我们不但有可能更加关心群体的利益，也对他人更加关怀。

我们也能发现人际本能对个体本能的影响。约了好友共进晚餐，往往比月下独酌更能激发食欲。一个被爱侣抛弃的人，可能通过进食来缓解焦虑，而且，他的饥饿感也因为关爱的缺失而被强化。

反之，个体本能也会对人际本能产生影响，人际本能会对群体本能产生影响。“仓廪实而知礼节，衣食足而知荣辱”就是在说个体本能的满足会激发人际亲和本能的发展。“愿天下有情人终成眷属”，则是在人际本能满足后产生的对群体的积极期望。

关系冲突的视角

如果一个孩子得到了父亲的认可而同时遭到母亲的贬斥——比如一个成绩优秀的小学生因为只拿了一个第二名而让他的完美主义的母亲感到失望，而他的父亲却对孩子的成绩感到满意——他就有可能处在一种关系冲突的状态。他可能觉得自己不知该相信谁的态度，不知该为自己的成功感到高兴还是为自己的失败感到羞耻。类似于这种冲突的情况，在生活中绝不少见。每一个人都要经受来自他人的不一致的回应的折磨。甚至，我们从同一个客体获得的回应也可能是自相矛盾或毁誉交织的。

就像人们经常要面对驱力的冲突（例如，是获得A还是得到B？A是应该被得到还是应该放弃？），我们永远生活在关系冲突里（比如，对于自己的行为，是应该为来自A的称赞而高兴，还是应该为来自B的批评而惭愧？又如，是应该相信某个人对你的肯定，还是应该相信同一个人对你的否定？）。

状　态

人的生活是由状态（state）的片断联结而成的。状态之于生活，有如句子之于文章。我们能够模仿别人的状态，内化别人的状态，把状态传递给别人，改变或沉溺于某种状态。

每一种状态都伴随有感受。个体也会在感受的驱使下，设法改变状态。比如一个独自在家的人感到寂寞，觉得那是一个让他不满意的状态，他可能会拿一包烟来一根接一根地抽，也可能打开电视，也可能埋头于一本小说，这是三种能够带来新状态的行为。当这个人选择了新状态，他就从原来那个状态里走出来，以另一种状态存在了——当然，这种新状态能否真正带来更好的感受或更佳的存在，则另作别论。

感受促使个体保持或改变一种状态。人在一种状态中会表现出一系列前后相继的行为，它们的共同功能是形成和维持一种状态；比如上述的吸烟者，他点烟—抽烟—弹烟灰—抽烟—灭烟—再点烟，这一系列行为的共同功能，是对一种空虚感和焦虑感的安慰，以及一种满意感的引入。

在心理治疗中，多重性格是来访者经常带到咨询中来的话题（例如，他们会说，我在某种情况下原本能说会道的，结果在另外一个情况下变得胆小而拘谨）。我们可以这样看待人的多重性格：人在不同环境下，人格中的不同成分被调动出来，形成了不同的状态。[①]

由于人在不同环境的不同状态下表现出的性格有所差异，我们平时对别人性格的判断也是充满矛盾的。有时我们觉得一个人善良，有时又觉得这个人卑鄙；有时觉得某个人大度，有时又觉得他小气。我们总想得到对某个人的纯粹的看法，却往往难以把相反的证据整合起来。为了能够解释这个人在不同情境下的不同状态，就需要深入到人格的更深层去理解人格的动力结构，而不是根据人在某些有限的情境下的外在表现简单地贴上一些标签。

关于好人和坏人的简单分类也是如此。人们似乎难以抑制自己的简单分类的倾向，但在理智的思考之下这种分类法便会暴露出它的无用。笔者在此不妨援引历史为例。秦末的韩信在最不幸的时候，落魄到快要饿死，而一个洗衣服的老妇无偿地救了他。后来韩信与刘邦共谋天下，功成名就之后却被另一个妇人——刘邦的吕后——设计杀掉了。"生死一知己，存亡两妇人"，这个关于韩信的说法就是一种简单化的概括：韩信起初遇到一个好女人，后来的吕后则是坏女人。但同是这个吕后，虽然做过的恶事罄竹难书，她对自己的娘家人却尽心竭力，更是对那个曾与她患难与共的审食其投桃报李。对自己人春天般的温暖，对敌人像秋风扫落叶一样，只能说是两种状态，其实谈不上自相矛盾。[②] 如果这位吕后不是被历史的宿命推到了皇后的位置上，而是沦为河边洗衣的老妇人，她未必不会无偿地救助一个落魄之人。

---

① 此处笔者想把多重性格与多重人格做一个区分。个体在一种人格状态之下，仍然能够意识到自己在其他情境中的其他人格状态，这可称之为"多重性格"。一旦这种自我认识被严重削弱，我们便应该称之为"多重人格"。多重人格的症状最为严重时便是"多重人格障碍"，即 DSM-5 上所定义的分离性身份障碍，罹患此种障碍的个体在不同的人格状态中甚至有不同的姓名、身份，不同身份之间甚至不清楚对方的存在。

② 进化心理学对此能够给出一种不同于善恶思维的质朴却又真实的解释：吕后的看似矛盾的性格，却成功地服务于同一个目的，即最大可能地提高了她的基因的延续。正是根植于人性深处的"自私的基因"（道金斯语），推动了人类个体忽而天使、忽而魔鬼的矛盾面目。

这种对于人性的理解，一定会被一些人批评为人格的环境决定论，是对人的品德、智慧和自由意志的悲观主义解读。[①] 不过在笔者看来，对于人性的适当的悲观主义态度，反倒是有助于人类反躬自省。因为事实就是如此，能够摆脱环境的影响而以品德和智慧立世，从来都不是任何文明中绝大多数个体的主流状态。[②] 了解人，就要了解他的不同状态；发现这些状态在何种情况下出现，恐怕比给此人的人格特征做出概括更有价值。在感受分析治疗中，重要的是了解来访者对自己的哪些状态不满，期望生活在何种状态之中，哪种状态是有可能达到的。例如，一位来访者在别人否定自己的时候，非常容易感到自卑和心灰意冷，他期望达到的状态是“无故加之而不怒……”“无故加之而不怒”这种状态如何达到？简单地自我告诫和自我鼓励达不到他期望的效果。其实，任何一个状态伴随的是复杂的认知和感受。别人的否定，之所以直接唤起这个人的自卑感，首先在于这个人认为自己应该感到自卑。他会有一个潜在的念头，认为在别人批评自己的时候还若无其事便是“恬不知耻”。这种潜在的念头应该是来访者在以往的生活和教育与他自己性格的互动情境中形成的。他需要以一种新的态度来面对那些让他感到自卑和心灰意冷的情境。

改变状态的最初阶段，个体往往不习惯，甚至是痛苦的。状态的改变需要勇气，由舒适的状态变为紧张艰苦的状态如此，由紧张的状态转为放松的状态亦如此。要让一个工作狂放下工作，轻松地度过一个周末，也会唤起一系列不舒服的感受。这些感受伴随着诸多观念，如“不应该浪费时间”“不能

---

① 人在不同的状态下具有不同的人性，这个看法早在两千多年前柏拉图就隐约地提出过。他在《会饮篇》（约 387 B.C./2004）里写道：“身体的健康状态和疾病状态是不同的、不一样的；不一样的状态希求、喜爱的是不一样的对象。因此，健康状态的爱和疾病状态的爱是两回事……”

② Milgram（1974）实验、斯坦福监狱实验（Zimbardo，1972）等一系列研究不断地向我们提醒着这个真相。其实诸多历史事件亦是如此，有些造反者为民请命之时，忧国忧民的正义感被唤起，以至于奋不顾身；但是拥有特权之后，也就处于一种满足、得意和自负的状态，渐由民众的希望变成民众的祸害。此种状态的转换是自然而然的事情。在一种情况下被激起正义感，在另一种情况下被激发出特权感，都是人之本性的题中应有之意。正如苏格拉底所说的“未经反思的生活是不值得过的”，未经过反思的正义感也是靠不住的。

耽于享乐”“付出全部的努力方能成功”等。合理情绪疗法的认知纠正能够产生治疗作用的原因在于认知的改变可以导致感受的改变进而引起状态的改变；但其实我们也可以采用相反的方式，先改变状态，当个体逐渐习惯新的状态，产生新的、适应性的感受，认知也就随之发生改变。

既然几乎任何的状态改变都至少暂时地带来不舒服的感觉，某些强迫性人格者便设法把每一件新事物放进他的老套子里。[①] 当这种策略能够奏效，无需做出改变，他就会感到心满意足。

由于某些强迫性人格者拒绝改变，他们其实也就失去了获得幸福的机会，因为幸福是一种与改变密切相关的感受[②]，所谓的幸福和不幸，就是我们在自身的状态发生改变时产生的感受。换言之，幸福、不幸都是状态与状态之间“薄薄的一层”。饥饿者终于得到了食物、被束缚者终于挣开了绳索、长久的努力终于如愿以偿，幸福便油然而生。没有之前的相反状态，直接拥有的食物、自由和成功或许让人满足，但却不会让人体验到幸福。不幸亦是如此，自由之身突然被禁锢，或者顺遂的事业突然落入低谷，人就会感到不幸。但是一贯被禁锢者、或者一直挣扎求存的人，也未必因此感到特别的不幸，至少不像一个突然失去自由或功名的人那么觉得不幸。还有一种不幸来自对比，食不果腹者见到朱门酒肉臭，就比未见到这种差别的人更加感到不幸。这个情况虽然没有发生外在状态的改变，但是观者通过观察而体验“他人的幸福”，再与自己的状态相比较，这过程其实是一种替代式的状态改变。[③]

---

① 例如，当强迫性人格者看到他人对待婚姻、金钱或工作的态度与他们大相径庭时，简单地斥之为“堕落”便可以一劳永逸地应对他人不同的生活态度或世界的变化给他们带来的挑战。

② 不过某些人格者并不渴望幸福。也有一些强迫性人格者从自虐中获得幸福。自虐可以成为一种动力，支撑人格的强迫性。另一些强迫性人格者回避幸福的原因则是过分的自制而不是自虐。自虐与自制的不同在于，自制者并不否定带来幸福的行为，只是为了避免不幸而放弃或约束这种行为，而自虐则是从痛苦中获得快乐。过分的自制意味着个体不敢承担幸福所必须承担的一些风险或消极感受。例如一个不能容忍颠沛变动之苦的人，宁愿放弃旅行之乐也要留在家里。

③ 这也就是嫉妒感的形成机制，或者我们观看悲剧时反倒体验到幸福感的原因。

状态与原型、子人格概念的关系

虽然状态（state）与原型（archetype）或子人格（sub-personalities、sub-selves、imagoes）等概念①有密切联系，却不能看成等同的概念。例如母亲原型，是喂养、容纳和照顾者的形象，当一位女性以喂养、容纳和照顾等几个状态出现时，我们可以称之为“母亲原型的表达”。此时母亲原型包含了不同的状态。再如，智慧老人原型里包含了智者向年轻人提供教诲的状态（启智），又包含了面对生活困境时的淡定应对的状态，还包含了长者对年轻者的慈祥关怀的状态。

子人格（sub-selves）是对荣格的原型概念的发展②，每一种子人格也包含了多种状态。举例来说，在中国文化中，孟子提倡的“贫贱不能移，富贵不能淫，威武不能屈”的“大丈夫”是许多知识分子的子人格，它包含了在贫贱、富贵和威武等不同环境下的不同状态——“不移”、“不淫”和“不屈”。从另一个方面说，子人格是个体的原型在经验中发展的结果，是个体在种种状态下建构出来的人格组分。概言之，状态（state）是比子人格（sub-selves）更小的概念，而子人格则是原型（archetype）与个体的人生经验相互作用产生的人格组分。

---

① 关于子人格的概念，见 McAdams（1993）、朱建军（2001）、Katzko（2003）、Dimaggio & Stiles（2007）等。

② “子人格”（sub-selves）的相关概念包括 Markus 和 Nurius（1986）提出的 sub-selves、Rowan（1990）定义的 sub-personalities、McAdams（1993）提出的 imagoes（人格意象）、Roberts 和 Donahue（1994）提出的 multiple selves（多重自我）、朱建军（2001）提出的“子人格”等。这些提法中，笔者认为，在中文语境下，朱建军提出的“子人格”概念是最合适的，它表明了子人格既是人格整体结构的组成部分，又具有其独立性。笔者认为在英文语境下，“sub-selves”这个词比“sub-personalities”“multiple persoanlities”更为合适，首先因为“self”这个概念在日常生活中比“personality”更为常用，其次则因为在精神分析、认知行为等流派的研究中，学者们越来越多地使用“self”一词来探讨具体的人格组分，“personality”更多地用来指称作为整体的“人格”。虽然 sub-selves 最准确的中文对应词是“子自体”，但这种翻译肯定会令大多数使用者困惑，故而本书借用朱建军的“子人格”概念指称“sub-selves”。

第二章　热动机及相关感受

本章至第四章，笔者将集中探讨一些与强迫性人格有关的动机及相关感受。对这些感受与动机的分析，有助于强迫性人格者了解自己人格中与强迫性有关的动力结构，为更深入的分析及改变奠定基础。

本章探讨热动机及其相关感受。热动机是对个体行为的支配强度最高的动机，它们所伴生的感受也是最强烈的。

世界感与自体感

客体是外在于主体的存在，但是对于主体而言，他所知道的客体，只能是客体在主体内部产生的主观认知和感受，它们构成了各种各样的“他者”(包括自然的他者、人际的他者和群体的他者)。

世界感是主体对他者的整体性的和总体性的感受。人类生活在客观的世界（宇宙）和主观的、在某种程度上可以被我们控制的世界之间。世界感作为主体对客观世界（宇宙）的整体和总体的感受，在性质上大体可以分为积极和消极两类。正如第一章所探讨的，我们的世界感是二元对立的。对于特定的个体，他对于世界的整体感受或者是消极的、或者是积极的、或者是波动于积极和消极之间的，就强度而言也因人而异。

我们对世界的整体感受，影响到我们与世界的互动关系，也相应地影响到我们对世界的局部（他者）的感受和对待他者的态度。例如，焦虑性人格者和强迫性人格者的眼中的世界是风险重重的，这种对世界的整体感受落实到世界的局部组分，就分别形成了他们对自然（生理的）、他人和社会的消极感受。

人们对世界的感受能够反过来为我们创造与这种感受相对应的世界。我们能够观察到，一个偏执性人格者，觉得他人对自己不好，怀疑他人在忽视、贬低和利用自己。他对于人的世界的此种认识及态度，能够被他人感受到，以至于他人对他渐生疏远、嫌恶之心。最终的结果是，这个偏执性人格者对于世界的消极认识竟然变成了现实——世界对待他的态度果然是疏远、嫌恶，甚而迫害性的。①

自恋性人格者、强迫性人格者都可能因为自己性格中的一些特质，而为自己造就出与这个性格特质相对应的世界。例如，自恋性人格者倾向于选择领导者、教师、牧师、演员等诸如此类的职业，并且受用于这些职业带来的被关注、被崇拜的感觉。被这种感觉驱使着，他们孜孜以求，努力成为佼佼者——这种动力当然也的确使他们有可能成为佼佼者并由此为自己创造了一个自恋的世界。

强迫性人格者的认真、仔细，往往受到赏识并被赋予与这种性格相对应的职位，在职业上的成功，反过来强化了这个人的强迫倾向。强迫性人格者为自己创造了一个严苛的世界，他的强迫性也就成了适应这个世界的有效手段。

精神分析理论提出，人格乃早期经验的产物，是个体早期独特的经验塑造了他应对世界的模式。从这个角度说，上述的偏执性人格者、强迫性人格者、自恋性人格者，乃是他们早期生活史的产物，而这些早期生活史塑造的人格结构，让他们在成年的生活中把他们的现实世界改造成早期生活的那种面貌。我们可以这样概括：世界塑造了人，而人又反过来创造出了那个曾塑造了他的世界。

诚然，探讨世界感的发生，不应该忽略个体的遗传倾向。发展心理学的研究（例，Kagan，1989；Kagan & Snidman，1991）发现，人格乃是在很大程度上被气质所制约，个体在出生之初，就表现出一定的气质倾向，有的活泼、外向，有的则敏感、多疑、谨慎。双生子研究的证据表明，遗传因素大约可

---

① 笔者并非坚持说，一切被疏远、嫌恶和迫害的个体都应该为他们自己的遭遇负责。人类的劣根性之一便是因别人的种族、长相、生活方式、价值观有异于己而对他人疏远、嫌恶甚至迫害。一个在种族、长相、生活方式等方面不同于周围的人，就足以受到疏远和嫌恶了。

以解释40%的气质差异（Loehlin，1992；Plomin，Chipuer & Loehlin，1990）。人的早期经验并不完全是人格的决定者，人天生的气质和他的早期经历之间的互动，才是人格形成的完整原因。

人类所遗传的气质又是长期进化的产物，人类天然存在巨大的个体差异，这个判断是被常识和小说家们肯定、同时又被精神分析和行为主义流派的心理学家在很长的一段时期内忽视的。

其实，如果我们不加偏颇地观察世界，就很容易发现这种“部分先天决定论”的依据。饲养宠物的人，会发现很难培育一个像狗那样动辄对陌生人主动攻击的猫。后天的环境难以改变这两种动物的先天差异。当父母发现一个孩子积极活跃，广有人缘，另一个孩子安静沉默，无人问津，他们或许会做出一些努力“培养”后者的外向性，这样的做法虽不无效果，其作用通常也是有限度的。

先天的气质差异，在很大程度上造成了人类个体间的体验差异，但是我并不能由此推论，认为偏执性人格障碍、强迫性人格障碍等人格疾患应主要归咎于遗传因素。笔者想要强调的是，即使人格障碍这种可以主要归诸于后天影响的心理疾患，也应该避免一种把问题完全归因于环境的不利影响的倾向，而没有看到个体自身独特的气质冲动的作用。如果没有自身某些特质，在同样不利的后天环境下，人格障碍或者不会发生，或者表现为其他的形式。

在治疗中提醒来访者他们先天的遗传的气质，对咨询与治疗会有帮助——如果咨询师能够引导来访者体验到自身的性格给他带来的独特感受。例如，一个对色彩、声音和形状之美十分敏感的人，如果意识到了这种敏感性，就会对自己审美倾向有了更为清晰的理解。

这种理解也能够帮助来访者明白，我们对世界的感受有赖于我们对自己（self）的感受，因为世界感是和自我感交织在一起的。唐代诗人孟郊，在登科后写下了“春风得意马蹄疾，一日看尽长安花”的名句。在他眼中，彼时的长安花开朵朵，春风送暖，世界展现出一副美好的面貌。而在登科之前，备考期间，他绝对不会有这种对世界的乐观看法——那时候他的自体还没有得到肯定。登科之后，内心的希求得以实现，对于未来的憧憬也被激活，在来自世界的肯定之下，自我也对自体给予了高度肯定。此时自体和世界不再处于对立的状态，而是互相肯定的状态。登科前后对于世界的感知差异，绝不意味着客观世界（宇宙）此前此后发生了如此巨大的变化，这种变化，主要是诗人内心的变化。我们可以用一个比较老旧的概念说：世界感是人内心世界向外的投射。

如果笔者说，我们所认识的世界，其实主要的是我们的主观感受，我们对于世界的认识并不真实，且在多数时候相当的谬误，很多读者肯定不会赞同。如果我们对于世界的看法真的那么的主观、情绪化，我们的生活肯定是一团混乱——而实际情况是，我们生活在相对稳定的人造世界中，飞机在天空安全地飞，火车在地上准时地跑，人各有其团队、组织，一切似乎井然有序，甚至还相当的精确。对此，笔者的回应是，就人类而言，似乎有两套世界感，一套用于“诗意的生存”，一套用于应对现实，前者是情绪化的主观，而后者是在不同个体之间能够精确传递的理性化的主观。

自体的存在感

一个人对于自体的积极评价，也会导致他积极地看待自己生存的世界，从而产生积极的世界感，这体现了自体感和世界感的相互作用。自我(I)对于自体(self)和世界——就世界中的具体存在而言，是“他者”(others)——的相互作用的密切关注与调节，是人格的本质属性，即使在睡梦中，自我都没有彻底放弃这种功能。

自体在与世界的互动中确立自己，这是显而易见的，但互动的细节，却是复杂微妙的。自体与世界的一个最基本的互动，在笔者看来，是自体试图成为他者，也就是说，成为世界中不是自体的对象。我们很容易观察到，幼儿园阶段儿童看到老师的教学行为，便会学着在其他儿童面前以老师自居，扮演老师，以老师的口气说话，甚至表现得很权威。在这样的模仿中，他体验了权威感——这种感受或许是每个人先天的潜质，但是在“教学”过程中被唤醒并强化了。当这个孩子回到班级，来到老师面前，又恢复了“学习者”的态度，他并不因为自己体会了权威的感受，而忘掉了自己在目前的情境下应该扮演的角色。从这个例子里，我们能看到，自体中有什么内容，与自体所处的情境和状态息息相关，自体与他者的区分，是一种动态的区分。这种区分，就像打牌的人所面临的情况：在一瞬间，一张“属于我的”牌就会成为“别人的”；“我的”牌友，转身就成了“他的”牌友。自体的有些内容可以随时发生变化。①

再如，一个儿童在专制的父母面前唯唯诺诺，但内隐学习到的权威态度很多年后在他与自己的孩子的互动关系上就表现了出来。而在这之前漫长的一个时期里，孩子观察并学会的这些东西被体验为“非我”的。他不把这些归为自我的一部分，更谈不上自居。但它们却是作为控制自己、影响自己的力量而存在的。也就是说，儿童通过观察而学会这些行为，却不表现出这种行为，而是通过让自己符合来自父母的标准来避免这些行为施加在自己的身上。②

亲和动机与共生感

与他人维持积极的关系，无疑是人类动机中比较强烈的一种。在人的发展过程中，第一个亲和对象是他的照顾者，他与照顾者的关系经历了从正常的自闭（normal autism）到正常的共生（normal symbiosis），再到分离—个体化（separation-individuation）的一系列发展阶段（Mahler，1968）。如果这些阶段没有顺利完成，不成熟的亲和动机也就制约了整个人格的发展。强迫性人格者的亲和动机往往停留在共生阶段或分离—个体化的初期，他们的人际关系受到共生感的驱使而变得沉重和困难。以下便是一个案例。

T 女士性格敏感抑郁，具有强迫性人格倾向。T 女士说，在记忆中，自幼她的情绪一直不高。她母亲也是敏感抑郁的人，微小的不顺或风险都能让母亲担忧不已。T 女士在外地上大学，在这个环境里她变得开朗多了。但是，每次母亲给她打来电话之后，她都会变得情绪低落。母亲会向她抱怨生活中的种种不如意，T 女士的母亲和丈夫长期争吵，互相憎恨，家庭气氛经常紧张到被 T 女士以“恐怖”来形容的状态。在 T 女士上大学以后，这种情况也

① 但自体中的某些部分是核心的、难以撼动的，比如人的身体、姓名、亲人等等。自体感中最核心的，莫过于抽象的“我”的存在感。

② 即使儿童对于来自父母的权威主义持否定态度，这种态度也不能完全避免他内化父母的权威主义。例如，一个被母亲施加了肉体虐待的儿童，虽然产生了对这种行为的否定意识。成年后，他有可能努力要做到与母亲有所不同，但他仍然有可能做出其母同样的行为。来自母亲的施虐冲动是被这个儿童的非理性心灵和肉体直接内化了的。

没有改变。在电话里，母亲也对T女士当下的生活表示关心，但是传递给她的信息是：这个世界是危险的，别人是不可靠的，一定要小心谨慎，否则吃了亏后悔都来不及。

以下是在咨询室里，咨询师请来访者躺在沙发上，放松自己的身体，回忆自己最近一次接母亲电话的情景时与咨询师的一段对话：

咨询师：放下电话，你有什么感受？

来访者：郁闷。

咨询师：能描述得更详细一点？

来访者：觉得情绪不好，眼前一片灰暗。

咨询师：如果自己试着放下这种情绪，回到高兴的状态中如何？

来访者：不行，我做不到。

咨询师：如果你对自己说，这不是我的情绪，是她的，我不要把它放进我自己心里，会怎样呢？

来访者：我觉得自己不能把它抛开。

咨询师：只是想象一下，母亲有很多不好的情绪，但是我不想因为她而情绪低落，这么想象会有什么感觉？

来访者：觉得自己忘恩负义。

咨询师：能否详细谈谈这种感觉？

来访者：我觉得，太不应该了。她毕竟是我妈妈，她需要我听她说，她也是为我好，我把她［的情绪］抛在一边，只是为自己高兴起来，这样就是忘恩负义。

咨询师：你在外地上学，你保持着跟她一样的郁闷，她就会感觉好一些？

来访者：事实上是不能，可是我觉得我高兴起来，就是抛弃她了，就是忘恩负义。

从上面这段对话里我们能够发现来访者试图与母亲保持着情绪上的共生。同许多抑郁者一样，T女士并不是没有快乐的能力，但是对她来说，抑郁的情绪让她觉得踏实，母亲心情不好，自己也应该心情不好，而快乐是“忘恩负义”的。

每个家庭都存在一种主导情绪气氛，每个家长也有自己的主导情绪，它们对孩子的影响，即使在孩子离开他们之后，也继续保持着。观察孩子的情绪体验，可以发现这样的现象：当父母愠怒的时候，即使这种情绪不是针对孩子，孩子也会变得老实乖巧。他们天然地禀具与父母“共情”的能力。家庭内部长期的某种消极气氛让孩子内化这种情绪体验，并且视这种情绪体验为生活的正常体验，而其他情绪体验像是对“真实”生活的背叛。

但并不是所有在这种情绪环境中长大的人都必然内化这种情绪。T女士有一个弟弟，他能表现得相当“忘恩负义”。当T女士的父母争吵不休时，T女士的弟弟就回到自己的屋子里，戴上耳机听音乐、看书。在T女士看来，家里发生争吵，弟弟只管自己不管父母的做法是不对的。T女士虽然无法在父母争吵时做出调解，但对于争吵的进程全神贯注，并且在争吵后成为母亲诉苦的对象。在意识的层面上，T女士认为弟弟是自私的，而自己是顾全大局的。但是，在咨询中，T女士尽力成为母亲的消极情绪的宣泄口的真正动机逐渐显露出来。其实，事事追求完美的T女士在生活中面临太多的压力，她缓解压力的唯一方式就是给母亲打电话。母亲虽然也是满腹牢骚，但母亲也是唯一一个能够关心她的人。母亲成为T女士的减压阀，作为交换，她必须倾听母亲向她倾诉生活的不幸，甚至在情绪上也必须与之保持一致。

T女士和弟弟的早期成长环境不同。她在两三个月的时候就被送到祖父母家寄养，直到小学一年级回来。在小学阶段，T女士的母亲对T女士要求极其严格，只有成绩名列前茅她才满意，否则就要用棍棒加以体罚。T女士比她的弟弟有更多的不安全感，对人际关系的消极面的感受更为强烈，也更为担心人际冲突。而T女士的弟弟，其实比T女士有更好的自我安抚机制，他在家庭紧张的气氛中还能够一个人听音乐，这是T女士做不到的，在小时候，T女士担心家庭的大厦随时会坍塌。即便现在她远离家乡来上大学，她头脑中的家庭也随时岌岌可危。

T女士若想变得在心理上更为健康，就需要她所反对的“忘恩负义”的态度。对于一个没有给她带来足够的安全感、幸福感的家庭，她有足够的理由把它放在一边，着手展开自己的生活。

一般而言，早期寄养的孩子，与自己的母亲不亲，对她们敬而远之，上大学之后更是在现实的借口下远离父母。但是T女士对母亲是依赖的，就算充当母亲宣泄消极情绪的垃圾桶也在所不辞，用它换取母亲的关爱。事实上，T女士并非没有青春反叛的时期。小学和初一的时候，她和母亲是相当对立的，但T女士在初二时患上了抑郁症，自体变得十分衰弱，而母亲也一改既往严厉苛刻的教育方式，对T表现得关爱有加。母女的共生关系就是在这个时候形成的。

患上神经症、情感障碍的青少年，往往会一改叛逆的性格，对父母变得格外依恋，但是这些父母其实又是他们致病的源头，这就形成一种吊诡的关系。此时的父母诚然愿意改变自己的态度，试图从致病之源摇身而变医病之药。比较常见的，莫过于从严厉、苛刻转变为极力呵护，把孩子当成躺在病床上的患者对待。这种转变经常事与愿违，因为通过这种方式，父母向患上神经症的子女传达的是一种强烈的担心，这与以往对孩子的苛刻严厉，其实是出于同样的焦虑感。在共生关系模式中，这种焦虑感会以更直接的方式传导给孩子。

T女士对于共生的感受除了上文的“互惠性” （也即不能“忘恩负义”），还包含着“低冲突性”，这与T女士父母长期给家庭带来的紧张气氛有关。T女士难以忍受人际冲突，极力避免任何人际的矛盾。“心贴心”是T女士对于自己和母亲的关系的期望（其实也是她对于其他人际关系的期望）。这种共生感很有点像团体操或者步兵训练中的情景，两个人都要以对方的行为作为标准，要试图和对方一样，通过这种“一模一样”来达到一体感。这也类同于两个朋友在一起聊天，谈到对事物的看法，尽量附和对方的观点，以获得亲密感。但是不论亲子还是朋友，这种相互附和的状态都阻碍了个性化和独立性的发展，使有效的沟通和能够激发成长的良性冲突消弭于无形。这就是强迫性人格者具有的一个特点：因为对冲突的不容忍，对和睦的完美要求，因为沉溺于美好的“共生感”而不能走进真实的世界，人格也就不能得到真实的发展。

在共生感的驱使下，个体不仅向别人的情感保持“一致”，还可能渴望他人也与自己一致。

S是某大学的本科女生，她的情绪经常性地波动于抑郁和轻度的躁狂之间。当她情绪低落，感到不快乐时，同宿舍的同学就会表现得更快乐一些。S每每因此气愤不已，她认为自己不快乐的时候别人竟然还能那么快乐，实在是冷漠无情。其实周围的同学这么做，是试图从这个同学散发的阴郁气氛中脱离出来，并试图反过来感染她。但S认为，这个时候她们应该关心她，而不是独自快乐。S的共生感与上文T女士的共生感正好相反，对于T，她不能成为自己，而对于S，她不允许别人成为她们自己。

我们也可以说，T试图与她的自体客体保持同一性和统一性，S则试图让她的自体客体与她同一，甚至全神贯注于她。S和T的两种共生感都是自恋的表现形式。

概言之，共生感其实是一种混合的感受，这包括与他人一致的“同一感”，与他人不冲突的“和谐感”和情绪互惠的“互利感”。这些感受综合成了一群强烈的互相连接的感受。这些感受是趋同动机、和谐动机和互惠动机结合合成的共生动机的外显心理过程。共生动机是一种强烈的亲和动机，属于热动机，共生感也相应的是一种热动机感受。

竞争动机、成就动机与优越感、荣誉感

不论亲和还是竞争，都是有助于自体保存和提升的动机。与亲和动机相比，竞争动机更隐晦一些，人们有意无意地掩饰它，因为它有可能对人际关系构成破坏。但就强度而言，竞争动机绝不亚于亲和动机。

竞争动机也是一种复合动机，最基本的是“求胜”和“怕输”两个动机。竞争动机也往往被其他动机所叠加。在竞争中获胜，能够获得自尊，获得优越感，能够避免自卑感，或者避免被群体抛弃。

竞争动机的最早形式能够从幼儿的行为中观察到。我们能看到幼儿园阶段的孩子就已有很强的竞争意识，他们希望比别人跑得快，跳得远，长得高，更漂亮，更被喜欢，被更多的人喜欢。甚至更小的孩子，当他看到自己的母亲抱起其他孩子，也会挣扎着要索回母亲的怀抱。这些竞争的早期形式，随着人的年龄和阅历的增长，逐渐发展为成年人的富有文化色彩的竞争形式。但如果我们认为成年人的竞争意识更为“成熟”，未免掩耳盗铃。正如成年人的亲和动机很可能还停留在共生阶段，备受共生感的困扰，

成年人的竞争意识也可能很幼稚——甚至一般而言都是幼稚的。我们能够发现，成年人的竞争意识，往往还是停留在简单化的人际比较上。人们热衷于用行政级别、收入、名气、支持率之类的标准草率地做出比较，满足于此类比较获得的优越感或者挣扎于失落感，生活的意义似乎就建立在这些盲目的标准之上。

成就动机经常与竞争动机交织在一起。当一个运动员谈到他的运动成就的时候，他指的往往是拿到了几个冠军，获得了几个奖杯，他一般不会告诉人们他是如何掌握了一些艰难的运动技巧并为之感到高兴。对于他来说，所谓成就，就是在多大程度上超越了别人。在其他领域，类似的成就态度也是司空见惯的现象。

既然把成就理解成竞争的获胜是这么普遍的现象，我们是不是为了概念上的简单，把成就动机等同于竞争动机，因而取消“成就动机”这个概念呢？事实上，辨析成就动机和竞争动机依然可以发现两者显著的不同之处。

我们不妨把成就动机分成“纯粹成就动机”和“广义的成就动机”（包含了竞争动机的成就动机）两类。

我们能够从孩子的行为里观察到纯粹成就动机的早期状态。他们在沙滩上修筑城堡，或者学着骑车、游泳，虽遭遇诸多挫折却能够坚持不懈，这些行为可以完全没有竞争的驱使。而且，一旦有了竞争的驱使，他们耐受挫折的能力反倒大受削弱了。一个孩子可能因为自己修筑的城堡没有别的孩子高大而放弃这桩乐事，也可能为了竞争而格外热衷于其中——如果一般而言他能够获胜的话。因此，我们不能说竞争总是有利或者不利于成就动机的施展，但是竞争动机对纯粹成就动机的叠加，的确可能降低追求成就的过程带来的愉悦——这对于那些需要专注力与耐心的创造性工作来说尤其如此。

专注于纯粹的创造，不为竞争动机所侵染，这是一种理想的状态，也即Maslow提出的自我实现的状态，但它不是人类普遍生活的常态。从进化心理学的角度来看，人类就其进化形成的早期情境来说，是充满了竞争的，这就使得竞争动机被塑造为人类动机中最强烈的一种。从事一项事业只是基于纯粹成就动机而放弃竞争动机的个体一定是极其稀有的。

优越感

竞争动机的一个相关感受是优越感。当个体或某个团体超越了他人或另一个团体，就体验到能力、地位、智力、智慧、道德等方面的优越感。个体通过竞争来获得这种感受，但我们不能把优越感仅仅看成竞争获胜的结果。即使不通过竞争，人们也能够体验到这种感受。优越感可以直接来自于比较。这种比较甚至不限于人与人或团体与团体之间的比较。例如人类对于动物，就有一种根深蒂固的优越感（不过，一旦人类与一些动物发生面对面的较量，这种优越感常会遭受意想不到的挫败）。

优越只是一种感受，在现实中并不存在绝对优越的事物。我们不妨以民族优越感为例。几乎每个民族都以为自己优于其他民族，只有在一些特殊的情况下——例如与另一个民族发生战争并且惨败之后——这个民族才有可能在一段时期内沦于自卑。越是接近原始部落状态的民族，对自身文化的优越意识反倒越强；而越是开放强健的民族，反而越能够从其他民族身上看到值得品味借鉴的东西。

优越感的来源常常毫无道理可言。人们似乎会因任何一种一经理智的反思便显得微不足道的“资本”而产生优越感。比如自己是某个地区的人，自己的祖上有某个名人，自己跟某个“大人物”有过交往，凡此种种，都能够唤起情真意切的优越感受。

人类作为一个物种，对于其他物种的优越感居高不下。然而，当我们回顾生命演化的历史，我们恐怕不能不承认，人类被一种更高级的物种取代只是个时间问题。但人类几乎不会承认自己是生命进化中的一个阶段而已，而是认为自己的永恒性和优越性是不言而喻的。

作为一种主观感受的优越感有其独特的发生机理。一旦优越感产生，它就可以相对独立于产生它的事件。也许一个孩子因为学习成绩好而产生了优于同伴的感觉，长大后，这个人可能竭力通过其他的方式重新获得这种感觉，例如，成为同事中最优秀的，成为最有钱的等等。此时这个人的生存意义都有可能建立在对这种感觉的保持和维护上。

正如上文所言，通过竞争超越别人，只是优越感一种发生条件。优越感，还可以像流水一样直接“注入”个体。例如，当一个人受到权威称赞和重视，优越感便油然而生。这种“注入式”的优越感甚至可以经由一些神奇的途径获得，例如被一个高僧触摸，或者在我们这个文化中“被领导接见”，都能成为优越感的来源。仅仅通过与地位优越者接触，某种优越的东西便像传染病似的感染地位低者。[①] 地位高贵者的后代，即使没有得到他们的先辈在经济上、政治上或者文化上的实际提升，也会因感到“传承”了某种“高贵的血统”而萌生优越之感。

通过竞争与通过传递而获得的优越感之间存在这样的差异：竞争的获胜，让个体觉得自己“高于”他人，而通过来自地位高者的肯定、传染和传承获得的优越感则不单让个体觉得“高于”他人，还意味着自己“属于”某种高高在上的存在。因此这种优越感还混合了群体归属感。

优越感是主观的感受，它们与现实的对应关系是偶然的。换言之，优越感是仍然在支配人类生活的一种古老的思维方式。有一个讽刺故事颇能说明优越感的原始性。一个长工进城回来，对同伴们说：“你们知道吗？今天我去了老爷家里，老爷跟我说话了！”同伴们羡慕地问：“老爷跟你说了什么？”长工说：“他说，滚出去！”

如果读者因为这只是小说家的杜撰而付之一笑，以为在现实中绝不会有此种事情发生，未免高估了人类的理智。当今社会，追星族对于明星的崇拜，其全神贯注的程度，并不逊于传统社会中人们对于宗教权威、英雄人物和政治权威的崇拜。而且，优越感的旧有形式——对宗教权威、英雄人物和政治人物的盲目跟随——是否会随着时代的变迁而消弭，也未可知。且不说在政治生活中仍然挥之不去的权威主义，即便那些渗透在日常生活中的非理智的优越感，也像某种病毒或细菌一样随时渗透入人类的经验。

笔者的一个朋友，讲过他家乡小镇发生的一件意味深长的趣事。有个男孩去上海旅游，回到镇上，周围的朋友就觉得这男孩的一举一动都“很上海”。上海这个城市仿佛某种高级香水，一经沾染，就被千里迢迢带回到这个21世纪初的中国小镇上。

---

① “传染”这个概念绝不是现代医学的发明，其实应该反过来说，现代医学知识只有借助诸如“传染”这样的原始感受才能够深入人心。诸如“传染”之类的原始的、朴素的感受，总能迅速地把现代科学知识演变成迷信。人们对于乙肝病毒，对于核辐射的非理性的恐慌，便是建立在此类感受之上的。

荣誉感

当个体在竞争中获胜，或者有所成就，就觉得自己会受到来自他人的尊重、赞许和认可。[①]

荣誉感和和优越感也是两种交织在一起的感受。当一个人拥有了优越的地位，往往会被他人赞许和认可，此人的受人尊重、赞许和认可的需求也就能够得到满足。从另一方面来说，当一个人得到了他人的赞许和认可，其社会地位也就在无形中被提升了。

寻求优越能够带来荣誉，寻求荣誉也能够带来优越，这是人类生活中的普遍现象。就个体而言，又各自有所侧重。在极端的情况下，有的人会置荣誉于不顾而寻求优越，而有的人则宁可牺牲优越的地位而追求荣誉。

人际自体保护动机与耻感

在有自体意识之前，耻感（shame）是不可思议的。只有当一个人意识到自体与他者是有分别的，并且感觉自体在他者眼中是消极的，才可能产生耻感。但是，一个人仅仅意识到他人正在消极地看待他，并不一定产生耻感。这个人必须也认同这种消极的看待。因此，形成耻感，他人对自己的消极看待，自己对自己的消极看待，两者缺一不可。

耻感的内容多种多样，儿童可能因为自己的裸体而羞耻[②]，学生可能因为自己的成绩不出色而感到羞耻，青春期的男孩因为自己被别的男孩打败而感到羞耻，中年的父母因为自己的孩子犯罪而感到羞耻……不同内容的耻感的发展，有其特定的敏感时期。

一个三四岁的孩子在尿床的时候遭到照顾者的批评，会产生耻感，但一个一岁的孩子并不如此。因此，我们不能把这种耻感的形成仅仅归结于环境因素。批评、羞辱无疑是耻感的诱发因素，然而也正是孩子达到了对此类行

① 实际上主要是我们内心中的他人对自己表示了赞许和认可。自我吹嘘者的处境是这种心理过程的主观性的最好例子——吹嘘者觉得自己被赞许和认可了，而实际上这只是内心的自体与他者关系的向外投射，听众的感受与吹嘘者对听众的感知大相径庭。

② 笔者观察发现，小学阶段的孩子开始形成对于在父母面前裸体的耻感。

为感到羞耻的敏感期，这些外界的刺激方能施加影响。如果孩子尚未达到这个时期，外界的刺激是不能诱发羞耻感的。据笔者观察，处在心理上的吝啬时期的两岁的孩子，父母对于孩子缺乏分享行为的批评或羞辱并不能使孩子变得大方，也不能让他们对于吝啬行为产生耻感。

笔者推测，当孩子在特定的敏感期而未能自然地经历这个时期的相应感受，可能终其一生也难以学会对某类行为的耻感。例如，我们能够看到，某些反社会人格者对他人一贯地欺骗，被揭露后丝毫不感到羞耻。具有这种人格特点的成年人，很少在漫长的成年生活和自己给他人带来的痛苦之后有丝毫改变（“恬不知耻”这个成语就是在描述此种人格的面貌）。

耻感是建立在自我否定的态度之上的。一个习惯于自我否定的人，也就容易被激发耻感。中国传统的教育理念强化自我否定的倾向。父母在教育子女时，更多的是指出缺点，而很少肯定优点。他们的一个潜在的担忧：如果肯定他们的优点，他们会因得意忘形而懈怠，不复认真努力。“得意忘形”当然有可能发生，然而相反的情况也并不少见：因长期被指责缺点、忽视优长，他们备感挫折，失去努力的自信和兴趣。权威主义的文化暗含着一种人格培养诉求：宁可培养服从的、自我贬低的人格，也不鼓励主动的、自我张扬、自我肯定的人格。

汉语中有大量的反对自我张扬的训诫：“夜郎自大”“恬不知耻”“自以为是”“自吹自擂”。而对相反的情况，即自贬和自卑，几乎没有耳熟能详的精妙批评。在我们的文化里，自贬和自卑相对于自大和自以为是，是不那么令人生厌的品质。西方社会在文艺复兴之前，甚至在工业革命之前，教育也是有类似的倾向。培养服从、自我贬低，容易产生耻感的人格，也是中世纪西方文化的特点。

性、疯癫与耻感

青春期孩子的父母，面临孩子的性成熟，会以喜悦的心情迎接这种变化吗？从笔者的观察来看，父母们的焦虑多于欣喜。孩子们似乎也本能地洞悉父母的此种心态，因而尽力避免在父母面前表现出性的成熟和对性的兴趣。

青春期孩子的这种表现或许有生物进化的意义。我们不妨采用进化心理学的思路推测，子女对自身性成熟的掩藏，客观上有利于他们继续留在父母身边，获得来自父母的资源。而在父母一方，觉察孩子的性成熟，并且尽早地把成熟的孩子推向家庭之外，是对他们更为有利的。当然，双方的此种冲突并不是理性的周密策划，而是人性的自然释放。子女和父母双方都不可能知道各自的做法背后的生物适应意义，只是受着本能感受的驱使表现出相应的行为。①

孩子们的游戏花样繁多，只有性游戏（例如探视彼此的性器官）时是刻意地避开成年人的。较之于他们玩过家家游戏时“操持家务”的理直气壮，他们预演未来的性生活时简直可用“偷偷摸摸”来形容。这种现象会被误以为是文化的影响。坚持文化决定论的学者会认为，是文化教给孩子们这样的信念：性行为是羞耻的。这种推测不但缺少证据，也自相矛盾。且不说孩子们在预演性生活的最初年龄（六岁之前）很多家长尚未开始在性行为和性观念的道德方面给孩子以引导，我们看看社会禁忌的另一种行为——攻击行为——的遭遇。孩子们的攻击行为不断地受到成年人的呵斥和批评，但大部分孩子依然故我（如果不是变本加厉的话），家长很难让孩子们感到这些行为是“令人羞耻的”。人类对于性行为的耻感应该是天生的，而不是后天文化的塑造。后天文化无非是认同并强化了这种倾向而已。

人类在性行为方面的回避倾向与暴力行为的炫耀倾向形成了鲜明的对比。每一种文明，都会用振奋的笔墨记载这样的历史：某某人或某某军队歼灭了多少敌人。但是不会有任何一个正规的史籍用同样的笔墨描写历史人物的性行为。在小说传奇中自然不乏描写人类沉醉于极乐行为中的例子，但是一旦触及性，或者语焉不详，或者被归于另类文字。人类对于性行为的羞耻态度，是任何其他行为无法比拟的。其他行为固然能够激发人的羞耻感，例如穷困、官员的贪赃枉法、蠢行，它们招致的羞耻感给个体带来的压力也是很大的。但是与性有关的羞耻感则表现得尤其强烈且具有跨文化的特征。在有的文化中，权力的腐败，或者经济的腐败被看成理所当然的行为，另一些文化中，贫穷令人窘迫，却不让人羞耻。但是对于性的耻感几乎伴随在一切文化中。②

---

① 当然，这个“掩藏性成熟说”，与青春期青少年的离家倾向之间是有一定的矛盾的。

② 对于成年人在性行为方面的耻感的进化意义，或许可从灵长类动物的自我保护（性行为意味着对风险的应对能力的下降）或者基因的延续（隐蔽的性行为保证了受孕和基因传承的可靠性）等角度去分析探究。

还有一种跨文化的耻感与人类对于“疯癫”的看法有关。笔者在大学从事心理咨询工作中，发现来咨询的学生，普遍对求助心理咨询有羞耻感，他们害怕被别人看成“心理有毛病”。在他们看来，接受心理咨询似乎意味着疯狂、有病，或者，在最轻的程度上，也是内心软弱的表现。中国人相对地不避讳表达自己在生理上的虚弱，却羞于承认精神上的虚弱。而且这种以精神上的虚弱或失常为耻的现象也是跨文化地存在的。

第三章　温动机及相关感受

如第一章所述，温动机是人格中个体本我和人际本我之外的动机，它包括与群体本能有关的动机、与自我功能有关的部分动机和与超我有关的动机。强迫性人格者的某些温动机感受有其独特的面貌。本章将介绍几个比较典型的温动机感受及其在强迫性人格者中的表现。

自由感与自由意志

对自由的追求，也是人类的基本动机之一，堪与性动机、自卑超越、成就动机、权力动机相比。对于什么是自由，笔者访谈的一个9岁的男孩，曾给出以下的看法：

笔者：什么是自由？

孩子：想干什么就干什么。

笔者：你想干什么？

孩子：玩电脑，去朋友家一块儿玩。

笔者：还有什么？

孩子：想自己一个人看书。

笔者：还有呢？

孩子：没有作业。

笔者：是不是自由就好，不自由就不好？

孩子：不知道，这个别问我。

笔者：写作业是不是很不自由？

孩子：嗯，有一大堆呢。

笔者：那如果不写作业不上学了呢？

孩子：那也不是特别好。

笔者：为什么？

孩子：不学东西。

笔者：不学东西有什么不好？

孩子：什么都不会干，不认字，这样还怎么玩啊。

笔者：学习的目的就是为了玩？

孩子：不是。

笔者：那是为了什么？

孩子：不知道。

笔者：那要是一辈子只学习不玩呢？

孩子：不太好。

笔者：要是一辈子玩不学习呢？

孩子：也不好。

笔者：学习和玩有什么不同？

孩子：玩是一种娱乐，学习是一种工具，玩游戏不用工具吗？

笔者：好好学就是为了将来好好玩？

孩子：（勉强地）嗯。

笔者：是为了将来好好玩吗？

孩子：我觉得应该是。

对于一个9岁的男孩子而言，玩电脑、看课外书、上体育场打球诸如此类的游戏活动最让他感到快乐。而写作业、学习，虽然也给他带来知识，且这些知识甚至保证了他能更好地玩，但毕竟占用了他游戏的时间，在学习之时，这些游戏活动都必须暂停。当游戏的愿望受到限制，他就渴望自由，或者说，渴望一种“想干什么就干什么”的状态。这种对自由的渴望是强烈的，当这个孩子独自在家写作业，没有父母在身边的时候，就会拿课外书来看，或者玩电脑。禁锢反而使游戏变得更有魅力。

对自由的渴望与自由感并非相同的心理状态。自由感是一种随心所欲的感受。一个在体育场上尽情玩耍的孩子，或者在水中畅游的人，能够体验到自由感，如果这些活动是在自由受到了一段时间的限制之后发生的，在“解放”之后的最初阶段，自由感会格外强烈。对自由的渴望与自由感的差别，或者说追求自由与享受自由，常常发展为悖论。追求自由，需要付出辛苦的努力，要有自我约束和牺牲精神，而享受自由，则是要听从内心的召唤，随心所欲。追求自由的人，最终可能发现自己享受不了自由。

人在不自由的时候，神往自由之美。而一旦从奴役的状态被解放出来，他在体验到短暂的自由感之后，随之而来的却是失掉目的与方向的迷茫感，为了应对迷茫，他可能还是想寻求被约束的环境。

在追求自由的过程中，人完成了自我约束，并发现自己并不特别需要自由，这只是关于自由的一类故事。另一些人在获得自由之后，尽情享受随心所欲的状态。但在各种文化的故事脚本中，这种状态大有风险，对自由感的沉溺，常常导致灾难性后果。而且事实也的确如此。

与自由感相联系的是种种被调动起来的动机的顺利达成。当然，随心所欲的完美状态并不是人们体验自由感的常态。一定的压力，使人们在被约束和达成自由的境界之间频繁转换，这就使自由变得更有魅力了。一个善泳者在水中击浪，一个在商场上多年拼搏的人逐步积累经验终于能够游刃有余，这些状况都不是随心所欲，都是相对的自由状态，但自由与限制的交锋，自由对于限制的不断胜利，强化了自由感的魅力。

概言之，与“自由”这个词相联系的是这样一些在本质上并不相同但又相互关联的感觉：（1）它是在被约束时对不受约束的一种渴望——对自由的神往；（2）它又是在约束被解除时的一种释放的感觉；（3）它是一种随心所欲感（自由感）；（4）它还是被约束时对失去的不被约束状态的回溯式的向往和追忆（例如关于“美好童年”的回忆）。

关于自由意志的存在性

谈到了自由感和随心所欲，就不能避免这个问题：人是否有自由意志？

笔者认为，人有相对的自由意志，但没有绝对的自由意志，我们只是觉得人有绝对的自由意志，这是个相当抽象的观点，笔者试图用以下的文字说明和分析。

面临选择的时候，我们在几种可能性之间权衡，选择了我们认为最合适的那个——或者出于某种逆反的动机或其他的动机，并不选择最合适的那个——终归是我们的心理结构和情境因素的综合结果。相对于其他动物的简单的、我们较容易预测的反射性行为，我们的头脑运作而做出的选择就显得更为自由。因此，所谓自由意志，首先是我们对于他人的不可预测性的一种感受。我们会认为孩子比成年人自由散漫，乃因他们并不按照我们的意志、我们的规则行动，其实他们具有的“自由”，却是受着儿童心灵规律的控制。一个孩子可能前一分钟受到一本书的吸引，后一分钟被屋外的鸟鸣诱到窗口，这种“不可捉摸”的状态，乃是受到他内在的本能的驱动，而并非“自由选择”的结果。孩子与成年人的差异，是混沌与秩序的相对差异，然而并没有绝对的混沌，也没有绝对的秩序。

自由意志还有另一个含义——它是看上去不受环境的意志左右的内在意志。例如，自由选择恋爱结婚的对象，是与父母的命令相比较而言的自由。然而这种内在意志也不是随心所欲的。对于“自由恋爱”的人来说，他的选择，一定是受到了他的情绪、气质、人格等心理因素的影响，是有规律可循的。

在排除了情绪、气质、人格等心理因素，人能不能“自由”地选择呢？我们且不说人类中的绝大多数（包括笔者自己）实际上受制于“心理现实”这个事实，即便一个绝对客观，“冷到零点”的理性者，面对两个看起来一模一样的选择时，他可以“自由”地决策吗？一个很“理性”的人，在这种时候恐怕更会犹豫不决，权衡不定。权衡，是根据已知条件去运算（且不管他/她是利用头脑的“精算系统”还是“估算系统”），这运算就不是自由的，而是有确定性。不足为奇地，恰恰是在两个差异不大的对象上，选择者，尤其是有强迫倾向的选择者，会毫无必要地花费甚多的心思，并且感到如存在主义者所说的面临自由时的“烦恼”“恶心”和“眩晕”。这种状况如果被称作“自由”，就不会有那么多人向往自由——的确有些哲学家认为这种烦恼、恶心和眩晕恰恰就是自由本身——而是会避之不及。

对于那些听说过面对两堆草料的“布里丹的驴子”的寓言的人，或许能从这个寓言中得到教训，从而反观自己，以至于受到这个寓言的影响，表现得果断一些，不那么首鼠两端。这个人看起来似乎比驴子自由了一些，但是你不能不承认驴子的寓言是文化经验的产物，这人的决策过程实际上引进了一个新变量——经验。有了经验这个因素，选择就谈不上是“自由”的。[①]熊掌和鱼放在眼前，两样都好，干脆伸出手去，随便拿一个。这个“果断”的动作，排除了心理因素，也是要受其身体的状态，甚至眼睛的视觉的影响的。另一个不那么“果断”的人则可能掏出一枚硬币，朝天上抛去，他把“恶心”和“眩晕”交给了“偶然性”。

也许读者会说，读到此处，我原本是要读下去的，但是我偏偏停在这里，合上书本，我不按照一贯的做法读下去，你没有料到吧，这是不是一种自由呢？笔者给出这样的回答：试探命运，或者逆反心态，恰恰是在人们读到以上这些文字的时候最常做出的反应。

我们其实应该把人们试图改变自己的命运，以及逆反心态，看成基本的动机之一。在临床工作中我们能够发现，多数强迫性人格倾向者都深受此种动机的驱使和影响。笔者碰到过几位以“试探命运”为强迫症状的来访者。其中一位如此描述他的体验：“有时候，我把话说到一半的时候会想，如果我把后面的话不说出来，我的整个命运会不会就朝另一个方向发展？”这位来访者被此种想法困扰，难以摆脱。我们抛开强迫者的自恋倾向、焦虑和恐惧等热动机与情绪基础不谈，单就个体对于命运的思考来说，这种试探命运的动机其实蕴含着合理性。“如果他当时晚一分钟离开家，甚至三十秒，他也就不会经过那个十字路口，也就不会出车祸，也就不会死。”这是我们面临不幸时的并不荒谬的思考。[②] 那个因为车祸而去世的人，“如果”在那个瞬间之前的任何一个时刻有哪怕些微的境遇变化，生活就会朝着完全不同的方向发展。但是这个“如果”是不存在的。对于那个试探命运的来访者，笔者肯定他对于命运的洞见，我们每时每刻的选择，都有可能对我们的将来形成极其重大的影响。不过笔者认为他对于命运的理解仍然不够深刻，试探命运，其实和逆反一样，仅仅是一种动机，它们一旦成了生活的“主旋律”，不但不能改变

---

① 当我们因为古人犯过的那些愚蠢的错误而感到自己的优越时，我们切不要忘了正是古人的那些经验，以及从经验中归纳出的隐喻，使我们能够稍稍摆脱古人碰到的那些思维陷阱。

② 此处我们不去考虑某些意外得以发生的心理因素——比如自毁倾向——的影响，心理因素当然是一种可能，但是那种认为所有的意外都可以用潜意识的目的性去解释的想法，是精神分析学中应该坚决抛弃的玄学谬误。

命运，还会让生活落入停滞。对于命运，恐怕唯一能做的是保持敬畏，不要自作聪明。我们做出努力，是抱持着良好的期望，而命运本身，却不是我们能把握的。①

儿童在2—3岁，② 甚至更早的时候便开始表现出逆反动机了。他们在这个年龄阶段常常“为逆反而逆反”，对一切来自成人的要求都要反过来对待。③ 5岁以后，这种倾向开始减弱，及至青春期，逆反的情绪再次变得强烈，其后基本上也会减弱（而某些人终身保有强烈的逆反心理）。

逆反心理是人类个体寻求独立的一种表现，是一种心理现象，同好胜心、性冲动等等一样，是一种动机。它有自己的发生规律。

我们常常听到这样的故事。一个浪子被老人们摇着头预言，说这孩子将来定然一事无成，这却激发了孩子的逆反心理。此人痛改前非，成人后竟然大有作为。这样的例子似乎可以拿来说明自由选择的存在，但笔者却认为它恰恰说明“逆反”是多么不自由的一种心理现象。

以上的分析是想说明，绝对意义上的“自由意志”是不存在的。人类当然可以一改心理的惯性，凭着逆反冲动做一些与自己一贯的风格不符的事，或者通过理性的选择，摆脱心理的、社会的、生存状况的影响，做出不同寻常的行为——尽管这种情况并不经常发生——但是前者不是自由的（因为受动机控制的心理过程是不自由的），后者也不是（因为理性——此处暂时把它和“心理”相对应——也是不自由的）。

就相对意义上的“自由意志”而言，其所涵盖的意义已经被大量更为准确的概念所分割承担，如人身自由、政治自由、自主等等。但是作为一种心灵现象的“自由意志”，仍然是人类孜孜以求的目标。然而有趣的是，似乎只有当本能遭受压抑或自我受到奴役或阻碍之时，这种自由才显露出它的生机与魅力，一旦压抑被解除，或者奴役、阻碍被撤销，自由却往往变成紊乱与虚无。

---

① 个体反思已发生之事，乃是采用“如果……那么……”这样的虚拟语气，其指向只能是将来，即在由过去推导将来该采取何种行动。如果个体陷于对过去的后悔之中不能自拔，往往是自恋的一种征候。

② 参见Elkind（1994）的著作。

③ 不妨举一个生活中的例子：当成人让这个年龄段的孩子去洗澡，孩子常会回应说“不洗澡”，然而如果成人转而说“咱们不洗澡”，孩子又立刻回答“洗澡”！

还有一个广为流传的概念，即“精神自由”或者“灵魂自由”，它们往往被看成“自由意志”的另一种表达方式。邓晓芒（1995）在《灵之舞》一书中说：“自由本身是不可定义的，自由之为自由，就在于它的不可定义性、不可规定性和无限可能性。”笔者看来，与理性的选择、心理的逆反这些头脑的“功能”相比，灵魂的自由要高出一层，更加难以捉摸。灵魂，相对于身体的受生理和物理规律约束的状态，相对于心理的自由受动机规律的约束和受感受的驱动的状态，是更为自由的。可是灵魂归根结底也还是心理的，它是自我（I）的功能之一。自我（I）的自由，和自我的甘于受到动机、生理与物理规律的限制，此两种倾向，是左右自我的两种核心力量。精神的自由或者灵魂的自由，是本质上不自由的“自由意志”中相对而言最为自由的部分。①

自由主义与权威主义

作为一部心理咨询与治疗学术著作，似乎不该在此涉及“自由主义”这个政治学概念。但鉴于在实践中，许多有完美主义倾向的强迫性人格者执着于还原主义和唯理主义的思维方式，往往成为极端自由主义的拥趸者，笔者在此不惮冗赘，想对自由主义的心理动力机制略作分析。

---

① 这种自由其实并不是康德所谓的超越现象与经验的“纯粹的先验理念”层面上的纯粹的自由。康德（1787/2004，p.433）在《纯粹理性批判》中提出，自由意味着“自行开始一个状态的能力”，这个状态没有之前的原因作为规定性。康德对自由的定义把这个概念彻底推到不可知的范畴之内。在康德（1788/2003，p.2）看来，如果没有自由，也就谈不上道德，自由是道德的“存在理由”（ratio essendi）。而叔本华（1840/1996，pp.87-89）则从他的哲学中完全清除了任何自由——包括意志自由——的可能性。他认为一切变化——包括头脑中的变化——都符合根据律，“所有发生之事，从最大的到最小的，都是必然要发生的”。他还说：“对于发生的事变，我们更应该像对待我们阅读的印刷品一样”，因为“在我们阅读它们之前，它们就已存在在那儿了。”在笔者看来，量子物理学对于确定性的成功颠覆，也难以波及并撼动叔本华的这个关于意志不自由的论断。因为叔本华试图否定的是“我愿意去做某事可以由我自由地决定且这个决定背后没有任何根据”这个论断。量子物理学指出的根据的不确定性并不等于无根据。况且，仍然没有任何证据表明，微观的不确定性能显著地影响作为宏观现象的心理过程。“随心所欲”只是一种假象，所有为人父母者看到自己的孩子做出与自己当年毫无二致的发自内心的“自由”行动时，都能体验到关于自由的记忆的破灭而产生的失落感，同时也增添了一分对宿命的敬意。

极端自由主义者不仅认为自由是人的基本权利，更认为所有对人的自由的控制都是不人道、应该消除的。这种观念是18世纪末以来人类一场又一场政治革命和运动的心理基础。而两百多年来的历史经验表明，每一场自由主义革命，带来的都是比既往的时代更严峻的专制风气。自由主义者在获得权力之后变身为专制主义者，这种现象曾被简单地看成一种背叛和堕落。在笔者看来，所谓从极端自由主义向权威主义、专制主义的背叛并不是一个心理事实。极端自由主义和专制主义本是一脉相承。极端自由主义者比其他人更加看重自己的权力。作为个体，他会把一切来自他人的约束和控制视为邪恶，比那些能够在一定程度上忍受奴役的人更加强调自己作为权力的主体的存在。自由主义者的反叛动机越强，越体现出他对这种主体性的珍视，也就越发表明其权力欲望之烈。当极端自由主义者尚未获得权力之时，他会同情那些同样没有权力的个体并与之结盟，共同反抗有权力者。但是当他争得权力之后，他会对来自他人的对他的权力挑战甚为介怀，不惜以强权来捍卫得之不易的地位。当然，自由主义者未必彻底忘掉当初革命时提出的平等博爱吁求，可是这种诉求在过去之所以强烈，乃是被叠加了自恋式的权力欲望作为动力，而获得权力之后的极端自由主义者的权力欲望只能叠加在对自己的权威地位的维护之上了。因此，个体层面的自由追求与群体意义上的自由追求从来都不可能达到一致，极端自由主义的自由向来都是极端的个人主义的自由，它最终损害的是群体意义上的自由。

疑惑感与解惑动机

叔本华（1814/1996）在《论充足根据律的四重根》一文的开端写道：“正是由于先天假定一切事物都一定具有根据，才使我们在任何地方都要追问‘为什么’，因此，我们才有充分的把握称‘为什么’为一切科学之母。”

如果我们把“为什么”看成人生之母，恐怕也还是正确的。在笔者开始写作这本书的时候，笔者的侄女正好发展到了“为什么敏感期”，她那时三岁半，每天都要问许多个“为什么”。她的“为什么”如此之多，以至于几乎在她清醒的每时每刻都在提问。“爸爸妈妈为什么要上班?”“天为什么要下雨?”“为什么我要去幼儿园?”“为什么大伯伯要当老师?”……当她看到一个玩具的形状设计得不对称，就问“为什么啊，为什么是这个样子（不对称）啊”。过马路时，她会问：“为什么绿灯才能走啊？”甚至在马路上出现了一条新的斑马线、几个新的隔离墩，她都会感到诧异。世界的每一个细微的变化都能触动她的好奇心，唤起她追根究底的愿望。

这段时期持续了数月之久，她的疑问才逐渐减少。一年后，她每天问的“为什么”就寥寥无几了。很多孩子都经历过这样一段时期，我们不妨把它称作“疑问敏感期”“根据敏感期”或“因果敏感期”。这时候一切新发生的事件、一切偏离他们习惯的现象都会被打上问号，凡是让他们感到新奇的现象，他们都要问个为什么。

世界的变化激发了孩子的疑惑感，唤起解惑动机。这种动机是好奇心的一种成分（好奇心的另一种来源是人的求新动机）。

不过，我们把三岁多的孩子看成一个个小科学家或者哲学家，是过于乐观了。我们从这个时期的孩子身上看到的，与其说是科学精神或者智慧的萌芽，倒不如说是大量的盲信。他们的疑惑虽然铺天盖地，成年人却可用随意捏造的答案让他们信以为真。他们需要的是“答案”，而不是“经得起推敲的答案”。“为什么天是蓝的？”“因为太阳公公洒了蓝墨水。”“为什么太阳公公洒了蓝墨水？”“因为太阳公公是画家。”俗语“哄三岁的孩子”描述的便是这个时期的孩子不辨真伪的盲信。

观察强迫性人格者，我们会发现此类成年人对生活中出现的新异事物也有一种幼儿式的探究热情。他们也常如三岁的幼儿那样满足于一些并不明智的解释，例如可能会相信星座与命运的联系，相信超自然的力量。这些解释能缓解强迫性人格者被新异事物唤起的不安感受，给他们带来确定感，感到世界依然是完整而和谐的。不过，对于有完美主义倾向的强迫性人格者，他们就可能不止步于初步的解释，而是继续追根溯源，因为任何便宜的解释总要现出它的不完美。这或许可以解释，为何许多出色的理论家具有完美主义倾向。

重要感与目标感

重要感是一种与目标实现有关的感受。个体在不同的可能性中进行选择，以实现目标，重要感就是在这种过程中产生的。重要感发生于这样的境况：

在趋近目标的过程中，个体对事态的诸方面做出评估，感到某些方面对于目标的达成具有关键作用，应该在这些方面投入更多的注意力和精力。

在许多事情上，我们似乎都知道什么对自己来说是重要的，而什么相对而言不那么重要，但是把握住轻重缓急并不容易。拖延，回避，避重就轻，这些是我们最普遍的应对生活和工作的方式——虽然它们经常令人不安和自责。人们经常无奈地说："这件事虽然很重要，但我就是没法开始""越重要的事情我越拖延，真是无可救药。"

这是因为重要的事情常常包含了令人畏惧和焦虑的成分。例如，一个在准备 GRE 和托福考试的大学生来访者告诉笔者，准备这两个考试对于她申请留学来说是重要的一步，但是她一直都未能"进入状态"。虽然准备出国的那些相对不重要的事情都办理得很顺利，但准备考试的事却被她一直拖延着。

作为旁观者，我们都能告诉她，英语成绩能否过关才是最重要的，其他的事情都可以暂时放在一边。其实当事人不会不知道这一点。然而准备英语考试给她带来的感受是枯燥、乏味的，她选择了逃避这种感受。而且，参加英语考试，就要面临成功与失败的考验，面对这种可能性，当事人感到害怕。当这个学生说"英语考试对我来说很重要"的时候，那种"重要感"其实并不只是纯粹的重要感，它被叠加上了对失败的恐惧、对快乐被剥夺的恐惧、对枯燥乏味的厌恶。这个所谓"重要的事"实乃"可怕的事"。

重要动机被热动机叠加，而变成沉重压力，这个状态与追求完美的动机被热动机叠加而沦为完美主义，是类似的现象。①

重要动机源于意识、认知，它一定是与目标相伴而生的。而人的目标多种多样，每个人同时被多种目标驱使着，因而重要感也会出现冲突。例如，一位中年女性来访者纠结于自己是否该与丈夫离婚。一方面，她认为她的责任是把女儿抚养成人，希望她幸福，她觉得离婚会给这个孩子带来伤害。另一方面，她也认为她应该追求幸福，与已经没有感情的丈夫生活在一起，是对自己人生的不负责任。我们先抛开这位女士对于自己生存的局面是否有了明智的把握这个问题（例如女儿会不会因为她的离婚而失去了幸福，或者这位女士的婚姻是否已经不可救药），单就重要感而言，我们可以看到她在两种

① 关于完美感被热动机叠加而产生完美主义的论述，见《完美主义研究》（訾非，马敏，2010）。

人生目标下产生的两种重要感之间的冲突。在她看来，为了养育一个幸福的女儿，保持婚姻是重要的；为了获得人生的幸福，离婚也是重要的。

意义感与无意义感

“人活着有什么意义？”在心理咨询与治疗中，这是咨询师常被来访者考问的一句话。如果咨询师试图论证人生的价值、生活的意义，好像又僭越了导师的角色，且这么做通常并不能使咨询产生积极效果。

我们不妨暂时把哲学的，或者更广义地说，人文主义的思考放在一边，逆着来访者的思路，探寻促动了这个疑问的心理感受。人活着有什么意义？当来访者询问此类问题时，体验着的常常是一种“无意义感”。他感受不到生活的意义，才会生出这样的疑问。他很少说“我觉得活着没有意义”，而是询问“活着有什么意义”。他认为当下的这种生活状态是不对的，觉得一个合格的“人”应该能感受到生活的意义。他在过去的生活中分明体验过意义感，目前却没有了、缺失了，他希望重新获得这种感受。

然而意义却又不是能问之而得的。能找到答案的问题是这样的：是什么使我们觉得自己的生活失去了意义（或者意义感）？比如，一个大学生为什么会感觉学习是没有意义的？求知的过程原本可以富有乐趣，带来意义感①，而他却对此失去了意义体验。

意义感的丧失，有时是精神障碍的症状。例如因神经递质5-HT的代谢失衡导致的情绪低落，就足以让人脑中的意义感削弱乃至丧失。不过当一个咨询师从神经递质代谢失衡的角度去评估抑郁症，指出意义感的丧失可能是神经递质失衡的结果，又常常遭到来访者坚决地反对。他们会觉得，自己对于生命意义的追问是形而上的，是某种终极追求，怎么能是一种生理现象。用神经递质、抑郁障碍之类的概念去解释人们对意义的追问，在他们看来无异于焚琴煮鹤。然而，用大脑的生理功能失调去理解意义感的丧失，绝不是粗暴的还原论。有充足的医学证据表明，通过服用改善抑郁情绪的药物，调节患者的情绪，患者重新获得意义感是完全可能的。生理心理学、认知神经科

---

① Butler（1953）观察到猴子仅仅因为好奇心的驱使便可以持续观察事物，体验到认知的乐趣。

学等学科从生理的、神经递质的角度去探究人类的某些“高级”心理活动机制和心理感受，正在不断地改变我们对于心灵本质的看法，有些看法的改变是根本性的。[①]

但是意义感的丧失在某些情况下委实有其心理根源。[②] 例如，某种欲望尚未得到满足，但这种满足大有希望的时候，个体体验到意义感；倘若希望渺茫，则让人感到了无意义。在欲望获得满足的时刻，个体会体验到意义感；而满足之后，又会体验到无意义感。因此，意义感与无意义感是与人的生存状态相伴随的。

完美主义是意义感缺失或者无意义感之所从发生的一个常见诱因。完美主义者对于人生的追求是神话式的。他们经常觉得自己的所为难达所望，觉得自己的行为不能把自己送到成功的彼岸，故而感到生活无意义。在一种更为冲突的情形下，完美主义者被两种甚至多种在目标上大相径庭的动机同时驱使，徘徊在目标之间，面临双重的意义丧失：在获得一种意义之时，又失去了另一种意义。例如一个在艺术上志存高远的画家进入商界，虽获得了大量的财富，却感到自己的成就没有意义。艺术上的追求可以给一个人带来意义感，对财富的追求可以给另一个人带来意义感，对于这个追求完美的人，无论哪种追求，都不能给他带来足够的意义感。艺术的追求使生活贫困，商业的劳作使艺术创造力挫顿，满足的过程便是缺憾发生的过程。

除了上文这些个性化的心理因素，人类无法排遣的对于生命的终极追问也引导他们询问生活的意义。这种追问根植在人的有限性这个现实之上。“对酒当歌，人生几何，譬如朝露，去日苦多”，对人性有限性的忧虑源远流长，而且似乎并不会因为人对于自然界的控制能力的提高而从根本上消除。

使生命的意义进一步受到考验的是人作为一个生命种类的有限性。人类面对现实的不完善，或许可以把实现完美的希望安放到将来、下一代，或者

---

① 例如，对于爱情的神经机制研究，已经把这种高级情感与人的生理因素紧密联系起来（参见 Fisher, Aron, & Brown, 2005; *Emanuele, Politi, Bianchi, Minoretti, Bertona* & Geroldi, 2006）。

② 弗洛伊德（Freud, 1937）晚年曾在给友人的信中说，当一个人追问生活的意义和价值时，他就病了。弗洛伊德认为，生活的意义和价值并不存在，对这个问题的追问，意味着追问者的力比多未得到满足，正期待着不同于现状的生活。

千秋万代之后。可是这种希望又必须建立在一种彻底的乐观主义态度之上——认为人类是永恒存在的。

除了与“人生的意义”“生活的意义”“行为的意义”有关的感受，还有一种程度上较弱的意义感。例如我们阅读一本书，当文字向我们显现出它们的意味，我们就体验到了意义感——因为“明白”而体验到意义。当我们处于“明白”什么的状态中，就不易产生无意义感。尤其在那种对苦思冥想的问题的突然顿悟之时，狂喜中的思考者是不会觉得生活无意义的，甚至那些深受抑郁困扰的患者，也会在这过程中暂时摆脱无意义感的折磨。人的创造性是抵御无意义感的良药。在创造之中的人，乐以忘忧，不知老之将至。

使命动机与使命感

使命作为人类个体的动机，在程度上比性、进食、竞争和亲和等热动机弱，但是比追求完整、秩序等冷动机强。使命是一种主观感受，且每个人都拥有这种感受以及相应的使命动机，但这并不是说人人都拥有孔子或者司马迁那样“伟大的”[①] 使命感。一个含辛茹苦的单亲母亲把抚养独子看成一生的使命，一个忠于职守的信差把每一封信交到收信者手中，也可能是基于使命感。甚至，当一个孩子为父母去商店打一瓶酱油，也是使命感的一种最纯粹的形式。[②]

使命动机也是一种易被热动机所叠加的动机。自恋者的能力动机与使命动机结合，就产生了一种包含有自命不凡的成分的使命感。其实这种感受是

① 此处笔者更愿意用“宏大的”一词，因为“伟大的”乃是褒义，“夸大的”乃是贬义，都不能价值中立地描述历史人物的使命感。笔者认为，历史人物对历史的贡献，常常被后人反复重新评判，我们没有足够的把握断定任何一个历史人物的贡献是“伟大的”，而不是“灾难性的”，但我们却可以比较有把握地说某个人对历史的影响是“巨大的”，与之相应的使命动机是“宏大的”。

② 其实我们不妨把那个在网上广为流传的“我是打酱油的”反讽作此理解：我有我自己的使命，尽管在你看来微不足道。“我是打酱油的”这句话折射了一种态度：我宁愿执着于自己的微小使命，而藐视主流意识形态强加给我们的所谓的宏大使命。

自恋式的夸大的能力感与使命感的结合，而非纯粹的使命感。[①]

阿道夫·希特勒认为自己肩负着为德意志民族扩大生存空间的使命，命中注定是来拯救德意志民族的，但历史却给出了否定的答案。希特勒的使命感，在现实中化为一场泡影。历史上从来不乏此类为自己赋予自恋式使命感的人，如果我们认真地去探究他们给世界带来的是什么，我们难免会对使命感这个概念抱有玩世不恭的理解。历史上太多的“身兼天下”的人物，带来了连自然灾害都达不到的对人类社会的破坏力。这些心怀自恋式使命感的人，在事业的初期，似乎也做过一些贡献，但自恋一定要把他们推往盲目之路。他们引发的灾难，使他们先前做出的一切贡献暗淡无光。

心怀自恋式使命感的人物，在那些渴望理想化的自体客体的人眼中是魅力非凡的。每个民族都有自己的先知、创造者、拯救者，然而一旦稍稍还原历史的真实面貌，这些被赋予超凡魅力的人物都会大大失去神性。因此，当某个人物在历史上完成了某种使命，决不能把它仅仅理解成这个人物的使命感使然，而是某个时代采纳了此人的使命感。这好比每个时代都不缺乏追逐享乐的人，而某个人能够极尽奢华地度过一生，必定是相应的时代具备了奢华的物质基础。孔子的使命感、孔子的智慧，都不足以造就孔子，是时代造就了孔子。假如孔子中年夭折，未曾完成他毕生的学术追求，另一位思想者就会被戴上中国文化的首席先知的桂冠，他或许是老子，或许是墨子。关于司马迁、关于莎士比亚、关于佛陀，理解他们完成的事业，都理当考虑时代的因素。

呼唤使命感，向来是一切主流文明的宏大叙事中不可或缺的成分。使命感造就了孔子、佛陀、柏拉图，也造就了拿破仑、希特勒和墨索里尼，这种强大且经常盲目的能量，如果从个体人格发展的角度去看，它的产生似乎与挫折和挫败息息相关。正如司马迁在《报任安书》中所言：“仲尼厄而作《春秋》；屈原放逐，乃赋《离骚》；左丘失明，厥有《国语》……此人皆意有所郁结，不得通其道，故述往事，思来者。”厄运强化了个体的使命感，这种强大的能量作为持续不懈的推动力促使人格的发展，有时又变成对己对人的毁灭性的力量。

---

① 被自恋者夸大了的能力动机所叠加的完美动机，也是类似的情况，完美感其实是完美感与夸大的能力感的叠加。

公平动机与公平感

人类对公平的追求，虽不如进食、性、自尊、关爱等需求那般强烈，而且对公平的践踏几乎司空见惯，但公平一向萦绕于人心，不断地成为文学艺术作品的严肃主题，它也是社会改革者孜孜以求的核心目标。人类对于公平的诉求从未因它的难得而终止。

对公平的诉求，儿童中就已显而易见。在儿童六到九岁之间的时候，也就是小学低年级的这段时期里，我们能观察到他们的公平敏感期①，频繁地听到“凭什么啊”这句反问。这种反问可谓公平感之母了。

具有强迫性人格倾向的个体往往表现出对公平的极端敏感性。这或许是此类人格倾向者的天然优势，孔子所说的“有所不为”的“狷者”大约指的就是这种人格。强迫性人格者更有可能是公平感的维护者，更有可能牺牲自己的利益而维护群体的利益，当然这么做的效果又另当别论。

不过，公平毕竟是一种感受，对于公平的定义，总有其历史、文化和个人经验背景。强迫性人格者有可能忽视公平的背景，而认为世界上存在着绝对的公平——甚而认为，自己理解的公平是它唯一正确的涵义。举例来说，在行使权力和权威的问题上，强迫性人格者有两种看似十分冲突的类型：专制主义者和公平主义者。例如，一位有强迫性人格风格的领导者认为组织中的权力关系必须绝对明确，不论在行动上，还是在语言态度上，处于较低职位的人要完全服从较高职位者。他觉得如果不是如此，他的组织就会是一片混乱。而一个公平主义者，认为人和人之间就不能有任何命令和服从的关系。当他们成为领导者之后，会做出为了“公平”而“专制”的看似悖论的管理行为。但他们也可能放弃对公平的追求而成为等级制度的拥护者。

追求公平是一种群体本能，这种本能与另一种本能——追求优越——经常是相互冲突的。公平动机虽然强烈，但是相较而言，追求优越是更为强烈的动力，笔者把与追求优越有关的竞争动机称为热动机，把追求公平的动机称为温动机，就是基于这个原因。

---

① 笔者推测，人的所有感受都有其发展上的敏感期。

老子说："民不患寡，而患不均。"这个判断经常能找到支持它的证据，但是我们也能找到相反的证据，说明人类对于不平等的异乎寻常的容忍力。对这个情况的合理推断是，人类既患寡，又患不均，他会为了获得基本的生存而牺牲公平，也会在基本的生存得到满足之后更加关注公平。另一个与之有关的判断是，人类经常发出公平的吁求，但很少为公平而付出努力——因为后者要付出代价和牺牲。

"应该"动机与道德感

人类的个体、人际和群体本能是本我的基础；人类除了受本能驱动，还会做出在特定情境下某种本能是否"应该"被施展的判断，这就是超我的功能；人类也具有通过现实经验而学会的在某种情境下某种本能地施展是否具有可能性的判断能力，这是自我的功能。本节要探讨的就是人类的"应该"动机，也就是超我的功能。

虽然超我的功能是一切人类固有的心理机制，但是超我的内容（或者说原则）却是因文化而异的。而个体的经验和经历又各有其独特性，所以超我的内容也可以说是因人而异的。超我功能本身的形成，也与人的经验有关，因而在强度和稳定性上也因人而异。

当某些个体的超我机能较为衰弱，或者被大多数他人承认为超我原则的东西未被某些个体采纳，我们就会说这些人"不道德"——其实确切地说，前者是"缺少道德意识"，后者则是"道德观念偏离常规"。

超我的内容也随着文化的演变而发生变迁。比如，在中国民国时代的乡村，一个老太太恐怕认为裹小脚是应该的、必须的，不裹脚的女人是不道德的，而与此同时，从这个乡村走出去的学生就会认为裹脚是不道德的。

习惯于从"应该"和"不应该"的角度思考和应对现实的人，与一个习惯于从"快乐"和"不快乐""痛苦"和"不痛苦"的角度来思考、应对现实的人，他们的人格特点是大不一样的。做了不应该做的事，个体会感到内疚；想做不该做的事，这个人会感到忌惮；做了应该做的事，人会感到自豪；没有去做不该做的事，个体感到欣慰。这些无不是与超我相联系的情绪感受。习惯于从“应该—不应该”的角度思考现实的人，是超我比较强的人。

强迫性人格者的超我动机，常常泛化到一些并不值得运用超我原则的领域。当强迫性人格者把他人的一举一动都从道德的层面去解读时，会被人看成“道德狂”；当他们对道德的完美有着异乎寻常的不必要的追求时，则可称之为“道德完美主义”。由于后者有时也被人们放到“道德狂”这个日常用语中，笔者主张把前者称为“泛道德主义”，与后者的“道德完美主义”区分开来。泛道德主义是把道德原则泛用在本来无须运用道德判断的领域，但泛道德主义者未必要求道德原则应该被完美、一丝不苟地遵守。而道德完美主义者追究的生活领域，有些的确是应该运用道德原则的地方，但他们对于道德原则运用的完整性、恰当性和细致性有着过分的要求。

道德感不同于正义感。正义感是个体选择符合群体本能中的高层次动机而体验到的复合感受。维护群体的平等，为被伤害的人说话，为了群体的利益而做出牺牲，这些——我们不妨统称之为正义动机——是根植于人性中的动机。当个体被此类动机推动着做出行动，便会体验到正义感。

当道德原则以高层次的群体本能为内容，换言之，当某种道德观举扬人的正义感时，“应该”动机就可能与正义动机相叠合。不过，对正义的追求虽是人之本能，所谓“义举”又不能不与自我的智慧相结合方能真正达成，否则以追求正义为出发点的行动，可以远远地背离正义。

第四章　冷动机及相关感受

马斯洛（1954）在《动机与人格》一书中曾提出一个问题："当一个人看到斜挂在墙上的一幅画时，便有一种强烈的意识冲动要去把它扶正，这意味着什么?"马斯洛给出的答案是，这种需要就是审美需要，它是一种高层次的、成长性的需要。他指出，高层次的需要对于维持纯粹的生存并不迫切，剥夺高层次需要也不像对基本需要的剥夺那样引起强烈的情绪反应。

马斯洛指出的成长性需要，即审美、求知和自我实现的需要，都更多地表现为认知层面的内容。但认知是伴有感受的，即使纯粹的逻辑思维，也能唤起一定程度的感受。认知所伴有的感受，来自于推动认知活动的相关动机，例如，人类求同、求异、归类的动机，对完整、秩序、计划、精确、逻辑合理性等的追求。这些动机，在强度上弱于那些与个体本能、人际本能有关的热动机，也弱于与群体本能及超我机制有关的温动机，因而笔者定义为冷动机。本章将探讨与冷动机有关的感受。

前面的章节讨论的热动机和温动机都与个体的人或群体的人的生存息息相关，是有利于人类自我保护、自我促进和群体保存与促进的，冷动机当然也是如此。贡布里希（1979/2006）在《秩序感：装饰艺术的心理学研究》一书中这样假设人类的秩序动机的价值：秩序感为个体提供了一个用以确定客观世界的系统，这种认知方式对于人的生存是重要的。他解释说，当一个人在黑暗的空间里行走，我们的认知会把每一个出现的物体给予一个定位，置入我们内在的坐标体系之中，这种认识功能显然有助于个体的生存适应。沿着贡布里希关于秩序感的生存功能的假设，我们可以分析一下强迫性人格者的心理咨询与治疗中常常能够观察到的现象：一个焦虑的来访者，对咨询室内布置的秩序程度、墙壁的整洁，甚至咨询师衣物的整齐都会产生苛刻的要求。焦虑状态下的个体，仿佛在黑暗中摸索的猎人，对环境中的细微变化都保持着警惕。我们也因此可以在一定程度上理解强迫性人格者为何也经常是美学上的保守主义者，执着于对称、稳定等审美元素。

强迫性人格者对于秩序感的过分要求，并不是一般人生存的常态。我们看到别人墙上挂着的倾斜画框，虽有把它扶正的动机，但绝不至于非此不可。

关于冷动机，我们还要面临这样一个疑问：以秩序感为例，当个体的热动机未被触发，他对某些秩序的被破坏产生的不那么强烈的修正动机，是热动机的残留——此时我们认为秩序认知本身并不伴有动机——还是撤出了热动机之后剩余了的纯粹的秩序动机？或者说，有没有摆脱了马斯洛所谓的“低层次动机”的纯粹的审美动机？虽然在很多情况下我们的确应该把个体对于秩序的冲动理解为热动机的残留，相对纯粹的审美动机依然可能是存在的。Fantz（1961）的一些研究发现，新生儿对某些规则图案已经表现出视觉偏好。当不规则图案与规则图案同时出现时，新生儿更容易被这些规则图形吸引。这个心理过程就已经具有了动机的性质。这种相对纯粹的审美偏好对于个体的生存也有重要作用，但是在被更为强烈的动机叠加之前，它所伴随的冲动是微弱的。下面的小节中，笔者将对一些这样的动机进行分析，并探讨它们与更为强烈的动机叠加时体现出的特点。

完整动机、清洁动机与完整感、洁感

在大部分情况下，较之于热动机和温动机，追求完整和清洁都不表现为重要的动力，除非它们事关重大——比如说人们对家庭完整的维护，再比如说人们为了避免疾病而做出的清洁行为——此时它们与热动机或温动机叠加在一起，不再是单纯的动机了。

如图1.4.1所示的不完整图形，或者如图1.4.2所示的不洁图形，我们能直接感受到它们的不完整和不洁，产生去修正它们的冲动。但是这种冲动与我们维持人际间的亲和，与人竞争，以及对公平、正义的诉求相比，就显得微不足道了——除非这种冲动从其他动机中获得了更强烈的能量。假如图1.4.1不仅仅是一个长方形图形，而是我们打算作为礼物送给别人的相框，它的破损就关涉到礼尚往来的基本尊重感，我们大多不会送给别人这样破损的礼物，如果无意中这么做了，就会感到不安——其强度远远超过我们从一个有缺口的长方形上体验到的不安。

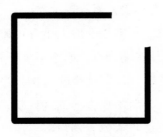

图 **1.4.1** 不完整图形

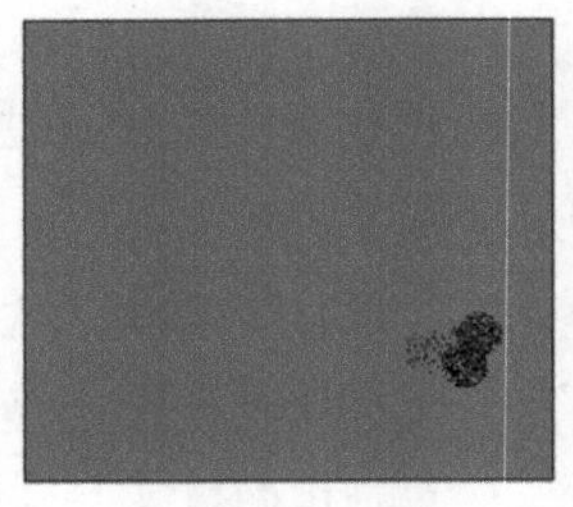
图 **1.4.2** 不洁图形

单纯的完整感和洁感虽不具有强大的驱动力量，但在人的生活中又几乎总是与热动机和温动机叠加在一起。或者反过来说，往往只有当热动机和温动机叠加在不完整感和不洁感之上时，我们才能够更敏感地意识到某些对象的不完整和不洁。

从强迫性人格障碍患者的症状，我们能看到冷动机被热动机叠加之后的极端形式。我们能够观察到一些可称之为“完整癖”的现象。例如，一位有强迫性人格倾向的作家在写作时要求自己必须有完整的、不受任何外界干扰的时间，一旦被打扰，就情绪崩溃，觉得自己所写的东西再也达不到最好的标准了。一些人在购买商品时，对于它们极其微不足道的缺憾也斤斤计较。织物上难以辨别的线头，手机上不易觉察的划痕，书页上无足轻重的缺损，都能够诱发强迫性人格者的不完美焦虑。当他们购买到此类“有缺憾”的商品时，必须更换或补偿。只有完美无缺才是可以忍受的，而他们又总能从一切看似完美的事物上发现不完美。

不只强迫性人格者，人们对于商品的完美——尤其是视觉上的完整与美——的过分热情几乎是一种时代疾病。这种热情似乎取代了人们过去对于贞洁、德行、礼仪的狂热。它的动力源泉，部分地能以人类追求完整和洁净的纯粹古老动机及其与热、温动机的叠加进行解释。不过我们也应该考虑到现代商品对于感官的过度刺激——从来没有一个时代的商家能像现在这样把商品创造成具有绝妙感官效果、接近人对于完美的古老幻想的状态。当然我们还不应该忽略，在现代社会中商品对于个体提升自身的形象的作用，它们似乎正在超越人品、能力、道德这些古老的自我提升因素。

精确动机与精确感

人类对于精确的要求在目前的时代也是极普遍的现象。对准确的追求是一种基本的动机，但在实际生活中几乎总是被更强烈的其他动机所叠加。

精确经常事关重大，对于生活在被科学创造出来的世界里的现代人来说这是不争的事实。现代人追求精确的倾向大多并非出于单纯的精确动机，但纯粹的精确动机仍然能被观察到。我们能够从青少年、儿童的种种游戏行为中看到精确所具有的原发的推动力量。

某位学者曾向笔者讲述了他少年时代的一段有趣的经历。他那时骑车去上学，路上要经过一排树。他发现自己每踩下自行车的脚踏，差不多要经过一棵树。此后一段时间，当他经过这些树的时候，就试图让自己踏下脚踏的时候能够正好经过一棵树。

某位职业女性曾向笔者讲述了她在儿童时期发明过的一个游戏：她领着一群孩子绕着住宅楼奔跑，每经过一个电灯柱，就做一个动作，那些没能准确地完成这个动作的孩子就被判“出局”。

精确有一种神奇的魅力，很多人都有类似的体验，为精确而精确是一种乐趣，我们能从精确本身汲取愉悦感和心灵的平衡——这恐怕是宗教仪式能够给人类心灵带来安慰的原因之一。精确也是构成一些更为复杂的冷动机——例如秩序感和计划性——的基础。

强迫性人格者常常全神贯注于对精确的追求，一方面这与他们先天的对精确的敏感性有关；另一方面，更为重要的，则是其他的更为强烈的动机作为驱动力量维持着这种全神贯注。换言之，这种“全神贯注”是动机叠加的结果。我们可以用开车做一个类比。当司机把车开到一个危险的、事故多发的路段，他就会比平时更加全神贯注，动作更加仔细、准确。强迫性人格者在生活中表现出的高于一般人的对精确的需求——与之有关的也包括对于完整性、秩序感、计划性等的需求——在相当大的程度上源于他们高于一般人的不安全感。他们是那种即使开在一马平川的大路上也老是担心车毁人亡的“司机”——这种判断并非总是对风险的夸大，因为强迫性人格者同时也是一些“贪婪”的“司机”，大多经受不住“超载”所带来的“超额利益”的诱惑。

关于动机叠加是如何运作的，在第一章已经做了探讨，此处笔者想略做说明的是，强迫性人格者之所以全神贯注于精确感等冷动机感受的追求，乃是不安全感等更为强烈的动机切断了他们被其他动机扰动的可能性，这就是动机叠加的一种工作方式。当然，全神贯注于追求精确，也可能意味着成就感、优越感的获得——此类积极热动机，也起到了对精确动机的维持作用（对于此种现象的隐喻，则是把个体比作一个开赛车的司机，不过有完美主义倾向的强迫性人格者实际的情况往往更像一个开着超重的卡车加入比赛的司机）。

秩序动机与秩序感、计划性

寻求秩序是人类天生的一种能力，而且这种能力亦是动物界普遍具有的。任何观察到蚕在树叶上整齐地排开卵子，看到蜜蜂把巢穴建造得井井有条的人，都不会怀疑即使昆虫也能把握秩序，拥有秩序本能。不过，昆虫是否有秩序感，就不得而知了，毕竟做出有秩序的行为，与能感受秩序之美，是无需有必然联系的——即使普通的机器也能做出最有秩序感的产品却没有秩序感受。但我们有足够的把握说，人类有秩序感，而且这种感受在许多情况下决定着人类的生活。①

我们都能凭直觉判断下面图 1.4.3 和图 1.4.4 哪一个图更有秩序。对秩序的把握能力，我们在一岁半之前的孩子的行为中就能观察到。他们在这个年龄前后有一个对秩序的敏感期。② 随着年龄的增加，他们对秩序的热衷便逐渐冷淡下来，生活中更多更广的主题纷至沓来，秩序感不过是其心灵世界的一个组分而已。

但对于强迫性人格者而言，秩序永远是至关重要的。他们对秩序的追求甚至遮蔽了他们对客观世界的另一面——即世界的活力和可变性——的感受。图 1.4.4 的左下角的第二个圆，因为发生了变动，而破坏了整个图形的秩序感。对于图 1.4.4 这个不那么秩序的结构，我们其实可以感受到它的活力。

---

① 关于秩序感，贡布里希（1979/2006）的著作《秩序感：装饰艺术的心理学研究》里有很好的论述。

② 见訾非、马敏（2010）《完美主义研究》，第 8—9 页。

就艺术性来看，图 1.4.4 更佳，它更轻松，更有灵动感。而图 1.4.3 多少让人感到有些呆板。但是，就笔者的临床经验来看，强迫性人格者更喜欢图 1.4.3 所展现的秩序感。

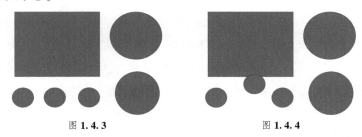

图 1.4.3　　　　图 1.4.4

强迫性人格者对秩序感的偏爱，受到他们潜在的不安全感和紧张焦虑所强化。紧张焦虑、感到受威胁的人，大脑处于警戒状态。这种状态是不会偏爱活力、变化的。笔者的一位来访者在焦虑的状态下，甚至要求咨询室的放在桌子上的文件夹必须调整到与长方形的桌面的边缘保持平行，钢笔的方向也要放得与文件夹的边缘平行。如果我移动了这些东西使它们倾斜，她便无法控制自己要去摆正它们。如果这些东西不能按照她的要求极有秩序地放置，她无法集中在咨询谈话的内容上。

秩序感其实可以分解为一些更为基本的感受：完整感、对称感、平行感、平衡感、一致感、相似感等，图 1.4.3 能够带来所有这些基本感受，而图 1.4.4 在一定程度上破坏了这些感受。不过，在对称、平行等方面的微小破坏，其实增加了画面的张力和灵动性。而强迫性人格者对于这种变动的最直接体验是秩序感的破坏，而不是张力和灵动。

秩序感，及构成它的完整感、对称感、平行感、平衡感、一致感、相似感等等，是与焦虑、抑郁、恐惧、内疚、羞耻、愤怒等强烈情绪感受不同的弱感受。其强度虽弱，却是与人的认知过程始终直接伴随着的。

强迫性人格者在秩序感方面的独特之处在于：微弱的秩序感常常焕发出强烈的情绪反应。强迫性人格者对秩序被破坏时的激烈反应容易被归因于他们对秩序的天生敏感。其实，虽然不能排除他们有可能的确对秩序有高于他人的敏感性，但考虑到强迫性人格者并不是对所有的非秩序都表现出激烈的情绪，他们对秩序的强烈诉求还需要考虑其他解释因素。

当强迫性人格者认为某些秩序应该得到重视的时候，才会对某种秩序的破坏表现出强烈的情绪反应。这种应该可以来自这个人对某种价值观的接受和推崇。

强迫性人格者也倾向于把秩序感的破坏与失败联系在一起。秩序感的破坏能唤起强迫性人格者的失败恐惧和灾难恐惧。

被要求在图 1. 4. 3 和图 1. 4. 4 之间做出选择时，有完美主义倾向的强迫性人格者比无完美主义倾向的强迫性人格者更有可能感到冲突。完美主义者出于美感和活力的渴望，会感到图 1. 4. 3 虽然秩序井然，但不免刻板，而图 1. 4. 4 虽然比图 1. 4. 3 有更多的活力，秩序感也遭到了明显的破坏。

有完美主义倾向的强迫性人格者在生活中也面临类似的冲突，他们不会安于既有的秩序，但是当秩序感受到扰动时又过于焦虑。

计划性

秩序感当然不限于上文所述的形式。音乐中的节奏感、做事的计划性、仪式感等，都是秩序感的其他形式。节奏感、仪式感、计划感等，与上文探讨的秩序感的差异首先在于它们引入了时间变量，而如图 1. 4. 3 所示的秩序感是共时性的。节奏感、仪式感、计划感是历时性的秩序感。

强迫性人格者——尤其是无完美主义倾向的强迫性人格者——固执于老习惯、老观念，这是对于历时性秩序感的执着。他们期望历时性的过程，应该像共时性的结构一样一成不变。[①] 从这里我们再次看到强迫性人格者对确定性的偏好以及对于变化的焦虑。

秩序感的发展阶段——一个假设

维护秩序与追求活力——或者说，秩序感与自由感的对立——是人类共有的相互冲突的动机。在人一生的发展进程中，对于秩序与自由的诉求，是交替出现和此消彼长的。据笔者观察，幼儿对于秩序的敏感，最早出现在 1 岁左右的时候，1—3 岁之间是幼儿对于秩序、完美有敏感要求的时期[②]，在 7—12 岁，与小学阶段相对应的时期，儿童对于秩序、计划性的要求也高于 4—6 岁（幼儿园阶段）的时候——其中尤以 9 岁左右表现得最为敏感。到了

---

① 阿恩海姆（1974/1998）认为在视觉上，历时性和共时性其实具有相似性，他的解释见《艺术与视知觉》一书。

② 这个时期也是弗洛伊德定义的肛欲期。

青春期初期，大约13—15岁，少年的叛逆、寻求自由的倾向又占了上风。16岁以后，青年对于秩序感的寻求又逐渐占了上风。29—35岁这一段时间，又是一个心理反抗期。35岁以后，秩序感又居于主导的地位。而到了老年，秩序感又出现了弱化。①

归类动机、求同动机与例外感、后悔感

在心理咨询中，当来访者知道别人也犯过同样的错误，或者做过类似的糟糕行为，或者经历过同样的挫折，就会多少感到释然。因发现自己犯的错误无独有偶尔感到放松，还需要一个前提条件：这个人尚不是极端的自恋。假如他认为自己最优越、异于常人，就可能认为，别人可以犯此样的错误，而自己不应该。那么即使知道犯同样错误的大有人在，他的焦虑与自责也不能被缓解——除非那个“别人”是一个在他看来比自己优越的人（尤其是他的偶像时）。

一般而言，强迫性人格者虽然倾向于把自己的不幸看得特别重大，似乎别人都没那么不幸，只有自己是最倒霉的，当他们得知别人也遭遇过类似的不幸，压力感也会大为减轻。在心理咨询与治疗中，咨询师列举相似的案例，能够产生一定的治疗效果。

仅仅因为知道有他人和自己一样不幸，那不幸就变得不那么严重，这是在例外感消除之后产生的一种反应。另一个也会发生的情形是，仅仅因为知道别人也有同样的幸福，自己的幸福就变得不那么幸福了——一些强迫性人格者会有这样的感受。

例外感似乎是幸福和不幸的强化剂，但要弄清楚它为什么有这些的作用，也并不容易。在某些情况下，例外感是优越感的构成元素，有完美主义倾向的强迫性人格者渴望成为第一，如果他的成就与众不同，当然也就能够满足

---

① 笔者把不同时期的秩序感以及自由感的诉求及其内容大致做如下概括：（1）1—3岁，秩序：仪式感、完整感；（2）4—6岁，自由：兴趣；（3）7—12岁，秩序：规则、公平；（4）13—15岁，自由：自主；（5）16—28岁，秩序：社会规范；（6）28—35岁，自由：自我实现；（7）35—60岁，秩序：社会责任；（8）61岁以上，自由：自在、不固执。这只是根据对小样本的个体观察做出的粗略概括，需要进一步的研究检验。

优越感。但是，就不幸而言，别人的不幸并不会改变他的不幸，为何他的不幸感会得到缓解？对此的一种解释是，强迫性人格者会夸大不幸带来的风险，不幸的遭遇能够唤起他们对于自身生存的巨大焦虑。当发现别人有同样的不幸却不那么焦虑，他们自身的焦虑也就得到了缓解——这种情况与强迫性人格者的易受暗示性也有关。如果那个与自己同样不幸的人比强迫性人格者更加夸大他的不幸①，安慰作用也就荡然无存了。从他人的遭遇和对遭遇的态度里得到安慰，这其实是人格在早期发展的特点。Kohut（1984）把幼儿的首要照顾者视作幼儿内化缓解焦虑的人格成分（焦虑安抚机制）的源泉。成人把他人的经历与自己相比，从而获得安慰或者感到焦虑，也可以视作类似的过程。

得知他人正遭受（或曾经遭受）同样的不幸并不总能缓解一个人的焦虑，有时也有相反的作用。如果个体对自己的某个弱点深恶痛绝，他从他者身上看到的弱点，足以成为对他人厌恶的理由。而诸如疾病、创伤之类的痛苦，他人的类似痛苦引起的常常是积极的感觉，一方面他自己的痛苦得到缓解，另一方面则是他对他者产生同情。那么病痛与弱点有什么区别呢？人们对于自己的病痛和创伤，通常不会产生深恶痛绝的情绪，而是关注和怜悯，人对于自己的性格弱点却是反感的。人们更愿意承认自己的生理疾病，而不愿承认自己的人格缺陷或心理疾患，后者会唤起个体对自己的深切怀疑，以及对社会排斥的预期。因而我们也就不奇怪，面临自身的人格缺陷，心理的防御总是最顽固的。

"为什么偏偏是我？"不幸让人格外痛苦，幸运让人分外幸福。如果不是"偏偏"，而是所在多有，就不会有那么多"如果不是……"之类悔恨式思维加重痛苦的感受。"如果不是……"之类的想法总能加重人的痛苦，甚至，或许痛苦本身主要就源于这种思维方式。而把一切发生了的事都看成不可挽回、命中注定的人，即使遭遇重大不幸，往往也能从最初的痛苦中迅速走出来并处之泰然，因为他没有期望这些事情的不发生，在他的内心没有侥幸心理。

---

① 或者这种不幸在他人也是无法战胜的困难（例如某种不治之症）。

第五章　元动机

北京颐和园的西堤，有一株长在水边的倾斜的树。树干和水面呈10度左右的角度。每次笔者经过这棵树，都能看到有年轻人扶着树枝，沿着树干走到水面上去。这么做似乎没有什么明显的好处，却有显而易见的风险——他们可能会掉到水里去。然而许多年轻人乐在其中。他们这么做，或许可以用热动机来解释——在他人面前显示出自己的勇敢以得到尊重——但是，如果我们看看另一些类似例子，就会发现受尊重只能看作一种附加的动机，即使没有这种叠加了的动机，人们还是有可能做出类似的举动。我们观察孩子，他们常常做出一些令父母胆战心惊的事，比如从高处跳下来，或者冒险下河去游泳，而且孩子们尚未获得同伴的称赞的强化之前，就已经乐此不疲了。

我们还能观察到另一些类似的现象，一群孩子被突然出现的大狗吓得四散奔逃，但是当风险解除，大家又怀着浓厚的兴趣，去探索刚才这吓人的动物的真面目。勇气（直面内心消极的感受）和冒险（迎着产生消极后果的可能性去获取积极的回报），就其本身来说，就是两种纯粹的动力。

勇气和冒险等能够成为其他动机的调节者的动机是“元动机”，它们和自我对于情绪的觉察能力一样，都属于元我（meta-ego）的功能。就其一般强度而言，元动机属于温动机。

元情绪和元动机

元情绪是个体感受、辨别和调节恢复自己情绪的心理能力。Salovey 和 Mayer(1990)最早提出了“元情绪”(Meta-experience of emotion 或 Meta-mood)这个概念。

Mayer 等人把元情绪分成“评估”（evaluation）和“调节”（regulation）两个维度及六个分维度①，他们认为元情绪能力意味着个体能够接纳自己的情绪，区分自己的不同类型的情绪，能够比较明晰地意识到自己的判断受到了自己情绪的影响，也意味着个体能够修复自己的消极情绪，保持某种情绪，以及对积极情绪有恰当的约束力。

对元情绪的一个比较简单的分类是把它看成“情绪注意”“情绪辨别”和“情绪恢复”三个组成部分（Salovey，Mayer，Goldman，Turvey，& Palfai，1995）。个体愿意对自己的情绪给予注意，这是情绪注意；知道自己对不同情境产生不同的情绪，这是情绪辨别；个体努力调节自己的情绪，从极端的情绪中恢复过来，这是情绪恢复。

元情绪与心理健康存在密切的关系。例如，Mayer 等人（1994）发现，述情障碍（alexithymia）者对自己的情绪缺乏接纳和区分，边缘性人格障碍者在估计情绪对自己的判断力的影响方面缺少自知，在情绪的修复能力方面也存在缺陷。Salovey 等人发现，一个人越能清晰地报告自己的压力情绪，他对压力的管理能力就越好（Salovey et.al.，1995）。中国学者齐艳（2003）等人的研究也显示了元情绪对心理健康的积极影响。

这些研究结论是本书探讨的感受分析治疗的有效性的一个佐证。不过，感受分析是在正念（内观）和精神分析的理论和实践背景下产生的，它要求来访者对自己的内在体验进行更为深入、细致和系统的观察分析，不限于对情绪的观察、体验和调节。但如果把完整感、意义感和时间感等感受也视作广义的情绪体验的话，感受分析咨询在很大程度上可以看作一种对“元情绪”能力的训练过程。

对现有的元情绪概念进一步分析，我们会发现，在情绪注意和情绪辨别过程中，认知的成分起到重要的作用。如果说“元认知”是“对认知的认

---

① 参见 Mayer & Gaschke（1988）和 Mayer & Stevens（1994）等论文。两维度中，评估维度又包括“接纳”（acceptance）（个体允许自己体验自己的感受的能力）、“清晰”（clarity）（个体在何种程度上能够区分自己的情绪）和“影响”（influence，在何种程度上个体相信他们的判断受到了他们感受的影响）三个分维度；调节维度又包括修复（repair）情绪、对现有情绪的保持（maintenance），以及对积极情绪的约束（dampening）三个分维度。

知”，“元情绪”在相当大的程度上是指“对情绪的认知”。而这种对情绪的认知归于元认知的范畴其实更为合适。

笔者认为，元情绪应该是“对原发情绪有调节作用的情绪”，它们次发于原发的情绪之后，能够调节原发的情绪。在这个意义上，勇气就是一种元情绪，它的功能是对其他情绪进行调节。笔者还认为，Mayer（1994）提出的情绪调节功能，即修复情绪、保持现有情绪，以及对积极情绪的约束，是在对情绪的元认知的基础上，在作为元情绪（元动机）的勇气的参与下得以实现的。这个过程往往还需要通过调动其他情绪来调节被调节的情绪。例如，一个面临挫折而对自己感到失望的人，敢于发现自己的长处和生活中的快乐，这个过程有元认知（对自己失望情绪的认知，对自己的生活面貌的认知）和元情绪（勇气）的共同作用，也包含了对积极情绪的调动。元认知和元情绪是两种互有关联，却有相对独立性的心理过程。这就意味着，某些个体具有很好的元认知，却未必有比较强大的元情绪，反之亦然。中国的儒家谈到“智者”与“勇者”的区别，就是对这种情况的概括。

勇气促使个体逆着本我的“趋乐避苦”倾向行动，更确切地说，逆着个体的快感—不快感本能而动。个体在智慧层面的认识，与本我的趋向快乐的感受、回避不快乐的感受的惯性相左的时候，勇气的力量使智慧的目的得以实现。智慧对于人的存在具有更为完整的认识，违背智慧的原则，人会感到愧疚，但是智慧本身并不具有情感力量。勇气是一种选择的力量，或者说，没有勇气，智慧便是不完整的。

三种勇气概念

美国学者丹尼尔·普特曼（Daniel Putman）把勇气分成三种类型：生理勇气（physical courage）、道义勇气（moral courage）和心理勇气（psychological courage）（Putman，2004／2009）。生理勇气是指个体克服对死亡或生理痛楚的恐惧的勇气。例如，战争中士兵直面死亡和伤痛勇敢奋战；消防员不怕牺牲解救被大火围困的群众；普通人面对洪水、歹徒的侵犯等危险时勇敢保护家人。道义勇气是指个体为了保守道德正义，敢于克服被他人孤立和拒绝的恐惧，做符合道义原则的事。在日常生活中，需要道义勇气的情境比需要生理勇气的情景更多。站出来为因遭受诽谤而名誉扫地的人说话，在工作中敢于指出团队中发生的不公正现象，这些都需要道义勇气。生理勇气与道义勇气往往相互交织。举例来说，甘地和马丁·路德·金在直面死亡威胁时也展现出了道义勇气。

心理勇气是克服内心对心理稳定感和控制感的丧失的恐惧的能力。例如，一个来到其他文化环境中生活的移民克服由文化陌生感所带来的不安，勇于和当地人交往，重新建立自己的生活；一位经历职位调动或升迁的管理者，克服对新职位要求的不确定感，逐渐适应了新工作的要求；强迫性人格障碍者发现自己的性格弱点，敢于承认自己的弱点，并在现实生活中逐渐改变自己的行为态度。这些例子的共同特点是，心理勇气促使人们敢于走出自己习惯的心理模式以适应变化。心理勇气也往往与生理勇气和道义勇气交织在一起。例如，改革者在克服自己对心理稳定性的需求、革故鼎新的同时，也可能要克服来自他人的孤立和拒绝，在某些情况下，甚至需要克服来自保守势力的生理伤害和死亡威胁。

尽管在生活中，三种勇气是交织聚合的，但对三者的区分仍然是有可能的。它们在感受体验上有相似性（都是勇气体验），但也有显著的差异。笔者认为，Putman 区分的三种勇气类型，与自体的不同构成成分有关。与生理勇气直接对应的是生理自体，或者说“身体自体”（physical self）。自体的这个成分是个体最直接的体验，是“我”区分自己和外在物质世界的依据，对这个自体的威胁，也就是对个体生命的威胁。与道义勇气对应的是人际自体（relational self）。这部分自体由个体在他者的注视中产生，换言之，当个体意识到自己暴露在他者的目光之下，并且受此推动，致力于构建一个令人满意的个人形象时，这个自体就逐渐产生并保持下来。道义勇气意味着，个体为了道德正义，不怕让这个辛苦建构起来的人际自体受到伤害甚至遭到毁灭。

而与心理勇气对应的自体是在“我”（I）的注视中产生的。这部分自体，是由习惯和态度组成，构成了“心理的实体”。当这部分自体受到威胁，个体感到不确定、不可靠、没有根基。

Putman 主张在心理治疗中培养来访者的勇气，这是个很有价值的看法。新精神分析理论提倡的、作为心理健康的动力的“自我力量”（ego strength，Hutman，1958）与心理勇气有关。勇气可以看成自我力量的一个重要成分。

另外，行为疗法中的决断训练、满灌疗法、系统脱敏等，也需要心理勇气的激活和参与。

笔者也赞同 Putman（2004/2009）的另一个看法，即物质成瘾、焦虑、人际关系不良等心理问题，都与心理勇气的匮乏有关。以强迫性人格障碍的心理咨询为例，笔者发现，此类个体中通常存在的强烈的不安全感。过度追求完美、计划性，过度谨慎、过分仔细、过度积攒等症状正是对不安全感的缓解和补偿。这些强迫行为业已成为习惯和固定的态度。对于强迫性人格者来说，让自己放松下来，适当放弃计划、谨慎、仔细和积累的念头，必然唤起显著的不安。没有心理勇气的介入，个体就不会改变——改变所唤起的不安全感是强烈的，让个体感到很不舒服，而且被唤起的不安全感又会在意识层面上催发出夸大了的危险认知。

中国传统文化中的勇气观与存在主义心理学的勇气观之比较

中国儒家和道家学者也把勇气视作人的核心心理品质。孔子说："君子道者三，我无经能焉：仁者不忧，知（智）者不惑，勇者不惧。"（《论语·宪问》）《中庸》把知（智）、仁、勇概括为三种"达德"。孟子说："自反而缩，虽千万人，吾往矣。"这是对道义勇气的概括。道家的庄子在《秋水篇》里借孔子之口说：

> 我讳穷久矣，而不免，命也；求通久矣，而不得，时也。当尧、舜而天下无穷人，非知得也；当桀、纣而天下无通人，非知失也：时势适然。夫水行不避蛟龙者，渔父之勇也；陆行不避兕虎者，猎夫之勇也；白刃交于前，视死若生者，烈士之勇也；知穷之有命，知通之有时，临大难而不惧者，圣人之勇也。由，处矣！吾命有所制矣！

这应该是最早的勇气"类型说"了。与 Putman 提出的勇气类型理论相比较，我们就发现，"水行不避蛟龙""路行不避兕虎""白刃交于前，视生若死"类如"生理勇气"；而"知穷之有命，知通之有时，临大难而不惧"类似于"心理勇气"。荀子在《性恶篇》里对勇气也有所概括：

> 天下知之，则欲与天下同苦乐之；天下不知之，则傀然独立天地之

> 间而不畏，是上勇也。礼恭而意俭，大齐信焉，而轻货财，贤者敢推而尚之，不肖者敢援而废之，是中勇也。轻身而重货，恬祸而广解苟免，不恤是非，然不然之情，以期胜人为意，是下勇也。

“上勇”是荀子提出的理想人格特征，独立于天地之间，敢于挺身而出，不被宠辱所左右，他认为这才是最大的勇敢。如果一个人敢于推举贤能，废弃无能，这是“中勇”；而不顾实际情况，只为胜过别人而努力的人，是“下勇”。这是从人格发展的不同阶段、或者说需求的层次的角度区分勇气的方法，与 Putman 提出的“生理”“心理”和“道义”三分法不同。换言之，荀子是从自体（self）与世界的关系的角度来分析勇气的。人反思自己与世界的关系，不断调整这个关系，从自体与世界的一种关系模式转变为另一种关系模式，也是需要勇气的。

存在主义心理学家罗洛·梅把勇气归纳为四种：身体勇气、道德勇气、社会勇气和创造性勇气（May，1975/2008）。Putman 著作中的生理勇气和道义勇气类似于 May 归纳的身体勇气和道德勇气。May 认为社会勇气是我们克服对失去自我的恐惧，与他人建立社会关系的力量；在另一方面，这种勇气也促使人们克服对独立自主生活的恐惧，不怕被他人抛弃，敢于实现自我；因而社会勇气要克服两种看似矛盾的恐惧。May 把人类克服对新事物的恐惧，致力于创造性活动的勇气定义为创造性勇气。而在 May 之前，荣格就曾提出人类普遍抱有对于新事物的恐惧（恐新症）。创造者所要克服的，除了自身对新事物的恐惧，还包括来自他人的出于恐新情绪的社会排斥。因此，May 提出的创造性勇气是包含了心理勇气和社会勇气的混合体。May 提出的勇气的分类，是把人类生存分成了生理的生存、人际的生存、群体的生存与创造性四个主题。人类在这四个主题上都需要勇气方能战胜困难和挫折，得到足够的发展。

荀子从自体与世界的关系的角度来划分勇气的类型，也即是根据人格的境界来划分勇气；Putman 是从勇气所克服的对象来划分勇气；May 则是从勇气所涉及的生活主题来对其进行分类。由于勇气要克服的对象是诸多不同的情绪感受，勇气在不同的生活情境下发生作用，勇气作为一种人格品质经历着终生的发展，故而可以从不同的角度去分类，但勇气本质上是一种元动机，不同类型的勇气的核心感受是相同的。勇气也是克服心理困境的一个情绪机制，它对于心理健康的作用，不亚于人体免疫系统之于生理疾病的作用。缺少勇气导致个体容易遭受种种心理问题的困扰。

良知勇气和良心勇气

Putman 把“心理勇气”与生理勇气、道义勇气区分开。在他看来，生理因素引起的痛苦，社会排斥引起的不安，并不是心理勇气要克服的对象，心理勇气要克服的是个体对心理上的不稳定的恐惧。

但是，就勇气而言，克服生理因素和社会因素带来的恐惧感，其过程其实也是心理的。勇气意味着个体克服对消极感受的回避冲动，直面消极的感受，并“为所当为”；这种心理过程要克服的消极感受的来源，可能是生理层面的、心理层面的和社会层面的。但不论消极感受的来源如何，勇气的运作终归是一种心理过程。

笔者认为，可以按照勇气的指向，再把勇气进行分类，即良心勇气（moral oriented courage）和良知勇气（truth oriented courage）。良心勇气，是满足道德要求的勇气。道德上认为是正确的，但本能的冲动与之冲突，自我敢于做出选择，并直面选择之后要面临的消极感受——这些消极感受可能是生理上的伤害、心理的失衡或者人际的排斥等。良知勇气，则是当理智上认为是正确的，而本能的冲动与之冲突时被调动的自我力量。[①] 良知勇气意味着，对于正确的事情，能抵御生理上的不快、心理上的怠惰，以及他人的嘲笑去做、去坚持的能力。

就算自我做出了正确的判断，离开了勇气，自我未必能把这种判断付诸实施。戒除不良习惯是良知勇气的典型例子。良知勇气还包括另外一种情况：在两种或多种本能需求之间做出选择的勇气，也即面临多种选择，理智告诉

---

① 鲁迅的一段文字表现了他的良知勇气：“但我们看看自己的臂膊，大抵总有几个疤，这就是种过牛痘的痕迹，是使我们脱离了天花的危症的。自从有这种牛痘法以来，在世界上真不知救活了多少孩子，——虽然有些人大起来也还是去给英雄们做炮灰，但我们有谁记得这发明者隋那的名字呢？”（鲁迅：《且介亭杂文—拿破仑与隋那》）说出这样的真理，拿破仑不如隋那伟大，这本身就需要勇气。因为人类渴望强权，在本能上更容易钦佩强权者。

这个人必须做出选择，不可能得到所有可能性时，能够敢于做出选择，而不是在犹豫不决中心存侥幸。良知勇气的本质是：按照理智的指引而不是盲目受本能的驱使而做出行动，尽管这种选择会让个体体验到消极感受。当自我与本我的冲动相一致，个体的行为就表现出无冲突和高效率的状态。当自我与本我的冲动不一致，自我与本我的冲突就变得相当强烈从而需要勇气的介入。自我与本我的冲突，首先产生的必然是现实焦虑，但是个体受到的教育通常要求一个人应该遵循自我的现实原则而不是本我的冲动，因此，当个体未能鼓起勇气按照自我的原则行事，他感到的不仅仅是良知勇气的缺失带来的挫败感，有时还有内疚感。这种内疚感是良心勇气的挫失带来的。

良心勇气和良知勇气有时会发生冲突。即便某个人有勇气放弃自己的快乐而帮助不幸的人，而假如他的良知又告诉他，那个求助之人的不幸是伪装出来的，那人其实是在利用他的帮助。这时他要放弃帮助，按照良知去做，有时就要克服自己的内疚感。这其实关系到道德情感本身的状况。道德行为可以只是一时的冲动，它可能是盲目的。当道德冲动受良知、智慧的指引，它才变得更有效。

良心勇气是以超我冲动为标尺，而良知勇气是以自我的判断为标尺。但是人的某种行为是否伴有勇气，并不是看上去那么明了。例如，一个相信为善就能够得到好报，为恶就会受到惩罚的人，或许在行善和保护自己利益之间进行权衡时，选择了前者，此时并不需要勇气的参与。这正如一个“工作成瘾者”看上去不怕苦不怕累，其实并不需要调动战胜懒惰的勇气，因为他或者被失败的恐惧所驱使，或者被名利地位所诱惑，暂时放弃工作反倒是需要勇气的。

良心勇气和良知勇气，都要克服 Putman 所归纳的三种恐惧，即对生理伤害和毁灭的畏惧、对心理稳定性丧失的畏惧，以及对人际和群体排斥的畏惧（如图 1.5.1 所示）。心理畏惧所指向的是心理稳定性的丧失，它一方面包括放弃某种习惯导致的害怕情绪，还包括放弃某种让自己快乐的行为导致的不安情绪。

根据勇气的指向把它分为良心勇气和良知勇气，把勇气要克服的对象分为生理、心理和人际畏惧，能够把勇气归纳成一个二维模型，并把它分成六种亚型（见图 1.5.1）。

勇气要克服的对象

勇气的指向		生理畏惧（肉体的痛苦 肉体快乐的放弃）	心理畏惧（心理稳定性的丧失）	人际畏惧（他人和群体的排斥 他人和群体积极回应的失去）
	良心	MOC—I（例，见义勇为）	MOC—II（例，扶危济困）	MOC—III（例，伸张正义）
	良知	TOC—I（例，直面疾病）	TOC—II（例，戒除成瘾）	TOC—III（例，讲真话）

注：MOC——moral oriented courage；TOC——truth oriented courage

图 **1.5.1**　勇气的二维模型

我们可以如此归类说，墨子秉持兼爱非攻的理想，在战国时代的列国四处奔走，是良心勇气使然；而苏格拉底面对不公正的审判表现出来的则是良知勇气。

在孟子看来，君子应该“贫贱不能移、富贵不能淫、威武不能屈”。贫贱、富贵和威武，正是君子面临的生理上的、心理上的和人际上的考验。君子直面威胁时所要抱持的，可能是良心或良知，也可能两者皆有。

勇气是一种直面和正视，但这种直面，与鲁莽有根本的不同。鲁莽是个体面对高风险的情境时，无法抑制自己的趋获动机而冲动地做出行动。鲁莽虽然和勇气一样要面临风险，前者是受强烈的本能冲动的驱使，后者则是理智的决定或者道义的召唤。

勇气除了直面不愉快的对象，还有这么一种情况：对积极感受进行控制，把注意力转向不那么“刺激”甚至是乏味的行为。例如，我们平衡自己的生活，而不是被急迫的求乐冲动推动着耗尽自己，这也需要勇气。

概言之，勇气是一种注意力转换能力，勇者能从对舒适、平静、快乐的感受的顺从转向可能导致不舒服、不平静和不快乐感受的行为，敢于把自己置身于自己不喜欢的感受中。

与勇气类似的一个概念是意志力，这是个体坚持做某种不快乐的事情的能力。意志力往往发生在选择之后，而勇气是发生在选择的时候。

勇气与受虐冲动的区别是：勇气是在理智的指引下的对快感与痛苦感的超越，而受虐则是将痛苦感异化为快感。

在强迫性人格的心理咨询中，培养直面消极感受的能力，是来访者修复和发展自身人格的过程中不可回避的工作——然而悖论的是，承认自己缺乏勇气，这本身就需要勇气。

勇气主要是一种能改变行为状态和情绪状态的力量。例如，让一个忙于事务的完美主义者放下手头的工作放松自己，对此人来说就需要勇气。因为要他放下忙碌追求的状态，放下追求的念头，他就会焦虑和恐慌，这种不舒服的感受使他宁可继续忙下去。如果这个人暂时不受追求的驱使而去做出行动，而是去感受一下这种驱力以及那拒绝改变的焦虑和恐慌，这就已经是相当勇敢的行为了。这种自我觉察的勇气也是良知勇气。

冒险精神

在人的行为不违反自我的现实原则和超我的道德原则时，人便是趋利避害的生物，这是弗洛伊德的人格三结构模型必然引发的推测。但我们无法解释这样的现象：人类对于那些给自己带来不快的事物，即使没有理智的要求和超我的感召，也会产生尝试的冲动。我们可以观察到这样的现象：一个被热铁锅烫疼了的孩子，定然会对这口锅小心对待，但今后不免会在小心翼翼的心态下，依然试探着触摸这口烧热了的锅，并从这种挑战中体验乐趣。即使没有来自自我和超我的要求，人类也不会完全臣服于趋利避害的直接冲动。没有冒险精神，不但科学与人文的发展缓慢，恐怕连啤酒、咖啡之类饮品都不会进入人类的食谱——它们最初给人带来的感受是负面的，需要在反复的尝试挑战下才会逐渐显现出魅力。

冒险动机是精神分析的理论框架里没有给予足够重视的人性侧面。在教育和临床咨询中，我们很容易观察到，如果冒险精神在婴幼儿时期没有得到足够的发展，个体就容易受趋利避害动机的完全驱使，发展为谨小慎微、耽于享乐的人。冒险精神的衰落与勇气的匮乏一样，导致了焦虑、强迫和抑郁等方面的精神障碍的易感性。

冒险是与勇气不同的情感体验。勇气是个体选择自己认为正确的事，而不顾此事引起的消极感受的一种选择能力；意味着为了更高层的、或者更为智慧的心理需求而放弃基本心理需求。冒险精神则是为了好的回报——它可能是好的结果，也可能是惊险刺激带来的快感——而冒着可能导致坏的结果的风险。但勇气与冒险精神经常是交织在一起的。

冒险和鲁莽的区别在于，鲁莽者为趋获对象所诱惑，不顾风险的可能性，也不愿采用策略；而冒险者对于风险是有认识的，能预料到自己的行为可能要付出代价，因此，冒险者的谨慎性并未彻底消失。鲁莽是冒险动机被热动机“绑架”了的时候产生的结果；而冒险是在理性的引导之下，冷静、客观地施展出来，个体能在必要的时候放弃冒险。而被热动机“绑架”了的“冒险”——鲁莽——视明显的消极后果而不顾，盲目行动。

冒险动机经常被其他动机——例如成就动机，竞争动机——所叠加，但纯粹的冒险动机不指向利益的奖赏，它是一种单纯的冲动，只有新颖的体验是它的奖赏。

冒险增加了人类体验的领域，增加了人类应对环境的方法和经验。冒险也能够帮助个体摆脱不良心理状态。但状态的改变意味着心理稳定性的暂时丧失，而且新的状态也不是必然比旧的状态更具有适应性，故而缺乏冒险精神和勇气的个体就可能宁愿维持现有的不良状态而不去尝试改良与变革。

我们可以把冒险与延迟满足看成两种对趋利避害的本我冲动的制约，后者被经典的精神分析看成自我形成的途径，是自我的一种功能。但我们也应该把冒险精神看成自我的一个组成部分，且两者都需要勇气的参与。

第二篇

感受分析咨询模式

第一章　感受分析总论——基本方法与过程

感受分析治疗包括感受解析、内感体察和感受转化三类方法。感受解析是通过一些方法，识别、确认、激活与心理困扰有关的心理感受；内感体察是运用内感知觉对感受进行躯体层面的觉察；感受转化则是通过一定的方法引起内在感受的转变。本章将通过案例介绍这三类方法的基本原理和操作方法。

基于感受的咨询与治疗

在心理咨询与治疗中，当来访者把现实的自己与理想的自己相对比发现两者差异巨大并感到失望时，认知治疗家会认为，形成对自己的合理评价，设定符合实际的目标，能够缓解焦虑，降低抑郁。但有时即使这个人在理智上设定了合理的目标，那种失望情绪仍然可能继续发生并影响这个人的现实生活。因为此人不会轻易放弃那个理想的自己。与理想的自己相联系的，是一个人的本能欲望，而且这种欲望，在人的生存经验中，被不断地激活、强化着，形成稳定的感受。人的认知、情绪和行为，在很大程度上受到感受的驱使。

当咨询师告诉强迫性人格障碍者，他们的目标和标准过高，他们可能会赞同这个说法，但他们又会说，放弃高标准和高目标，难乎其难。强迫性人格障碍是一种建立在超价观念上的人格疾患，但观念上的改变，又不能仅仅从观念着手，因为推动观念的，是观念之下的动机。而对动机的感知，是通过对动机的组成成分——感受——的体察。

在强迫性人格障碍的咨询与治疗中，来访者必须深入了解自己的动机。观念是动机的具体化（embodiment），动机则受到观念的强化与窄化。如果不了解观念背后的动机因素，我们就不会对观念有一个真实的理解。我们可能只是简单地把一个强迫性人格障碍者的挫折感归结为“目标太高”“太要强”，而未能理解这高目标还可能与这个人的人生诉求密切联系着。反之，不了解与动机相联系的观念，以及这些观念的来源，我们就很难明白为什么某个人为了实现某种动机却执着于无效、甚至在他人看起来无价值的想法与做法。

我们如何去了解自己和他人的动机，如何从自己和他人外显的观念去了解那些更具有决定意义的观念，实现这些目的的方式之一，是把注意放在心理感受的层面上，实施以感受为中心的心理分析。

在感受分析中，来访者不仅要洞悉潜在的情结、动机和情绪——这是传统的精神分析的做法——而且要直面与这些情结、动机和情绪相关的感受，运用内在的注意力体察这些感受。换言之，如果说传统的精神分析治疗，乃是运用意识去烛照潜意识动机，感受分析咨询模式主张运用注意（或者说内感，introception）去触摸感受。

因此，就感受分析来说，来访者发现、表达自己对于对象的爱、怨、嫉、惧等情绪是不够的，还要去体察这些情绪在躯体上的对应感受，以及与这些感受相联系的更为隐晦的感受和念头。例如，当一位来访者说自己一贯地害怕失败，我们想了解的，不仅仅是这失败恐惧的早期形成，这对失败的恐惧与现实中的哪些境况有关，更是想了解，与这恐惧情绪相关的一系列动机、念头以及这些动机给来访者带来的感受，并且这些感受在躯体的哪些部位发生。来访者最终能明白，这恐惧在本质上是内心的感觉，与他人和现实无关。我们还能够帮助来访者发现，这种害怕，有它自己的运作规律，一个人越是能够直面它、体察它，它就越快地走向成熟，而不会以其盲目的运作影响人格的平衡。来访者能够发现，每一个感受，都可能是更为基本的感受的复合体，是多种动机运作的结果。通过找到组成感受的动机成分，分别针对这些动机做工作，就促进了人格结构的建设和修复。

简言之，人的心理感受是复杂的动机网络在运作过程中产生的，自我通过与感受的沟通，能够进入深层的人格结构中去做工作。

感受分析，就是对感受的解析、体察和转化。感受解析是通过一些方法识别、确认、分解与激活与心理困扰有关的感受。这与精神分析咨询与治疗中个体揭开超我的遮蔽，发现潜意识精神活动的路径是一致的。不过，感受解析注重的是对感受的识别与确认，而不仅仅是潜意识想法。例如，一位来访者可能通过精神分析发现自己其实并非像自己以为的那样对母亲怀有绝对的敬爱，其实自己压抑着以往未曾察觉的愤怒。对于传统的精神分析咨询，接下来的工作便可能是追索这种感受的来龙去脉，而对于感受分析模式下的精神分析咨询，一个重要的工作是运用内在的注意力去发现这个感受的具体性状，例如，这种愤怒感是在身体的什么部位？是什么感觉？感受解析的另些种做法是对这种感受进行细致的比较和分解。感受分析不急于用现有的精神分析理论框架（例如各种情结）去解释感受的性质——尽管在咨询中也绝不排斥符合经典精神分析理论的解释——而是进一步了解和分解感受的组成成分。例如上文的案例，为什么母亲的某些做法让这个人愤怒，却不会让另一个人愤怒？这种愤怒与他对父亲的愤怒有什么不同呢？这些愤怒是基于什么样的观念？与这些观念伴随的是什么感受？我们希望来访者对这些问题的回答是基于感受的，而不是基于理性分析的。

当来访者把注意力聚焦在一种感受之上，跟踪这个感受，就发生了内感体察经验。内感体察使隐藏在躯体内的情绪感受得到注意力的关照和接纳，使其逐渐融入成熟的人格结构。

感受分析咨询模式也使用一些转化感受的方法。通过转变对某些感受的态度，引入适应性的感受，感受分析可以对因某些必要感受的匮乏而导致的人格缺陷进行修复。

感受分析咨询模式一定会结合运用传统的精神分析和认知行为治疗的方法，但是力图防止两种倾向，一种是传统的精神分析的把心理现象向现有的理论框架去解释的“概念先行”的倾向，以及认知行为过于注重观念和行为层面，相对比较忽视感受的倾向。

区分三种感受

笔者把感受大致分成三种类型：(1) 生理感受，即外界的物理变化（冷、热、触、味、光、声等）或者身体内的生理变化（如生理疾病）引起的感受。(2) 自我暗示性感受，由心理暗示引起的感受。疑病者和癔症倾向者感受到躯体的生理变化，但这些变化并没有、或只有很弱的生理基础。（3）心理感受，即对情绪和动机的感受。

感受分析咨询模式所关注的感受是心理感受，也就是对情绪和动机的感受，而不是单纯的生理活动引发的感受或者自我暗示性感受。

通过内在观察的方式，我们能够体验到生理疾病引起的不适感，对这种不适感的体察与放松训练可以缓解不适，但不一定能达到根本性的治疗效果。癔症性的躯体不适是个体自我诱导的感受，那个部位并没有生理上的变化，而是这个人把一种不适感放在那个位置。

而心理感受是这个人观察自己的身体，从身体的特定部位自然而然地传达出来的与情绪和动机有关的感受。这种感受与疾病的感受的区分是明显的。但对于有疑病倾向或癔症倾向者，这种区分可能并不那么容易。

有疑病倾向或者癔症倾向的个体，会把躯体上的轻微不适感夸大，或者躯体根本没有生理变化时，由于自我暗示而产生不适感，他们缺乏区分生理感受、自我暗示性感受和心理感受的能力。在咨询中，感受分析法在此类个体中应该慎重使用。感受分析的前提条件是来访者能够比较清晰地区分三种感受。在来访者没有具备这种能力之前，就不应该使用感受分析法进行咨询。对于疑病感受，咨询师可以试着帮助来访者把他的注意从“感受”到的躯体的不适转移到他对于疾病的忧虑感——这种感觉往往是在大脑的部位——帮助来访者意识到病感其实是某种深层的忧虑感的继发感受。

感受分析的理念是：那最让人不舒服的感受，就是治疗最有效果的突破口。

心理感受有两个层面：一个层面比较接近于念头，另一个层面则更接近于身体的生理活动。比如，一个抑郁的人会说，我感到抑郁。他能够区分抑郁感和焦虑感，也能够区分感受和念头——他可能知道是某个念头（例如，觉得被人忽视了）导致了自己的抑郁。但是抑郁还有更接近于生理层面的感受。当抑郁者把注意力放在抑郁的生理部位，他就可能发现，它在身体的某个位置，有它自己独特的生理表现（例如，头部隐隐的胀感、灰暗的色彩、迟钝绵延的感觉等）。图 2.1.1 描述了心理感受的两个层面及其与观念（想法）、外在行为之间的关系。

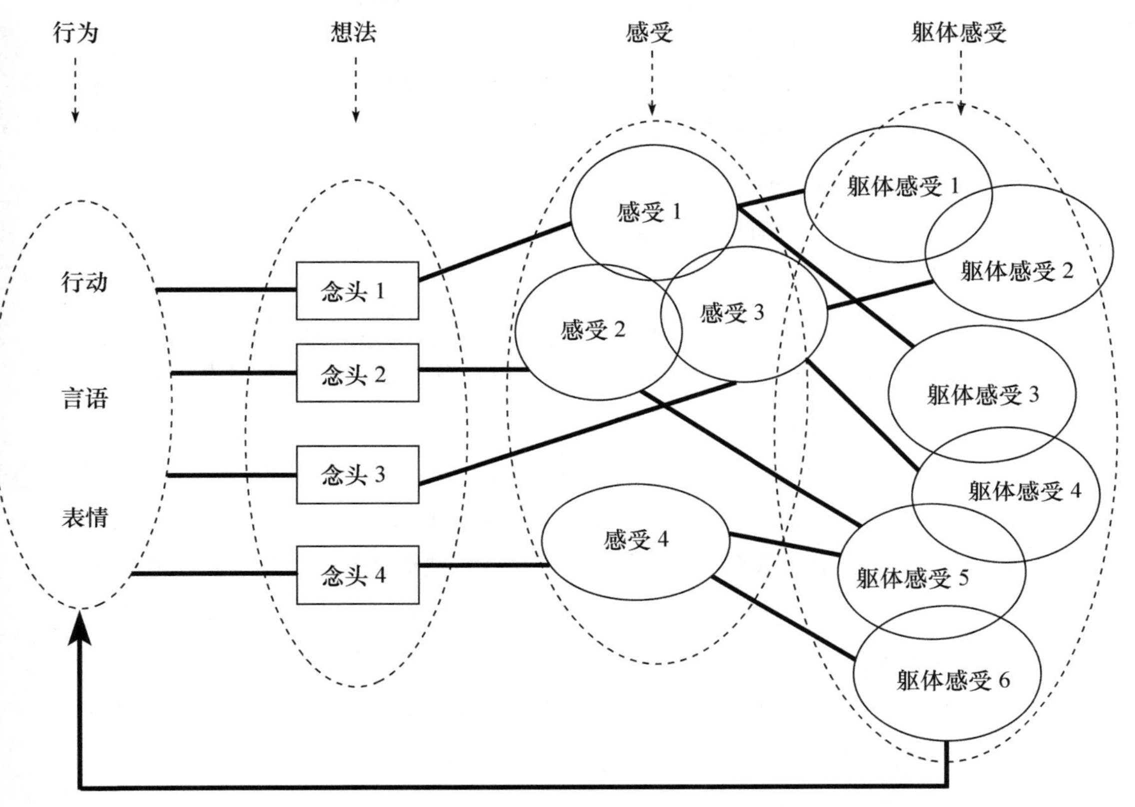

图 **2.1.1**　*感受的层面及相互关系*

感受分析的第一类方法：感受解析

1. 感受识别

感受识别，就是发现念头背后的感受。例如，一位来访者走进一间凌乱的咨询室，对咨询师说："我感觉这间屋子很乱。"这种凌乱的感觉或许会让他进而抱怨："你怎么可以在这么乱的屋子里做咨询呢？"然后他也许拔腿离开咨询室。如果让他回忆一下他在这过程中的心理活动，他会说他看到了一间凌乱的咨询室，觉得咨询师不应该如此漫不经心，就拔腿离开了。

这位来访者能回忆的心理活动，是他的注意力投注的地方。他看到了一间凌乱的屋子，产生了一个念头（咨询师怎么可以如此漫不经心？），然后做出了走出屋子的行为。他所能回忆的，基本上就是这件事让他产生的强情绪感受（生气，或者愤怒，或者挫折感）。

其实在每个念头背后还有更为丰富的东西，他之所以会对咨询师产生消极评价，乃因这间屋子唤起了他的“凌乱感”。他虽然说“我感觉这间屋子很乱”，但他的注意力主要是放在评价性的念头上，然后做出行动，离开屋子。对于凌乱感，他并没有给予足够的注意——它是一种什么样的感受呢？它在身体的什么位置呢？

感受识别，意味着暂时把注意力从评价、行动等我们常用的应对方式转到引起思考和行为的感受上。当面对一间凌乱的屋子时，去发现内心那种不舒服的感受，这就是感受识别。

在咨询中，当一个人说：“这间屋子太乱。”这只是一个想法、念头。如果他说“我感觉很乱”，这就有感受的成分了。如果咨询师问：“乱是什么感觉？在你身体的什么部位？”很多来访者就会感到莫名其妙。学会接近感受需要一个循序渐进的过程。在治疗中，来访者能够说出“我感觉很乱”而不是“这间屋子太乱”，就是一个进步，如果来访者能进一步说出“乱”的躯体感受（例如，在头部，有麻胀的感觉），就是更大的进展。这个过程是后面进行内感体察练习的基础。

2. 感受比较

感受比较，是对比不同的感受，比较感受之间的差异和联系。这是一种把逻辑思维和感性思维结合运用的方法。

上文提到的那个试图离开“凌乱的”咨询室的来访者，在生活中，自己屋子的凌乱程度比咨询室有过之而无不及，但面对一间有点凌乱的咨询室，却为何不能忍受？咨询师问：“你在凌乱的家里和凌乱的咨询室里，两种感觉对比起来如何呢？”这位来访者说，面对凌乱的咨询室，会比在家面对凌乱的场面有更为强烈的感受。那么为什么会产生这种不同？咨询师用如下方式提问，通过在不同的感受之间进行比较以获知来访者的更为准确的感受。

咨询师： 如果你去别的公司谈一个项目，而对方在一个类似眼下的咨询室这样的凌乱程度的办公室里接待你，你对它的凌乱有什么感受？

来访者： 虽然不像家里的凌乱那么容易被我忽略，但是还好，毕竟我关注的是生意能否做成。

咨询师：那么你来咨询室也是为了咨询，为何它凌乱与否对你那么重要？

来访者：我去过的咨询室都是很整洁的，就像宾馆一样。

咨询师：像宾馆一样，而不是像办公室一样，为什么咨询室要像前者？

来访者：我忽然想起了“宾至如归”这句话，整洁的宾馆有一种放松的、家的感觉。

咨询师：可你自己的家不像宾馆；而且，如果你在宾馆里有个房间，你会总是保持整洁吗？

来访者：嗯——哦，我不会，但我第一天住进去的时候，要的是那种“没被别人动过的”的感觉，被自己弄乱的房间，毕竟还是自己的。

通过以上在感受层面的比较，我们能发现，来访者希望这间咨询室是属于他个人的——至少在他接受咨询的时段内如此。凌乱的咨询室让他（无意识地）感到他人——在他之前的来访者或咨询师自身的私人属性——的存在。这让他难以体验“宾至如归”的感受，也就不容易敞开自己。换言之，在咨询室里，来访者试图展开自己，此时他的自我延伸到了整个咨询室（当然也包括咨询师），咨询室的凌乱扰动了来访者的自体。而来访者去他人的公司里谈工作，即使对方办公室场面凌乱，那毕竟是“别人的办公室”。

通过感受比较，我们能够理解驱使来访者离开咨询室的并不是客观的凌乱性，而是一个试图敞开自己的人的不安全感。从这里我们也就触摸到了来访者人格的一部分基本特征。

通过感受比较，咨询师可以明确感受的内容，感来访者所感，来访者也能够通过这个过程对自己的感受有所把握。此外，感受比较也可用在面质中。下面是一个基于感受比较的面质的例子。

这位来访者是一位无微不至的父亲，自他儿子出生起，他就决定做一位“慈父”。不论孩子做什么，他几乎从不批评。来访者为孩子考虑得非常周到，从衣食住行、行为举止到理想前途，他都点点滴滴为儿子考虑、安排。这个孩子的母亲忙于自己的事业，对孩子严厉苛刻，动辄批评。在这样的环境下，孩子对父亲非常依恋，言听计从，按照父亲的要求努力读书，一直以优异的成绩回报他。但是到了高三这一年，孩子与父亲发生了激烈的冲突，离开了父亲给他安排的学校，离家出走了一段时间，回来后坚决不去上学了。这个父亲觉得自己十几年的培养毁于一旦，把所有的责任都推到孩子的母亲身上，认为是她的教育方式毁了孩子。

孩子的母亲不能说没有责任，但这位父亲其实也难辞其咎。咨询师与来访者有如下一段对话：

来访者：我从来都不批评他、骂他，都是耐心说服，都是为他好，要换成别的父亲，早就一个巴掌打过去了！我都是替他着想……我小时候，我爸可不这样……我反驳一句，他伸手就给我一个耳光……

咨询师：其实您对待儿子的方式跟您父亲对待您也差不太多。

来访者：我不一样，我不会不由分说一个巴掌就打过去。

咨询师：表面上，一个巴掌打过去和耐心劝说，好像是不一样。但是——我经常听到有的孩子说“他还不如打我一顿呢”！

来访者：嗯——但是，我觉得还是应该对孩子耐心一点。

咨询师：您的孩子上次来咨询的时候，跟我说过这么一件事：您对孩子说，你就得考上××大学；他说他想去××大学学中文。您对他说学中文的有几个找到工作的。然后您很耐心地劝他考××大学，去学英文或者一个小语种专业，劝了一次又一次。如果是您父亲，他会怎么做？

来访者：他会说，老子就这么定了！再啰唆我揍你。

咨询师：呵呵。

来访者：我对儿子可从来没这样，他居然还不知足。

咨询师：可您儿子对我说“他还不如打我一顿呢”。

来访者：他怎么这么不知好歹。

咨询师：您觉得打他一耳光和苦口婆心劝他听您的，于他来说，在感受上有本质区别吗？

来访者：嗯——您是说——

咨询师：如果我是您孩子，我就觉得被您的苦口婆心驱赶，和被鞭子巴掌驱赶，最本质的感觉是一样的。

来访者：那也总比一巴掌打过去强吧。

咨询师：那可不一定。一巴掌打过去——我不是说您应该这样——他或许反叛、或许仇恨，随之而来的可能就是坚持自己的主张，反叛有时候是有力量的。而被苦口婆心的糖衣炮弹驱赶，恐怕连自己的主张都未必敢有。

在咨询师向来访者表明一种合理的做法时，通过理性的说服未必能达到效果，比如上述这位来访者，咨询师如果说“父母应该给孩子一个自主选择的空间，培养孩子的独立性，而不能让孩子一切都听从父母的”，来访者可能就会回答说“你说的都对……但是……”他会就此提出诸如此类的理由：我是为孩子好；孩子不了解社会；专业对孩子将来的前途和幸福很重要等等。采用感受比较的方法，可以激发来访者从感受上去反思：是不是自己似乎在给予爱方面很慷慨，但在给予理解方面却相当吝啬，不愿意理解孩子对自主性的渴求；是不是只知道帮着孩子获得幸福、避免痛苦，却不愿让孩子通过经历痛苦而获得自信感和自尊感。① 在这个案例中，是咨询师在比较被暴力驱使的孩子和被“苦口婆心”所驾驭的孩子在强迫性上的相似感受，并试图把这种感受转达给一位虽慈爱却缺乏共情能力的父亲。而这位父亲是否能因此发生改变，最终还要看他自己能否体验和比较这两种感受。

---

① 虽然溺爱的父母和强硬的父母对孩子自主性的发展都有所损害，在现实中，他们都喜欢以对方为“反面教材”。强硬的父母指责溺爱的父母，说他们宠坏了孩子，而溺爱的父母反对强硬的父母，说对方不爱孩子。其实两种父母爱的都是自己——他们把孩子当成自体的一部分（虽然也许是最好的一部分）去爱。他们不愿意承认孩子是有其自我的另一个主体。虽然孩子不论多大，都或多或少需要父母把他们当成自体的一部分来爱，但如果这是亲子关系的全部，关系就是很有缺陷的。再如果“被父母爱”变成孩子背负的情感之债，这种关系就大有问题了。笔者的一位来访者的经验诠释了所谓“舐犊情深”的消极面。她是位四十多岁的中年女性，有一个儿子。他是个已经长出胡须的高中生，想去买一把剃须刀，而这位母亲坚决制止。笔者问其故，她说，一旦孩子天天用剃须刀刮胡子，也就意味着他“成了男人”，不再是她的“可爱的小男孩”了。虽然周围的男同学对他的“胡子拉碴”有所议论——他们都已经开始刮胡子了——因为不想让母亲不高兴，宁可保持着在他自己看来也是“邋遢”的形象。已成年的“小牛”委身于“老牛”的“舐犊冲动”，作为对方情感宣泄的渠道，或许乐此不疲，但就其人格发展而言，却是不利因素。在某个年龄段、某种情境下弥足珍贵的爱的表达方式，在另一个年龄段、另一个情境下就变成心灵发展的阻碍。这种现象可以推及普遍意义上的一个人对另一个人的好意（施惠行为）。施惠行为常常有害于被施惠者，出现“施惠者偏差”，这是生活中常有的现象。本书第四篇第一章将详细探讨这种现象。

3. 感受分解

我们的感受往往是多种感受的组合，感受分解，是在感受识别和比较的基础上，分解和区分感受。把感受分解成更为细小的感受单元，有助于咨询与治疗的进一步实施。

在日常生活中，我们通常用模糊的词汇表述感受。比如，一位来访者说，他对自己八岁的孩子“非常失望”。但让他把这种失望感与他平时遭遇的典型的失望感（例如，期望增加薪水未果）相比较时，来访者却报告说这两种感受很不一样。的确，这个孩子虽没有像他期望的那样名列前茅，令他不免感到失望，但实际上最困扰他的是他对儿子前途的担心。他觉得，如果儿子再这样下去，只会有一个失败的人生。这个来访者对孩子既有失望，又有担忧，而担忧其实是更为主要的感受（这个孩子毕竟才刚刚开始上学，还未让他完全失去希望）。

针对担忧，我们仍然能够帮助来访者分解出更为细微的感受：他除了担心孩子的将来，其实也担心自己将来会丢面子（“我这么优秀，我儿子却那么不成器”）。经过了解，我们发现这个来访者周围有几个同事的孩子考上了一流大学。来访者担心自己的孩子不能像这些同事的孩子那样优秀。而当咨询师与来访者谈论这种担心时，还发现他对优秀的成绩并不真正抱有认同的态度。来访者自己的求学经历给他留下了相当负面的记忆，他讨厌那种填鸭式的教学和学习。现在这个父亲处于一种两难的境地，他既不能全心全意鼓励孩子“好好学习”，又不能不担心孩子成绩平平的后果。

所以，当来访者说自己对孩子“非常失望”时，他的感受绝非失望那么简单，而是，用一个更合适的词来概括的话，一种“困扰”，它是一大群各种感受的组合：对应试教育的反感、对丢面子的担心、对孩子将来的生活的担心等等。

通过感受分解，我们能够了解到来访者感受的细节，以便从各个感受分别入手进行心理咨询。如果运用下文介绍的内感体察法，感受分解还要引导来访者找到每种感受在躯体层面上的表现。比如，当来访者想到孩子“成绩平平”的时候，身体上的感觉是什么（对这位来访者来说，是头脑中隐隐的灰暗、压抑的感觉，是心脏上隐隐作痛的感觉）。

在许多感受分解的例子中，感受的分解其实就是对叠加起来的动机的分解。上面这个例子，每一种感受都对应着动机。

4. 感受激活

感受激活，是采用一些临床技巧和工具，激活来访者的与咨询主题有关的感受。感受激活的目的是为进一步分析感受、体察感受，或为感受的转化做准备。

有的来访者是带着他能意识到的感受来咨询的，在这种情况下，只要咨询师和咨询室所营造的环境是安全的、包容性的，来访者便能够敞开自己，谈论这种感受，并不需要特定的感受激活技术。

但来访者虽有求助动机，却找不到感受的情况也所在多有。例如，一些强迫性人格者因为人际冲突或者工作效率问题来寻求咨询帮助，却意识不到这些问题背后的感受——正是这些感受驱使着他们“强迫地”生活。帮助强迫性人格者意识到自己的感受（例如，对工作惨遭失败的担心，对被人抛弃的恐惧），往往需要一些临床技巧和工具。借助它们，相关感受的激活会变得更有可能。内省觉察、行动和面对事实、运用沙盘和空椅子技术、文学艺术创作和欣赏、心理剧等一系列技术都可以在感受分析咨询与治疗中使用。

感受激活是心理咨询与治疗中关键而又微妙的技术，它要求咨询师审时度势、随机应变。例如，如果能够恰当共情和把握时机，咨询师有时只需重复来访者的话，或者在这个基础上进一步追问，就能激活来访者的感受。比如，当一个来访者说：“我的孩子现在成绩平平，老师老找我去学校。”咨询师问：“老师老找你去学校，那么你对老师说‘我不去’，你会有什么感觉？”这句话就足以唤起来访者的感受了。

有些情绪感受，来访者在咨询师指导下放松身体时，自然而然就涌现出来了。在咨询中营造的内省的氛围，有助于来访者发现自己的心理感受。本篇第三章将详细地介绍感受激活的一些方法。

5. 感受超越

被感受驱使的行为，表达了这样的观念：“如果我不这样做，我就会更难受。”从一种感觉里摆脱出来意味着放弃被感受驱使的行为，即使这么做会带来不舒服的感受。

忧郁的人宁愿选择忧郁，也不愿选择暂时的幸福——后者让他很不习惯。焦虑的人宁可选择不安，也不愿选择直面死亡的可能性（哪怕是万分之一的可能），因为这会打破他的潜在的自恋。感受超越，就是敢于活在另一个状态。这就意味着抑郁的人敢于选择内心中残存的幸福的感觉，焦虑的人选择承认不完美和生存的不确定性，过分顺从的人选择那微弱的自主意识。这些选择最初都会让人感到担心、不习惯，而战胜这种担心和不习惯需要勇气。在感受超越这个方法上，没有什么比勇气更为重要。

6. 由感受向念头的逆向回溯

某些感受（例如梦醒后体验到的情绪）首先被感受到，而产生感受的原因却不清楚。把注意力放在感受上，与感受相连的想法、念头就有可能自己浮现出来。

与感受相关的想法有时奇怪荒谬。有时多种念头浮现，不知哪一些与感受有关。回溯者不必过早下结论，而是要对自己耐心观察，当与这个感受最密切的念头跳出来，我们会有一种恍然大悟的感觉。在释梦工作中，使用感受向念头的逆向回溯也有助于梦者发现梦的隐意。

7. 感受释梦

梦有两种成分，梦境和梦感。梦境是梦的感官信息，比如形状、色彩、声音。而梦感是内心的情绪感受。当我们由梦中醒来，我们能够说出一部分梦境，比如那是一条什么形状的河，是一个什么样子的人；也能说出一部分梦感，比如那个人让我害怕，那条河让我觉得很诡异。

我们清醒时碰到的事件，在我们的记忆里，往往是感受和情境共存。多年以后，你还能记得起小时候父母发怒时让你产生的恐惧，同时也还模模糊糊记得他们的表情。但是梦呢？只要过上几个小时，梦感就迅速消失，梦者往往只记得梦中的情境片段了。

梦的记忆和清醒记忆的这种差异，增加了释梦的难度。来访者经常是带着关于梦境的记忆要求咨询师释梦，而与梦境伴随的情绪感受，在记忆中已模糊不清。从来访者陈述的梦境片段，我们经常只能对梦者的处境给出一些大致的猜测。当来访者说自己梦见一个朋友死了，我们能大约猜测这是一个焦虑的梦。但是此人焦虑的内容是什么，梦者在梦境中的感受是回答这个问题的关键。经过数天、数月之后留在记忆中的梦，难以保留这种信息。或许这个人还能记得，梦见这个朋友死了，自己感到悲痛。然而梦中的悲痛可能是梦者在梦中（作为观察者）看到朋友死亡的场景而产生的情绪，也有可能是梦中的“我”先体验到悲痛的情绪，然后才发现“朋友死了”。这种微妙的差别，只有在梦醒时很短的时间里能够区分，久之就模糊莫辨了。而这种差别意味着梦蕴含的内容的本质差别。前一个梦的核心内容可能是死亡，而后一个梦的核心可能是悲痛。再者，梦中那些更为细微的感受则更容易被遗忘。例如，看到朋友死亡，除了悲痛，有没有其他情绪呢？比如一个来访者梦见在一场战斗中战友死了，除了悲痛，其实还有一种幸运感——自己躲过了死亡。这种幸运感则与那个梦的核心含义更接近一些。

梦境虽然相对于梦感来说被遗忘得较为缓慢一些，梦境的细节也一定随着时间的推移而大量丢失，而这些细节往往是揭开梦的主题的证据。因此笔者主张咨询师应该与来访者一起探索释梦的技术，由来访者自己去分析自己的梦，而不是越俎代庖。笔者建议，当梦者由梦中醒来，不但要记下梦境，更重要的是记下梦中的各种感受；最好能在梦醒之后就释梦，而不是留待以后再做这个事情。

感受释梦的价值在于，通过释梦，我们能够了解来访者一段时间以来的动机主题以及这个人一贯的人格特点。这些主题和特点往往是和来访者的心理困扰和心理障碍有联系的。本篇第五章将详细描述感受释梦法的操作过程。

感受分析的第二类方法：内感体察

内感体察（interoceptive perception）是调动内感能力，觉察动机与情绪的躯体感受[①]。这些感受可以是强烈的情绪（例如愤怒、抑郁、冲动等），可以是相对较弱的感受（例如压力感、自卑感、嫉妒感等），也可以是非常微弱的不易觉察的感受（例如秩序感、确定感、完整感）。内感体察就是通过训练注

---

① 内感体察曾被笔者命名为“内感脱敏法”（訾非，2008），但为了与认知行为疗法中的 interoceptive desensitization（内感去敏感化）区分开来，后来改用“内感体察”这个词（訾非，马敏，2010）。这里同时建议把认知疗法中的 interoceptive desensitization 直译成“内感脱敏”。内感体察与内感脱敏有相似之处，都是让来访者直接面对自己的感受。但 interoceptive desensitization 是一种针对惊恐障碍的治疗方法，强调的是对急性焦虑感受的承受与脱敏。笔者在治疗中设计的内感体察法则注重注意力对感受的搜索、跟踪和强化作用，是与感受解析和感受转化结合在一起的一个治疗过程。注意力在内感体察过程里是具有治疗意义的，因而内感体察不仅仅是一种暴露和脱敏。内感体察治疗应该以一种接纳的态度来做，“治愈”的动机并不利于体察的进行。

意力，让感受“浮出水面”，观察感受在躯体上的变化过程，从而使个体实现与自身感受的连接与沟通，这是内感体察治疗的核心过程。另外，内感体察是感受分析治疗的一个组成部分，往往需要与感受分析其他两类方法——感受解析和感受转化——结合起来。例如，通过感受识别、感受比较等确定感受，为内感体察做准备，或者在内感体察之后，采用感受转化法引入更具适应性的感受。

内感体察一般按照如下的过程进行：

（1）结合躯体放松技术，引导来访者处于安静、放松状态。

（2）引导来访者回忆引起焦虑或冲动的情景（或者在来访者面前展示能唤起焦虑或冲动的刺激物）。

（3）指导来访者觉察焦虑或冲动在躯体上的表现，说出其位置和感受（这类体验最经常集中于头部和心脏部位）。

（4）指导来访者把注意力集中于焦虑或冲动的躯体感受上，保持注意力跟随躯体感受的变化，直到这种感受逐渐清晰强烈，达到顶点，然后逐渐自然衰退，直到消失。在这一步中，来访者不用强制自己始终保持对感受的注意，只要在注意力发生转移时转回所注意的感受即可。

（5）感受消失或大部分消退之后，请来访者详细描述该感受的变化过程。

（6）按照从（1）至（5）的顺序，重复进行体察练习，次数视咨询时间设置与焦虑或冲动的强度而定。

（7）一次咨询结束后，要求来访者整理感受变化的详细资料（完成家庭作业）。

内感体察过程中，“体察者”是个体的自我（I），“被体察者”是其自体（self）。自我体察到的是动机与情绪的躯体感受。任何观察都伴有态度，内感体察应该保持一种直面、静观和接纳的态度。如果体察者以一种尽快消除不舒服的感受，追求舒服、快乐感受的态度来对待被觉察的感受，却会适得其反。

概言之，内感体察应该遵循如下的原则：

（1）注意力放在躯体感受上，这种感受应该是心理导致的感受，而不是生理感受或者自我暗示的感受。

（2）对躯体感受的注意，会导致这种感受有一个增强、达到高点和消退的过程，来访者的有意消除或者期望它提前消退的念头并不利于这个过程。来访者应该以一种体察和静观的态度（或者说“现象学观察的态度”）对待这种感受。

（3）感受被激活的同时放松身体，不与这种被激活的不舒服感对抗，也不在它的驱使下去做出行动以缓解它。

（4）不利用深呼吸等方式缓解不舒服感（这与正念认知疗法中利用呼吸进行放松的方法不同），如果放松和体察导致了呼吸的加深加长，也顺其自然。

内感体察是对已经储存在身体中的感受进行体察。各种情绪，例如恐惧、焦虑、抑郁，以及更为复杂的感受如压力感、冲动等，都可以通过内感体察练习而被觉察。

内感体察是一种受禅宗和道家等的冥想训练（meditation）的启发而发展出来的，在形式上与冥想有很大的相似性。有正念（内观）等冥想训练基础的人，掌握内感体察法会更容易一些。不过，内感体察的内在心理过程与冥想训练还是有区别。内感体察不主张进行呼吸训练，而是主张在感受分解的基础上，体察特定的情绪感受。而且，内感体察是和感受的解析和转化结合在一起的，分析和体验构成一种互动的过程。内感体察不是一种孤立的练习。

体察—为所当为

在生活中，来访者可以把一部分注意力放在躯体感受上，同时来访者从事与感受的要求不一致的适应性行为。例如社交恐怖者，在需要发言时不是顺应自己的焦虑去躲避，而是为所当为，但与此同时又体察自己的焦虑反应，接纳这种反应。这个方法与森田疗法的相似之处在于“为所当为”的态度，不同之处在于它强调不回避自己在为所当为时内心产生的阻碍行为的感受，即所谓“体察着感受为所当为”。

感受分析的第三类方法：感受转化

1. 转变对感受的态度

上文介绍的感受超越和内感体察，实际上就包含有对感受的态度转变。在内感体察之前，个体没有把注意力放在感受上，而是受感受的驱使而做出行动，他的注意力放在感受引起的念头以及行动上。这些念头和行动或者旨在回避和缓解消极感受，或者意在获得积极的感受。内感体察，意味着采取一种新的态度：把注意力转向那被忽视被回避的消极感受（例如焦虑、抑郁、愤怒、恐惧、厌恶），或者转向那驱动自体去寻求快乐的冲动本身，体验冲动，而不是顺从冲动的力量去做出冲动性的行为。

转变对感受的态度，首先意味着不再完全受感受的驱使盲目地去思虑和行动——不论它是为了获得良好的感受（成瘾行为便是这种模式的极端表现），还是为了缓解或回避不好的感受（强迫行为就是由这种模式发展而来）或者拖延。这也是上文介绍的感受超越所主张的。

对感受的态度的进一步转变，则是形成更合理的态度。在态度转变之前，个体会这么想：我不喜欢抑郁的感觉，我不喜欢空虚的感觉，我不喜欢分离的感觉……我必须设法逃避这些感觉。而对于感受的更具有适应性的态度是：我还是该承受这些感觉，直面这些感觉，它们不会一直控制我，总有否极泰来的时候。

以合适的态度替代不合适态度，能够使感受发生变化。以追求完美为例，强迫性人格者会把自己对于计划性的过度追求，贴上“认真”的标签。如果他意识到这是一种影响到做事效率的强迫倾向，便不会以全然积极的态度对待这种执着，他的对于计划性的冲动式追求可能会慢慢削弱。

转变对感受的态度，还包括从总体消极的感受中发现积极的感受成分。

2. 内感阻断法

内感阻断，是在现实刺激唤起个体的某种感受时，阻断现实刺激和这种感受之间的联系，在这种感受的强度上升的初期就予以阻断，[①] 使现实刺激无法唤起更强的感受。

例如，某些个体的内疚感过于强烈，一些并不值得羞愧的事情（例如在咨询期间因为客观原因偶然迟到）也能够激活他的内疚感。让来访者在内疚感刚刚升起的时候，就意识到它，有意识地阻断现实刺激和内疚感受之间的联系。

内感阻断不是对感受的压抑。压抑时，个体把注意从不快的、或者不被意识接纳的感受上转移开，使它们无法进入意识。内感阻断时，注意力并不

---

① 这种方法与感受超越的不同之处在于，后者是在感受被充分体验之后发生的。

从被阻断的感受上转移开，而是直面这些感受，同时约束这种感受不至于进一步扩大和泛化。

内感体察和内感阻断似乎是两个相互冲突的方法。当一个容易内疚的来访者因为偶尔的迟到而产生自责情绪时，我们是建议他们体察这种情绪从被激活到发展、强化再到削弱、减退的全过程，还是指导他们在这种情绪被激发之初就阻断它？事实上，不论体察还是阻断，对于这个例子都是有治疗作用的。

既然两种方式都有治疗作用，而且内感阻断似乎比内感体察更迅速快捷，那么为何还要选择内感体察这种方法？关于这个问题，有几个相关的情况需要考虑。

首先，对于某些动机和情绪感受，在我们意识到它们之前，就已经激活并迅速达到强烈的程度，此时已无法采用内感阻断法。

其次，某些感受是隐藏在个体内心中的情结和创伤，而不是因外界刺激而产生的即时感受。对于这些感受，在它们被激活之初便加以阻断不利于治疗的开展。例如，一位来访者因为童年时对同胞兄弟做了一件事而感到内疚，在心理治疗中谈及此事时内疚感被唤起了。如果我们指导来访者阻断内疚感，并不能很好地解决这个创伤性的感受。但是如果一位容易内疚的来访者因为偶然的迟到而感到内疚，内感阻断就是一个合适的方法。同样是内疚感，在前一个例子中是储存在记忆中的感受群落，在后一个例子中则是一种易感性的结果。因而一个适合用内感体察，另一个适合采用内感阻断——这就仿佛治疗隐藏在躯体内的肺结核病灶和预防来自外界的肺结核病毒感染之间的不同。内感阻断法能够提高人格对不适当感受的约束能力，却不能解决已经植根在记忆中的感受群落。

可被阻断的还包括那些在自我的层面上已经被明白地理解为不合适的感受，它们仅仅因为残留于躯体中而对主观世界产生着影响（例如被惊吓而导致的对某种对象的恐惧）。另外，被压抑的感受来自人的本能动机，是在人的生存过程中不断被唤起的（例如竞争冲动、与性有关的感受等）。不承认其存在，不去体验它们，它们可能以迂回的方式更强烈地表现出来。

3. 感受引入

有一位轻度抑郁的大学生来访者，她在人际交往中总是期望做到十全十美，无可指责。她的人际交往经历带给她的主要是消极的感受。在参加社交活动之后，她回忆自己的言行，总觉得自己有什么地方做得不够好，比如说话时没有保持足够的热情，没有注意倾听，有时显得有点骄傲等等。这位来访者能够容忍别人在社交场合中做得不那么完美，而对自己就不行，她最担心的是自己没能给别人留下得体的印象。每次这位来访者参加了社交活动之后，情绪就变得低落，觉得自己挺失败的，应当因自己言行的不完美而受到指责。

咨询师对这位来访者说，许多人不会像你这么想，如果在社交场合做得不够好，他们会想："管他呢，我为何要为了让别人满意而折磨自己呢！"

来访者说，她自己从来不敢这么想，这么想好像很"蛮横"。

咨询师就问："你在生活中没有体验过那种蛮横的感觉吗？从来没有体验过那种'我管你怎么说'的感觉？"

来访者说没有。但是在下一次咨询时，她说其实她也"蛮横"过，曾经有一个同学对她颐指气使，她终于难以忍受，向那个人面对面提出了愤怒的警告。那个同学一向盛气凌人，其他同学都忍气吞声，她发火之后，对方就收敛多了。

然后这位来访者回忆起自己在多种情况下的"蛮横"经历，她发现自己远不是一个柔弱顺从的角色。

咨询师说："当你在社交活动之后感到自责，为什么不试着这么想：'我不想为了别人的满意再折磨自己了！'"

来访者说："我怕这会让我变成一个蛮横的人。"

咨询师说："如果在社交场合中你对别人直接这么说是有点不可理喻，但你在社交之后其实是在对心中那些苛求你的他人这么说，而不是对于现实中的他人这么说。当你在内心里直面并警告了那些苛刻的人——就像你在现实中直面那个同事一样——才能与现实中的他人更好地交往，因为这时候你了解的他人才是真实的他人，而不是被你涂上了苛刻色彩的人。"

来访者说："我担心自己如果总这么想，社交技能就不会得到改善。"来访者的意思是，她的自责是有价值的，可以帮助她更好地学习社交技能。在咨询师看来，事实却并非如此，她的过分的自责已经引发了她的社交恐怖。

咨询师说："你觉得我们在学习技能时，必须在犯错之后感到抑郁和自责才能学得更快更好？"

来访者沉吟一下，说以后会好好想想这个问题。

后来这位来访者的“社交后自责”逐渐得到缓解，她尝试了让自己在社交之后开始自责时变得“蛮横”起来，但她并没有变成一个蛮横的人，社交技能反而有了明显提高。来访者过去以完美主义的心态应对社交，这种方式缺少一种东西——在咨询中来访者称之为“蛮横”——即对不完美的宽容和对来自他人（不论是想象中的还是现实中的）的苛刻要求的正当而坚决的抵制。当来访者把这种态度逐渐引入到自己的应对方式之中，她应对社交现实的能力就得到改善。

在此笔者想引用 Kohut（1984）的“人格蛋白质”比喻来说明上面的这个案例。当我们的自体结构中缺少某些应有的成分，自体的运作就会出现失常——这正如我们生理的身体缺少某种蛋白质，生理功能也就出现问题一样。对于以上案例来说，来访者在人际情境中缺少那种能够正当地抵御来自他人的苛刻批评的态度及感受。引入这种态度——其实这种态度在来访者而言并非完全没有，只是在社交情境中被排除在外——随之而产生的新感受对于原先的自责感就起到制约和平衡作用。①

引入具有治愈性质的感受，在咨询中有多种技巧。咨询师作为来访者的自体客体，就是引入新感受的一个源泉。举例来说，咨询师对来访者的恰当肯定，能够使来访者体验到被认可、被尊重的感受。咨询师对来访者的适当批评，如果被来访者体验为一个对自己足够关心的他者的善意反应，他就能够纳入一种对待批评意见的积极态度和良好体验。

引入积极的感受，还可以参考叙事、沙盘、禅修、积极想象等其他咨询技术与方法。本篇第四章“感受转化”将详细探讨这些技术如何在感受引入过程以及其他感受转化过程中运用。

---

① 作为“人格蛋白质”，此处所言的“蛮横”只是人格中的一个成分，是与人格中的其他成分相辅相成、相互制约的。任何人格成分一旦成为人格的绝对主导，就失去其作为一种功能的价值，变成对人格完整性的损害。例如一些个体对来自他人的批评不分青红皂白一概加以抵制，丝毫不给内省留下余地，他们的“蛮横”不再是一种有用的防御机制，而是人格的缺陷。他们所缺少的，恰恰是本文描述的这位来访者惯于运用的心理机制：倾听他人意见，反求诸己。概言之，笔者认为，大部分的所谓不成熟的防御机制可能对于个体而言都是不可或缺的，它们本身不应该被贴上“不成熟”的标签，但应该警惕其被不成熟地运用。

培养不依赖于他人的自我肯定的能力，引入自我肯定的感受，也是感受分析心理咨询在一定程度上能够达到的目的。本篇第四章也将以一定的篇幅，探讨自我肯定的修复。

4. 感受置换

感受置换，是通过态度的转变，以一种感受取代另一种感受。例如，一些有完美主义倾向的拖延者把他们要做的事看得过于重大，结果迟迟不能开始。而对于其他不重要的事情，他们却能及时着手并加以完成。“重要感”降低了完美主义者的做事效率，如果他能够改变心态，把严肃、认真的态度调整为平时对待一般小事的态度，反倒提高了效率。

建议完美主义者改变做事的态度，并不是主张他们应该放弃责任感或者以游戏的态度对待所有的事情，而是建议完美主义者从一种冲突中脱离出来：把“重要感”泛化到生活与工作的方方面面，结果却没有一件重要的事真正被付出了足够的努力。认为做好一件事，就应该把这件事看得事关重大，然后把这件事束之高阁——这就是完美主义者的“瘫痪”模式。

做重要的事情时的确应该避免差错和失误，而这需要通过理智的分析和恰当的方法来实现，而不是单靠一种泛泛的谨慎和焦虑态度。许多所谓重要的事情，只是在完成的后期才需谨慎和仔细，而不是在做事的所有阶段和所有方面都必须谨小慎微。在事情的不同阶段和不同方面采取不同的态度，而不是一贯地和在方方面面采取同一种态度，从事情的某些方面获得游戏般的乐趣，这些能够大大降低不必要的压力。以轻松的态度对待一件事，把它看得不那么重要，这种感受的引入，置换那种“重要感”，有时反而可能提高做事的效果。感受置换往往针对一些局部的行为以及不那么固结的感受，对于那些强度大、深切地影响着个体的感受和固化的行为，感受置换并不合适，反而有可能带来内在的冲突，此时采用感受引入这种渐进的方式更为合适。

5. 感受调整与平衡

感受的调整与平衡，是在感受引入、感受置换等方法的基础上，调整与平衡人格的动机构成。

例如，一位大学生来访者在女性面前感到自卑。他提到他在女友面前的感受是：我有一种卑躬屈膝的、必须讨好她的感觉。咨询师建议，他感到“卑躬屈膝”的时候不妨引入这个念头：“我凭什么要讨好你？”伴随此念头引入的是一种可以和“卑躬屈膝”相抗衡的另一种感觉。诚然，笔者并不主张来访者以这种感觉一直主导着自己的关系，毕竟后一种态度也有所偏颇，但是它作为一种把来访者从屈就的泥潭中解救出来的力量，暂时是有用的。从认可人性中的两面，到能够保持对立感受的均衡，再到整合两种感受，这是个不断地调整与平衡的发展过程。

笔者认为，人性的两面性和感受的冲突性应当被看成正常的心理过程所具有的特征。事实上，人所生存的世界本身也是在矛盾与冲突之中，心理冲突经常是现实世界矛盾的折射。不能容忍这些冲突在内心存在，试图尽快消除所有的冲突，是强迫性人格者具有的典型心理特征。

感受分析中的注意模式

从上面章节的文字中，读者能够发现，在感受分析治疗中，要求来访者把注意转向感受，这与人们平时的注意方式是不同的。例如，一个完美主义者，在看到自己的工做出现了差错时，他会全神贯注于这个差错并试图弥补它。而感受分析治疗则建议来访者把注意力放在这个差错给他带来的内在感受上，并对感受进行解析和体察。

被差错唤起的恐惧感推动着做出补偿行为，这是完美主义者习以为常的模式。但是，即使最焦虑的完美主义者，也会在一定程度上意识到这种恐慌的不合理，知道自己行为的盲目性。这种意识虽然伴随着完美主义者的焦虑和补偿行为，却被忽视了。因为恐慌是极不舒服的一种感受，来访者习惯于用关注和改正错误的方式缓解恐慌。

感到恐慌的不合理，觉得自己行为盲目，这个意识，比在恐慌的支配下思虑应对的那个意识更为智慧。这两种意识，可定义为“元意识”和“意识”，它们对应于本书第一篇使用的“元我”与“识我”这两个概念。

意识以逻辑和形象两种思维形式运作，以观念和意象两种形式保存在记忆里。因为受到冲动的驱使，逻辑思维和形象思维都难以做到真正的“理智”。例如，在日常生活中，我们以为自己在说出理智的判断，其实却是在用逻辑努力地缓解消极的感受。我们也会努力地使自己符合某种形象，以为这样便能够带来他人的积极评价或成功——而其实它们之间可能并没有太大的联系。

在内感体察练习中，那种希望通过体察迅速“治好”自己的动机，其实就是完美主义和强迫性人格者的带有强迫性质的动机。在内感体察练习中，要留意这种驱力对注意的胁迫。

当把注意转向感受时，它能够完成的一项工作是沟通曾经相互孤立的感受（如图 2. 1. 2 所示）。例如，一位与母亲的关系波动于非好即坏的循环中的来访者，当她与母亲关系融洽时，她体验到的是美好、可爱的母亲；而当她们发生矛盾时，她体验到的便是丑恶、讨厌的母亲。如果在她体验着好母亲的时候，有意识地把注意力放在曾经经历的对于母亲的消极感受，反之亦然，这位来访者的“边缘性”或“分裂性”（spliting）便可因为两种感受的沟通而得以逐渐改变。

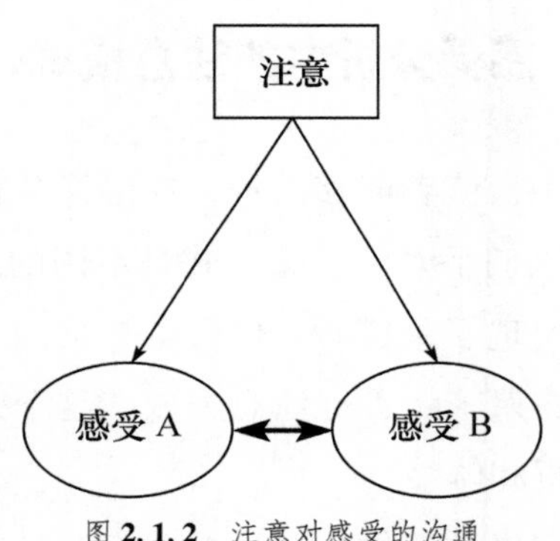

图 **2. 1. 2**　注意对感受的沟通

第二章　感受解析举例

发现支持着认知的感受，以及规范着感受的认知

感受分析作为一种结合精神分析、认知行为和正念等方法的咨询模式，特别强调认知与感受的互动关系。认知与感受，再加上行为，构成了人的完整的处境。调整人格的偏差，咨询师必须在三个方面都触发来访者的改变。感受分析法主张感受的改变是最核心的，但也认为，认知（想法）对感受有规范作用，在咨询与治疗中也应该觉察那些规范着感受的认知。

这里有一个案例。A 女士的女儿是个高中生。A 女士向来对这个孩子控制得很严格，尤其在女儿和异性同学交往的事情上，这使女儿和母亲的关系一度变得很紧张。

在认知层面上做咨询，我们可以从 A 女士对女儿结交异性朋友的忧虑作为突破口。这个母亲说，她担心女儿早恋，影响了学业，甚至担心她早早地有了孩子，被生活的负担和他人的鄙视压得透不过气来。这个母亲在咨询中能够领悟到自己的担心可能是夸大的。如果她的咨询师是精神分析取向的，她或许能领悟到自己对女儿的性方面的担忧与自己意识或无意识层面的性观念有关，与自己的过往经历有关。

而在感受的层面做咨询，可以问这个母亲：当你想到女儿与异性交往，身体上的感受是什么呢？这个母亲可能会告诉你，在脑部会有隐隐的不舒服的感觉。此时可以通过本篇第一章所介绍的内感体察应对这种焦虑。但是，感受层面的分析还可以做这样的事情，咨询师可问 A 女士：在你想到女儿与异性交往时，产生的感受也许不是今天才有的新感觉，它或许是在

你过去的生活中逐渐积累起来的，或许是过去生活中某个印象深刻的经验导致的。

这个案例中的母亲通过对这种感受的追溯，第一个印象是自己在初中的时候与自己的妈妈去看一部电影。电影中年轻的男女主角经历了一场不被允许的恋爱，在这个母亲的心目中留下了羞涩和彷徨的印象。A 女士的妈妈是一个严肃的人，A 女士从来都不曾在妈妈面前谈及恋爱和性的内容。可以想象，她和妈妈看这样的一部电影，内心形成的是多么复杂的一种感受。

通过分析，这个母亲对女儿结交异性朋友可能没有那么担心了，但是她的某些在早年形成的固化的理念——比如，在这个案例中，是认为孩子应该在工作以后才可以结交男朋友——会让这个母亲选择性地接受某些信息，而不能冷静地看待当下的生活处境。她可能更注意那些符合她的理论的例子，例如她自己是这么做的并且自认为很成功，以及不符合她的理念的做法导致失败的例子，例如某个媒体上报道的关于单身母亲的悲剧。久之，在这个理论之上重又聚集了复杂的焦虑感受。对于认知层面的分析，也是感受分析应该做的事情，在这个层面上的工作与传统的认知治疗的方法大部分是一致的。但是，在采用苏格拉底式辩论等认知疗法的方法之外，更应注重这个母亲在坚持某种理念时的感受体验，例如，与“必须”“应该”等认知层面的心理活动相伴随着的“必须感”和“应该感”。

感受分解：发现强感受之下的弱感受

有一位父亲，他的孩子逃了一次学，他得知后异常愤怒，痛打了孩子一顿，因此而内疚。在心理咨询中，咨询师与来访者有如下的对话。

来访者：我听说孩子逃学了，就想，别让我抓住你，否则我把你的腿打断！

咨询师：你非常愤怒？

来访者：是啊，能不生气吗！这么小的年纪就做这种事，长大了还了得。

咨询师：那你打算怎么办？

来访者：我一定要再好好打他一顿。

咨询师：如果你放弃不打了，会有什么感觉？

来访者：我觉得那就不得了了。

咨询师：怎么个不得了？

来访者：那［孩子］还不想干什么就干什么？

咨询师：这个孩子现在是个想干什么就干什么的人吗？

来访者：当然还不是。

咨询师：那你头脑中那个想干什么就干什么的形象是从哪来的？

……

来访者：初中的时候那几个同学就是这样无法无天，其中一个闹得最厉害的，他哥哥因为抢劫被枪毙了。

咨询师：那几个同学对你怎么样？

来访者：他们欺负我。

咨询师：你对他们什么感觉？

来访者：愤怒。

这位来访者早年与一些“无法无天”的孩子的交往经历留下了不愉快的记忆。采用传统的精神分析法，我们就应该进一步发掘来访者的早期经验及其与当下焦虑的关系。而采用感受分析模式，除了探索来访者的早期经验，更重要的是分解来访者当下焦虑所蕴含的多重感受。

咨询师与来访者探讨他对孩子的愤怒①，引导他体验这种愤怒的躯体感受，然后当这种强烈的情绪得以缓解，这位来访者对孩子的其他担心就逐渐浮出了意识。在“愤怒”这种强感受之下，蕴藏着大量的微弱感受，但是它们给来访者带来的是逐步积累的愤怒——即使没有早期的那些经历，来访者依然会感到愤怒。

这个父亲领悟到，对于孩子的逃学，他除了担心他将来变得“无法无天”，还体验到一种“失控感”。而这个父亲的控制性，我们从他的生活风格中可以感受到。比如在咨询时他几乎次次准点到来，从不迟到，也基本上不

---

① 这位来访者抱持着小时候被“坏孩子”欺负积压下来的愤怒，它被他自己孩子的逃学唤起。此时他对孩子的感受，是基于他自己情绪的渲染，而不能现实地分析自己孩子行为背后的真正含义。在他自己的情绪的主导下，他的行为无的放矢，没有好的效果。

早到。平时不论重要的还是不重要的事，他都认真去做。孩子逃学，从消极方面看委实令人担忧，但若从积极方面来看，这个行为也体现了孩子的自主性和反抗精神。而这位父亲面临此事的直接感受是失控，以及由此引起的激烈情绪反应，没有机会去考虑行为背后的真正原因和积极面。[①]

接下来，我们毫不奇怪地发现这位父亲对孩子的高期望。他周围的同事、朋友的儿女成绩优异的不在少数，有的同事的子女考上了北大、清华，这让他感到了无形的压力。这个父亲否认自己期望孩子考上这样的大学。当咨询师问："如果设想一下，当你的孩子考大学的时候，上了××大学（被认为略逊于北大和清华的大学），你有什么感觉?"来访者发现自己还是会感到有点失望。咨询师再问："如果你周围的同事都没有考上最好的大学，你的孩子将来考上的大学虽不是最好的，但比他们都好，你有什么感觉?"来访者说自己的心理负担会大大减轻，当然如果孩子能上最好的大学，也是一个惊喜。

通过以上的分析，能够发现来访者愤怒背后的一系列动机感受，包括控制感的丧失、对孩子的高期望，以及人际竞争。它们比之于愤怒情绪，是相对弱小的感受，却是愤怒的"酝酿者"。咨询师或来访者也许无法确切衡量哪一个动机感受是最强烈的、对愤怒的形成最有解释力，但是针对每一种动机感受的觉知和修通，最终能够提高来访者应对此类事件的能力。

感受分解的层进技术

通过感受分解，我们不仅能够发现某些显而易见的感受背后的多重感受，也能发现把表面的层层感受分解之后，居于个体潜意识中的最核心的感受及其相关信念。这种感受是构成某种人格倾向的基础。而抵达这个核心感受，并针对这个核心感受及其相关信念做工作，能够得到最稳定的咨询与治疗效果。为了说明感受分解的这种方式，此处先列举一个案例片段。

---

① 其实，在学业不佳的孩子中，有一部分是注意力失调（ADHD）者，如果通过心理咨询和药物缓解注意力的问题，学习和厌学问题都可能会得到改善。此类孩子往往具有高出普通人群的想象力和创造力（Cramond，1994，1995）。

来访者是一位高中三年级学生，离高考还有半年时间。进入高二以来，他就对将来的高考感到担心。进入高三，他的担心更加严重，经常失眠，学习功课时经常走神。在第一次咨询中，来访者与咨询师有如下的对话：

来访者：当我想到这件事（高考），就感到心跳加快，胃里面不舒服，心里头隐隐有点疼。

咨询师：你担心的是什么呢？

来访者：考不上××大学。

咨询师：考不上××大学又怎样呢？

来访者：我爸爸就会不高兴了。

咨询师：你爸爸不高兴又怎样？

来访者：我就是怕他不高兴的那个样子。

咨询师：如果你父亲的态度是“不论你考得怎样，都无所谓”，你就没有压力了？

来访者：压力是减轻多了，但就算这样，考不好我还会觉得自己挺无能的。

咨询进行到此处时，我们知道来访者认为自己对考试的焦虑，是源于害怕父亲的失望，以及考不好之后会觉得自己无能。咨询师与来访者把会谈的中心话题放在他与父亲的关系上，以及来访者对于自尊的焦虑。到下次咨询的时候，咨询师与来访者有下面的对话：

咨询师：如果你父亲对你的成绩不那么在意了，你也能够承受别人比你强的事实了，你考试的时候还会焦虑吗？

来访者：我觉得自己还是会有点焦虑，在那个场合，就会觉得是一个竞争的场合，自然就紧张起来了。

咨询师：你平时肯定能碰到许多竞争的场合，比如搭公交车的时候，大家都往门里挤，你也像考试这样紧张吗？

来访者：肯定还是受到影响，但是，我不会像很多人那么着急，反正又不是大事。

咨询师：如果你父亲对你的考试结果不关心，如果你也不把考试和你的自尊联系起来，它和搭公交车有什么不同呢？反正这次挤不上下次还有机会？

来访者：我觉得不一样，我觉得好像我一次机会把握不住，将来就都会受到影响——不是这么说的吗，“一步赶不上，步步赶不上……”

从这一段对话里，我们又发现了令来访者焦虑的两个原因。其一，是在竞争的氛围里感到焦虑，这是一种受暗示而产生的情绪。另一种则是来访者的某种信念，认为一生的成功就维系在是否能够顺利地考上理想的大学。

在感受分析的过程中，我们像剥开洋葱一样发现了四个层面的感受：害怕父亲不高兴，害怕因考不好觉得自己无能，在竞争的场合感到紧张，认为“一步赶不上，步步赶不上”。这最后一种感受，是使来访者感到焦虑的最核心的感受，体现了他人格中强迫性的一面。在针对考试焦虑的咨询与治疗中，这个层面的感受经常是最后被揭开和面对的。由于它与人格中核心的成分相关联，对它的分析也最为困难，但是来访者也从对它的修通中获得最稳定的改变。

感受分解的层进技术与认识—行为疗法的箭头向下技术有相似之处，但层进技术在主张探索核心深层感受的同时，也看重每一个层面的感受的重要性，认为不同层面的感受是一个整体性感受的组成部分。而且不同层面之间也可能不是由表及里、由浅入深的关系，而是平行互动的关系。

第三章　感受激活的方法

一些来访者来到咨询室，情绪感受显著且强烈。他可能告诉咨询师，自己很担心，很害怕，很不安，或者很抑郁。在这种情况下，感受的识别、比较、分解以及内感体察等方法就可以顺理成章地运用。而另一些来访者，他们的心理感受并不强烈，或者虽强烈但未被体会，这就需要在治疗中设法激活与咨询问题相关的感受。感受激活可以通过内省觉察、行动/事实、文学艺术创作/欣赏、运用沙盘、释梦等多种方法得以实现。

人们在咨询室外的一切经历都与感受有关。人类原本就生活在各种感受之中，人的种种境遇、经历，都在不断地激活感受。尽管如此，在咨询室中，感受激活并不是一件简单容易的事。首先，在咨询室中感受的激活是有目的有限度的，它是为了特定咨询目的而进行的。其次，在咨询中，需要被激活的感受，如果不能被激活，咨询的效果就会大打折扣。而在日常生活中，只要做出符合规范的行为，没有相应的感受也无大碍。例如一个职员或许并不热爱自己的工作，但他只要做出符合他的角色的行为也就无可厚非；然而在咨询室中，一个声称不爱自己的工作的来访者，在咨询中如果能体验到自己对于工作的情绪或动机，这个咨询方能更有效地开展。

本章将详细介绍几种感受激活的方法。咨询中可用的感受激活方法当然不止这几种，每一位咨询师，在长期的工作实践中都能摸索出自己独特的方法。

感受的内省觉察激活

内省觉察激活感受，与前面提到的感受识别有相似之处。内省觉察激活感受，是通过对内在的感受的体察，发现潜伏着的、在觉察之前未被激活的感受。感受的识别，则是通过念头追溯念头背后的感受。

内省觉察激活感受，可以通过有意识的引导来达到感受激活的目的。例如，在创伤治疗中，通过把注意力聚焦在闪回式情节或画面，就能够激活与创伤有关的情绪感受。内省觉察可以成为内感体察的初始阶段和准备阶段，也可以成为感受转化的初始阶段和准备阶段。

由闪回式意象抵达感受

闪回是电影技术的术语，在精神病学中被用来说明创伤后应激障碍（PTSD）的一组症状，它表现为对创伤性场面的强迫式回忆或者做噩梦，闪回的内容是消极的、创伤性的，且伴有强烈的情绪。即使没有达到创伤后应激障碍的程度，一般人的创伤经验也伴有闪回的意象，这是一些印象鲜明的情节与画面，它们往往与这个人的情绪、性格等特点密切相关。除了创伤体验，个体经历的快乐，或者奇特的生活事件，也能够留下鲜明、持久的记忆，它们会不由自主地在个体的意识中闪现。我们不妨把精神医学中的闪回概念扩大，让它包括一般意义上的鲜明记忆。

如果来访者能够把注意力放在这些闪回式意象上，就能够激活与其相关的感受。它们是创伤性的、快乐的、或者奇特的事件引发的情绪和动机留在躯体上的记忆。

一个事实是，随着年龄的增长，不论感受记忆还是闪回式意象的记忆都经历着逐步淡化的过程。闪回式意象逐渐模糊，与相应的感受的联系也逐渐淡化以致断裂。对于长期的人格障碍治疗，笔者建议来访者把那些意象和感受以日记的形式记录下来，在将来的咨询与治疗中作为辅助材料。随着年龄的增长，以及在心理咨询与治疗过程中人格逐步修复，个体的关于创伤的记忆会变得越来越模糊和不可靠（尽管对于人格的修复来说这是有积极意义的），当来访者需要回头探讨自己人格的早期经验对于自己的影响时——这在治疗的任何阶段都可能需要——这些记录会变得很有用。

为内省设定主题

咨询师可以根据咨询要解决的问题，帮助来访者限定内省主题。

例如，一位大学生说自己假期结束后回到学校感到情绪抑郁，每次离开家都如此。咨询师问来访者：在与人分离这个主题上，你最早的记忆是什么？他说："我记得我母亲把我带到幼儿园的班里，里面有老师和很多同学。母亲把我放在那儿转身就走。我突然感到很恐惧。"

设定主题的另一种方法是从主题词汇进入感受。例如一位来访者在一次咨询中反复说"别扭"这个词。咨询师问："别扭是一种什么感觉呢？"

也可以通过设定一些情景主题来激活感受："谈谈你每次放假回家，见到母亲第一面时的感觉吧……""当你第一次见到老板时，是什么样的感觉？""如果让你换成是他，在那种情况下，你会有什么感觉？"

从意象进入感受

有一个学生大学毕业去某公司找工作。那个公司专门对他组织了一个面试。公司某个部门十几个人在会议室与他见面。这是他此生第一次参加面试，他很紧张，感觉也不好，但他最终还是被录用了。公司让他下周来上班。这个大学生一方面觉得幸运，终于找到了一份工作，可是在等待上班的这一周里，他感到的不是兴奋而是焦虑。

在这期间他见了咨询师，说自己不知为何惴惴不安。咨询师问他：如果你不去这家公司上班，会有什么感觉？来访者说会感到松了一口气。

咨询师让他放松地躺在椅子上，闭上眼睛，想象一下要去公司上班这件事，脑子里出现了什么印象。来访者说，其实，有一个意象即使自己没有放松，也时时出现在脑海中。那就是，一个四十左右的中年妇女，神情冷淡、不快地看着他。这个妇女确有其人，是他面试时在场的该部门的工作人员之一。来访者说，一想到要去那个公司上班，头脑中就浮现这么个冷漠的形象，觉得有点害怕。

从经典精神分析的视角，我们可以假设，这个来访者对这个女士产生了移情反应，可能在他过去的生活中对此种面目的女性产生过强烈的畏惧感。但是随着咨询的进展，咨询师发现，从另一个角度去理解来访者的行为则更为切题。

咨询师让来访者把注意力放在这个女士的意象上，感受一下与这个形象伴随的情绪。来访者报告说，他感到最真切的是面试时自己的紧张。他的紧张，导致他把一种敌意投射到这些面试的同事身上，以为这些人对自己是冷淡、不友好的（真实的情况恐怕并非如此，否则同事们为何会选择他?）。那个女同事的表情与这种他以为的敌意最具有相容性，因此，这个女同事的形象成了来访者面试时的负面感受的外化和象征。

通过对感受的这番解析，来访者明白自己的紧张焦虑才是问题，而不是现实中别人的敌意。他要去的那个公司，其实是被他的紧张投射成一个敌对的世界。

本案例的来访者的主要问题是对陌生人的过分焦虑，这是社交焦虑的一种表现。虽然那个女士的形象即使在平时于他而言也未必显得和蔼可亲，但她的并不可爱的表情在这个例子里并不是经典精神分析意义上的移情反应，女士的形象此时更像一种标签、一种象征。来访者的焦虑情绪与这个形象的联系具有一定的偶然性，如果在最紧张焦虑的时刻注意到的是一位不那么友好的男性，萦绕在他头脑中的意象就可能是一个不友好的男性的形象了（从他对过去的其他社交活动的回忆中来看也的确如此）。通过让来访者注意这个形象，由这个形象出发去发现与之相联系的内在感受，这种“顺藤摸瓜”的过程，就是从意象进入感受的过程。这个感受提醒咨询师与来访者，来访者应该首先面对的是自己的焦虑情绪，而不是冷漠的女性对他而言意味着什么。当然，不可否认的是，这位来访者可能存在的对于冷漠的女性的移情感受可以成为今后咨询的主题，但是就当下的症状而言，从意象追溯出的焦虑感受应该是首先加以重视的。

在行动和面对现实中激活感受

对于强迫性人格者来说，从一种行为转为另一种行为，从一件工作转为做另一件工作，或者从一种状态转换为另一种状态（例如，从工作状态转到放松状态），这些转变都会带来不安和不舒服的感受。强迫性人格者习惯于状态的连续性，难以容忍哪怕是极短时间的断裂、混乱，或者体验瞬间的尴尬、冲突，这使得强迫性人格者缺乏行动力，难以做到随机应变和张弛有度。

强迫性人格者并不认同自己的这个特点——而对于设定过高标准，追求十全十美，在意细枝末节等其他特征，他们在咨询的初期往往会坚持它们的合理性——这可以成为强迫性人格者的心理咨询的初期突破点。针对这个特点，咨询师可以首先建议来访者体察自己在行为和状态转换时的情绪感受和躯体感受。这与“顺其自然，为所当为”的森田疗法颇有相似之处。但是感受分析治疗要求来访者对“为所当为”所激发的焦虑感受给予注意，所以是一个“为所当为，体察焦虑”的过程。

此处应该再次强调的是，体察焦虑一定要与沉溺于疑病感受区别开来。状态的改变唤起的焦虑不安，应当以平常的心态观察其自来自去，而疑病倾向则会促使个体把这些不适感夸大，产生疾病联想，注意力于是转向如何应对想象出来的疾病。在体察焦虑的过程中，有疑病倾向的个体有必要调整注意力，从被疑病倾向推动的担忧和思虑回到对焦虑的感知上，并且以平和的观察心态对待这种感受，既不是努力消除，也不是刻意忽略。

通过行动有意识地改变状态而唤起焦虑，是对强迫性人格倾向的考验，是一种必要的锻炼。行动是激活感受的最好方式之一。在咨询室中，来访者由于咨询师的鼓励，由于咨询营造出来的安全的环境，来访者比在现实中更有可能做出一些他们原本回避的行动并面对由此带来的消极感受。不过咨询室是一个有限的环境，某些感受难以在咨询的情境中被唤起，当来访者掌握了感受解析与体察的技巧，在生活中就可以运用它们，成为在现实中践行的处事能力。心理咨询的目的原本就是实现助人自助。

“不要回避事实，面对现实”是我们在日常生活中频繁听到的处世箴言，然而回避事实似乎是人类最稳定的天性，只要有可能，我们都会把求实的行动无限地推迟。面对事实常常唤起内心的不安。心理咨询与治疗中，咨询师应该巧妙地、适时地鼓励来访者面对现实，体察由此而引起的焦虑，并帮助他对这被唤起的焦虑做工作。①

当然，在咨询中以面对现实的方法激活焦虑，并不是向来访者说教般地声明“你不要回避事实，面对现实”。事实本身具有尖锐的穿透力，有时咨询师只需要如实地陈述它们就可以了。例如，一位有强迫性人格倾向的大学生来访者有一段时间总在担心自己的女朋友会放弃他，被其他男生追走。他为自己找出种种理由，试图说服自己相信女友是不会离开他的。但是他的女朋

① 笔者认为心理咨询与治疗的目的是帮助来访者有效地应对现实而不是脱离现实。如果一种咨询技术（例如前世催眠技术）能够缓解来访者的痛苦，却把他们的生活推向神秘主义，这种技术便容易脱离心理咨询的工作框架。

友的确与另一个男生交往过密。咨询师说："我不能判断她是否最终会离开你，不过这种可能性的确是存在的。"听到咨询师这样的话语，来访者一时间更焦虑了，当面对那一直被回避的可能性时，他变得不知所措。但是还有关于事实的事实：如果这成为了事实，天不会塌下来，生活还是可以继续。总之，与来访者探讨这些因为包含有焦虑感受的事实，他变得更加具有现实感，更具承受力。这位来访者在咨询期间与女朋友的关系尚能维持，但是在结束咨询半年之后，他的女朋友最终放弃了他。这位来访者承受住了这个事实，他说，在咨询中一次次直面各种可能的消极后果，自己变得不那么不安了，这个过程仿佛在用锉刀一下下磨自己，那些本来会转化为强烈不安的情绪棱角被渐渐磨平。

通过文学艺术活动激活、表达与分析感受

通过文学艺术激活感受有两种方式，一种是在对文学艺术作品的欣赏过程中激活感受，另一种是在文学艺术的创造过程中激活感受。

文学艺术欣赏中的感受激活

在咨询中，笔者有时询问来访者最近看过什么电影，或者有没有接触过其他艺术作品。有时无需笔者询问，来访者就会主动谈起他们最近在这方面的体验。

一位大学生来访者来到咨询室，说自己这个星期以来一直情绪低落，因为看了电影《肖申克的救赎》。她说看完之后，觉得社会很黑暗，心情抑郁了好几天。

一部以美国社会为背景的好莱坞电影让一个中国大学生感到社会黑暗，抑郁了几天之久，这种感受似乎过于强烈了，好像有违常理。在这之前，来访者一直表现得很积极很上进，近乎狂热地追求着成功。

咨询师询问她在以前的生活中有没有类似的感受，她便提起了在已经进行了十次的咨询中始终只字未提的家庭不幸。她的母亲在工厂里因工作而致残，打了多年官司也没有得到应有的赔偿。而且，这位来访者的家庭，在母亲致残之前曾是比较富足安定的，之后就变得有点拮据了。母亲的遭遇改变

了来访者一家的生活，也改变了来访者对世界的看法。这部《肖申克的救赎》，唤起了来访者埋在心里的对这个世界的消极感受。

就心理咨询而言，来访者看电影的这个经历其实是一个机遇，我们终于可以分析来访者的创伤经历，而这个经历——尽管对于来访者咨询的主题而言很重要——一直是来访者避而不谈的。这位来访者在咨询中显露的强烈的成就动机，其实要达成的就是一种自我救赎——在这之后的咨询中，来访者的此种内在心理过程就慢慢地展现出来了。

从来访者的艺术趣味，也能够感知他们的性格特点。例如，某位来访者对绘画颇有喜爱之情。她虽是机械专业的大学生，却选修了艺术史课程。她最欣赏的艺术风格，是文艺复兴之后一直到早期印象派的作品（尤其是米开朗基罗、莫奈的作品）。而对凡·高、毕加索、蒙克这些人的作品都没有好感。这个偏爱古典美的完美主义者，在看到咨询室的白墙上有被弄脏的斑点的时候也会感到不安。

在临床实践中，笔者遇到的大多数完美主义者都爱好至少一种艺术。完美主义者是否比其他人更有可能成为艺术爱好者或从业者，这有待于将来的研究的验证。不过，完美主义倾向与艺术倾向的关联，的确能在精神分析的理论框架里找到一定的证据。完美主义本身就与个体的想象力有关。在现实与想象的龃龉中，完美主义者更愿意抱持头脑中的完美理想而不是屈就残缺的现实。艺术其实也是如此，所谓“源于现实，高于现实”，在某种意义上来说，就是比现实更为完整、完美和更具有戏剧性。完美主义者更喜欢唯美的艺术，而不是“审丑”的艺术。这恰恰是因为，丑往往是现实所具有的性质。此外，那同样属于想象界的“魔幻”甚至“邪恶”，作为艺术的主题也会成为一部分完美主义者愿意欣赏的对象。因为完美主义者也不乏消极的想象力。

感受激活的目的，是为了在此基础上进一步分析感受、体察感受，或者实现对感受的转化。因此，作为咨询师，通常不是去拿一些自己觉得优秀的文艺作品去“感染”来访者，而是倾听来访者对于那些他们认为最触动内心的作品的看法。如果咨询师愿意观看、倾听、阅读来访者欣赏的作品，也就能更好地走入他们的内心，了解他们的感受。

当然，咨询师一旦了解了来访者的基本困扰，希望在咨询中激活感受时，可以向来访者介绍一些适合于激活某种感受的作品。在强迫性人格者的心理咨询与治疗中，笔者会向来访者介绍一些能够体现强迫性人格及其相关特点的文艺作品，尤其是电影。笔者会推荐《尽善尽美》（as good as it gets）、《黑天鹅》《疯狂主妇》等影片或电视剧。探讨与强迫性人格有关的自恋现象，日本电影《告白》、美国电影《冒牌天神》等是合适的剧本。《冒牌天神》还是一个表现有注意力失调（ADHD）倾向者的不错的电影。

能给强迫性人格者带来感同身受的共鸣的影视作品是一个长长的清单。通过对这些作品的欣赏，不但激发了来访者的感受，触发了自省，也使来访者与咨询师之间有了可供交流的共同话题。

文学艺术创作过程中的感受唤起

一位19岁的来访者在咨询室里画了一幅画，内容是他头脑中一直萦绕着的场景：自己（一个孩子）在一座六层楼上的第四层的一间屋子里哭，而母亲在楼下推着自行车，背对着楼，头也不回地走掉。来访者说，这幅绘画中的场面似乎并不是一个真实的场景，因为他不记得这样的事情在现实中发生过，但不知为什么这个画面在他的头脑中反复出现。最近一段时间尤其频繁。

来访者从外地来北京上大学，特别不适应远离家庭的生活，情绪时常低落。画中的这个场面反映了来访者的分离焦虑可能起始于较早的时期，而最近被唤起。远离母亲，对于这位来访者来说，是很大的精神压力。

这位来访者的绘画能力不好，画面缺少情绪感染力，其他人看到这幅画，会觉得平淡无奇。而对于来访者，这个场景萦绕在他心头，伴随着担心被抛弃的可怕感觉。在来访者和咨询师之间，这个画面只是一个媒介，通过长期的咨询，咨询师已明确地感受到了他对被抛弃的恐惧。在咨询中，咨询师把这幅画当成交流的符号，用来激活相应的感受。因此，画面的感染力、绘画的技巧都不重要。这是个体借助表达性艺术手段进行心理咨询与艺术家的创作活动的不同之处。

值得一提的是，这位来访者对母亲的感受是矛盾的。一方面，他害怕被她抛弃。而在另一方面，他又不满意她对他巨细靡遗的控制。在另一幅画里，来访者表达了他对于母亲的另一种感受。他画了一些眼睛，它们以责备和担心的神情盯着他，让他大为不安。这也是来访者对母亲的真实感受的表达。他的母亲是位医生，平时以医生对待病人的态度照料他，总担心他会出意外、会生病，这种态度令他备感焦虑。

这两幅互相矛盾的画面，也是他作为一个大学生的现实生活写照。他对大学没有认同感，觉得所学课程对将来的成功没有帮助。来寻求心理咨询之前，他已经多门功课不及格，处在退学的边缘；但是他也下不了离开学校去过他认为有用的生活的决心。大学成了一个他害怕会抛弃他，同时又束缚手脚，不给他自由的“双面的母亲”的形象。

日记也属于文学的一种形式，与人们创作的小说、诗歌一样，能够成为表达、唤起感受的工具。如果来访者愿意与咨询师分享一部分日记内容，往往有助于咨询师对来访者深入的理解。咨询师除了通过日记了解来访者的内心，也可以通过对日记内容的反馈，促发来访者的自我领悟。例如，一些有完美主义倾向的来访者在日记中不停地指责自己，表达对自己的种种不满。咨询师不妨问他：你在指责自己的时候，是什么样的情绪呢？那个被指责了的自己，是什么感受呢？

文学艺术往往是抽象的、高度概括的。当我们阅读文学作品、欣赏艺术时，会因我们自己的经验而产生“共鸣”。但是作为心理咨询师，阅读来访者创作的文学艺术作品时，对来访者最有帮助的却不是咨询师对文本的共鸣——尽管它对于我们理解来访者的作品有一定的帮助——而是在共情的基础上帮助来访者把抽象、概括的内容具体化。例如，某个十多岁的女孩写了这样一句诗：“对不起，对不起，在那黑夜里。”从文学角度看，这句诗有高度的概括性，表达了许多人内心的感受，是一句好诗。不过每个被感动的人所被触动的那部分情结，无非是与他们自己的生活密切相关的内容。在心理咨询中，如果咨询师要对这个女孩有所帮助，就应该知道这“对不起”的具体指向，这“黑夜里”的感受是从何而来。当然我们并不应该假定，这个女孩所说的“对不起”，一定只有一个明确的对象。文学有如梦境，可以是多个经历、多种感受的集合的产物。但我们可以通过感受分解的方法，把作者抽象、概括了的内容具体化。当来访者知道作品的感受来源，也就理解了自己，也就有可能发生改变。

具体化有两个方向，一个是现实化，一个是感受化。如果一位来访者在诗中写到“我渴望灿烂地活着”，我们就希望知道抽象的“灿烂地活着”是什么意思。如果这位来访者告诉你，它意味着“每天心情都好/每天都有人爱我，我也爱我爱的人/工作每一步都很顺利/生活里充满希望/能取得成功”，这就是现实化。尽管在艺术性上，“每天心情都好”“每天都有人爱我，我也爱我爱的人”之类的陈述不够“文学”，给听者没有留下多少想象的空间，但这种现实化，有助于抓住来访者的具体动机，也就更有利于来访者了解自己。

在感受的层面上，我们可以问：“灿烂地活着”给你一种什么感觉？以前有相似感受的记忆是什么？这种方式抵达了作者内心漾动的那些原初的感受，触到了人格中的动机元素。

沙盘对感受的表达与唤起作用

在精神分析、尤其是自体心理学取向的精神分析治疗中，对移情关系的运用，是治疗的手段之一。来访者面对咨询师，必然发生移情反应，过往经验中与自体客体的关系模式被激活，因而咨询师能够与来访者探讨双方的感受。例如，如果来访者的移情作用使他把咨询师视作权威，并且通过行为和言语表现出来，咨询师便可与来访者探讨这种感受。

但是，咨访关系中体现的移情仍然是有限的。来访者对于自体和他者的看法和感受多种多样，如果能够运用一些辅助手段加以激活，就能够扩展我们对他们的关系模式的理解。

精神分析的自由联想法、格式塔治疗的空椅子技术、心理剧的角色扮演的方法等都能够用来激活感受。沙盘也是一种有效且方便的可以激活感受的媒介。

传统的沙盘治疗是在分析心理学的理论指导下进行的，主张让来访者自发、自由地创造和表达，不主张为来访者预先设定沙盘主题或者在治疗进程中给予过多解释和干预。笔者在针对强迫性人格的心理咨询与治疗中尝试把精神分析的客体关系理论和认知—行为治疗的理念结合进沙盘治疗，发现咨询师在沙盘治疗中可以扮演更为积极的角色。让来访者陈述沙盘内容，咨询师提出适当的建议，以及在合适的情况下事先设定沙盘主题，都会是有利于治疗的尝试。

图 2. 3. 1 是一位来访者建构的沙盘，它投射出了来访者人格的各种组成部分。与传统的沙盘治疗不同的是，在感受分析治疗中，咨询师鼓励来访者

说出沙盘中的模型代表的含义。例如在本案例中，来访者指出，沙盘右侧的那个篮球明星是自己，明星身边的摩登女郎是自己向往的女朋友。沙盘左下侧的别墅，左侧的游艇、汽车、飞机和摩托车，代表着成功和物质上的享受。在载有游艇的湖边下棋的两个老人、两包香烟和沙盘中下部的白色茶壶和茶杯代表着另一种让他向往的生活——悠闲、自在、放松，没有压力。沙盘中下部的一只黑色的机枪能够给他带来安全感。沙盘右下角的十字架代表着牺牲。沙盘的中下部是一座代表着神秘现象的金字塔。在沙盘上部的弥勒佛、如来佛、唐僧等四个佛教人物让他感到安慰。孙悟空则代表着自由和能力。在球星面前的足球代表着他的体育爱好，厨房用品则是为自己的女朋友准备的。

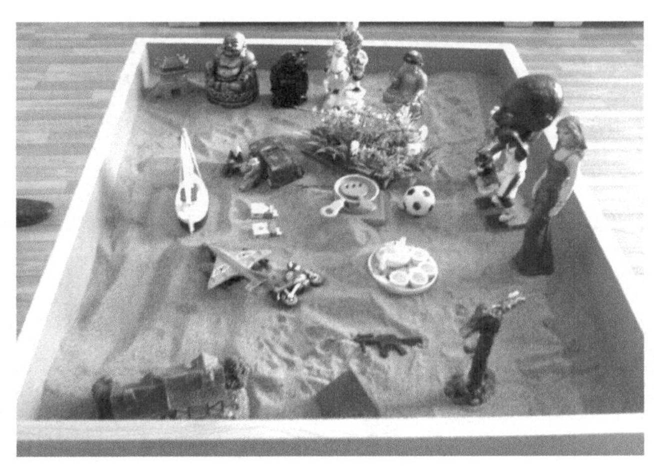

图 **2.3.1**　一位来访者的沙盘

从来访者的描述中，我们能够比较全面地了解他自体中的元素，它们包括物质需求、成就、放松和安逸的需要、安全感的需要、宗教意识（例如弥勒佛代表的慈悲、大度）、异性爱的需要等等。通过沙盘的建构，来访者更清晰地意识到了自己潜在的欲求，与咨询师交流这些感受也变得更容易。用沙盘激活感受的另一个优势是，我们可以保存沙盘、或者沙盘的影像，在将来的咨询中用来再次激活感受。沙盘能够直观、共时性地投射出人格结构，与谈话咨询中采用语言历时性地描绘人格的方法可相为互补。

用沙盘激活权威畏惧感①

对权威的畏惧感是具有完美主义倾向的强迫性人格者普遍存在的心理感受。追求完美，成为个体面对有权威者时的一种应对方式。强迫性人格者的早期成长经历中，往往有苛刻严厉的照顾者给他们设定过高、过细的标准。成年之后，他们面临权威情境，就会不由自主地激活压力感和畏惧感。

针对个体与权威的关系进行体察和分析，是强迫性人格者的心理咨询与治疗的关键点之一。在咨询关系中，来访者有时把咨询师当作权威，因而可以对这种移情关系做工作。但是如果来访者并非把咨询师看作权威，就需要采用一些方法激活来访者潜伏着的权威畏惧感——如果面谈的内容的确透露了来访者在这方面的感受而且咨询师预期对这个感受的分析能够给咨询带来积极的效果。我们可以借助沙盘激活并调节来访者的权威畏惧感。

建构主题沙盘是激活权威畏惧感的一种方式。让来访者任选一个沙盘模型代表自己，另一个沙盘模型代表权威，然后通过一个半结构化的访谈来了解来访者面对权威的心理感受。

图 2. 3. 2 是一位研究生以“我与权威”为主题建构的沙盘。她以一只小鸡来代表自己，以一只恐龙来代表权威。通过访谈，她告诉笔者，她和恐龙是“平行”的，她不会去面对恐龙。恐龙让她感到害怕，但是她又不能太远离恐龙。咨询师建议她把小鸡朝向恐龙放置，她的回答是：“觉得压力太大，最好还是不要这样做。”

一些沙盘投射出的来访者与权威的关系很直观，仅仅从沙盘模型的一般象征意义也能给出初步的判断。比如，有的来访者用一个小女孩代表自己，而权威是一头狮子，有的则用慈祥的老人代表权威。小女孩—狮子的直观感受是紧张焦虑的，小女孩—老人的直观感受则比较温和放松。但是，每位个体所选择的沙盘模型，其背后的感受是个性化的，只有通过全面的分析和耐心的沟通，咨询师方能了解来访者对于权威的真实感受。例如在一位来访者建构的小女孩—狮子的沙盘中，女孩长有一对翅膀。来访者说，当狮子对自己有威胁，自己就会飞起来，安全逃离。就与权威的关系而言，虽然这位来

① 关于权威畏惧感的研究，参见訾非（2007）、刘璨和訾非（2008）、李昂和訾非（2009）的论文。

访者与图 2. 3. 2 的建构者都感到了来自权威的压力，后者可能更缺乏安全感和有效的应对。而且，狮子、恐龙这些动物所代表的感受，也因来访者而异。有的来访者并不把恐龙看成可怕的动物，狮子也是如此，咨询师应该了解沙盘模型对于来访者本人的含义，避免自己的武断。

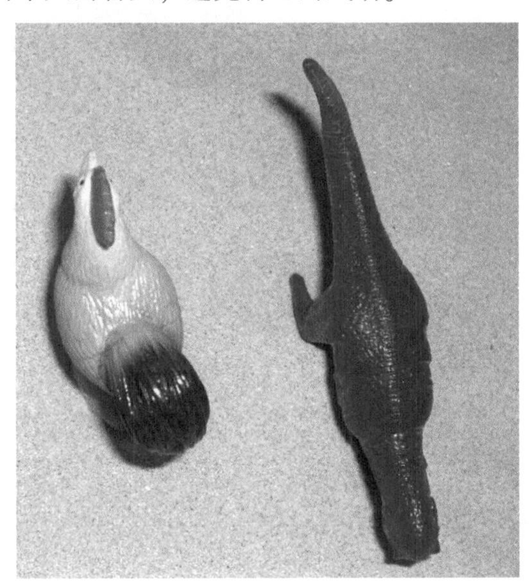

图 **2. 3. 2**　一位学生以“我与权威”为主题建构的沙盘

图 2. 3. 3 是一位大学生建构的自己与权威的关系沙盘。他以一只碗和碗里的点心来代表权威，以一只点缀着一些葡萄干的白面包来代表自己。从这个图，我们似乎看不出这个人与权威之间会有紧张的关系，它不同于那些用羊、兔子之类的草食动物代表自己，用狼、狮子、老虎或恐龙来代表权威的个案那么具有直观的张力。但是通过一个半结构化的访谈，我们发现了这个学生对权威的复杂感受。

咨询师可以对来访者进行半结构化的访谈以了解来访者对权威的感受。笔者建议在访谈中提出以下三个问题。

第一个问题是：想象一下，沙盘中的你，在权威面前，是什么感觉？

构建图 2. 3. 3 的沙盘的这位大学生的回答是：

有时候有的老师给我长辈一样的亲近感——女老师居多。大多数的时候没有什么压力感，有时会有点紧张——在觉得会影响到老师对你的

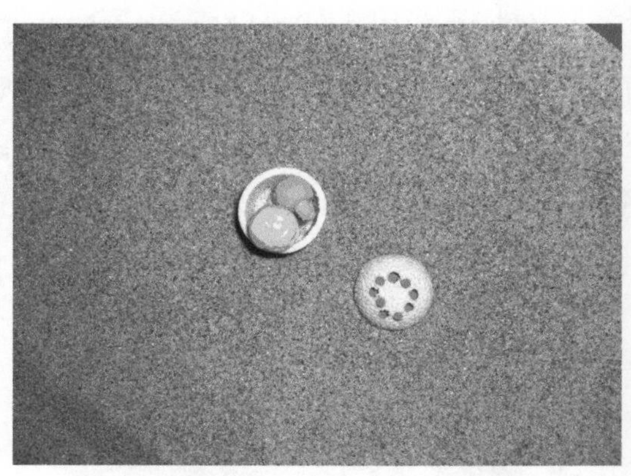

图 **2.3.3** 一位大学生以“我与权威”为主题建构的沙盘

看法和态度的某种情况下、或是在担心老师对你态度冷淡时。喜欢与老师一起交流看法或是探讨问题，喜欢在怀疑中向老师学习而不是盲目顺从老师，甚至有时有挑战权威的想法。希望得到老师的关注，最好是欣赏，希望老师能够积极热情地帮我解答疑惑，与我探讨问题，加深对我的了解，甚至主动地来指导我。和老师的关系总体是知识中心，不是关系中心，不会刻意地和老师经营某种关系，也不会害怕暴露自己的所谓的缺点而蒙受损失，有时还会倾向于把自己比较真实的［部分］展现在老师面前以较多地获得老师客观的评价和指导。

对于访谈的第二个问题“想象一下，沙盘中的权威在想什么，会对你说什么，会对你做什么”。他的回答如下：

在观察我这个人，在形成对我的评价机制，甚至会通过一些事情来辅助性地考察我，有必要的情况下会给我适当的指导——不过大多时候不会太主动，而是希望我能够主动积极。老师对我的评价和印象对我和他的关系有着比较关键的作用。老师可能会说一些鼓励、评价、指点我的话。有时对我的疑问的解答或是我们的交流不够深入或感觉不是很到位——不知道是没真正理解我的意思还是态度有点冷淡或是出于其他的原因——感觉有时候交流流于表面，不能够给我带来较为满意的结果。还有就是有的时候老师会请我帮他一些小忙——比如送个文件什么的。

访谈的第三个问题是：想象一下，你和他（她）的关系是什么样的。例如，距离是近还是远？关系是紧张还是亲密？沙盘建构者如是说：

> 距离总体来说还是较近的。因为我有时也希望和老师保持一种较亲近的关系，可以和老师多多交流，加强老师对我的了解。和老师的关系总体是知识中心，不是关系中心，不会刻意地和老师经营某种关系，也不会害怕暴露自己的所谓的缺点而蒙受损失，有时还会倾向于把自己比较真实地展现在老师面前以较多的获得老师客观的评价和指导。我也不排斥和老师谈谈非学业方面的东西。但是有时也不希望太近，太近也不好。

通过这个结构化的访谈，咨询师就能够了解来访者对于权威、对于在权威面前的自己，以及对于自己与权威的关系的感受。构建主题沙盘和针对主题沙盘的访谈都激活了感受。

主题沙盘的使用也有其局限性。沙盘的某些内容会让来访者觉得不适合告诉咨询师。他因而可能会掩盖、压抑这部分内容，甚至在建构沙盘的时候，就已经屈服于自我的审查机制，不复显示内心深层内容。

解决这个困境的方法有二，其一是提高咨访间的信任关系，其二则是咨询师接受来访者会保留某些感受而不予描述的事实。即使咨询师不能明晓来访者的感受，却可以帮助来访者接近、接纳自己的感受。

用沙盘激活不完美焦虑

针对强迫性人格问题的心理咨询与治疗中，激活来访者的不完美焦虑（imperfection anxiety），并鼓励来访者体察与分析不完美焦虑感，有助于提高强迫性人格者对不完美的承受能力，消解强迫性人格者对不完美的过分敏感。对不完美焦虑的激活、体察和分析都可以借助沙盘来进行。

图 2. 3. 4 是笔者一位来访者摆置的沙盘模型。来访者用相同的水果摆成完美的圆形，别墅前的两棵树也是左右对称的一模一样的树。从这个模型我们可以看出这位来访者对于对称和平衡的偏好。当咨询师请来访者拿走其中一只水果时，来访者很坚决地拒绝了这个提议。她表示，对于她而言，拿走其中一个水果，让这个图形变得残缺、不对称，是心理上很难接受的。

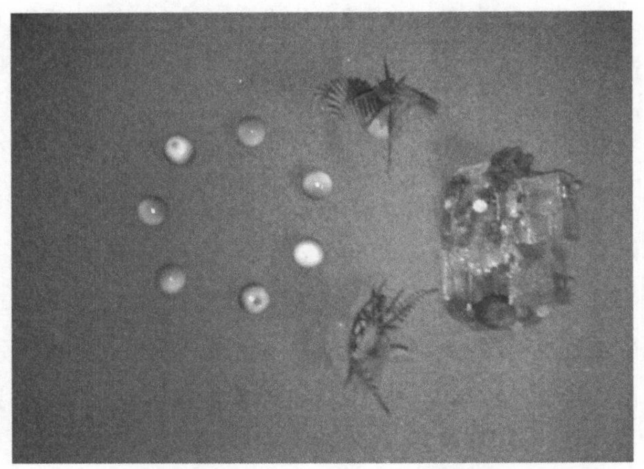

图 **2.3.4** 一个大学生建构的沙盘：水果、树和别墅

咨询师建议说，他希望他能够暂时拿走一只水果，目的是看看这会引起什么样的感受，这对于咨询是有用的。来访者同意之后，咨询师从沙盘中拿走一只水果，同时请来访者把注意力放在由此引发的躯体感受上。来访者说，当这个水果被移走，头部额头的位置有发麻的感觉，同时心脏的部位感到难受。咨询师鼓励来访者继续体验这种不完美焦虑，并且尽可能详细地描述躯体感受以及与之伴随的想法。来访者描述说，不完美感引发一系列微妙的感觉，例如，觉得面前的世界是不安全的，它有崩溃的危险。她说，这个不完美的沙盘令她愤怒，有一种想破坏掉它的冲动。

在结束这次咨询时，来访者坚持要把被拿走的水果放回沙盘中，使图形重新对称。咨询师问来访者，如果你任由这个不对称的沙盘放在这里[①]，会有什么问题呢？来访者说，如果别人看到她的这个残缺的沙盘模型，她会觉得很不舒服，觉得别人会批评她。她又说，她知道自己这种担心没有道理，这只不过是一个沙盘而已，但是自己没法放弃这种感觉。咨询师回应说，其实这个沙盘是你自己（self）的一部分，你的感觉或许透露了这样的信息：你不能容忍自己有缺陷，哪怕那个缺陷并不严重。来访者同意这个说法，并回应说，其实她的这种担心——担心不能做到完美别人就会苛刻地指责她——从

① 就沙盘治疗的一般规则而言，如果来访者建构的沙盘模型不能在一个隐私的环境里被保存到下次治疗时使用，就应该在一次咨询结束时由来访者自己拆除。本案例的来访者在此时尚未被告知她的沙盘将会被她自己拆除。

很早的年纪就有了，在最初有记忆的时候她已有许多类似感受。从来访者的这个回应，咨询打开了一扇洞察过往经验与性格发展的大门。在此后的咨询中，来访者逐步领悟到自己的完美主义倾向的发展史，这包括家族遗传的神经质倾向，婴幼儿期被忽略的抚养经历，童年期与高焦虑和控制性的母亲的冲突，青少年时期在一种刻板的、完美主义的学校环境里力争上游的经历等。这些条件构成了一个催生完美主义与强迫性人格的环境。

通过沙盘激活不完美焦虑，这个过程本身就对完美主义倾向有治疗作用。在此过程中，来访者意识到自己的完美主义倾向。当不完美焦虑被反复激活，这种焦虑就能在一定程度上被脱敏。但是，仅仅依靠激活与脱敏，对于不完美焦虑的治疗仍然是有限的。维持这种焦虑的，不单是生理层面的条件反射，还包括来访者对不完美焦虑的意义的理解。在深层动力的层面上，个体的不完美焦虑可能源自一个动机模式：努力做到完美，这样就能够得到更多人的喜爱，同时也能够在与他人的竞争中获胜。关于不完美焦虑的心理动力意义，以及针对不完美焦虑的解析治疗，本书第三篇第三章将做进一步探讨。

第四章　感受的转化及其对人格的修复作用

提升感受中的积极成分

强迫性人格者在现实的经历中被激活的消极感受（例如羞耻、失望、挫折感）总是多于积极感受。而且众多的消极感受汇集在一起形成一种整体上的对现实经验的负面感受。强迫性人格者应该修复一种能力，即提升感受中积极成分的能力。这包括从看上去负面的经验中发现积极成分的能力，把其他经历中的积极感受引入负面状态的能力，以及能够采择他人的积极感受，引入到自己的人格结构中的能力。

人们在讲述自己的故事的时候，有自己的情绪和态度倾向性。对于来心理咨询室的咨询者，他们更容易用消极的态度讲述关于自己的故事。倾听来访者的消极故事，引导来访者面对自己的消极感受，固然是心理咨询与治疗的核心工作。但是，帮助来访者发现自己人格中的积极成分，也绝不次要。

一些看似简单的方式就能引导来访者以不同于既往习惯的方式认识自己。例如完成这样的句子："我是值得尊重的，因为________________。""我这件事做得很好，因为________________。"在完成这种积极的自我叙事的过程中，来访者能够发现事物中的积极面，能够更为全面地看待自己。

类似的方法还有很多，例如，在咨询中，让来访者谈谈自己在生活中经历过的成功、快乐和感动。

合理的积极叙事能够提高个体的自信，缓解压力，但不合理的积极叙事对心理健康反而是有害的。例如一位有完美主义倾向的强迫性人格者这么叙述自己："我是值得尊重的，因为我对每个人都好，尽量体会他们的需求。别人拜托我的事，我总是尽力去完成。我很努力，有很高的志向……我努力不让任何一个人失望……"

这位来访者把自尊建立在与他人保持完美的亲密关系和自己的成就上，不幸的是，这是把自尊建立在不可靠的基础之上。因为人际关系不可能永远和谐，个人的成就追求永无止境，当她的人际关系发生冲突，或者在追求成就的过程中出现挫折，焦虑和抑郁情绪就纷至沓来。

自我肯定的修复

自尊的修复

自尊是一种自我肯定的态度，自卑是自我否定的态度。自尊和自卑常与人际比较有关。中国人好说："人比人，气死人""比上不足比下有余""人比人得死，货比货得扔"。在比较中，人们感到自己比别人优越或者比别人低劣。优越感提升了人的自尊，而低劣感诱发了自卑。除了人际比较，来自他人的赞许或否定也往往是自我肯定或否定的依据。

人能否不依据自己与他人的比较，以及他人对自己的肯定或否定，来肯定或否定自己呢？能否不论他人是否肯定自己，或者自己是否比别人出色，我们都对自己持肯定的态度，相信自己值得尊重呢？达到这种境界肯定是不容易的，但"虽不能至，心向往之"，当强迫性人格者不再排斥这种不依赖他者的自我肯定态度，他们至少能够缓解持续的自我否定给自己带来的压力。

在笔者的临床经验中，那些习惯于自我否定，低自我评价的强迫性人格者，在工作上大多无可指责。但他们出色的工作并不会激发他们稳定的积极自我评价。而且他们对待别人的工作成效也是吹毛求疵的。由于完美主义，强迫性人格者对人对己都缺乏肯定的态度，吝于赞誉自己和他人。

一位有完美主义倾向的强迫性人格者在咨询中说："如果我对自己说，'我是值得尊重的'，我就会不安，我觉得自己做得还不够好，还不够完美。"关于这个想法，咨询师与来访者有一段对话。

咨询师：如果有个人做得不够好，不够完美，你就不尊重他了吗？

来访者：我会表面上对他客客气气的，内心里就把这个人贬得很低。

咨询师：是不是一个人有缺点，就不值得尊重了？

来访者：（理论上）好像不是这样，但是我尊重他，岂不是助长他的缺点？

这位来访者把自尊和尊重与完美无缺联系起来，认为不完美就不值得尊重，就应该遭到贬低，这是人格不成熟的表现。成熟的人会避免依据他人或自己的优缺点，尤其是根据自己或他人是否做到完美无缺，来判断他人或自己是否值得尊重。在我们的文化里，当一个人犯了错误，人们就容易从整体人格上去否定这个人。[①] 这也是文化的不成熟之处。

不依据人际比较和他人的赞许就对自己持肯定的态度，会导致自恋吗？其实自恋性人格者对于他人的赞美和批评是相当敏感的——虽然他们在遭遇他人的负面评价时，不是变得自卑而是把它理解成他人的嫉妒和敌意。至于强迫性人格者，他们的自恋也是建立在他人评价的基础上的。

完美主义者会担心这种独立于外在评价的自尊会让自己自恋，失去现实感。这种担心在实际情况下却显得有些自相矛盾：完美主义者尽管关注与他人的亲密关系，但由于对自己的行为是否完美的过分关注，他们反倒没有足够的精力去真正理解别人的需求。因而，不是自尊会让他们自恋，而是不自尊让他们变得更加自恋，甚至不自尊本身就是自恋的一种表现。另一方面，完美主义者担心自己独立于成就的自尊会让自己不再有追求成就的动力。而实践中却是：因为完美主义者把成就和自尊那么紧密地联系起来，为了保护自尊不至于在重大的失败后被摧毁，他们往往在追求面前止步，不去做那些真正有可能导致卓越的事情。

当一个人对自己抱有整体上的不依据他人评价的肯定态度，他就会对来自他人的意见充耳不闻吗？事实上，越是对自己抱有整体上的积极评价的人，越有可能接受来自他人的批评，而且这种接受是明智且从容的。如果一个人

① 在历史上，不论东西方文化，都经历过这种把人的错误等同于他的整体人格问题的历史阶段。例如，对有罪者的游街示众，这种在中国才消失不久的做法，就是一种对人格的整体上的羞辱。

对自己持有整体上的消极评价，或者把自尊过多地建立在来自他人的积极评价上，来自他人的微小批评，都会引起他整个人格的震动。所以一方面，他总会设法回避批评；另一方面，当遭遇批评，他就会焦虑、抑郁和愤怒。①

俗语中的“自尊心强”往往意味着自恋和自卑。区分自尊和自恋是非常重要的。自尊是一个人对自我的肯定态度，自恋则是对自己的过分关注，而一个过分关注自己的人，常常是缺乏自尊的。

自卑者对别人的批评过于敏感，对于别人的中性评价也会理解为是对自己的不重视。自恋者认为自己比他人重要，特别在意自己的地位，需要别人过度的赞美。就过分关注自己而言，自卑与自恋是一样的。笔者认为，我们有理由把自恋看成阳性的自恋（即一般而言的自恋）和阴性的自恋（即自卑）两种类型。② 与成熟的阳性自恋——自尊——相对应，成熟的阴性自恋是自谦，而不是自卑。

自尊和自谦者能客观冷静地认识和接纳自己的优点和缺点，也尊重他人。自尊和自谦是一种成熟的心理特质，是建立在自我的较高发展水平上的，而自恋是人类与生俱来的本能冲动。③

---

① 俗语中的“自尊心强”其实是对自尊的误解。当别人肯定自己，就感到高兴，对自己的评价也提高了，当别人否定自己时，强烈地失望或愤怒，对自己的评价也降低了，人们会说这样的人“自尊心强”。但是，他真的非常尊重自己吗？他们对自己的评价首先是不确定的。他人的否定让自己愤怒，这种愤怒有时候又会转而指向自己，导致抑郁情绪，这就更谈不上尊重自己了。俗语中的“自尊心强”的含义其实是“自尊容易受伤”，或者说，“在有伤自尊的问题上总是反应强烈”——他奋力地保护着自己不受到自尊方面的伤害。当我们说，“你不要批评她，她自尊心很强”，是在说这个人有着浓厚的自我保护意识，并不意味着他具有不可动摇的自我肯定感——这正如一个武士的盔甲越厚，内在可能越虚弱。

② 另外，学者郑涌和黄藜（2005）提出了隐性自恋的概念。具有隐性自恋的个体，虽然没有外显出自大、特权感、优越感等特点，但这些感受是隐藏在内心的。隐性自恋者具有阳性自恋的特点，但把它们压抑、隐藏起来，同时他们大多兼有本书归纳的阴性自恋（自卑）的特点——这或许是他们压抑和隐藏阳性自恋的原因。

③ Kohut（1971）把自恋看成一个终生发展的路径，是从夸大的自体（grandiose self）朝着成熟的自尊演变的过程。但 Kohut 未在他的理论中分析从渺小化的自体朝成熟的自卑（自谦）演变的过程。

强迫性人格者的自恋有这样的特点：他对自己的知觉是矛盾的，他同时把自己知觉为需要被保护的、易受伤害的、弱小的，又把自己知觉为强大的、无所不能的。他对他人的知觉也是矛盾的：既是弱小的、卑微的甚至邪恶的，又是强大的、神秘的，因而他容易被唤起夸张的积极和消极的情绪。关于强迫性人格者的自恋，笔者将在第三篇第二章进一步分析。

自信的修复

缺乏自信者，在面临能力的考验时，倾向于认为自己难以成功。强迫性人格者也存在自信缺乏的问题，但一般不会因此而放弃努力，他们倾向于“朝最坏处打算，朝最好处努力”①。

但是“朝最坏处打算”的态度有时会抑制一个人能力的发挥。当我们总把事情往最坏处想，就会付出大量精力去预防一些极少发生的消极后果。

强迫性人格者不能客观地评估自己的能力，而是波动于超能/全能和无能/低能之间；他们设定的目标和标准是极高的、完美的；他们的自我约束能力是有问题的，波动于严格的自我约束和极端放任之间，因而他们对能否把握得住自己并不抱有信心，也就对自己做出努力的持续性和可控性没有把握。他们着手做一件事之前，虽然满怀热望，但对于自己是否会成功却没有信心。对自己有极高的期望，但同时对自己又极没有把握，这种心理张力导致了强迫性人格者的疯狂努力，又导致了极端拖延。

自信是建立在个体对自己能力的相对客观的评估之上的。为自己设定符合实际情况的目标，并且能够坚持付出所需努力，评估—设定目标—努力这三个连续的过程有效而完整地运作，才能够培养自信。不自信有时是一种自我保护，它避免了因为自我信任受到挫败时产生的痛苦。相信自己，就意味着可能要面对因自己的失败而产生的对自己的失望，所以自信也需要勇气。

① 这种心态被 Noren（2001）定义为“防御性悲观”（defensive pessimism）。

禅定中的感受修复

我们已经习惯于生活在被信息淹没的世界里。即使在休息的时候，也会打开电视，或者去电影院，去继续接受信息的轰炸。这种休息，是通过激活一部分大脑而让另一部分大脑暂时放松。如果没有电视、电影、电话、书籍等潮水般涌来的信息，仅仅待在一个远离喧嚣的地方，很多人会坐立不安，而不是体验到放松。

彻底休息的时候却感到坐立不安，说明我们的心理状态已经远离它的平衡点——我们对于外界的刺激已然产生依赖，必须始终处在兴奋中。

对于强迫性人格者来说，这种对刺激的依赖甚至更为深重。许多强迫性人格者希望自己在所有清醒的时间里都忙忙碌碌，一旦闲下来，反而比忙的时候更焦虑。他们宁可承受持续忙碌的代价，冒着健康受损的风险，做个工作狂（workaholic），也不愿意直面彻底放松带来的不安——甚至对这种不安的回避也成了忙碌的一种动力。一位强迫性人格者说，即使是在娱乐的时候，他也是抱着学习的态度。比如在看电影的时候，他会试图去记台词，会有意识地猜测情节发展——如果不这么劳心费神，就会觉得浪费了时间。笔者曾经询问一个强迫性人格者，如果你什么都不做，只是喝喝茶，独自一人过一个下午，你会有什么感受呢？她回答说："那会比死都难受。"

对于强迫性人格者来说，让自己慢下来、闲下来，其实比追求成功、追求丰富多彩的生活更需要勇气。

许多强迫性人格者都喜欢读卡耐基、拿破仑·希尔①，恨不得把每一分钟都献给"追求成功"的毕生事业。但是，安于现状（哪怕只是在一天中的某

---

①　在笔者面向强迫性人格的心理咨询与治疗经历中，卡耐基、拿破仑·希尔等成功学大师的名字被来访者频频提起。虽然或许并非所有的人从这些成功学教父得到的都是夸张的暗示，但就强迫性人格者而言，成功学著作不但使个体内心中夸大自体的这一极变本加厉，也强化了自卑感这一极。成功学理想化了某些人（成功者），也妖魔化了另一些人（"不成功者"）。成功学使强迫性人格者的内心更加分裂而不是整合。"我失败了，我放弃了"这句话对于强迫性人格者来说是极难说出口的。可是无论个体多么坚持不懈、愿意奋斗和牺牲，如果缺乏明智地放弃的勇气，其人格依然是脆弱、不完整的。

个小时，一星期中的某个下午）、安于平凡（哪怕只是在内心的某个角落里，或者在人生中的某个阶段）难道就没有价值？

如果我们不能哪怕只是在生活的部分时间里安于现状，或者在内心的某个角落里安于平凡，生活就一定是不平衡的。

在人的生活中需要一种与当下急功近利的主流精神大为不同的“复归于自然”的精神，也就是禅宗与道家的精神。我们能够从禅定中感受到积极的情感，体验到内心的充实。

所谓禅定，就是把我们的注意从那些神往、渴望、魔化、渺小化、夸大的思维中抽离出来，不做评价地体验当下的世界。

强迫性人格者需要学会体验“放弃”“做减法”的乐趣。在咨询中，对于那些焦虑不安的来访者，咨询师不妨引导他们把注意力暂时离开他们的焦虑内容：

“你看，现在你坐在咨询室里，天也没有塌下来。”

“你看，不管你有多焦虑，那棵龟背竹还是在窗子底下安静地生长。”

“现在你看那棵树，它的叶片被风翻动的样子多淡定。”

“现在让我们望着这只瓶子，不去思考它的形状、颜色，而只是注视着它。”

“有个人从窗子前面走过去了。”

笔者在针对强迫性人格的心理咨询中发现，禅定中的那些“做加法”的体验，例如对于呼吸的关注与调节，反而在此种人格者“有为”的动机驱使下变得不利于静定。因而笔者不主张在针对强迫性人格的心理咨询与治疗中使用那种依靠调节呼吸来放松的方法，也不主张引导来访者去追求周天循环等特殊的躯体感受。

感受调整的游泳池法

来访者把注意力转向自己的感受，体察感受，接纳它引起的躯体反应，这个过程的结果之一是，躯体感受先增强继而消退。另一种情况则是，感受保持着一定的强度，不会很快消失。对抑郁情绪的体察就比较容易出现这种情况，一些创伤性记忆相关的情绪也是如此。对于此类情绪的内感体察，应该与感受的调整与平衡相结合。

例如，一位有轻度焦虑症状的来访者一直在担心自己工作的绩效，当他把注意力放在情绪感受上时，体验到既深且重的忧虑感。来访者能够意识到自己的忧虑感，对他的人格成长当然重要，但是当这种忧虑在咨询过程中（或者在平时的体验中）的改善是缓慢的，来访者就应该在一段时间的内感体察之后把注意力转向生活中的积极体验。这并不是在回避问题，也不是压抑，而是暂时放下。这种暂时的放下，能够避免沉溺的发生。这就仿佛一个游泳的人，在冷水中浸泡许久，就应该上岸暖身。如果他能够承受在冷水与热水之间进出，则更能够锻炼自己。回避，就像始终站在岸上不肯进入水池。而压抑，则是根本否认那个冷水池的存在。我们能够预料的是，这两种态度都不可能使一个人成为游刃有余的泳者。

感受调整的目的是维持心理过程的平衡，沉湎于消极感受，或者沉溺于积极的感受而压抑和回避消极感受，都是心理过程不平衡的表现。笔者把感受调整的方法以游泳池来隐喻，称之为“游泳池法”（图 2. 4. 1 是该方法的示意模型）。

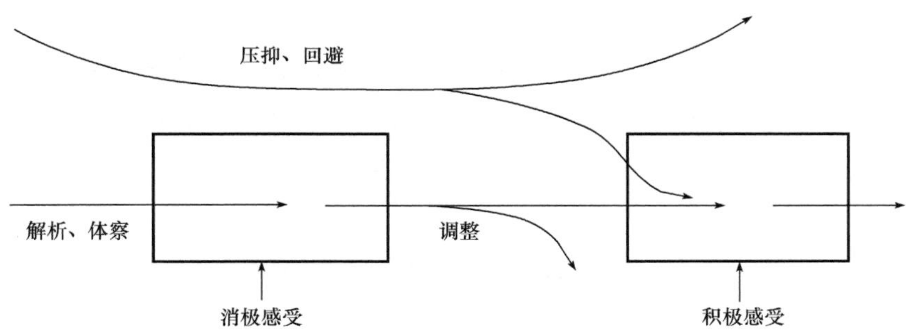

图 **2. 4. 1**　感受分析的“游泳池模型”

第五章　感受释梦

当梦者从梦中醒来，关于梦的记忆由两个成分构成：梦境和梦的感受。梦境是指梦的情节、意象画面、声音等感官记忆；梦的感受则是伴随着梦境记忆的情绪感受和身体感受。我们很容易就能够发现梦境和梦感受的相对独立性：有时梦者可以回忆梦中的情节，视觉形象历历在目，却找不到梦中体验到的情绪；有时梦者一觉醒来，心头怦怦直跳，或者绝望难过，却不记得梦中有什么情节和事件导致了这种感受。①

本书提出的是一种结构化的释梦方法，它的理论是：梦境是由多个相似体验的记忆元素组合而成，并由梦者睡前所发生的、未被完全压抑的心理感受所引发；通过对合成梦境的记忆元素进行分析梳理，就有可能发现梦者在梦前一段时期内比较重要的、重复出现的焦虑或愿望主题。

梦的凝缩作用

关于梦的本质及其运作机制，历来有大量的研究与探讨。在 20 世纪之前，梦往往被看成玄妙的心理过程，或可预见未来，或者通过神秘的语言告知生活的真相。20 世纪精神分析学与认知心理学的发展，为科学的释梦打开了大门，人类对梦的理解有了显著的进步。

弗洛伊德采用内省法尝试释梦，提出了梦的凝缩作用（condensation）和转移作用（displacement）。他发现，梦境中的景象、情节是梦者记忆中的事件

① 其实其他记忆也是如此，我们对于童年时代的记忆，有的是一些意象、画面，而与之相连的那些感受，在岁月的消磨中逐渐淡去。而另有一些则是情绪感受（比如安全感、羞耻感），我们不知道它们从何而来，却是如影随形地与我们同在。

片段的组合，是把主题上相似的元素混合、集锦为一体。他进而认为，梦是被压抑的愿望的实现，显梦之下是更为真实的隐梦内容。弗洛伊德认为，梦虽然本质上是愿望的实现，但为了麻痹大脑的“检查制度”，它以委婉的方式表达这些愿望。梦不会直接表达自己，而是采用暗喻或者“重心转移”（梦境的重点放在不重要的元素之上）的方式曲折地表达自己，这就是梦的转移作用。

在解释梦的凝缩作用时，弗洛伊德（Freud，1900/2002）报告了一位女患者的梦例，梦境里是一处奇特的场所，经过分析发现是病人亲身经历过的三处真实场景的组合：（1）一座在海边用于游泳后洗浴的茅屋；（2）乡村外的一间厕所；（3）病人小时候住的闺房——一座房子的顶楼。弗洛伊德分析说，这三处场景都与“裸露”这个主题有关，因此共同组合成梦中的场景。弗洛伊德在解释凝缩作用时还举了另一个梦例：一个女孩在哥哥告诉她要请她吃鱼子酱后，梦见哥哥的腿上沾满鱼子酱的黑色颗粒。女孩小时候曾经从哥哥布满疹子的腿上传染了红疹。关于这件事的记忆与做梦前日哥哥承诺请吃鱼子酱的事，都包含着一个共同的主题：“从哥哥那儿来的。”

弗洛伊德提出的梦的凝缩作用是梦的核心机制之一，在释梦实践中很有用处，可惜弗洛伊德在释梦工作中逐步转向梦的象征层面，对梦的转移作用，以及梦的性含义更为看重，并没有对凝缩作用进行更为深入的探讨。笔者认为，梦的转移作用其实包含在梦的凝缩作用之中。

笔者通过以下这个梦例来探讨梦的凝缩作用。

这是一个 34 岁的男性来访者 S，与妻子结婚已经 6 年了。他们有一个四岁半的女儿。梦者入睡前，大约晚上 11 点左右，把手机设置到闹钟状态。他平时只是偶尔才使用这个手机的闹铃功能，而且也并不太在意它是否好用，毕竟以前公司上班从不点名。但是这一次，S 希望手机在第二天早上能准时报响。可是他对手机的闹钟功能没有把握，几天前的一个早上，它就没有在预定的时间叫响，而是平时起床比较早的妻子把他叫醒的。他问妻子，如果手机不响，明早能否把他按时叫醒？妻子很有把握地回答说没问题。S 上床，却看到女儿睡在他们的床上——平时女儿并不和他们睡在一起。因为女儿占了他的位置，他就把女儿朝床的内侧移了移，然后睡在妻子身边。S 入睡之后做了如下的梦：

> S和妻子、女儿三个人坐在山顶上。这座山是尖顶的，很陡峭。S提醒妻子：你注意看好孩子，可别让她掉下去了。然而话音未落，女儿倏地从山上落下，不见了踪影。S埋怨妻子："都是你！去把她找回来！否则……"

S在一种怨怼的情绪中醒来。他后来回忆说：从情绪感受上来说，自己似乎并不觉得女儿掉下去就会摔死，并没有体验到特别强烈的恐惧感，醒来后感受的最清晰的情绪是埋怨。这个情绪的潜台词是："你总是马马虎虎的，没有安全意识；总是对危险无知无觉的，总是要我提醒你才行；提醒了你也不重视，你看，你又让这样的事发生了。"

S承认，在平时的生活中，他的确觉得妻子比较缺乏安全意识和危机意识，对生活中的各种风险估计过低，而且也从来不考虑存储金钱以备不测；但是从另一个角度来看，S又觉得自己缺少冒险精神，有点谨小慎微的，自己对妻子的批评和担心有可能是夸大了。S到目前工作的公司不到一年，工作还算顺利，受领导赏识；但是初来乍到，心头不免有些忐忑。最近单位来了一位新领导，制定了一些新的规定，其中包括：上班绝对不允许迟到，否则有可能被开除。这个新规定第二天就要开始执行。S第二天早上必须七点整起床，否则可能就会迟到，后果似乎比较严重。其实S觉得新规定非常愚蠢，认为自己不应该对迟到太过担心，"否则就是太没有骨气了"。

在对入睡前的经历的回顾中，S意识到，在入睡前，他对妻子的承诺是将信将疑的。他觉得妻子对他迟到的严重性估计不足，然而同时在理智上又觉得这个担心是多余的，自己太多虑了。S说，在入睡前，将信将疑和自我宽慰的感觉是模模糊糊的，在回顾入睡前的经历的时候才变得十分清晰。

梦境的构成元素

让我们从组成梦境的元素着手对这个梦的解析。首先，梦境中的S和妻子、女儿三人在一起，这其实是S临睡前的真实情境。

女儿"从山上掉下去"这个情境并不是凭空的想象，而是源自S过去生活的真实经历。两年前，当女儿还是两岁的幼儿时，晚上睡觉是躺在S和他妻子身边的。曾有一夜，女儿在睡梦中从床上摔到地上，碰破了额头。S的妻子低估了孩子的伤势，以为给孩子上点药水就没事了。而他第二天早上坚持把孩子送到了医院。根据医生的判断，孩子受伤的确比较严重，在她裂开的头皮上缝了两针。S 的女儿额头上至今还有一个疤痕。S 因为此事对妻子也有怨意。另一次，大约是在女儿碰破头皮前后的一段时间，妻子用开水瓶倒水时，没有注意避开孩子，结果女儿被轻微烫伤。S 也为此埋怨了妻子。

为什么 S 的女儿是从山上掉下去？这个情景也有其现实来源。S 与妻子、女儿一年前曾经爬山游玩，途中坐在一个有护栏的山坡上。山坡不是很陡，但是三岁多的女儿坐到护栏边，还是让 S 有点担心。当时 S 的妻子也没有表现出任何担心的迹象。S 隐隐觉得妻子的防范意识不如自己。

S 还有一个与“从山上掉下来”有关的记忆。这是在做梦数月前，S 出差途中，曾搭乘一辆旅游大巴登一座尖而陡峭的山。那条盘山公路弯曲窄小，一边是山，另一边是悬崖，只要司机稍为疏忽，整整一车人都会跌落深渊而粉身碎骨。可是司机把车开得又快又猛，一路闪转腾挪，视同儿戏。S 觉得把自己的生命托付给如此轻率的人实在太不靠谱，于是心跳加快，手心出汗，但 S 又极力宽慰自己应该不会出事，怀疑自己是不是安全感太低了。S 的梦中女儿跌落下去的那座山，在形象上就是他出差时搭乘大巴攀登的山。

由以上的分析可以发现，这个梦是从现实事件的记忆中提取构成梦境的意象材料的。梦中的意象元素（山与人）都是梦者经验中的物和人。梦中的事件元素（“将要掉下去”和“掉下去”）也是在现实中发生过的事情。梦中的情绪元素（埋怨妻子没有安全意识）也是 S 在生活中多次出现的情绪。因此，S 梦中的情景是现实记忆的元素合成在一起构成的，是各种意象的、事件的、情绪的记忆片断的组合。梦境虽然看上去离奇，却不是毫无依据的凭空想象。

梦境是记忆片断的组合，那么这种组合，或者说凝缩作用，是任意的还是遵循一定的规律性？笔者将对梦的凝缩作用机制做进一步的分析。

梦的凝缩作用

S 的梦境元素虽然来自他在不同的生活时段中的不同生活事件，但是我们能够发现，其实每个记忆元素都与“担心跌落”这个焦虑主题有关。S 在现实中曾担心自己从某个尖尖的山上跌落，曾担心女儿从山上跌落，也曾因为女儿从床上的跌落而埋怨妻子，这些承载着相似焦虑主题的元素凝缩成了一个梦境。因此，梦境中的种种元素是以相似的情绪（担心跌落）为结合点的。也就是说，梦境中的各种记忆元素因为关联着相同/相似的焦虑情绪得以被调动并集合在一起，产生梦的凝缩作用。

读过弗洛伊德《梦的解析》一书的读者，会发现以上的看法不同于弗洛伊德对凝缩作用的解释。弗洛伊德在解释凝缩作用时，认为梦的各种元素的结合点在于“隐梦”。他认为在梦中，大脑有一种隐在的逻辑，是这种逻辑左右着凝缩作用的完成，它的功能在于愿望的达成。我们不妨举一个《梦的解析》中的例子来说明弗洛伊德对凝缩作用的理解。弗洛伊德在解释凝缩作用时，举了他自己的如下一个梦例。在这个梦中，有先后两个情境：（1）弗洛伊德的叔父正在吸烟，虽然那天是星期六（安息日）。（2）一个妇人在抚抱做梦的人（弗洛伊德），好像把他当作一个小孩子。

事实上，弗洛伊德的叔父是虔诚的犹太教徒，从来没有在安息日抽过烟。梦中的那个妇人，使弗洛伊德想到他的母亲——但在面貌上并不是他母亲。据弗洛伊德指出，在犹太人的文化中，成年人被母亲抚抱是被绝对禁止的。

弗洛伊德认为，上面这个梦隐含着这样的逻辑：“假如我的叔父以如此虔诚的教徒，也在安息日吸烟，那我也不妨受母亲的抚抱了。”弗洛伊德把此梦解释为被压抑的性愿望的达成，因而，梦的第一个图景（叔父抽烟）是为第二个图景（被母亲抚抱）而服务的。

如果我们不采用“A 元素（显梦）的使用是为了表达 B 动机（隐梦）”这种弗洛伊德式解释，仅仅把梦境中的各种元素看成同等地位的材料，其实也足以解释凝缩作用。我们能够发现，这个梦的两个情境蕴含着相似的焦虑——“那个绝对不应该做出这种行为的人居然做出了这种行为”。我们对梦的含义可以做出这样的推测：这个梦反映了弗洛伊德在做梦前的一段时间的内在冲突，即对禁忌的服从和对突破禁忌满足快乐的渴望之间的冲突。梦在这个层面上予以解释已经足够清楚了。如果把这个梦的解释聚焦到性欲望，甚至乱伦冲动的满足，用“假如……那么……”这种愿望达成的逻辑去解释它（正如弗氏所做），就有些牵强了。

用“包含相似情绪感受的记忆元素的组合”来解释本梦例的凝缩作用，与弗洛伊德式的解释的差异主要在于：后者把梦境看作隐梦——一种愿望达成过程——的片断显现，梦中的元素都为隐藏着的较为复杂的（实现愿望的）

情节服务；而前者则假设梦境之下所掩藏的东西并非复杂的情节内容，而是被压抑了的动机。[①] 由此，梦应该被视作“动机的显现”，而不是“愿望的实现”。[②] 更确切地说，梦是在清醒状态下未完成的动机过程在睡眠中的完成。

用“动机的显现”可以合理地解释上面那个梦的形成：梦者入睡前的经历（女儿睡在床边，定闹钟，要求妻子早上唤醒自己而妻子表现得轻描淡写）唤起了“担心掉下去”的焦虑，在睡梦中，由于意识的抑制作用减弱，此焦虑感受变得活跃，与此焦虑相似的多个过往经历中的记忆片段被激活，结合而成梦境。

梦境里的元素来自相似的感受，梦不会从与这些感受不一致的记忆事件里提取元素。在上文的梦例中，S 以前也爬过许多其他的山，可是那些记忆是愉快而且安全的，并没有包含着对“掉下去”的担心，因此本梦就没有采用那些经历中的山的形象和那些爬山记忆的片段。

概言之，梦的凝缩作用所采用的元素不是从过往记忆里随意提取的，更不是凭空想象的产物。在想象力方面，笔者认为，梦其实比白日梦要保守得多。绘画、文学等“白日梦”的创作方式，我们可以有意识地把甲的神态、乙的穿着、丙的声音以及丁的行为凝缩到一起，从而创造出一个四合一的角色，在这个过程中我们并不一定需要这四个人的特征包含着对创作者而言的共同情绪感受（虽然这种情况在白日梦式的创作中也是经常发生的）。而且我们甚至可以随时加上第五个人的特征，甚至第六个、第七个。

但梦境经常被认为比白日梦更有创造性，产生这种错觉的原因是多方面的。首先，梦中的情感脉络往往变幻莫测，不像白日清醒的时候那么克制稳定。而更为重要的是，在梦境中我们会以为自己所面临的情状是真实的，因而产生身临其境的情感体验。其实，我们从一部武打电影中看到的血腥场面要远多于一个夜梦，但是观众在观看电影时并不会倾情投入，不会认为面前

① 笔者在此必须拓展“压抑”这个概念的定义。弗洛伊德的经典精神分析把压抑看成一种防御机制，即把不被意识接受的冲动阻止在无意识之中。但是就构成梦境内容的无意识冲动而言，它们并不一定是意识不能接受的，有些是意识因“来不及面对”而暂时放在无意识中。

② 动机包括积极动机和消极动机，“愿望的实现”只是在积极动机得以实现的少数的梦中发生的，更多的梦则是被压抑下去的消极动机（例如担忧）的显现，或者积极动机与消极动机的矛盾冲突的显现。

的场景是真实的，更不会认为它就发生在身边。梦的身临其境的感受无疑让梦者醒来莫名惊奇。其次，梦的夸张性是独特的，一只由活蛇的身体组成的手表带，一条用两个城堡支撑起来的裤子，这些想象在白日梦里最多只能是片段性的，而不会是经常性的。

关于梦的凝缩作用，还有一个值得探索的细节问题，即：来自同样感受的表象记忆纷繁多样，它们是如何凝缩在一起的呢？以上文中弗洛伊德举的那个听说哥哥要请自己吃鱼子酱而梦见哥哥腿上沾满黑色鱼子酱的例子来说，“来自哥哥的”这个情绪主题之下一定有许多记忆元素，为何哥哥曾经罹患的红疹和鱼子酱会结合在一起？而来自哥哥的其他事物被排除在外？答案或许是这样的：凝缩作用有两个相互关联又相互独立的过程。第一个过程是，同样情绪主题的记忆被采择；紧接着的过程是，意象的视觉特征被融合。在本例中，鱼子酱与疹子因为视觉上的相似性而被融合。用比喻的方式说，梦的元素是因情绪的相似性而被放进同一个篮子，而这些元素在这个篮子里的相互融合，则是根据形象上的相似性而发生的。

梦的触发作用

弗洛伊德曾经总结过是什么导致梦的发生。他认为，身体的生理变化、入睡前的生活经历、梦者一段时间以来的焦虑，都是梦的激发因素。这个看法的正确性是显而易见的。不过，我们需要进一步提出一个问题：梦前的什么样的经历——或者说，当这种经历具有什么样的性质时——能够激发梦境的发生。还有一个问题是：梦者一段时间以来的焦虑，与梦前的、在入睡后触发梦境的经历应该有何种联系？我们接着梦的凝缩作用，以上文的案例为素材，探讨梦的触发机制。

上一节分析“跌落的女儿”的梦，虽然我们发现梦者焦虑的主题是担心跌落，但S在入睡前似乎真正“应该”感到焦虑的内容——迟到[①]——亦即S眼下最担心的“跌落”，并未在梦境中显露出来。弗洛伊德会认为，对迟到的

---

① 如果是弗洛伊德，则会倾向于认为是乱伦恐惧。但由于不论梦前焦虑是对迟到的担心或是乱伦恐惧都不会影响本文的释梦方法与观点的主旨，下文都假定梦者入睡前的焦虑是对迟到的担心。

焦虑，甚至乱伦的焦虑——弗洛伊德会更愿意相信后者——才是这个梦的隐含的内容；正是因为这些内容不被意识所接受——因为受制于前意识的“检查作用”——它们才只好通过曲折的方式隐喻地表达自己。在显梦中没有关于迟到（或者关于乱伦的）内容，正是梦隐藏自己内在的逻辑的结果。这是弗洛伊德提出的梦的另一种运作机制——梦的转移作用。

科学解释遵循这样一种原则：当可以用更为简单的方式去贴切地解释某个现象时，就不应该用更为复杂的方式。例如当我们可以用气流的变化来解释云雨的形成时，就不需要采用古老的解释，把气候的变化看成超自然的力量左右世界的一种方式（尽管没有任何证据能够支持，或者反驳这种可能性）。梦的解释也是如此，我们是否不去运用转移作用的理论，也能对上面的梦例中没有出现迟到内容的现象给予解释呢？笔者暂且搁置弗洛伊德的转移作用理论，试着从脑认知功能的角度来分析它。

我们可以把S的这个梦的形成过程用如下的逻辑进行概括：梦者睡前对迟到的焦虑在入睡后活跃起来，激活了记忆中与此种焦虑相关联的最为密切的记忆，这些记忆都是S在一段时间以来的切身经历。但是梦者所害怕的迟到因为从来没有真正发生过，甚至也没有在想象（包括白日梦式的想象）里清晰出现过，唯有一些模糊的担心，从而没有具体的感官形象可供焦虑情绪把它们提取到梦境里。也就是说，梦中的焦虑不可能激活并不存在的记忆。于是，虽然有关迟到的内容（或者关于乱伦的内容）未出现在梦境中，却不必须采用梦的转移作用和检查制度这两个概念来解释。

在本梦中，梦者S入睡前的焦虑（例如担心迟到）只起到“导火索”的作用，它触发了梦者一段时间以来储存在头脑中的一系列相似焦虑（情绪感受记忆）；而梦者S入睡前的焦虑（担心迟到）因为相关的视觉内容和情境内容贫乏[①]，难以对梦境有显著的贡献。梦者入睡前的焦虑如果含有丰富的感知

---

① 梦者并没有在意识中清晰地考虑过迟到了会怎样，因为这与他的价值判断——觉得思考这个问题“太没有骨气”了——有关。况且，如果梦者确乎真诚地面对自己的这种担心，这个梦就不会被触发。因此，梦境中没有出现梦者睡前最担心的、又是触发梦境的焦虑内容，很有点悖论的性质。这正如我们谈到神往式的爱情时碰到的相似情况：A钟爱B，却不知B是怎样的，一切美好的想象都与B无关；但是A之所以钟爱B，也正是因为A不知道B是怎样的。

觉内容，就可以进入梦境。本例的梦者曾在一次竞争激烈的考试前做过一个考试失败的梦，梦中的内容与该考试息息相关。这说明睡前的现实焦虑并非不可以径直进入梦境，它有赖于这个焦虑是否在梦者记忆中已有丰富的感知觉内容。在解释为何迟到的内容不出现在梦境中时，还应该考虑另一个因素：对于迟到的担心（或者乱伦焦虑），其实并不是梦者最为焦虑的内容。入睡前的那点关于迟到（或者关于乱伦）的焦虑，起到的无非是“触发者”的作用，它在入睡之后激活了S一段时间以来更为担心焦虑的内容。这个内容最有可能是指向妻子的不满情绪。

笔者把梦前的焦虑感受（或冲动、愿望感受）作为“导火索”而触发梦者一段时间以来的相似焦虑（或冲动、愿望感受）从而引发梦境的过程称为梦的“触发作用”（detonation）。当然，对梦的形成过程的这种解释，并不能完全排除梦的转移作用和可能引起转移作用的意识的检查制度的存在。不过在解释梦境的形成时，它们可能不如弗洛伊德所以为的那么重要。梦者的某些感受内容未能在梦境里出现，或许并不是因为检查制度故意要忽略什么、强调什么或者禁止什么，而仅仅因为入睡后大脑无法从其中提取可供形成梦境的信息。

梦境的产生与梦者在做梦前的当日，尤其是睡前数小时内的焦虑感受有关，这个现象已经得到许多实证研究的证实（例，Domhoff，2001；Foulkes，1993；Nikles，1998）。那么为何有的睡前感受引发了梦境——或者更确切地说，引发了印象鲜明的梦境——而另一些则未能如此？笔者的经验归纳是：那种未被梦者充分意识到，但又未被充分压抑下去的感受，最有可能在人们入睡后激发他们的梦境。被完全压抑下去的感受，难以引发梦境；被意识充分地了解了的感受，也难以引发梦境；触发梦境的感受介于意识和无意识之间，它是意识和无意识冲突的焦点。因此，在其他条件都相同的情况下，一个并不强烈的、但遭到一定程度压抑的感受，会比一个虽在程度上很强烈却被意识完整地接纳了的感受更有可能触发梦境。

中国心理学家郭念锋曾指出，梦是人们被理智“控制或化解”了的现实焦虑在睡眠状态下再度活跃，激活一部分皮质细胞的结果；皮质细胞的激活使做梦者“想象”出不合理的事件。郭念锋提出，梦中被想象出来的梦境并不具有临床意义，因为它们与现实事件“完全不同”，是“想入非非”。笔者的以上分析表明，梦境其实与现实休戚相关，而不是自由奔放的想入非非。另外，确切地说，激活梦境的不是被理智“控制或化解”了的现实焦虑，而应该是“未被理智彻底控制或化解”的感受。简言之，诱发梦境的是“半成功的压抑”。在“跌落的女儿”这个梦例中，梦者S担心自己会迟到，同时又觉得这种担心有点过分，理智上用“你过虑了”来化解它，此种模棱两可、隐约暧昧的内在冲突，其实是多梦之人的典型心理特征。笔者把“半成功的压抑”状态定义为“隐抑”（semi-repression）。

对触发梦境的睡前事件及其相关感受的寻索，是感受释梦的关键点之一。找到触发事件往往能够大大提高梦者对释梦工作的信任，缓解他们对梦境内容的焦虑。咨询师能否协助梦者找到与梦境内容一致的睡前或当日的感受经历，往往是梦者是否认可释梦结果的决定因素。不过，寻找梦者入睡前的触发事件殊非易事，这有赖于梦者的感受力和追忆的能力。特别需要指出的是，所谓“触发事件”并不一定是真实发生的事情（在“跌落的女儿”的梦例中，是睡前梦者的家庭活动），有的是人们在入睡前的所思所想，所阅读的书籍中的内容，所看的电视或电影的内容等。寻找触发事件及其相关感受，其实是寻找入睡前一日（尤其是入睡前数小时内）与梦中的感受相似的体验。如果这个目的由于种种障碍无法达到，则可以把注意力转而放在寻索梦者一段时间以来与梦中的感受相似的感受体验。

梦境的发生公式

如果把梦者入睡前的那个触发事件所包含的未被压抑的那部分感受标记为a，把被压抑的那部分感受标记为b，那么，这个事件的触发强度可以用一个数学公式来表示：触发强度（power of detonation）$P_d = \frac{a \times b}{|a - b|}$

以上这个公式表示，当一个感受中未被压抑的部分a和被压抑的部分b最为接近时，即感受被“半压抑”（隐抑）时，事件的触发强度达到最大。如果感受完全不被压抑，即b=0，则触发强度$P_d = 0$。如果感受被完全压抑，即a=0，触发强度也是零。另外，触发事件本身的强度也影响做梦的可能性，a和b的值越大，做梦的可能性也越大。

因为梦境是梦者一段时间以来的相似感受的叠加，我们可以把发生在触发事件之前的相似感受对梦境的贡献程度以如下的公式表示：

$$P_f = \sum_{i=1}^{n} \frac{a_i \times b_i}{|a_i - b_i| t_i} (n = 1, 2, 3\cdots\cdots)$$

在上面的公式中，a_i和b_i代表梦者所经历的与梦前触发事件相似的感受的不被压抑和被压抑的部分，t_i表示这个感受经验离梦境出现的时刻的时间长度，在同样的a_i和b_i的情况下，经验离梦境出现的时刻越远，它对梦境的贡献就越小。P_f（power of feelings）表示在梦境触发事件发生前，梦者在一段时间以来的相似感受叠加出的感受强度，这个值越大，在出现触发事件时做梦的可能性也越大。

梦境的发生与触发事件、感受经验以及睡眠时的环境（environment，E）等三个因素有关，我们可以把梦境的发生强度写成公式：$P = P_d \times P_f \times E$。P值越大，梦越有可能发生。

如果我们把上面这个公式进行转换，以反映做梦的概率（即真实发生了梦境被视为概率1，未做梦被视为概率0），梦的概率公式可写成：$Pr = 1 - Exp(-P)$。根据这个公式，梦境的发生强度P越高，它发生的概率Pr就越接近于1。①

梦境的基本结构

对“跌落的女儿”这个梦例的核心焦虑更深入地分析就能够发现，本梦所显露的焦虑，可概括成“会掉下去！——不会掉下去?”这对内在冲突模

① 在笔者向物理学者杨昭荣（2015，个人交流）解释梦的触发作用时，他提出，一些现代物理学的理论或许可以用来与动机理论进行比较，例如，当物质的温度下降时，其有序性会增加，水在零度以下结冰即为一例，人类的动机活动是否有类似的规律性？笔者颇受启发。在生活中，个体的大量动机被外部的世界激活，可以看成一种“高温”状态。而在睡梦中，来自外在环境的刺激大为减少，种种动机在“冷却”下来的环境中被整合，变得更为有序（例如，相似的动机发生凝缩作用），创造出相对完整的叙事。除了睡梦中，人在醒时的思考也有类似的规律：个体处于淡泊宁静的状态时，比各种欲望被纷纷唤起时更能有效地整理思路，产生深刻的思考，此即所谓“淡泊以明志，宁静以致远”的现象。杨昭荣还提出或许可以在对动机矛盾的理解中引入凝聚态物理学中“阻挫”（frustration）的概念。笔者相信，与心理学曾经从研究宏观现象的经典物理学获得灵感和方法相类似，当代心理学也应该能从研究微观和系统现象的现代物理学中得到启发，发展出一种微观心理学。

式。梦者S无论乘车旅行还是照顾孩子，都表现出“担心”（会掉下去）和“反担心”（怀疑自己的担心是多余的，觉得其实并不会跌落）这一对冲突。作为这个梦的导火索的睡前事件（迟到——不会迟到）也具有相似的性质。睡前事件唤起的冲突体验，在入睡之后触发梦者一段时间以来的类似冲突，然后与这些冲突相关联的事件记忆（情绪感受记忆和表象记忆①）组合成梦境。这个过程我们可以概括为图2.5.1所示的结构化模型。凝缩作用沿着这样的路径发生：（1）怕迟到的担心和理智对这个担心的压抑构成一个未被解决的内在冲突：“会掉下去！——不会掉下去？”（2）入睡后，冲突在理智的抑制减弱的情况下活跃起来，激活与此冲突相似的过往冲突记忆；（3）被激活了的过往冲突记忆触发了与之相关联的表象记忆；（4）表象记忆组合成具有鲜明视觉形象的梦境（也即弗洛伊德所定义的“显梦”）。

笔者把梦的凝缩作用看成如图2.5.1所示的“自下而上”的过程，它与人在清醒时经常发生的“自上而下”的情绪激活过程正好相反。在清醒时，外界刺激的以知觉表象的形式进入头脑，然后表象元素与头脑中原有的表象记忆相比较，激活人的相关动机与情绪。而白日梦则可以看成“自上而下”与“自下而上”的两种过程的交互运作，白日梦也因而比夜梦的情节更为丰富，内容更为多彩。我们被动机驱使的行动（在日常用语中我们称之为“追求”），也遵循两种过程交互运作的原则。也就是说，白日梦与追求在这方面具有相似性。白日梦与“追求梦想”的差别在于，白日梦者通过想象力的运作来满足动机的需求，而追求者试图通过改变客体以及客体与主体的关系来实现白日梦的内容，从而满足动机的需求。那么，人们更热衷于白日梦，而不是通过行动来实现梦想，这种普遍的现象也就不难解释了——前者更为简易。

在梦中被触发的多个情绪感受记忆在性质上是相似的，梦境不会从与其情绪主题不一致的过往记忆里提取元素。这个现象，我们可称之为“梦境的情感统一律”。

被梦境用作构成元素的过往记忆具有以下的特点：（1）被隐抑的程度高；（2）具有鲜明的感官特质（主要是视觉形象）；（3）离做梦的时间近。隐抑

① 笔者用“表象记忆”这个词概括形象（意象）思维和逻辑思维在皮层中留下的记忆痕迹。

程度的高低与两个因素有关，一是感受本身的强度和持久度（例如，始终影响着梦者的内在活动，已经成为梦者人格中的一个相对固定成分的焦虑或愿望内容），二是压抑的不确定程度。那些被完全压抑的情绪和完全不被压抑的情绪都具有很高的确定性，因而其隐抑程度①都不高。

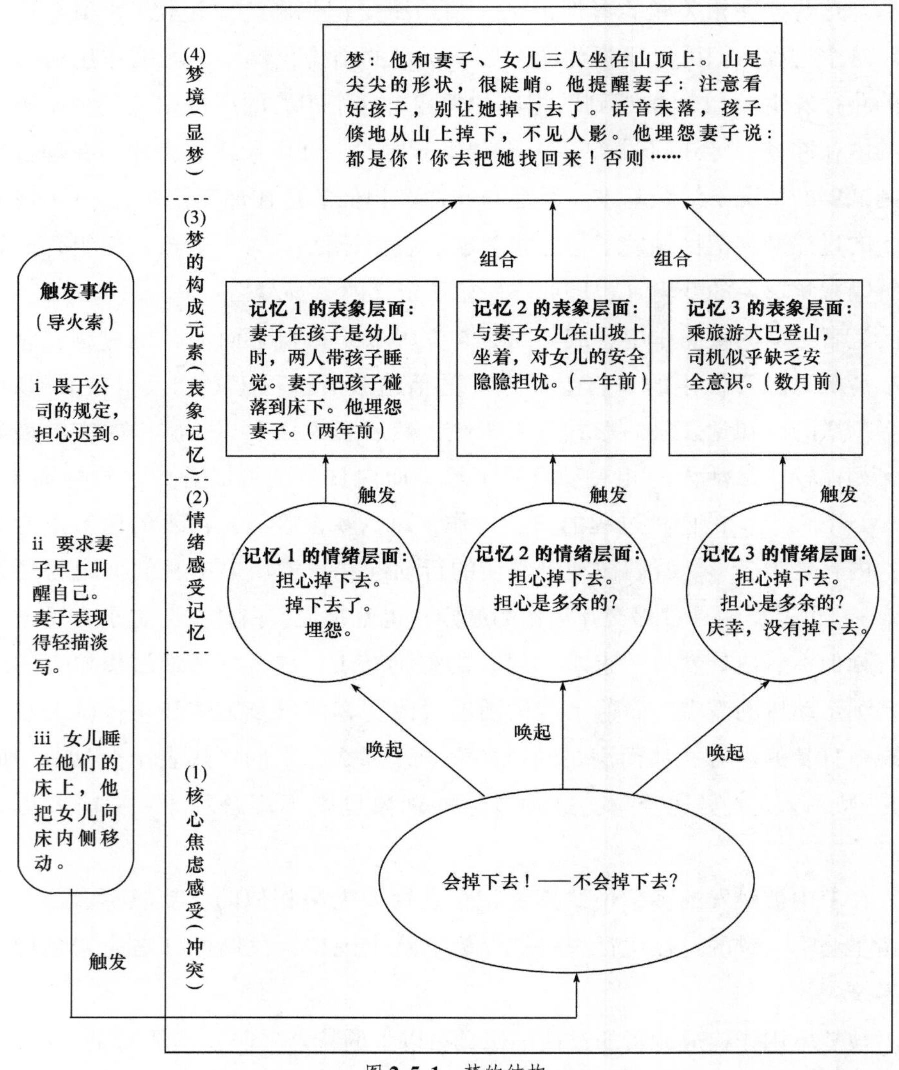

图 2.5.1 梦的结构

① 注意这里的“隐抑程度”与“压抑程度”是完全不同的概念。

梦境的形成是一个“自下而上”的心理过程，那么释梦则相反，是一个“自上而下”的过程。感受释梦大致经过如下的过程[①]：（1）记录梦中的情绪感受和梦境内容；（2）把梦中的情节与情绪感受与入睡前数小时发生的事件相比较，寻找“触发事件”（导火索）。（3）通过对梦境（显梦）的分析找到组成梦境的元素（表象记忆）；（4）分析与表象记忆向关联的情绪感受记忆，发现梦者一段时间以来被隐抑的核心焦虑（或愿望）。

以往的研究者对梦的含义给出了大为不同的解释。弗洛伊德倾向于用性内涵来解释梦，而荣格认为梦的内容显露了人类普遍的深层经历。对于“跌落的女儿”这个梦例，弗洛伊德无疑会从乱伦焦虑的角度去分析，而荣格则会看到集体无意识，个体心理学取向的心理学家如阿德勒则会从自卑超越、追求成就、害怕失败的角度去分析梦者所担心的“跌落”。这些不同的解释，未必意味着非此即彼的对立，而有可能同时正确。

是否一个梦可以具有多重含义？这种多重性是如何发生的？本文提出的感受释梦的思路可以初步回答这个问题。例如，在“跌落的女儿”这个梦例中，梦者S所担心的跌落，可以被看成一种“符号化”了的情绪—动机。“会掉下去！——不会掉下去？”这对冲突，是一种基本的感受，是“掉”与“不掉”这一对符号的组合。而乱伦焦虑、成就需要、对事业失败的担心等情绪，是建立在“掉”与“不掉”这样的情绪—动机符号的基础之上的。我们可以把乱伦焦虑、成就需要、对失败的担心等动机与“掉”与“不掉”这样的情绪—动机符号之间的关系比喻成音乐与音符之间的关系。

我们可以说，S的人格特征中有一个基本元素，即对掉落的担心和对这种感受的通常不那么成功的压抑，这种基本元素在遭遇现实事件时，具体化（embody）为种种焦虑内容：对事业失败的焦虑、对妻子做事不当的焦虑、对迟到的焦虑、对孩子跌落山下的焦虑、对孩子跌落床下的焦虑以及（或许并不真实存在的）乱伦焦虑等。

---

① 本书对释梦过程的归纳与笔者曾经发表的、构成本书中“感受释梦”的主要内容的论文“焦虑梦的运作机制研究”（訾非，2009a）有所不同。笔者在本书中把对触发事件的寻找放在了过程的首位。根据笔者的经验，触发事件一旦被发现，就具有画龙点睛的效果，梦者对于继续追索梦境的含义就更感兴趣了。

采用以上的结构化的感受释梦方法，我们就无法完全赞同弗洛伊德的“梦是愿望的达成”的判断了。诚然，笔者并不想声称，所有的梦都不具有愿望达成的功能。大部分美梦的确是愿望的达成，甚至一部分焦虑的梦也是（例如饥饿的人梦见食物，或者一个在白日里受到别人侮辱的人在梦中成功地实现了报复）。然而如果我们把大部分焦虑的梦，尤其是以担心、冲突为特征的焦虑梦也视作愿望的实现，就不能不显得牵强。下面让笔者以弗洛伊德对考试的梦的分析为例，对这个想法做出解释。

在《梦的解析》一书中，弗洛伊德说，我们总是梦见自己曾经经历过的一些虽然艰难、但最终还是通过了的考试。他说：“我曾经没能通过法医学的考试，但我却从不曾梦及此事，相反，对于植物学、动物学、化学，我虽曾大伤脑筋，却由于老师的宽厚而从未发生问题，而在梦中，我却常重温这些科目考试的风险。”弗洛伊德提出这样的解释：这些使梦者备感压力但最终通过了的考试之所以在梦中出现，实际上在告诉梦者：不要为明天担心，想想你当年参加那些考试时的紧张经历吧，你会顺利过关。梦便是这样达成了梦者的愿望。不过，正如笔者在梦的凝缩作用那一节提出的，这个解释是有些繁琐的。的确，就笔者的临床工作经验而言，梦中出现的考试，以虽承受压力之苦、但最终通过了的考试为多。笔者自己的经验亦如此。笔者那些不幸未能通过的考试，几乎从未出现在梦中，倒是自己一直殚精竭虑的数学考试，总是在现实生活面临类似考验的关头于睡梦中出现。那么，此类考试之梦，是在曲折地安慰我们吗？或许它的机制更为简单：当我们面临考验，尤其是考试这样的事情，我们大多不至于相信自己必败无疑，总怀抱着至少一线的希望。正如“跌落的女儿”这个梦显露的，面对考验，我们被激活的内在体验是“掉下去！——不会掉下去？”这一对冲突。我们备受折磨但最终通过的梦，留在记忆中的，就是这种矛盾的感觉。是体验上的相似性使梦者联想到了那些考试。至于那些同样使我们遭受折磨，而且最终失败的考试，留在相关记忆中的，更多的是失败的痛苦和失望，而不是那种矛盾的感受。那些让我们备受折磨但最终通过的考试，备受折磨的感觉并不因为考试的通过而消失，辛苦的努力似乎和幸运的成功一样记忆深刻；而对于那些我们备受折磨且最终失败的考试，遭受的折磨似乎都变得没有意义，被否定了，考试之前的矛盾体验似乎被更强烈的体验——失败——所淹没。关于这一点，我们还能得到一个推论：如果关于某个考试的结果过于积极（例如，考试大获成功，出乎考试者的意料），与这个记忆相联系的情绪主题不再以“虽然焦虑，但怀有希望”的矛盾体验为主，而是狂喜和幸运的感觉，那么关于这个考试的记忆也不易在一个面临考验的、内心矛盾的人的梦里出现了。

梦的漂移作用

“跌落的女儿”这个梦例在结构上并不复杂，其情节也比较简单，显现出的焦虑情绪也是单一的。事实上，在有些梦例中，情绪会在梦境的演进过程中发生巨大变化——这种变化有时是突然的。例如，一个以担心为情绪基调的梦，突然演变成一个愤怒的梦，而且愤怒的出现并未有足够的情节铺垫，仿佛突然插入进来。这种在梦的进程中由一种情绪基调突然演变成另一种情绪的现象，笔者称为梦的“漂移作用”（excursion）。本节将通过另一个梦例，探讨梦的这种运作机制。

梦　例

梦者入睡前的晚上，有几个朋友来访，梦者请他们吃晚饭，晚饭后几位朋友凑成一桌打麻将。梦者不太喜欢打麻将，而且牌桌上已经凑够了四个人，他就坐在旁边兴致索然地看。到了半夜，朋友们依然在打。梦者走到卧室想先睡了，却发现床上睡着自己的孩子以及朋友们带来的两个孩子。梦者的家里是两间房，一间客厅一间卧室。孩子晚上睡在客厅——也就是朋友们打牌的那一间里。梦者看到孩子们躺满了床，就出门去散步了。梦者散步回来继续看朋友们打麻将，朋友们直到深夜才打完。梦者在朋友们离开之后入睡，做了如下的梦。

> 梦者在自己上大学时的宿舍里，坐在自己的书桌前。他意识到自己是新来到这个宿舍的，其他同学都是先到的，他们的东西都放好了。他在排成一行的几个桌子中找自己的桌子，很快就发现了它。他拉开这张桌子的抽屉，却发现里面有东西，是隔壁桌子主人的东西。那个同学（隔壁桌子的主人）自己有桌子，却在梦者的抽屉里放了东西。梦者看到那个同学放在他抽屉里的是一些废弃的电路板，板上的焊锡都掉了下来，

看上去乱糟糟的。当梦进行到这里，梦者的情绪突然变得非常气愤，他怒声说：你太不负责任了！随之他在这愤怒的情绪中醒了过来。

梦者在梦里寻找自己的桌子和抽屉时，所体验到的情绪感受是无处栖身的焦虑感和空间被人侵占的无奈感，而愤怒情绪的出现非常突然，也使这个梦戛然而止。在愤怒的情绪出现之前，本梦的所有元素都印证着“无处栖身”这个焦虑情绪主题。因此，我们先分析愤怒情绪出现之前本梦的基本结构。

本梦的基本结构

梦境中的宿舍布局和梦者上大学时的所住的宿舍相同。梦者在上大学的最初半年，他邻桌的那个同学把一个自制的电源插板放在梦者的桌子上，这让他有空间被侵占之感，但是梦者对这个同学的做法并没有太多的愤怒，因为这个同学的电源插板的接线太短，而梦者的桌子离宿舍唯一的那个电源插座最近，电源插板若不放在梦者的桌上，就无法使用了。梦者入学的时候也的确是最后一个到校的。

和梦者同寝室的同学们都爱打牌，没课的时候几乎全在宿舍里打牌。梦者对打牌向来没有兴趣，只好离开宿舍去别处读书。梦者与同宿舍的同学们的关系不坏，但由于缺乏共同的爱好，梦者不免也有疏离之感，并且因为不能在宿舍里读书，也有空间被侵占的无奈感。

梦者的这种被侵占的感觉在做梦前两日也曾出现过。梦前一段时间（大约两、三个月）梦者在为本单位做一项业务，此业务需要与另一单位的一个人合作。梦前两日，梦者忽然从一位知情人那里听说，与他合作的另一单位的那个人利用合作关系的便利条件，侵占了梦者及其单位的利益。这让梦者感到十分愤怒，他曾怒气冲冲地对一个同事抱怨道：“他太不负责任了！”

出现在本梦中的电路板，在形象上与梦者大学时邻桌同学的电源插板有挺大的差异，并且在梦里电路板是放在抽屉里而不是放在桌上。梦的这部分记忆元素要追溯到梦者的高中时代。他在那个时期曾经痴迷于电子电路的制作技术，自己刻制电路板并用焊锡焊接电子元件。他的这个爱好，当时占用了他大量的学习时间，导致成绩不佳。而且梦者的半导体电路也做得相当粗陋，看上去总有点乱糟糟的。由于害怕被父母知道，那时他把电路板偷偷藏在家里的书桌的抽屉里，乘父母不在时偷偷打开来摆弄。那时候，他觉得学习对自己的爱好是个侵占，而同时也感到爱好对自己的学习也是一个侵占。在这个梦里出现的焊锡掉落的电路板的形象，与他高中时制作的电路板相仿。

另外，梦者这几年在单位里做的工作与梦者的真正爱好也相去较远，单位交给他的任务又多又杂，它们占用了梦者大量的时间，梦者觉得难以集中精力去发展自己的特长，这让梦者感到焦虑，觉得自己拥有的特长正在失去，变得粗陋，而同时觉得自己在单位赋予的工作上也不算尽心尽力。这种冲突的感受与梦者读高中时的感觉十分相似，一方面觉得自己没有尽力读书，另一方面觉得自己的爱好比读书更有价值，但是因为要读书而不能精心去做。

我们通过以上的分析，可以把这个梦的主题概括为“被侵占的焦虑”。这个梦的触发因素是梦者入睡前的事件：朋友们在梦者家里打麻将，让他无处栖身；但梦者与朋友们的关系极好，因而“他们侵占了我的空间”这样的想法有违梦者的超我要求，自我阻止它完全进入意识——梦者在事后的回忆中，发现自己当时有这样的念头，但它只是一闪而过，随即就觉得自己不应该这么想。这种被“半成功地”压抑——也即“隐抑”（semi-repression）——的念头成为本梦的导火索，它唤起了梦者多年以来与此类似的冲突及其相关的表象记忆，形成了梦境。这个梦境的结构可归纳为图 2. 5. 2 所示的情况。

梦的漂移作用

本梦的几个记忆单元（记忆 1~记忆 5，见图 2. 5. 2），因为与梦的触发事件所蕴含的情绪相似，被激活并构成梦境，表达“被侵占的焦虑”这个主题。但是记忆 5 除了包含“被侵占的焦虑”这种情绪之外，还包含了愤怒情绪的记忆（“你太不负责任了”!）。梦境中的愤怒情绪就来源于此。因而，本梦虽由“被侵占的焦虑”所唤起，并由多个相似记忆集合而成梦境，但因为组成梦境的其中一个单元（记忆 5）包含了一种更强烈的情绪——愤怒——梦的情绪主题于是发生了转移，从“被侵占的焦虑”转为愤怒。也就是说，就情绪层面而言，作为梦的起始主题的“被侵占的焦虑”又触发了一种比之更强烈的负性情绪记忆。随着情绪的转移，梦境的内容也发生相应的改变（从梦境 A 转为梦境 B，见图 2. 5. 2）。笔者把这种现象——梦境内容随着情绪的转移而发生相应变化的过程——定义为梦的“漂移作用”。梦的情绪流变引起梦中的表象内容的变化，仿佛河水的流动引起漂浮其上的悬浮物的变化。梦的漂移作用包含着“情绪的漂移”和“梦境的漂移”两个相互关联的部分，前者决定了后者。

当梦的情绪主题发生了漂移，梦境可能出现三种变化。第一种是梦的中断，即梦者被突然出现的强烈情绪惊醒（如本梦的情况）。第二种是在新的情绪主题的控制下发展新的梦境，它的内容可能与旧梦有关，也可能无关。例如，本梦如果没有中断，可以发展成一个与“责任感”这个主题相关的梦。这往往是在新情绪不是特别剧烈的情况下发生的，否则梦者容易被惊醒，新梦境也就无从发展。第三种变化是向旧情绪主题的回归。假如本梦的愤怒情绪发生之后并没有导致梦者的醒来，梦境仍有可能回到“被侵占的焦虑”这个主题上来。不过这时候梦中的场景有可能发生重大变化，似乎变成了另外一个梦。

梦的漂移作用解释了梦境演变的突然性。梦境的变化不依据现实的合理性，而是依据情绪在记忆中的关联性。因此，看似缺乏逻辑性的梦境变化，其实遵照的是情绪的逻辑。当漂移作用持续发生，多种情绪可能次第出现，使梦中的故事变得复杂、离奇。

对于不了解梦的漂移作用的释梦者，可能会认为，本梦其实说明，梦者对于那些在他家打牌的朋友，以及大学的邻桌同学，有被压抑下去的愤怒情绪。这样的解释并不符合梦者对于朋友和同学的真实感受。漂移作用的理论，使这个远离经验的牵强的解释不再有必要。

在某些梦中最容易出现漂移作用，与权威的关系的梦是其中比较典型的。关于权威的梦，经常会发展成以强烈的冲突或愤怒情绪收场。一些梦者常会有这样的经验：那个权威人士（长辈、老师等）其实与自己的关系不错，但出现在梦里时，竟然与自己有那么大的冲突，自己对他/她的愤怒与两人平时的关系并不相符。一些梦者会被告知，他们平日与这个权威不错的关系之下，其实压抑着对他们的愤怒。这样的解释诚然并不总是错误的，但这么做的问题是，在许多情况下，这愤怒的情绪乃是漂移作用的结果，如果把愤怒“强加”给梦中的那个权威，便产生了暗示作用，从而扭曲了梦的本意以及梦者与梦中出现的权威者的真实关系。

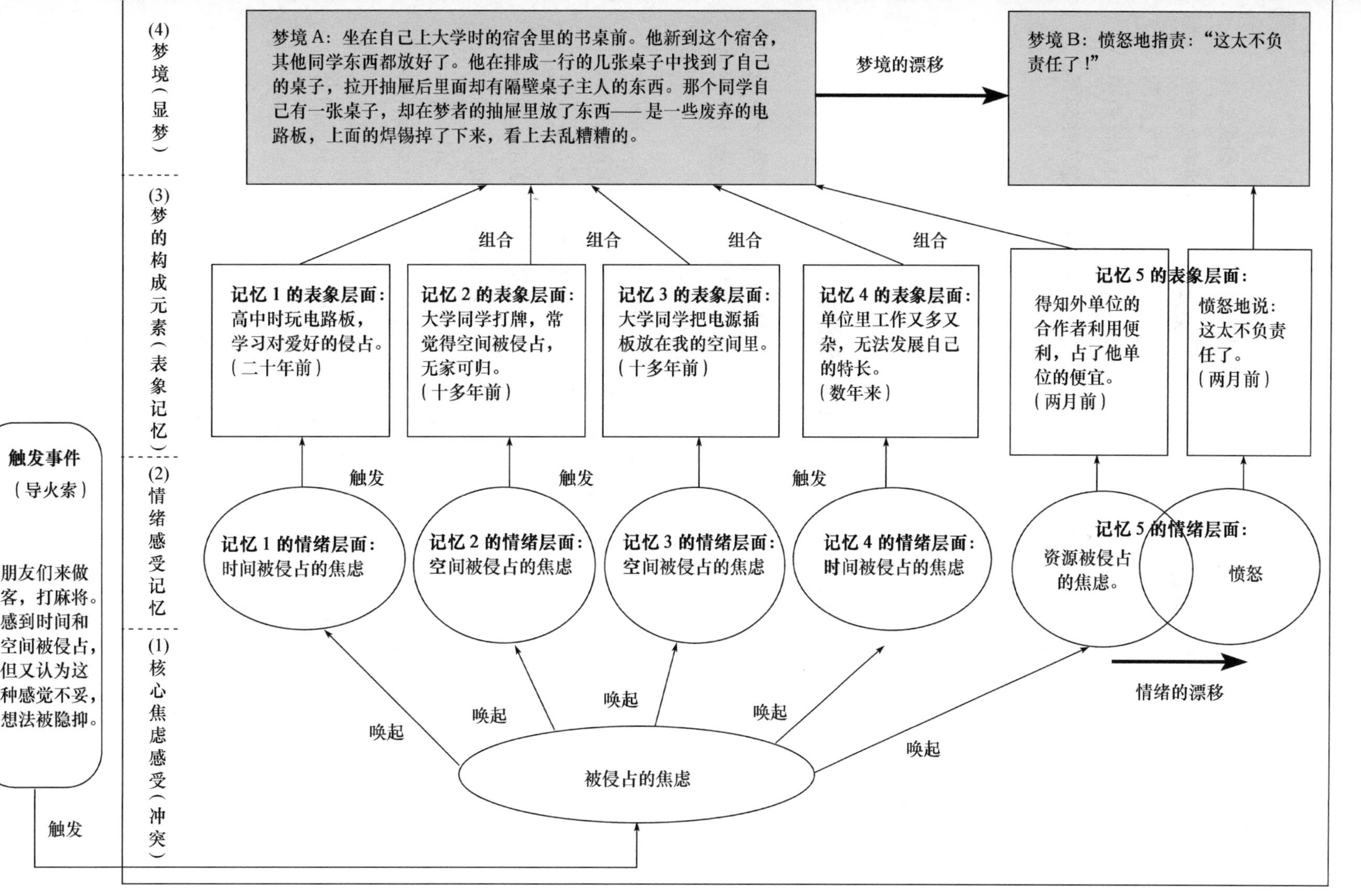

图 2.5.2　包含有梦境漂移的梦例的结构图

那么为何关于权威的梦经常以激烈的冲突或情绪收场？根据梦的凝缩作用我们不难理解：人们与权威的关系的记忆，往往不乏这种激烈冲突的情绪元素。在个体的成长中，尤其在青春期，人们与师长、父母的冲突不乏强烈的经验。所以，即使一个梦的初始主体是一个温和的冲突，那被用以提取记忆的种种过往经历中所蕴含的愤怒、敌意等激烈情绪难免要把梦境转移到其他内容上去了。

与此类似的还有以性或者爱情为主题的梦。在此类梦中，突然出现情绪转折，也是司空见惯。而且，这种转折更多地朝向消极的方向。这当然与人们在成长的早期频繁出现的在这个主题上的挫折经历有关。

梦境的自然发展及梦的衍生情绪

梦的漂移作用是在梦境被激发时，由于组成梦境的记忆里包含有与梦境主题不同的其他的、更强烈的情绪，导致梦境的情绪基调发生重大变化，梦境也随之发生重大变化。但即使梦不发生漂移，梦境也会发展下去。

笔者把不发生漂移作用的梦的发展过程称为“梦境的自然发展”。在梦被触发之后，建立在梦的核心感受上的梦境的发展规律，可以类比于白日梦的状态。“想入非非”是我们对白日梦者的定义。但是白日梦绝不是少数人的专利，甚至不是生活中偶然发生的例外。一个准备一次求职面试的学生，悉心地打扮自己，认真地准备简历，而到面试官面前，对方只是草草询问了几个简单的问题。这个学生之前的一切努力，便具有了白日梦的性质。在获得一个职位的愿望的激发下，这个学生凭着想象力努力做一些他认为有用的事情。但这种白日梦与我们平时所言的“想入非非”又大有不同。当痴情的追星族在无聊的时刻想象着与自己崇拜的异性明星共度一生的情节时，他/她也同时知道这些想法的不真实，只是把它们当成看电影一样的经历来对待。

这就有了两种白日梦，一种是“认认真真”的白日梦，它有可能成为现实，而且通常是被理解成现实的；另一种则是“想入非非”的白日梦，梦者内心有一部分意识明确地知道它的内容的虚构性。为了区别起见，我们把前一种心理过程称为“现实白日梦”，把后一种称为“一般白日梦”（也即我们在最狭义的范围内所指的“白日梦”，例如作家的创作）。夜梦其实更像第一种白日梦。睡梦中的人，是把梦中的奇景当成真实的。因而对于梦中的喜事，梦者真的感到快乐，对于梦中的令人恐怖之事，也真的感到害怕。一旦梦者感到梦的内容过于离奇而怀疑梦的真实性，他就极有可能从梦中醒来。从这一点来看，夜梦也更像现实白日梦而不像一般白日梦。一般白日梦的状态中，我们知道它的内容不真，不论我们在想入非非还是在看一部电影，“它不是真的”这种自我提醒并不会让我产生恍然大悟的感受。而现实白日梦一旦破灭，就会使人内心发生强烈的激荡，产生如梦方醒的感觉。

梦更接近于人在现实白日梦（它实际上就是人的现实生活中的一大部分）中的思维模式而不是一般的白日梦的思维模式，这个结论似乎有点耸人听闻。但这恰恰是许多心理学理论的特点——与常理相悖的理论反倒是反映了心理过程的真实情况。关于梦与现实的联系，并非只有心理分析方能洞见它的真相。“人生如梦”这句话其实早就暗指了梦与现实的心理相似性。

人们批评一个志大才疏的人设立的伟大目标是“白日做梦”，而有时又用“做白日梦”这个说法，但它们绝不是同一个意思的两种表述。“白日做梦”者，一定是真心相信自己的目标的可行性，不怀疑成功的可能性；而“做白日梦”者却知道自己在“想入非非”，只是自己乐于活在想象之中。对于“白日做梦者”，来自他人的提醒会被激烈地反对，因为他看到的现实就是那个样子。轻躁狂和躁狂症患者便是这种典型的“白日做梦”者。而“做白日梦”的人，对于来自他人的批评也可能反抗、抱怨，但是这么做的主要原因是他的欲望没有得到尊重——这恰如一个沉浸在电影的人受到了他人的打扰。他们对于梦境的虚假性，还是有一定的自知力的。

笔者把夜梦看成现实的一种延续，并非就此否认梦和现实的差异。现实白日梦不断地受到客观现实的冲击，在这个过程中不停地被调整、放弃、更新。而在夜梦中，梦与现实的互动变得稀薄。或许体位、环境温度、噪音、触觉信息等现实刺激能给梦的发展带来一部分贡献，但梦境的发展主要还是以对记忆材料的加工为主。在多数情况下，梦被某种感受支配着，万变不离其宗地发展着情节。

做梦的人，是进入了一个内部的世界，犹如爱丽丝漫游奇境。梦者进入内心世界的神秘景象之中，所见所闻，会引发种种新情感。这些情感，与触发梦境的感受——或者说梦的主题——有可能截然不同。例如，那触发梦境的感受，或许是被隐抑的对自由的渴望，当表达这个主题的梦境由于凝缩作用而形成荒谬或恐怖的画面（例如从一座高楼上跳下）。梦者看到这样的场面而对它产生恐惧、羞耻、内疚等情感。这些情感，与触发梦境的“原初感受”不同，我们不妨称之为“衍生感受”。

在梦中，主体中的自我（I）与自体、自体与他者的相互转化变得畅通无碍。例如，自我时而是梦境的观察者，时而突然成为那被观察的梦中主角，仿佛观看电影的观众瞬间就进入银幕成为演员。

梦者在梦中的所见所闻触发了他的衍生感受，如果这感受太过强烈，以至于他因这情绪的震荡而醒来，这个梦也就此中断。那么，考虑到本章曾探讨的梦的漂移作用，如果梦者因情绪激荡而醒来，我们如何区分这个情绪是源自漂移作用，还是自我对梦境产生的衍生感受？举例来说，某个成年人梦见自己去看母亲，梦中最初的基调原本温馨平和，但是母亲突然把梦者钟爱的东西付之一炬，梦者怒发冲冠地从梦中醒来。那么，这愤怒是梦者对母亲的愤怒情绪（它或许被压抑在梦者的记忆中）的表达——也即梦境的漂移作用——还是自我在梦中看到这个令其痛心的场面而产生的衍生情绪？确定不移地区分两者肯定是很困难的，不过大致的鉴别，在释梦时还是可以尝试一下。假如梦中的母亲扔掉的是一个无关紧要的东西（例如，一张纸），梦者居然因此而怒，那么这个愤怒很可能是漂移作用——自我对于这样一个行为一般不至于产生愤怒的情绪。如果母亲扔掉的是一个对梦者来说很重要的东西，则应该考虑衍生感受的可能性。另一种区分两者的标志是，梦的漂移作用发生时，与主题不一致的情绪感受是突然出现的，与此前梦境的情节发展不相符，此后梦境的情节发展也变得突兀；如果是衍生情绪，情绪是伴随着情节的发展而发生的，梦中的情节也是连贯的。①

还有一种区分情绪的漂移作用和衍生情绪的方法。以愤怒情绪为例，当梦进行到一个阶段，出现了愤怒情绪，那么这个愤怒是以什么样的形式来表现的？一种情况是，梦中的主角在自我（I）的面前表现出激烈愤怒的行为，

---

① 在醒时“触景生情”的现象也可以从这个角度去分析：似曾相识的情境激发了记忆中的情绪，使个体在现实情境中的情感脉络突然转向全然不同的情绪（例如，看到一辆平稳行驶的车子却突然唤起了对车祸的恐惧感），这类似于梦的漂移作用。在理解焦虑相关障碍时，我们不妨把症状的发作理解成白日梦的漂移作用。

自我像观看影片一样观看作为主角的自己的愤怒表现，这更可能是触发或漂移作用中的感受。如果愤怒的情绪不是被看主角所表现的，而是产生于自我，这就很可能是衍生情绪了。

当梦境激发衍生感受，例如荒谬感、内疚、抑郁、愤怒等情绪，梦者醒来往往迫切希望了解梦的含义。梦的内容那么不合常理，那么有违道德规范，那么恐怖，梦者担心那是源于自身的阴暗面，或者那是对未来的不祥预示。如果梦境得到了恰当解释，梦者发现梦中的内容无非是被隐抑的感受，它的荒谬性和恐怖性来自梦境的运作方式，而不是内心的邪恶与黑暗，也不是对将来的可怕寓言，梦者就会释然。因而，感受释梦不仅是帮助梦者理解自己人格的一种方式，其实也是缓解因梦境带来的心理压力的一种途径。

一个有趣的现象是，即使通过梦的解析，我们在理智上知道梦的内容并不像它看上去那样不可思议或者大逆不道，它表达的不过是我们在清醒时只要留意也能够发现的心理事实，可是一旦我们从梦中醒来，还是禁不住要去探究梦的含义——不论之前我们已经通过释梦屡次发现梦的内容何其平凡。此种不可抑制的解梦冲动，部分地源于个体的好奇心和自我认识的欲望。不过，梦境的真切感带来的情绪的激荡，恐怕是更为重要的原因。对于梦者来说，在做梦时，梦境经历是真实的。而醒来之后，“真实”的一切突然变成了虚幻，此种突变，唤起他的疑惑感及相应的解惑动机。

但是如果说我们像一个痴人，对虚构故事每每信以为真，而不能从中稍稍学到一点怀疑精神，总是在梦中和梦醒两个状态中阴阳两隔地生活，这并不是关于梦的全部事实。“这太可怕了，恐怕不是真的，我是在做梦吧!”常做噩梦的人，他的自我多少能磨砺出一点怀疑精神，有时竟然能把梦者从可怕的梦境中拯救出来。梦者对自己梦境的解析，也能够促进这种梦中怀疑能力的发展。

释梦经验对梦境的影响

梦中的情节如果过于可怕，我们醒来后会对此类可怕的境遇产生反思。当我们再次梦到类似的可怕情节，就可能产生这样的念头：这或许是一个梦。梦者可能因为这种怀疑而从梦中醒来。不过这种怀疑精神永远是不完全的，入睡后，自我时而能够把自己从荒诞的梦中拯救出来，时而陷入其中却毫无自知。另外，梦中的自我功能的一种特殊的表现是，它制造了一些“将信将疑”的梦。梦者一边做梦，一边怀疑着它。使这个情况变得更为复杂的是，如果梦境带来的是美好的感受（美梦），自我一边怀疑着梦的真实性，一边又顺从着梦的发展，期望它带来更多的快乐。

当自我不再对梦境信以为真，梦境就有了一般白日梦的性质——自我在某种程度上控制着它的进程。这种控制，在某些情况下达到令人称奇的地步，它似乎打破了梦与醒这两个阴阳相隔的状态。这样的例子我们或许司空见惯：在梦中，自我突然意识到这是一个精彩的梦，就一边跟随着梦境的演进，一边提醒自己：记住这个梦！

释梦的经验对梦的影响，在于当梦具有某些旧梦的特征时，自我能够萌生怀疑，意识到自己做梦的状态。这个现象，可以归为梦的漂移作用的一种特殊的形式。

梦中自体与他者的转换、自我与自体的距离

在醒时，自体与他者虽然也是交织的、互相转化的，在梦中这种交织与转化变得更为容易了。梦中我们观察着某个人，他的所作所为我们尽收眼底，突然，我们变成了这个人，仿佛一下子进入了他的身体。例如，在梦中梦者看着自己的老师在讲课，突然他发现自己站在课堂上，在给别人讲课。再如，梦者看到一个被追赶的人拼命奔跑，突然他发现自己就是那个被追赶的人。凡此种种，都反映了梦中主体不同于醒时的面貌。梦中自体与他者的界限被削弱了，身份的变化变得倏忽难测。

在清醒状态下，有一种人格类型会出现类似的状态。表演性（癔症性）人格者的附体状态便是基于这种自体与他者的界限模糊和疏忽易变。从这种相似性，我们不妨推测，入睡之后大脑被削弱了的那部分功能，包含了区分自体与他者的能力。

而在强迫性人格者中，自体与他者的界限波动于壁垒森严和亲密无间之间。强迫性人格者人格中的这种界限的波动性会给此类个体的梦境涂上何种色彩？这是值得进一步探索的主题。

梦中自体的表现方式还有一处值得注意的细节：梦中的梦者，经常是以完整的身体形象出现在梦境中。例如梦见裸体的自己走在大街上，自我可以置身事外，像看一部电影一样看一个赤身裸体的人走在大街上，同时又认为

那个人是自己，为那个人的所作所为感到羞愧。这种自我仿佛离开自己的身体而成为远距离的观察者的现象，说明梦中的自我与自体的关系不像清醒时那么紧密，而是发生了松动。

于是我们能够发现主体的三个成分，自我、自体和他者，在入睡后发生了松动，自我对于自体和他者的认识和把握变得衰弱了。我们不妨把这种变化称为“主体的松散化”。

入睡后的主体的松散，是否会像传说中那样，提高了人的创造性呢。虽然历史上偶然出现过梦中解决科学难题的传说，更多的此类传说，主要出现在艺术和诗歌领域。梦解决问题的能力是有限的，科学、哲学等思维领域的创新，绝大多数是在清醒的状态下完成的。梦的创造力似乎表现在它高于清醒时的视觉能力和重组语言的能力，大脑的逻辑能力则是受到削弱的。

在梦中还会出现“半梦半醒中的释梦”，也就是在大脑没有完全清醒时，自我设法分析梦境。这种工作在梦者醒来后审视，往往发现它的不着边际甚至荒谬——这也是梦中思考问题的能力下降的表现。

感受释梦的操作要点

在上文“梦境的基本结构”一节，笔者已经列出了感受释梦的主要过程。为了行文之便，此处再次罗列如下：（1）记录梦中的情绪感受和梦境内容；（2）把梦中的情节与情绪感受与入睡前数小时发生的事件相比较，寻找“触发事件”（导火索）；（3）通过对梦境（显梦）的分析找到组成梦境的元素（表象记忆）；（4）分析与表象记忆相关联的情绪感受记忆，发现梦者一段时间以来被隐抑的核心焦虑（或愿望）。

感受释梦通过构建如图2.5.1和图2.5.2所示的结构，形成梦境结构图，把释梦的过程结构化，从而对梦的内在逻辑和运作机制进行概括，使梦的内容以比较清晰的形式展现出来，帮助咨询师和梦者在此基础上着手进一步的心理分析。积累一定数量的梦结构图，可以对梦者的梦境的特征予以归纳比较，发现该梦者梦境的总体特点（例如，被隐抑的核心感受等）。通过梦境结构图对梦者一段时期的梦境内容的变化进行分析比较，也可以辅助心理咨询师对咨询效果进行评估。

本节将着重指出在感受释梦中几个需要特别注意的地方。

触发事件

梦境一定和梦者入睡前数小时碰到的事件有关，这个规律是一再被证实了的。不过这个联系经常不是显而易见的，有时回顾梦中情境，把它与做梦前一日发生的事情进行比较，几乎发现不了明显的联系。在咨询的时候也是如此，当咨询师让来访者回忆做梦前一天，尤其是做梦前数小时内发生过与梦中内容有关的事情，他们大多否认其存在。来访者回应咨询师的此类问题的通常是："没有啊，没有什么有关的事情发生。"

发现梦前的触发事件，是感受释梦的难点所在。感受释梦需要来访者对自己的内心活动有耐心的体察。

来访者容易误以为梦前发生的触发梦境的事应该是一些重大的事件。其实诱发梦境的睡前事件有时看上去十分微小，它可以是报纸上的一段文字、电视节目中的几句对话、甚至一段模糊的想法。

例如，一位来访者梦见一个男孩坐在数层楼上的没有栏杆的阳台上，一会儿他掉了下去，好在这个男孩掉到二楼，被一个垫子接住了，幸免于难。这个梦让梦者醒后百思不得而解，在记忆中也找不到头天发生过什么与之有关的事情。但是到了下午，突然就忆起入睡前在手机上看过一个报道，说一个孩子卡在五层楼的栏杆上要坠落，幸好被消防员救了下来。梦者睡前因为在忙别的事情，没有特别留意这个消息，只是瞥了一眼这个报道（这种不经意的一瞥，是导致隐抑的一种常见情况）。梦者查了头天的手机报，果然有此消息。

寻找梦境的触发事件，便面临着这样的难题：某个事件之所以能够触发梦境，它通常是一个没有被意识完全关注的事件，释梦时要找的就是这种被隐蔽的、不好找的事实；那些被我们清楚地记忆着的事实，通常不会触发梦境。

在感受释梦的时候，有些梦者无法回想起梦前发生的与梦境有关的感受，但这只是回忆和记忆的问题，而不是因为这些梦在睡前没有触发因素。如果无法发现触发因素，梦仍然可以被解析，这种情况下可以通过对比梦中感受与过往类似感受、寻找梦境的表象记忆的来源以及与这些记忆相关的感受等方法释梦。

梦与人格的关系

通过分析梦境的组成元素和记忆单元，能够找到梦境所表达的核心感受。这种感受虽然与梦者梦前数小时所体验到的感受（触发事件的情绪）有关，但往往也昭示了梦者一段时间以来（数日、数月或数年来）反复出现的某种感受主题，它通常是未能得到恰当解决的焦虑或冲突。因此，释梦可以帮助来访者和咨询师洞悉那些在其他咨询实践中未必能发现的焦虑和冲突，有助于心理咨询与治疗的进行。另外，梦的核心感受源于深层的心理过程（如，跌落、比较、对抗、嫉妒、信任、攻击、被侵占等等），这些心理过程比性、成就、人际关系等心理过程更为基础，是这些高级心理过程的组成单元，也是梦者性格的基本组成成分，它们源于基本动机和较初级的复合动机。因此，梦可以折射出梦者在不同的高级心理过程中都会显现的深层的核心感受，以及梦者性格的核心特质。

梦的真实含义与在他人理解的含义差异——看到梦的积极面

一个来访者梦见自己去看一场正式的歌剧演出。演出的场面是：一个女人光着身子在台上边舞边唱。后来，不知为什么，似乎剧院里出了问题，这个女主角只好来到剧场外的大街上去表演，光着身子又舞又唱。来访者觉得这个场面很奇怪，因为大街上人们都穿戴整齐，只有这个女人光着身子很尽责地在那里表演，似乎没有意识到自己与周围环境的不协调。

如果只是从场景和情节上看，他人很容易做出这样的猜测：来访者的梦表达了他内心的冲突，他渴望展现自己，但这种展现又让他感到羞耻。

这个推测很可能把对这个梦的解释引入歧途。事实上，梦者指出，看到那个光着身子在街上表演的女人，他并不感到羞耻，而是欣赏对方的坦然，虽然也觉得有点不妥——但情绪的主体并不是羞耻。

梦中表演的女人和来访者的女朋友非常相像。他的女朋友喜欢在人们面前表现自己。一直以来，梦者都不满于女友性格中的这部分。当她在众人面前表现得比较活跃兴奋，他就会感到不妥，尤其当她在公共场合表现出对他的亲昵时，更是感到尴尬。来访者一度对女友性格的这个方面有些反感，认为她太做作，太有表演性，两人因此发生不少矛盾。而最近一段时间，来访者在反思自己的性格，认为是自己的强迫性人格倾向激化了自己对女友行为的反应。这使他对女朋友的表演性产生了一些宽容和理解，他渐渐意识到，女友的那些表现其实主要是情感的表达，其中表演的成分并非像他以前想象的那么大。

在来访者入睡前数小时，他在看电视上的一档科学节目介绍昆虫的习性，说蝉发出的高分贝的声音是发情求偶的喊叫。节目中邀请了一个歌剧女演员唱咏叹调，并介绍说，鸣叫就是蝉的求爱咏叹调。制作节目的人把女演员的歌声与发情联系起来，而节目中的女歌唱演员却对此毫不介意，很有点“不知羞”地高唱，来访者对她的坦然态度油然而生钦佩之情——当然，来访者并没有完全意识到自己的这种感受。“如果她不得不在公众面前完成自己的职责，那是不需要感到羞耻的”——来访者隐约地感受到这个从内心升起的想法。

概言之，这个梦的核心主题不在于“表现欲”与“羞耻感”的冲突（尽管它也的确在一定程度上反映了这个矛盾），而在于对表现欲的“宽容”与“不宽容”的冲突。这个梦的情感色彩表明梦者在这个有关羞耻感的问题上已有所突破，他对表现欲比过去有了更多的宽容，并且试图区分“表现欲”和“为了完成职责而必须在众人面前有所表现”。这个梦其实是梦者一段时间以来的一种焦虑状态的体现。由于工作的变动，梦者从一个技术性的工作岗位调整到一个与人事有关的部门，职位上也得到提升。梦者经常需要在会议的场合发言。而在此之前，他在技术部门工作的时候，很讨厌那些热衷于发言的领导，觉得他们为了满足表演欲而浪费大家的时间。如今他不得不发言了，但他会尽量减少发言的时间，不过仍然觉得所有的发言对他来说像一些无用的、折磨人的表演。

如果我们把这个梦解释成梦者的表现欲与羞耻感的冲突，不但在一定程度上误解了梦的主题，而且也失去了一个肯定和庆贺来访者已取得的进展的机会。

这位来访者明智地发现，许多喜欢上台发言的人，是出于表演的欲望。但是当他把发言这种职业行为等同于表演欲，就让他陷入了困境。这个梦是梦者内在转变的体现：出于表演欲的表演、对抗自己的表演欲而保持沉默、职责性的表现行为，这三者之中，梦者逐渐感到选择第三种做法是正当且值得肯定的。

个体进行自我分析或者接受心理咨询与治疗，在一段时间里可能出现比以往更多的梦。这位梦者便是如此。如果用传统的观点来看，这似乎不是心理健康有所提升的标志。庄子曾说："古之真人者，其寝无梦，其觉无忧。"梦往往被视作应该消除的症状。但是正如在治疗中可能要不可避免地揭开创伤而激发出许多负性情绪，多梦也未必不能是一个走向更好适应的过渡阶段。

有些梦的产生是由于创伤经验的重新激活，在最恰当的治疗中往往也是不可避免的。另一些梦则蕴含着更为积极的意义：当人格中某些顽固的缺陷发生松动，某些模棱两可的意识内容会以梦的形式出现，这种梦其实是值得欣慰的成长性的标志。上文梦者的关于表演性的梦便是一例。

强迫性人格者人格中固执僵化的部分发生的变化一定不是剧烈和彻底的，要经过一个逐步松动的过程。松动的过程中，过去某些坚定不移的不合理观念被慢慢放弃，由此导致的犹疑选择的状态便催生了一些"半压抑"的感受，因而触发梦境。

关于梦中的性

弗洛伊德倾向于把梦的内容诠释为与性有关——尤其在其学术生涯的后期。对于那些看上去与性无关的梦，弗洛伊德则把它们看成以象征的方式表达的性。比如，弗洛伊德认为梦中的飞翔可以解释为性兴奋的梦或者阳举的梦（Freud,1922/1996,pp.116-117）。为什么不把渴望飞翔看成某种更为基本的人性需求呢？弗洛伊德似乎忽略了他不断强调的人类渴望回到子宫的需要。其实我们不妨这么假设：人在子宫里的失重状态，或许是人类飞翔欲望的最初来源。"在高空飞翔"才是人类回到子宫生活的一种潜意识表现。而关于房子的梦境，这被弗洛伊德解释为回到子宫的需求的表达，不如理解成"回到怀抱"的需求的折射。毕竟"在怀抱中"的感受只有在个体与母体分离发生之后方能发生——有了抱者和被抱者的区分。而在子宫中，个体是没有此种分别的。

性的高潮与飞翔的快乐当然有相似之处，如果说一切飞翔的梦都与性无关，肯定也属武断。但梦中的飞翔所能表达的含义不可胜数。一切与飞翔相似的心理现象，都可以成为梦的主题。比如一位来访者梦前看了一部电影，其中的主角们制造了一架飞机逃离了让他们恐怖的危机四伏的沙漠，随后这位来访者梦到了飞翔逃离的主题。这是电影的主题，也是梦者梦前一段时间焦虑的内容——他在一个矛盾重重的机构里工作，心理负担很重。我们如果用性去解释这个飞翔的梦，就显然偏离了梦的主题。假如我们坚持这么做，来访者很可能反对这种解释。这种在弗洛伊德看来是阻抗的行为，未必不是来访者对于理智的可贵捍卫。

此处笔者打算旁逸斜出，谈谈自己对泛性论的看法。弗洛伊德的泛性论在民间的广泛流传，恐怕不是一种理论的可靠性的良好证据。或者说，它恰恰说明这种理论有着某种缺陷。真理自有它的魅力，但真理只有受了神话的感染，才会对不理解它的人散发出足够的吸引力，从而形成一种流行现象。弗洛伊德的理论表现出的对性的宽容态度，恐怕是它特别吸引非专业人士的注意力的重要原因。他的理论散发着一种有意无意的承诺：解决了性的问题，人就拥有了幸福、远离了心理甚至精神障碍。泛性论作为一种文化现象，恐怕与一些持久流行的意识形态信条一样，因其执着于一端而不是因其科学性才大为流行。但是弗洛伊德提出的自我—本我—超我三组分人格结构模型及防御机制理论，在笔者看来经得起实践的考验，这些理论的细节固然需要不断地修改和打磨（例如超我的运作机制是什么、防御机制是否应截然区分为成熟的和不成熟的，等等），它们作为精神分析学大厦的基石仍然是当之无愧的。

感受释梦如何理解梦的象征

感受释梦是以脑与认知神经心理机制为理论基础，把做梦看成一种特殊的意识和认知状态，一个自下而上的触发、唤起、组合与转换过程，认为梦所利用的材料都是记忆里的内容。这不同于弗洛伊德后期所主张的从象征的角度释梦的方法。在笔者看来，组成梦境的元素的是梦者个人化的情绪经历，不是一种间接的象征过程。笔者赞同朱建军（2007）对梦的象征的看法。他说："梦中的象征就是象征者本身。梦到自己是鸟在天上飞，这不是象征自由，而是你自由的灵魂，以鸟的形态在飞，不是你像鸟，你就是那只鸟。"换言之，梦的象征与语言学上定义的象征不同，它并不是一个"用 A 来代替 B"的修辞过程，而是直接表达了某种情绪。荣格（2005）把梦的内容视作人类普遍的原始意象（archetype）的展现，这个看法虽然比弗洛伊德的象征理论更加抽象，但如果把集体无意识理解成人类普遍的、遗传的心理过程，并从性格的角度去理解梦者的特点，则它离本文对梦的理解并不遥远。

最接近本文观点的前人研究是 Hall（1953）提出的梦的“编码系统”理论。他认为梦包含了个体对“自我概念”“对冲动/禁律的概念”“对冲突的概念”“对他人的概念”和“对世界的概念”等五方面的认知，这个做法将释梦的视角从弗洛伊德晚期所关注的性和象征的层面降低到更为基本的心理过程层面。本文从梦的情绪主题着手分析梦境，则是把视角进一步降低，放在更基本的心理动力过程上。

本章提出的结构化的释梦方法对释梦者的分析推理以及梦者的内省能力有较高的要求。释梦者必须像一个“侦探”那样耐心收集“证据”，对梦者描述的梦境元素的碎片进行梳理、整理和分析，摸索出梦境的结构，才可能发现梦的涵义。如果梦者无法通过内省找到梦境元素的来源，梦的较为精确的涵义就有可能无法解析出来。这些是感受释梦的难点也是弱点。因此，在实践中，本章提出的释梦方法应该与传统的释梦方法结合起来，相互印证与支持。

儿童的梦

在弗洛伊德看来，儿童的梦比成人的梦更直白，因为他们的梦的“检查作用”要弱于成年人的。儿童的梦的确比成人的梦更“直抒胸臆”，不过，这种简单直接也可以归因为他们较少的人生经历——构成梦境的元素往往就是身边的人和事物——而且应该考虑他们有限的记忆能力。即便如此，儿童的梦境仍然具有丰富的内容与内涵，往往需要深入地分析方能揭示梦的真正含义。在对儿童的梦的解析中，我们也能够发现儿童在特定发展阶段的核心焦虑。以下笔者以一个小学二年级女孩的梦为例，介绍感受释梦能够如何帮助我们了解儿童在成长意义上的冲突焦虑。

L 和 R 是一对兄妹，男孩 L9 岁，上小学四年级；女孩 R7 岁，上小学二年级。R 曾在幼儿园期间学习过舞蹈，在一次舞蹈比赛中获得过奖牌。现在女孩已经不再学舞蹈，而是每周五晚上和哥哥 L 一起学跆拳道。一个星期六的早上，女孩的父亲来到她的房间，看到她还在床上躺着，已经醒了，怀里抱着她几年前跳舞赢的金奖奖牌。女孩对爸爸说："让妈妈过来！我要跟妈妈说话！"

R对妈妈说了一个梦。R和哥哥去超市。超市里面有很多人，哥哥去找什么东西，一下子就没影了。R继续往前走，忽然人群分成了两拨，一拨是二（1）班（R所在小学的班级）的同学，一拨是二（2）班的同学（R所在小学的另一个班。该年级只有两个班）。二（1）都是好人。二（2）班是坏人。两个班在打仗。打着打着，R的一个好朋友（女生）当了叛徒，跑到一个斜坡上坐着，R和同学们很气愤，就跑过去把她拉下来……

这个梦里的内容与孩子做梦之前一段时间的经历息息相关。

在几天前，R所在的班级二（1）班的同学与二（2）班比赛打雪仗，打赢了。也是几天前，二（1）班的女生与男生在体育课上比赛堆雪球，结果女生赢了。稍早一周，R和哥哥L以及两个邻居女孩一起玩溜旱冰，她们三个女孩子溜得不好，而哥哥L学得很快，几天后哥哥已经溜得很好了。哥哥L和R比赛溜冰，R输给了哥哥，哭着回家来了。

这个梦是周五的晚上做的。那天晚上，L和R按照惯例去跆拳道馆练习，然后结伴回来。回来后，妹妹R看上去闷闷不乐。父亲问她为什么。她说她哥哥在回来的一路上都在说她笨，练跆拳道不如他，滑冰也不如他。然后女孩对父亲说："没意思！"

女孩的父亲安慰了她，R的情绪很快就平静了下来，然后她提出要和爸爸打牌，玩"接电线杆"。R的父亲同意了。

玩"接电线杆"的时候，女孩父亲的牌运实在太好，一会儿收一次牌，一会儿又收一次牌。他一边收牌一边念念有词："运气好！挡都挡不住！"R很着急，在父亲收了十几次牌后，她对他说："不跟你玩了！"虽然嘴上这么说，手里并没有放下自己的牌。两个人继续玩牌。再玩了一阵子，父亲的牌运依然如故，R手里的牌已经远远少于父亲了。R把牌扔在桌子上,① 说："不跟你玩了！"

父亲把R的那堆牌放在自己对面。父亲交替从自己和对方（原本属于R）的牌堆里拿牌，让这个牌局继续进行下去。R一边抱怨说"不和你玩了"，一

① 我们可以把孩子的这个举动理解成对不好的自体的抛弃。

边瞪着眼看自己那堆牌的进展，期望那些牌起死回生。[①] 然而父亲的运气依然居高不下，R 的那一堆牌愈见稀薄。看到这个情况，R 又伤心地哭了。不久，最后一张牌也被爸爸收走了。R 哭得更凶了，她朝父亲踹了一脚，说："打死你！"这时候妈妈来了，R 哭着对她说："他们欺负我！他们欺负我！呜——呜。"R 向妈妈告状，说哥哥说她笨，爸爸打牌也欺负我。妈妈就提出和 R 一家，与爸爸打牌。

这一次爸爸的运气依然很好，还是频频收牌，收牌的时候还是禁不住念念有词。气愤的 R 冷不丁踹了爸爸几脚。妈妈抢了几张牌，局势才得以扭转，不久她们的牌大大超过了爸爸，妈妈就对 R 说，我们赢了，不玩了吧。R 同意了，破涕为笑。

从以上的资料不难发现，R 做的梦与 R 入睡前的经历，以及她在梦前一段时期的相似经历都有关系。

R 是一个偏内向的孩子，她愿意去跆拳道馆这种热闹的地方参加训练，要归功于哥哥的陪伴。哥哥是 R 心理上的靠山。在梦中，R 与哥哥一起去超市，但是哥哥突然不见了，人群分成了两拨进行竞争。从这个场景里我们发现，在 R 的梦里，人与人之间从聚集、陪伴的状态分裂成对抗的状态，热闹的超市也变成了对抗的战场。这种转化，也就是 R 在睡前，以及梦前一段时期的情感体验：（1）与自己一起去学跆拳道的哥哥变成了自己的竞争对手；（2）练跆拳道的时候，教练先集中练习，然后把学员分成两拨进行对抗；（3）宠爱自己的父亲与自己玩牌，本来是要安慰她，却站在自己的对立面打败了自己；（4）一起学溜冰的哥哥转而跟自己竞争；（5）经常一起玩的两个班的同学转眼成了竞争对手；（6）玩牌的时候，本来是一家人的，妈妈与自己在一起和爸爸对抗；（7）在接电线杆这个游戏中，本来是一副牌，却被分成两拨进行对抗；（8）玩接电线杆游戏的时候，那些本来属于 R 的牌，转瞬间就变成了爸爸的牌，并且它们反过来收服 R 的牌。

本梦的情绪主题可以概括为"从'在一起'到'分裂对抗'"。梦中包含两种焦虑情绪：对竞争的焦虑和对背叛的焦虑。

曾有过成功的经历（跳舞比赛获奖），希望自己是优秀的，但目前经常遭

---

① 那被放弃的那部分自体实际上并不那么容易被放弃。

受失败的打击，这种与竞争有关的焦虑是 R 一段时间以来的持久的焦虑。而且对 R 来说，一段时间以来背叛似乎总与竞争结合在一起。于是这个梦表达的是两种焦虑的混合体。

解析儿童梦的难点

儿童的内省能力较弱，通过他们的内省找到梦境中材料的来源非常困难。在上文的梦例中，超市是哪个超市？梦里的女同学跑上的那个斜坡在现实中的对应地点在哪里？为什么梦里是那个好朋友背叛了自己？释梦者无法从做梦的孩子那里得到进一步的信息。因此我们对于这个梦的理解不可能像对成年人的梦那么充分。而且，儿童对梦里的情绪感受也缺乏细致描述的能力。

应对这些困难的一个方法是，通过对儿童生活的观察，补充儿童对于记忆元素的较弱的内省能力所致的材料缺失。儿童的生活范围相对较小，比较全面地了解儿童的生活经验还是有可能性的。越来越多的父母愿意用录像和日记的形式记录孩子的成长经历，这为解读儿童梦，准备了很好的资料。

另外由于儿童梦的表达比成人梦更直白，其内容与儿童的实际经历的相关性更容易被释梦者辨认出来。

第三篇

强迫性人格的感受分析咨询

第一章　强迫性人格的诊断

强迫性人格障碍是中国的 CCMD-3 精神障碍分类与诊断体系[①]、美国的 DSM-5 诊断体系[②]和世界卫生组织提出的《国际疾病分类》（ICD-10）[③] 都收录的人格障碍类型。人格障碍的类型繁多，但并不是所有的人格障碍类型都得到不同的诊断体系的认可。例如，CCMD-3 里包括焦虑型人格障碍和冲动性人格障碍等，但 DSM-5 中没有。DSM-5 中的边缘型人格障碍和自恋型人格障碍，在 CCMD-3 中没有。强迫性人格障碍在不同的文化背景下都受到精神医学的重视，说明它跨文化的普遍存在性和症状的鲜明独特性。这种心理障碍体现了人类生存中外在力量（逐步走向秩序化、规则化的大社会）与个体的一些本能（如人类天然的对秩序的渴求）的呼应，以及与另一些本能（对于例如对新奇变化的寻求）的冲突。

强迫性人格障碍常常被人们与强迫性神经症（强迫障碍）相混淆，实际上它们虽有关联，却是两种不同的心理障碍。在 DSM-IV-TR 诊断体系[④]的五轴诊断系统中，它们分别是轴 II 和轴 I 问题。虽然 DSM 的最新版本（DSM-5）主张把五轴诊断系统简化为三轴诊断系统，即把临床障碍、人格障碍、生理疾病放在同一个轴内，强调三类问题的相关性，本书为了便于分析说明强迫性人格障碍和强迫障碍的区别与联系，仍然采用分类较为细致的五轴诊断

---

① 中华医学会精神科分会（2001）《中国精神障碍分类与诊断标准第三版》（CCMD-3）。

② 美国精神病学会（American Psychiatric Association，2013）《精神障碍诊断与统计手册》（Diagnostic and Statistical Manual of Mental Disorders，DSM-5）。

③ 世界卫生组织（World Health Organization，2010）。

④ DSM-5 之前的一版 DSM 体系，2000 年出版。

系统。本章伊始，笔者将简单介绍 DSM-IV-TR 的五轴诊断系统。以五轴诊断系统的视角进行心理障碍和精神障碍的诊断，有助于理清问题的性质，在咨询设置和咨询目标上也变得更加清晰完整。

采用五轴诊断系统进行立体诊断

五轴诊断系统（见图 3.1.1）的第一个轴（轴 I）用于记录临床障碍及其他值得引起临床注意的问题。这一轴记录的问题，包括心理健康者碰到的现实困扰，例如职业选择、婚姻危机、人际冲突导致的情绪低落；包括一些疑似神经症，例如，为期不常、程度不太严重的强迫行为或强迫思维；也包括一些神经症类的心理障碍，例如强迫障碍、心境恶劣障碍、进食障碍等。重性精神障碍如精神分裂症、躁郁障碍、妄想性障碍也被放在轴 I——这类障碍在其发病期间并不是心理咨询与治疗的对象。

第二个轴（轴 II）记录来访者的人格障碍或者精神发育迟滞等问题，也可记录来访者比较突出的心理防御机制或者应对方式。轴 II 的内容描述了来访者的人格结构方面的偏差。咨询师在短期的咨询与治疗中应该首先关注轴 I 的问题，中、长期的心理咨询与治疗应该同时关注轴 I 和轴 II 的问题。即使在轴 I 的问题已经暂时得到解决（例如进食障碍患者恢复了正常进食，或者强迫障碍患者的强迫症状已经得到显著缓解）的情况下，集中于轴 II 问题的长程咨询也有助于减少轴 I 问题的重新出现。某些严重的人格障碍，即使没有轴 I 的症状，也应该寻求心理咨询与治疗——当然事实上以人格偏差为由来求助的案例比较少见。

五轴诊断系统的第三轴（轴 III）和第四轴（轴 IV）分别是“一般生理疾病”和“心理社会与生活环境问题”。这两个轴并非精神诊断，但是它们提供的信息可以辅助轴 I 和轴 II 上的诊断，以及对轴 I 和轴 II 问题的成因分析。第五个轴（轴 V）则是对来访者精神问题严重程度的总体评估，评估的依据见附录一的全面功能评估（GAF）量表。一般而言，总体功能评估（GAF）在 50 分以上的个体，才适合心理咨询与治疗。而在 50 分以下的个体，就应该考虑求助精神科的治疗。

Axis I（轴 1）：临床障碍
　　其他需要引起临床注意的问题
Axis II（轴 2）：人格障碍
　　精神发育迟滞
Axis III（轴 3）：一般生理疾病
Axis IV（轴 4）：心理社会与生活环境问题
Axis V（轴 5）：总体功能评估

图 **3.1.1**　**DSM** 五轴诊断系统

图 3.1.2 是对一例强迫障碍患者的五轴诊断结果。在轴 I 上，患者被诊断为有临床障碍——强迫障碍。在轴 II 上，患者存在强迫性人格倾向（尚未达到强迫性人格障碍的程度）。轴 II 诊断提醒我们，患者的强迫障碍有可能是在强迫性人格倾向的基础上形成的。

在轴 III，生理疾病方面，这位患者有营养不良导致的发育问题。这个问题与强迫障碍表面上没有直接的关系，但是与轴 IV 的“早年被母亲遗弃”这个心理与社会因素结合起来，提示我们这个患者早年的养育环境可能比较差，患者的安全感、大脑发育等方面的问题或许构成了强迫障碍的易感因素，值得在咨询中进一步了解①。

治疗师对这位患者的总体功能评估是 52，根据附录一的全面功能评估（GAF）量表，这个得分意味着患者有中度的症状（强迫），或社交、职业或学业功能上的中度损害（例如退学、不能正常工作等）。

五轴诊断系统同时兼顾了患者的临床问题、人格基础（人格倾向或人格障碍）、生理疾病以及他与周围世界的关系。这是对个体生存的一个全面、多

---

① 强迫障碍是一种以焦虑情绪为主的神经症，患者内在的强烈不安全感是该障碍的核心动力因素。患者早年的被遗弃的历史，可能是解释他的强迫的动力因素来源。了解患者的早年经历及不安全感的形成，虽然并不能直接改善患者的安全感，却能够让咨询师明晰患者不安全感的性质，预期患者在治疗过程中将可能经历的阶段。对于本例来说，当患者后期的不安经历和创伤经历得到分析、处理之后，早年的被遗弃的经历带来的不安全感可能不会因此而消失，之后还可能面临比较长期的患者的那种难以名状的不安（因为这种不安产生于患者有长期记忆之前的早年经历）。

面的描述，对于咨询师和精神科医生选择治疗方案大有帮助。DSM-IV-TR 还为五轴诊断系统设计了一种格式化的诊断评估报告表（参见附录一的 DSM 五轴评估报告表）。

多数来访者是因为轴 I（有时是轴 III）的问题来咨询。咨询师当然应以这些主诉的问题为关注的核心，至于轴 II 的人格问题，可以作为长期目标。不过，即使是短期咨询，来访者的人格倾向有时是无法回避的问题。某些轴 I 症状，其实是轴 II 问题在压力情况下的反应。例如强迫性人格障碍者在压力下出现的强迫症状。对于在人格障碍基础上形成的轴 I 问题，虽然短期的咨询可以起到缓解压力，减轻症状的作用，中、长期的心理治疗是更为明智的选择，咨询师也应该向来访者表明长期咨询的必要性。

AXIS I	强迫症
AXIS II	强迫性人格倾向
AXIS III	营养不良导致的发育问题
AXIS IV	早年被母亲遗弃（2 岁前后）
AXIS V	GAF = 52（第一次来治疗时）
	GAF = 65（三年治疗结束时）

图 **3.1.2 DSM** 五轴诊断书

强迫性人格障碍的症状

在美国《精神障碍诊断与统计手册》(DSM-5)（American Psychiatric Association，2013）中，强迫性人格障碍被定义为一种始于成人早期的人格障碍，它的总体特征是："沉湎于秩序感（orderliness）、完美主义（perfectionism）以及精神和人际关系上的控制感，以牺牲灵活性、开放性和效率为代价的广泛性的心理行为模式。"

要对个体做出强迫性人格障碍的诊断，个体的症状表现还要符合下列标准中 4 项或以上：

（1）拘泥于细节、规则、清单、顺序、组织或计划，以至于到了丢失活动主题的程度；

（2）表现出干扰任务完成的完美主义（如因为过于严格的标准不能得到满足而使计划无法完成）；

（3）对工作过于投入，以至于放弃了业余生活和朋友友谊（无法用经济困难来解释）；

（4）对道德及价值问题过于尽责、谨慎及缺乏灵活性（无法用文化或宗教认同来解释）；

（5）即使某物体破旧无用或无价值、甚至没有情感纪念价值，也不愿意抛弃；

（6）不愿将事务委托给别人或与他人共同工作，除非他人完全按照他的方法去做；

（7）对自己和别人都很吝啬，认为金钱只能储存并用以预防未来的灾难；

（8）表现为僵化和固执。

在中国精神障碍分类与诊断标准第三版（CCMD-3）（中华医学会精神科分会，2001）中，强迫性人格障碍被描述为："以过分的谨小慎微、严格要求与完美主义，及内心的不安全感为特征。"CCMD-3 强迫性人格障碍的具体症状包括：

（1）因个人内心深处的不安全感导致优柔寡断、怀疑，及过分谨慎；

（2）需在很早以前就对所有的活动做出计划并不厌其烦；

（3）凡事需反复核对，因对细节的过分注意，以致忽视全局；

（4）经常被讨厌的思想或冲动所困扰，但尚未达到强迫症（强迫障碍）的程度；

（5）过分谨慎多虑、过分专注于工作成效而不顾个人消遣及人际关系；

（6）刻板和固执，要求别人按其规矩办事；

（7）因循守旧、缺乏表达温情的能力。

在 CCMD-3 诊断体系中做出强迫性人格障碍的诊断，症状至少要符合以上 7 种症状的 3 项。CCMD-3 特别指出，强迫性人格障碍患者以男性为多，男性多于女性 2 倍。并且约 70%强迫障碍病人有强迫性人格障碍。

对比 DSM 和 CCMD，可以发现两种诊断体系对强迫性人格障碍的症状描述大体相似：强迫性人格障碍者过分追求完美，刻板固执，因循守旧，谨慎多虑；他们热衷于计划，拘泥于细节，过分专注于工作，不顾个人消遣和人际关系，缺乏表达温情的能力。

但两种诊断系统也存在细微的差别。美国的 DSM-5 列举了强迫性人格障碍者的过分积攒的倾向（破旧无用的东西不愿抛弃，对自己和别人都很吝啬），这在中国的 CCMD-3 诊断标准中并未提及。就笔者的咨询经验而言，积攒倾向在中国的强迫性人格者中也不鲜见。

DSM-5 指出的强迫性人格者对道德和价值问题过于尽责的特点，在中国强迫性人格人群中也是比较普遍地存在的。同样，“不愿将事务委托给别人或与他人共同工作，除非他人完全按照他的方法去做，”这个特点在中国的强迫性人格者人群中也存在。

CCMD-3 明确强调了强迫性人格障碍的动机因素——个人内心深处的不安全感。CCMD-3 列出的症状，集中于强迫性人格的“强迫性”，包括过分的计划性、过分的谨慎和仔细、刻板固执、因循守旧等。并且指出强迫性人格障碍者有可能表现出一定程度的强迫症状，即“经常被讨厌的思想或冲动所困扰，但尚未达到强迫症的程度”。DSM-5 倾向于对强迫性人格障碍的行为进行现象学的描述，对行为背后的动机和感受不够重视。而且对于强迫性人格障碍者在压力情况下会出现的“讨厌的思想或冲动”并未提及。

关于症状的初步分析

强迫性人格障碍是一种在意识和潜意识两个层面都存在显著偏差的障碍类型。在意识层面上，强迫性人格障碍者对某些观念（尤其是主流价值观）无保留、不怀疑地认同，缺少反思性和辩证精神，习惯于从“对与错”“善与恶”“好与坏”等非此即彼的两极对事物做出判断。在潜意识层面，强迫性人格者内心缺乏安全感，充满担心、危机感和不祥的预感。强迫性人格障碍者潜在的不安全感与意识层面的观念发生联结，发展出对某些观念的过分执着。可以说，内心的不安全感是执着、过分谨慎与仔细、过度计划性、过分专注工作等行为模式的内在动力或心理能量。反之，强迫性人格障碍者的行为模式，又容易唤起他们的不安全感。

强迫性人格者要应对的往往是想象中的风险，这种风险在他们看来必须通过理性思考和谨慎行动予以解除。例如，高中生 M，他认为考上的大学越好，就意味着自己将来越有可能成功；而考上不好的大学，自己就会低人一等，一生很可能以失败而告终。对他来说，最好的大学，就是××大学，如果没有考上这个最好的，将来也就不能成为最出色的人。在高考来临前，M 发现自己的成绩不一定能保证考上××大学，但又不甘心选择别的“次一点的”学校，于是变得非常焦虑，情绪低落。从他的想法中不难感受到他的成就动机，很显然，是强烈的成就动机促使他产生考好大学的愿望。这是潜意识动机对意识的影响。不过潜意识动机并不能解释这个学生“非××大学不考”的想法和冲动。M 在意识层面的“符号化”增加了 M 的焦虑。在 M 的理念中，“××大学”代表着“最好的”和“成功”，而“B 大学”（M 的成绩能够达到的大学）代表着“差一等的”和“失败”。在 M 的意识里，高考如同一个开关，把一些人送向成功和荣耀的未来，把另一些人导向失败和低一等的生活。M 把成功和失败、好与不好分割成界限分明的对象，于是那些原本差异不大的对象被分别赋予了大为不同的情感内容。这种思维方式本质上是人类符号化的认识习惯，从这个角度说，人类本质上就是强迫的，符号化就是强迫的起点。尽管如此，并不是每一个人都发展为强迫性人格障碍者，究其原因，除了人的安全感各有不同外，个体是否拥有对符号化抗衡的辩证思维模式，也是一个重要因素。辩证性思维是符号化思维的一个有力的反驳。任何“好”与“坏”、“优”与“劣”，无不是在一定的语境下，一定的标准下才可以比较。离开一定的语境和一定的标准，这种对立就不存在了，而如果变换了标准，原先的“优”者就可能变为“劣”者，“劣”者可能变为“优”者。既然如此，人类的符号化思维所得出的只是相对的结论，不应过于严肃地看待。而强迫性人格者恰恰是最严肃地看待这些结论的人。

强迫障碍与强迫性人格障碍的鉴别诊断

强迫状态、强迫—反强迫冲突与强迫障碍

强迫状态往往起始于对不由自主的念头和冲动的恐惧。例如一个尽力做

个好学生的人突然产生想破坏纪律的冲动，一个虔诚的教徒突然产生对上帝的怀疑，一个努力做事的人突然产生放弃的念头。反强迫是对这些冲动和念头的努力忽略、反抗、克制、控制，但它反而强化了这些念头和冲动。“强迫状态”这个词很容易造成误解，以为这是一种以强迫为主导的状态，① 其实更为恰当的用词是“强迫—反强迫冲突状态”，或者，用森田疗法的术语说，是“交互作用状态”。

强迫—反强迫冲突状态，或交互作用状态，是人类经常体验到的心理过程，尽管它是诊断强迫障碍的主要标志，② 但在临床工作中却不应该轻易对出现此种冲突的个体下强迫障碍的诊断。在生活中，一个在宿舍里学习的大学生或许体验到越想集中精力读书，越被周围的同学打扰的感觉；一个讲演者越想讲得精彩而越加理屈词穷。有一位围棋手，面对劲敌时曾经越想集中精力思索，思维愈加涣散，甚至突然产生为何围棋要有黑白两种颜色的奇怪疑问，他越是要排除这个想法的干扰，该想法越挥之不去。这些现象，都是交互作用状态，但绝大多数情况下并没有演变成更严重、持久的内在冲突。而强迫障碍患者的强迫—反强迫的冲突强烈、持久，而且荒谬。例如，上述的棋手，如果交互作用状态每日如此，持续数月，以至于他无法正常与人对弈，这就要考虑强迫障碍的诊断了。

强迫性人格障碍与强迫障碍之区别

尽管强迫性人格障碍与强迫障碍可以同时发生，且前者经常是后者的发病基础，它们之间仍然有显著的区别。

首先，强迫性人格障碍的核心症状不是强迫与反强迫冲突。虽然强迫性人格障碍者在压力之下会出现强迫—反强迫冲突状态，但它不是影响患者生活适应的主要因素，冲突往往不会严重到可以做出强迫障碍诊断的程度。在压力缓解后，强迫性人格障碍患者的强迫—反强迫冲突往往随之缓解甚至消失（例如上文描述的那个思虑围棋为何有黑白两色的棋手，在比赛结束后，

---

① 同时也容易和精神医学上“强迫状态”的术语相混淆——后者指一种症状上到了强迫症的标准，但根据病程和严重程度标准尚不能下强迫症诊断的状态。

② 鉴于目前国内心理咨询与治疗著作大多把 obsessive-compulsive disorder 翻译成“强迫症”而不是更为合适的“强迫障碍”，为交流之便，本书也主要使用“强迫症”这个词。

他对于黑白棋子的疑问就停止了)。影响强迫性人格障碍患者的生活适应的，主要是不包含反强迫的强迫。强迫性人格障碍者往往不因强迫而感到痛苦，也很少因此而求助于心理咨询与治疗，尽管他的强迫性通常泛化到生活中的许多领域。强迫性人格障碍者寻求心理咨询和治疗的动因，多因为此种人格障碍的继发问题，例如人际关系冲突、心理压力、在压力下暂时出现的强迫—反强迫冲突等，而不是强迫性人格障碍本身。

另外，强迫性人格障碍者的强迫思维与行为与社会规范一般是一致的并受到鼓励。强迫性人格障碍者更多地采用追求秩序与计划性，注意细节和局部，收集和积累资源，坚持固有的见解，追求完美等方式预防失控和获得奖赏。因此，强迫性人格是个体的惯常的应对风格，是适应的狭窄化。强迫障碍则是一种神经症，它除了削弱人的适应性，不会给个体带来任何积极的后果。强迫障碍的症状给人以明显的荒谬感。让患者难以摆脱的症状在他人看来毫无道理，这与强迫性人格障碍的症状大为不同。后者在他人看来至少在“逻辑上”是站得住脚的。例如，强迫性人格障碍者积攒一些废旧之物，以待将来“或许有用”。这些废旧物品或许不值钱，或许在需要它们的时候并不难找，但客观上还是有一定的可用性。而强迫障碍患者的症状则不可理喻。例如一位强迫障碍患者看到红色的纸片就不能不去捡拾，他担心它“万一是存折呢”。他控制不了捡拾红色纸片的冲动，即使那红色的纸片甚至红色树叶明显不是存折的形状。再如，强迫性人格者听到他人咳嗽而担心被传染疾病，刻意保持距离，这种情况并不少见，但是他们不至于对咳嗽者避而远之，以至于无法来到公共场合，甚至生活也因为自己害怕别人的咳嗽而难以为继。

强迫障碍患者自己也知道症状的荒谬性，但是越想排除它，冲动反而越强烈。患者在强迫—反强迫冲突中耗竭了时间和精力，以至于不能正常工作和生活。而强迫性人格障碍者对大部分症状是认同的，他们会认为应该追求完美，应该注意细节，应该积攒，应该做出巨细靡遗的计划。这些行为在他人看来虽过分但不算荒谬，在患者看来更是安全的保证和成功的必要条件。正因为强迫性人格障碍者的强迫有其合理性，而不是像强迫障碍那样荒谬，强迫性人格障碍者领悟到强迫的非适应性也就格外困难。强迫障碍患者的症状——对于一个强迫障碍患者来说，症状往往是有限的几个，甚至一个，这与强迫性人格障碍患者把强迫性泛化到生活中方方面面的状况不同——已经成了患者生活的主题，患者不能完成正常生活中应该完成的事情，而强迫性人格障碍患者仍能够比较正常地生活，能够承担大部分生活责任。很难想象一个强迫障碍患者能够同时发生多种强迫症状，他们似乎被“锁定”在一个或几个想法或行为上了——这也是有学者把强迫障碍称作“脑锁”（Schwartz & Beyette，1997/2008）的原因。

强迫性人格障碍者在人群中只是极少数，但有强迫性人格倾向的个体则比较多见。强迫性人格使人的适应性变得狭窄，不过在某些情境下这种人格又有很好的适应性。现代社会的一些工作委实需要一些谨小慎微和循规蹈矩的人。有强迫性人格倾向的个体在这些领域能胜人一筹。即便如此，强迫性人格倾向者的适应性在这些领域之外是受到强迫性的损害的，尤其当这种人格过分偏离，达到了障碍的程度。感受分析咨询旨在改变强迫性人格者的强迫性，但并不意味着强迫性人格者应该放弃认真特质，更不是对“强迫”这种人类普遍的心理能力的否定，而是帮助来访者领悟自己的人格倾向并学会更为适应的应对方式。

强迫性人格需要心理咨询与治疗的另一个原因在于，某些强迫性人格倾向者在面临生活压力的时候会出现强迫症状。这些症状虽然从严重程度和病程而言并没有达到强迫障碍的程度，却明显损害了强迫性人格者的工作、学习和生活。例如，一些有强迫性人格倾向的学生在升学考试——高考或研究生入学考试——之前的压力下出现注意力困难，他们越是要认真学习，反倒越容易被打扰。还有一些这样的学生在考试的时候反复检查做过的题目，浪费了考试时间，明知这么做不好，却不能摆脱。这些强迫症状常常在考试结束后不治而愈，没有发展成强迫性神经症。这些症状便是 CCMD-3 的强迫性人格障碍的第 4 条所描述的“尚未达到强迫障碍的程度的”“讨厌的思想或冲动”。尽管这些在压力状态下出现的“讨厌的思想或冲动”不足以诊断为强迫障碍，它们对个体的功能损害也是显著的。学业不良、考试失利等一系列问题都可能与这些损害有关。本书此后的章节把这种在压力状态下出现的尚未达到强迫障碍程度的以强迫—反强迫冲突为特征的神经症性的问题称作“强迫困扰”（obsessive-compulsive distress），以区别于强迫障碍。

虽然强迫困扰大多不会最终发展成强迫障碍，部分在强迫性人格障碍基础上产生的强迫症状仍然有可能发展成强迫障碍，因而针对强迫性人格障碍的心理咨询与治疗，有助于预防强迫障碍的发生。另外，对于有强迫症状的强迫性人格者，针对强迫性人格的心理咨询与治疗对于缓解强迫症状以及防止症状复发都大有裨益。

强迫障碍是一种以焦虑情绪为主的神经症，它与焦虑障碍、应激相关障碍一样，表现为焦虑情绪的失调，这种失调有相当大的成分是生理上的。而强迫性人格障碍则在更大的程度上有观念的参与，其症状是某个人的心灵世界的外在显现，是人格的结构性偏差。因此，强迫性人格障碍的治疗更多地强调咨询师与来访者的心灵的沟通。这种沟通要在认知、情感和意志行为三个方面同时进行。

本书关注的重点是强迫性人格障碍者和有强迫性人格偏差/缺陷但尚未达到人格障碍程度的个体的心理咨询。笔者把这两类来访者合称为“强迫性人格者”。强迫性人格障碍是 DSM 五轴诊断系统中列在轴 II 上的心理障碍；而在强迫性人格基础上，个体面临压力时会表现出焦虑、抑郁、强迫等症状，能发展出强迫障碍、焦虑障碍、应激相关障碍、进食障碍等心理障碍，这些是 DSM 五轴诊断系统列在轴 I 上的心理问题和心理障碍。因此，针对强迫性人格者的心理咨询与治疗，不单要修补人格的缺陷，也往往需要帮助来访者应对在人格缺陷基础上产生的轴 I 问题与障碍。

完美主义与强迫性人格的关系

完美主义是强迫性人格障碍的核心症状之一。它的典型表现是：（1）做一件比较重要的事之前，头脑中总会产生完美的期望或计划，这些期望和计划往往超出实际能够达到的水平。这种完美期望是冲动性的，强迫性人格者常常被完美冲动所驱使。（2）在做事的过程中，强迫性人格者也会表现得过于谨慎和仔细，以至于牺牲效率；在完成或接近于任务完成时，他们总是认为自己的工作结果还很不好，对其中一些并不重要的缺点过分在意，反复进行不必要的修改，以至于拖延了时间。这是困扰强迫性人格者的另一种情绪模式——不完美焦虑。

对完美的欣赏与追求是人类普遍的动机。但人们一般不会因为这种诉求而大受困扰。人类虽然喜爱完美的事物，不喜欢有缺陷之物，却也能够“退而求其次”。不过几乎所有人在一些特殊的情境下都会表现得有点“完美主义”。例如，当一个中等收入的家庭买一辆名贵的车，或者一个望子成龙的家长为孩子选择学校，往往难免吹毛求疵。然而我们称之为“完美主义者”的个体，他们对于完美的欣赏与追求是异乎寻常的，甚至对生活中并不那么重要的事情也要思前想后，患得患失，对于他们认为重要的事情，就更视完美为生命。①

完美主义者的执着，主要原因不在于他们对事物的完美有着高于他人的敏感性（尽管这可能是一个因素），而是因为他们的心理处于一种非同平常的兴奋-紧张状态。事物在完美主义者头脑中唤起的不完美感，进一步激发了更为深层和强烈的不安全感。对事物的完美想象叠加了高强度的热动机（例如，夸大的成就动机）。②

尽管“完美主义者”与“强迫性人格者”是两个高度相关与重叠的概念，但两者之间并非没有区别。首先，“完美主义者”不是一个严格的诊断学术语，而是一个日常用语。20世纪80年代以后，一系列心理学者对“完美主义”概念进行了归纳、分析和测量，发现这个概念可以大致分成“消极完美主义”和“积极完美主义”两类。而“消极完美主义”是日常用语中“完美主义”的最主要含义。积极完美主义表现为追求卓越，某些人所说的“完美主义”其实是指这种人格特质。

某些学者认为追求完美和追求卓越是两种不同的心理状态，积极完美主义者追求卓越，表现为高自尊、高行动力和高自信，对失败和挫折的承受能力强。但是我们不难发现，追求卓越者常常表现出他们追求完美的一面，完美主义者也往往表现出追求卓越的一面。虽然追求卓越的动机并不必然导致完美主义，但也常常强化这种倾向，尤其当追求卓越者把完美视作卓越的标志的时候。就笔者的临床经验而言，完美主义者中的绝大多数，既追求完美，

---

① 当然，没有人在所有事情上都追求完美——即便那些被贴上“完美主义”标签的人。也没有人不曾表现出完美主义倾向，即便那些似乎最随和、最得过且过的。时时处处皆追求完美是不可能的，最典型的完美主义者也能够对某些不完美不甚介意。

② 关于完美主义与动机叠加的关系，可参见訾非、马敏（2010）著《完美主义研究》。非完美主义者在压力情境中表现出的完美主义倾向和完美主义者的对完美的执着都是由于动机叠加而发生的。

又害怕不完美。笔者采用《消极完美主义问卷》（ZNPQ）和《积极完美主义问卷》（ZPPQ）对大学生人群进行施测，发现完美主义者在《消极完美主义问卷》上的得分极高，在《积极完美主义问卷》上的得分也大大高于平均分。这说明完美主义者受到期望完美（完美冲动）和担心不完美（不完美焦虑）这两种动机的驱使。前者是趋获动机，后者是消避动机。此两种动机也是互相强化和转化的。

完美主义，就其最狭义的含义而言，是对完美（完整、十全十美、最佳）的期望（完美冲动）和对不完美（有缺点、有瑕疵）的焦虑（见图 3. 1. 3）。[①] 完美冲动和不完美焦虑除了受人类天然的完美欲和完整欲驱动之外，一般总要叠加了成就动机、关系动机等热动机。

完美主义者很少停留在只是对完整无缺的诉求上，还表现为对秩序、计划和控制等的完美主义要求。把这些特点纳入进来，就形成了广义的完美主义（消极完美主义）的概念。如果把积极完美主义也纳入进来，就形成了最广义的完美主义概念（见图 3. 1. 3）。[②] 在本书中，如没有特别指出，“完美主义”一词指广义的完美主义，即消极完美主义。

笔者把完美主义与强迫性人格的关系概括为图 3. 1. 3。如图所示，强迫性人格包括有（消极）完美主义倾向的强迫性人格与无完美主义倾向的强迫性人格。无完美主义倾向的强迫性人格者并不显著地追求完美，而是表现为吝啬、因循守旧、固执、喜欢积攒（见图 3. 1. 3）。用 Gray 的行为抑制系统（BIS）和行为激活系统（BAS）的理论来描述这两种强迫性人格的区别，可以概括如下：有完美主义倾向的强迫性人格者的 BAS 系统和 BIS 系统都易激活，而无完美主义倾向的强迫性人格者只有 BIS 系统易激活。如果从人格的情绪特征的角度看这两种强迫性人格，则可以说，有完美主义倾向的强迫性人格者的情绪模式是躁郁（既积极又消极）的，而无完美主义倾向的强迫性人格者的情绪是抑郁—焦虑（消极）的。

---

① 对完美的期望还可以大致分成横向的完美期望和纵向的完美期望两种形式（见《完美主义研究》，pp.18-19），前者是个体对完整、十全十美等平面化的完美的追求，后者是个体对最佳、越来越好、第一等具有超越性质的目标的追求。

② 在图 3. 1. 3 中“追求卓越（积极完美主义）”这个椭圆的与消极完美主义不重叠的部分，笔者定义为“健康的完美主义”。

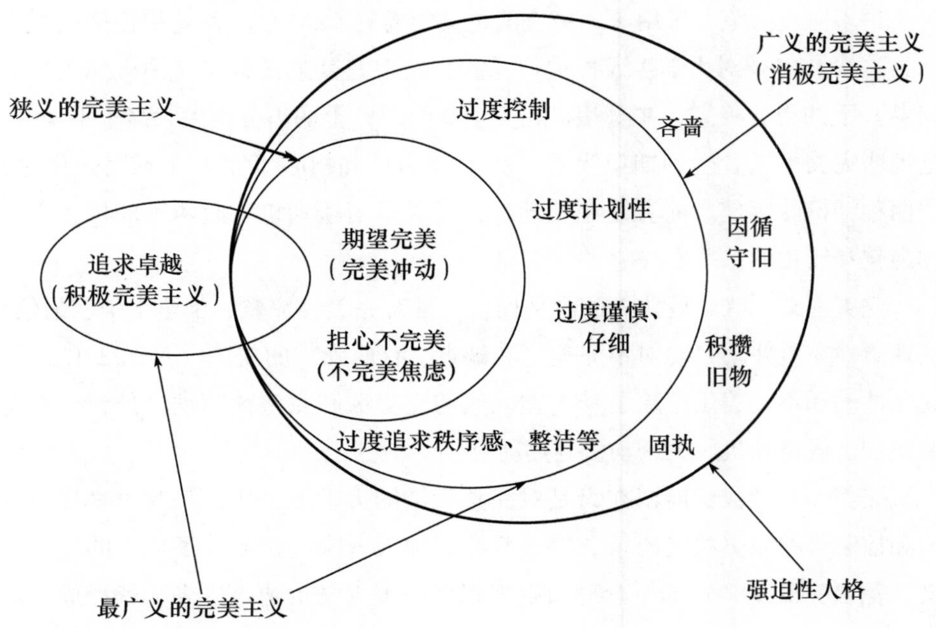

图 **3.1.3** 强迫性人格与完美主义的关系

强迫性人格虽然能够根据人格中的完美主义之有无及完美欲的广义与狭义来加以区分，若分析完美欲、计划性、控制性、积累性所被叠加的热动机，则在不同类型的强迫性人格之间又有着明显相似的动机模式（在下一章分析强迫性人格者的自恋式人格结构时将对此予以详细探讨）。

有、无完美主义倾向的强迫性人格的区别与联系

上文已经把强迫性人格大致分成有完美主义倾向的强迫性人格和无完美主义倾向的强迫性人格。无完美主义倾向的强迫性人格者，追求完美的愿望并不强烈，他的行为主要是为了避免不确定性以及一个又一个在其看来潜在的危险。

有完美主义倾向的强迫性人格者除了受“避免潜在危险”的消避动机所驱使，还抱有比较强烈的“追求可能的快乐”的趋获动机。

“避免潜在危险”的动机强烈，这是有完美主义倾向的强迫性人格者和无完美主义倾向的强迫性人格者的共同特征，但有完美主义倾向的强迫性人格者会通过追求完美来化解风险、缓解不安全感，无完美主义倾向的强迫性人

格者则是通过因循、守旧、积累、控制等应对方式缓解内在的不安。当然有完美主义倾向的强迫性人格者也可能有因循、守旧和好积累的一面。

对比有无完美主义倾向的强迫性人格，可以绘出两种粗略的印象：前者期望完美感，这种倾向泛化到生活的各方面，也强化了对不完美的焦虑感；后者主要担心失去控制或失去所拥有之物，防御失控和损失的行为泛化到生活的各个方面，也强化了对秩序、细节等的主动关注。有完美主义倾向的强迫性人格者往往处于尖锐但明确的担心恐惧之中，而无完美主义倾向的强迫性人格者的焦虑经常是泛漫的、不明确且不容易观察到。人们难以理解完美主义者的不完美焦虑，是觉得完美主义者小题大做、反应过度；却难以理解无完美主义倾向的强迫性人格者的固执与偏离常识的行为。

两种强迫性人格者在另一个层面上发生联系。无完美主义倾向的强迫性人格者对于计划、程式、形式、逻辑性也有一定的追求，他们起初或许并不苛望十全十美。但是计划感、仪式感、形式感、逻辑合理性等冷动机感受与完美感具有天然的联系。“完美的计划”“完美的仪式”“完美的形式”“完美的逻辑”是追求计划、仪式、形式、逻辑的过程中很容易发生的——计划、仪式、形式和逻辑有天然的不完美易感性。完美的计划、仪式、形式和逻辑能够带来比不完美的计划、仪式、形式和逻辑远为强烈的快感[①]，因而无完美主义倾向的强迫性人格者在某些情况下（例如对于计划、仪式、形式或逻辑思维的把握能力逐步增强）会被激发或逐步发展出一定的完美主义倾向。

注意力失调、极度兴奋性、感觉寻求倾向等与强迫性人格的关系

注意力失调（Attention Deficit Disorder，ADD）是一种起病于童年期的注意力障碍。这种障碍在童年期常伴有多动（Hyperactivity）行为，因而被合称

① 我们不妨思考一下这样的例子：人类纪念某些重大事件时，往往以10周年、50周年、100周年这样的“整数”作为举行庆典的时间点，而不是在客观条件最成熟的时候（比如，一个国家庆祝建国，如果放在一个财政经费充足的年份——它未必正好是10年或100年——更有可行性），但这些完整的年数具有其自身的“心理感染力”。

为 ADHD（Attention Deficit Hyperactivity Disorder）[①]。多动行为随着年龄增长会明显缓解，而注意力失调的问题却能持续到成年。

注意力失调者的典型表现是，在他们做那些不能充分调动自己兴趣的事情时，注意力非常容易分散；他们难以容忍重复、单调的活动，喜爱刺激性的活动，易产生挫折感和愤怒情绪；他们说话、做事时情绪冲动，常不计后果。

首次听到以上这些关于 ADHD 症状的描述的人，常常会提出这样的疑问：我们每个人不都是如此吗？我们想做自己感兴趣的事情，讨厌那些单调无趣的工作，常幻想刺激的生活，当碰到不顺心的事，难免失望甚至愤怒。至于情绪冲动，有多少人能像圣人那样三思而行？

对于这些疑问，笔者从两个方面给予解释。首先，注意力失调障碍者的注意力偏离，并不是与其他人截然不同的“错误的”心理过程，而只是某种正常心理过程的过度施展。这正如抑郁本是正常情绪，但抑郁症患者的抑郁则是这种情绪的过度施展。因此，注意力失调绝不仅是 ADHD 患者独有的表现。其次，注意力失调者的注意力问题，原因首先是生理上的，而不像一般的注意力欠缺那样主要与后天的教育有关（例如家长在孩子学习、游戏过程中过度干扰，使孩子难以养成专注的能力，或者忽视孩子专注力的培养）。脑与认知神经科学领域的一些研究表明，负责协调注意力的大脑皮层区域，尤其是前额叶的功能失调，与 ADHD 的发生有关（例如，Bush，2005）。另一些研究则发现小脑活跃度偏低也与 ADHD 有关（例，Krain，2006）。综合一系列研究结果可以推测，ADHD 障碍者可能存在前额叶、小脑等脑部功能区域的协调运作障碍。另外，双生子研究表明，ADHD 是一种与遗传因素有关的障碍，先天因素对该障碍成因的解释力高于后天环境因素（Gilger，Pennington，& DeFries，1992；Sherman，McGue，& Iacono，1997）。

一般认为，成年人中 ADHD 的发病率在 5%左右（Barkley，Murphy，& Fischer，2008）。这说明人群中患 ADHD 者并不多。但我们也不应该忽略那些以后天环境为主要诱因、先天功能只有较轻微损害的、在临床表现上与

---

① ADHD 包括注意力失调障碍（ADD）、多动障碍（HD）以及注意力失调多动障碍（ADHD）三种亚型（American Psychiatric Association，2000）。

ADHD 甚为相似但相对不那么严重的个体。对于这类个体，笔者认为不妨称之为“ADHD 倾向者”或“注意力失调倾向者”。这么做既可以在一定程度上避免 ADHD 诊断的扩大化，又不至于把这部分其实也需要在注意力方面得到专业心理咨询与治疗帮助的个体排除在针对 ADHD 的治疗之外。这部分个体的数量其实大大超过严格意义上的 ADHD 患者。

笔者在面向强迫性人格者的心理咨询与治疗实践中，发现在强迫性人格者中普遍存在 ADHD 倾向。笔者进一步认为，ADHD 倾向是强迫性人格障碍的发病基础之一，ADHD 倾向者的典型心理过程在外界环境的影响下会继发强迫性。注意力失调者往往具有如下几种相互关联的典型心理过程：

（1）通过寻求能刺激神经系统从而引起兴奋的事情去战胜难以忍受的乏味感和无聊感。

有注意力失调倾向的个体比一般人更容易体验到乏味感和无聊感，他们需要做一些能够唤起兴奋的事情来战胜这些感觉。在一般人看来已经能够维持兴趣的事情，有 ADHD 倾向的个体可能感到很无聊。这个特点让他们比其他人更有可能去寻求高刺激性、高兴奋性的活动，更易被追求完美的冲动所控制，甚至发展为完美主义者。

（2）有注意力失调倾向的个体投入一件令其兴奋的事情之中时，会全神贯注、难以自拔，不喜欢受到打扰，否则便容易产生挫折感和愤怒情绪。

（3）当一件事变得不再那么令人兴奋，有注意力失调倾向的个体很容易就此放弃。因而他们做事经常半途而废，或者同时做许多事情。

注意力失调倾向者在“求兴奋”心理的促使下，常给自己设定极高的标准，追求极致和完美——因为这些做法能够唤起兴奋感。由于过高的标准和完美的期望极易在现实中被挫败，求兴奋的心理模式也容易引起挫折感。注意力失调者意识到自己或他人的缺点、错误时，体验到高于一般水平的挫折感与愤怒情绪，产生夸大的失败感和不完美焦虑，并且不容易从这种体验中摆脱出来。

ADHD 倾向者不但对乏味、无聊等消极感受产生夸大的厌恶态度，对于生活中的风险也有夸大的反应。一些并不会激发一般人显著的焦虑情绪的小风险，却能激活 ADHD 倾向者的担忧、恐惧。应对这些夸大的担忧和恐惧，个体就有可能发展出强迫性——努力避免各种风险，力求稳妥和可靠。

某些不恰当的教育方式会推动注意力失调倾向朝强迫性人格发展。例如，长期过分严格的控制型的管教便是一种。儿童期的注意力失调者在养育者眼中是任性、懒惰、贪图享受的，养育者常简单地以为严格的控制、管束能够扭转他们的注意力问题。这么做的后果是，一部分注意力失调者与养育者的规范格格不入，双方矛盾不断激化，这极易导致品行障碍和反社会人格的发生。另一部分注意力失调者则把与养育者的冲突引发的攻击性指向自身，对自己异乎寻常的严格，发展出强迫倾向。笔者的一位来访者的一段童年回忆是对后一种现象的很好的说明。这位来访者有一个固执的母亲。[①] 他记得自己在五六岁的时候，母亲给他买了一件衣服。他觉得不好看，不肯穿。但母亲坚持要他穿。他非常气愤，然而拗不过她，只得屈服于她。他穿上她买的衣服，把拉链猛地拉到脖子底下，勒住自己的脖子。来访者回忆说，当时天还比较热，根本不需要把拉链拉那么高。可是他特别愤怒，坚决地把拉链拉到最上头，把脖子勒得很难受。

这个拉拉链的动作是一个象征性的行为，即来访者通过自虐式的自我控制来表达因母亲的控制而产生的愤怒和攻击性。

当注意力失调者的自我控制被激发起来，它会比一般人的自我约束更为强烈，并且带有自虐的性质。不过这种自虐并不总是如上文的案例那样是愤怒和攻击性的表达。控制欲望的能量也可以来自极高的标准和具有幻想（phantasy）性质的愿望。

面向强迫性人格者的心理咨询与治疗，应该留心来访者是否有注意力失调倾向。对于严重的注意力失调问题，在心理治疗的同时应该考虑药物治疗。但这并不是说，采用治疗 ADHD 的药物可以治愈强迫性人格障碍。ADHD 只是给强迫性人格倾向提供了一种易感的神经生理基础，人格障碍的形成与个体成长的心理环境大有关系，人格障碍的治疗必须在自体结构的层面上做工作。但是强迫性人格者主诉的轴 I 问题，例如注意力困难、阅读困难、拖延等，有可能在药物的帮助下得以缓解。

在探讨强迫性人格障碍发病机制的生理基础时，还有几个特别值得重视的相关概念，例如极度兴奋性（overexcitability，OE）、感觉寻求倾向

① 根据来访者提供的诸多相关信息，这位母亲很可能是一位强迫性人格障碍患者。

(sensation seeking, SS)、行为激活系统（behavioral activation system, BAS）与行为抑制系统（behavioral inhibition system, BIS）的冲突、A 型性格等。这些概念所描述的心理现象与强迫性人格的表现有许多重叠，与注意力失调倾向也常有关系。笔者在此用一定的篇幅，分析一下这些概念与强迫性人格、ADHD 的关系。

极度兴奋性是心理学家 Dabrowski（1972）提出的概念。他认为，资质超常和创造力旺盛的人，往往在智力、情感、感官、精神运动和想象力等方面表现出极高的兴奋性。这种高兴奋性是一种先天的、高于一般水平的发展潜力。高兴奋性的个体情感丰富强烈，有活跃生动的幻想能力，喜欢内省，热衷于解决问题，对感官刺激有强烈的感受力，渴求快乐，常常表现得好动和争强好胜等。Dabrowski 归纳的这五种极度兴奋性与 ADHD 者的“求兴奋”的表现十分相似。Dabrowski（1979）研究了 200 多位历史上做出过杰出贡献的名人的传记，发现他们绝大多数（97%）都表现出极度兴奋性倾向，尤其是情感、想象力和智力方面的兴奋性。

Dabrowski 还认为，具有极度兴奋性特点的个体，也容易被唤起恐惧、焦虑、抑郁等类型的消极情绪。而且他认为，极度兴奋性者出现强烈的消极情绪，是他们朝更高层的人格发展过程中必然经历的体验。①

一个值得深思的情况是，Dabrowski 等人（Dabrowski, Kawczak & Piechowski, 1970）研究的一些有极度兴奋性的历史人物，例如达·芬奇（Leonardo da Vinci）、埃莉诺·罗斯福（Eleanor Roosevelt）、爱因斯坦等，也被研究 ADHD 倾向的另一些学者认为是 ADHD 患者（Cramond, 1995）。这种重叠性表明极度兴奋性与 ADHD 倾向是两个相互关联的概念。

对于 ADHD 倾向，我们其实应该像 Dabrowki 对待极度兴奋性那样从积极的角度去看待。ADHD 倾向虽然降低了个体的工作和学习效率，损害了人际沟通能力，但它又的确能够激发个体对于世界与自身的更深理解。

Zuckerman（1979）提出的感觉寻求（sensation seeking, SS）概念也与 ADHD 者的“求兴奋”倾向相似。感觉寻求倾向显著的人，热衷于追求新异的、变化的、复杂的感受和体验，常常通过冒险行为获得这些体验，他们对

① 关于 Dabrowski 的主要理论观点，可参考訾非（2005）的相关论文。

重复性的刺激容易产生厌倦感。因此，在感觉寻求倾向测验中得高分的人，不乏 ADHD 倾向者。[①]

Gray（1981）把中枢神经系统的活动概括为行为激活系统（BAS）与行为抑制系统（BIS）两个模式。BAS 系统被激活时，个体表现为对奖赏的寻求，试图趋近、追求目标。当 BIS 系统被激活时，个体表现为警觉、谨慎，试图回避有威胁的目标。[②] 一部分 ADHD 者可以看成 BAS 和 BIS 系统都比较——或者说过分——活跃的个体。[③] 但是也有一部分 ADHD 者，冲动、寻求奖赏并不是其典型特征，他们是安静的人，欲望并不强烈，但注意力调节能力仍然较弱，常走神或做白日梦。这类 ADHD 者以 BIS 系统的活跃为特点。因此我们也可以把 ADHD 分为“有感觉寻求倾向的 ADHD”（ADHD of Sensation-Seeking type，SSADHD）与“非感觉寻求倾向的 ADHD”（ADHD of Non-Sensation Seeking type，NSSADHD）两类。

笔者的临床经验提示，就有完美主义倾向的强迫性人格的个体来说，BAS 和 BIS 两个系统都活跃的个体比单个系统活跃的个体远为多见。BAS 系统代表着高冲动性，BIS 系统代表着高敏感性，有完美主义倾向的强迫性人格者往往兼具高冲动性与高敏感性。伴有强迫障碍症状的强迫性人格者在这一点上表现得尤为显著。[④]

---

① Faraone，Kunwar，Adamson 和 Biederman（2009）的一项研究发现成人 ADHD 者的求新性（感觉寻求的一个维度）高于非 ADHD 者。Austin（2011）的一项研究也表明，早期伴有行为问题的 ADHD 成年人有明显的感觉寻求倾向。

② Gray 是在 Eysenk（Eysenk & Eysenk，1968）的二维人格模型（外向性 vs 神经质）的基础上发展出两个系统的理论的。BAS 与外向性有关，而 BIS 则与神经质有关。

③ 此类 ADHD 者容易发展出行为问题，这也是为什么 Austin（2011）的研究发现早期有行为问题的 ADHD 成年人由明显的感觉寻求倾向的原因。

④ 笔者在临床实践中发现，早期被祖父母抚养的幼儿成人后易出现高冲动、高敏感类型的强迫性人格倾向。这个现象可能与祖父母对孙辈的抚养特点有关。一方面，祖父母倾向于对幼儿的欲望和冲动更少地约束，不愿看到孙辈失望、烦恼和痛苦；另一方面，祖父母对于幼儿的安全也比父母有更多的担心——既因为他们是代理抚养者，也因为他们年事已高而对世界逐渐失去安全感——他们的过度保护又强化了幼儿对危险的敏感性。换言之，祖父母与孙辈的互动中，比较极端地同步强化了幼儿的 BAS 系统和 BIS 系统，加重了在遗传上有 ADHD 倾向的幼儿的失调倾向。

Friedman 和 Rosenman（1974）归纳的“A 型性格者”的行为模式与强迫性人格者也有诸多相似之处。例如，A 型性格者害怕在竞争中失败，因而总是匆匆忙忙、惜时如金，除了工作之外很少有其他的兴趣。强迫性人格者也是如此。不过，把 A 型性格看作构成强迫性人格的一个性格侧面似乎更合适。强迫性人格的核心特点，诸如完美主义、谨小慎微和过度计划性等，A 型性格者虽然也时有表现，但未必特别显著。A 型性格这个概念强调的是竞争性和由此带来的愤怒、敌意和挫折感。

A 型性格往往表现为工作成瘾（workaholism）①。工作成瘾就其定义来看，并不限于 A 型性格者，也并不限于强迫性人格者。不过，工作成瘾者中，有一部分显然是 A 型性格者、强迫性人格者或 ADHD 倾向者。笔者推测，ADHD 倾向、极度兴奋性倾向以及感觉寻求倾向等是 A 型性格、完美主义、工作成瘾等的神经生理基础，也最终是形成强迫性人格的神经生理基础。表 3.1.1 总结了 ADHD 倾向、极度兴奋性、感觉寻求倾向等概念的大致关系。有完美主义倾向的强迫性人格者的性格基础可以概括为两种矛盾共存的倾向：（1）冲动—兴奋—感觉寻求倾向；（2）敏感—抑制—风险规避倾向。换言之，有完美主义倾向的强迫性人格者具有冲动—敏感型的先天气质（impulsive-sensitive temperament）。这是一种矛盾的气质。

表 3.1.1　与强迫性人格倾向相关的神经—气质类型

<table>
<tr><td rowspan="3"></td><td colspan="2">完美主义与强迫性人格倾向</td></tr>
<tr><td colspan="2">ADHD</td></tr>
<tr><td colspan="2">冲动—敏感型气质</td></tr>
<tr><td>Dabrowski(1972)</td><td colspan="2">极度兴奋性(求兴奋 & 易焦虑)</td></tr>
<tr><td>Zuckerman(1979)</td><td>感觉寻求倾向</td><td>风险规避倾向</td></tr>
<tr><td>Eysenk(1968)</td><td>外向性</td><td>神经质</td></tr>
<tr><td>Gray(1981)</td><td>BAS 系统的活跃性</td><td>BIS 系统的活跃性</td></tr>
</table>

① 关于工作成瘾的学术研究，可参考 Oates（1971）、Flowers & Robinson（2002）、Scott，Moore & Miceli（1997）、Mudrack & Nauthton（2001）等学者的著作和论文。中国学者刘杰和石伟（2008）的文章“工作狂的研究述评”一文也对工作狂领域的研究历史给出了概览。

关于ADHD倾向，还有一些值得探究、并可能对理解强迫性人格有启发意义的相关概念。例如，ADHD倾向与躁郁性格有何关系？ADHD倾向者在积极情绪被激活时的心理状态与躁狂倾向的确十分相似，都表现为情绪高涨、活动增加以及思维活跃。躁狂倾向者和ADHD倾向者同样容易感受到挫折、产生愤怒。类似地，躁郁性格倾向者在消极情绪被激活时，表现出的担忧、失望和恐惧在ADHD倾向者中也是比较常见的。但是躁郁性格倾向者与ADHD似乎又有明显的不同。前者可以没有明显的注意力失调，躁郁性格倾向者似乎能够有效地调节注意力使之与自己的目标一致，而不像ADHD倾向者那样时常在目标和注意力指向的分歧之间挣扎。躁郁倾向者也会出现半途而废的现象，但那是被更有趣的目标吸引了，对原来那个目标未必产生消极的感受；而ADHD倾向者这么做则是因为失去了对一个目标的兴趣，对它感到乏味，甚至对它感到厌恶。因此，尽管ADHD与躁狂性格的外在表现具有许多现象学上的相似性，笔者倾向于怀疑两者在脑功能层面上有所区别。但是不论ADHD倾向还是躁郁倾向，它们都能够强化人格中自恋成分的发展。躁郁性格者的自大倾向对自恋状态的强化作用自不待言，ADHD倾向者的求兴奋倾向，在一定的成长环境中，能够被塑造为对优越感和成就感的过分追求。

鉴于自恋是强迫性人格的动力基础（关于这一点，下一章将会详细探讨），笔者认为，阳性自恋（在其具体的形式上，表现为夸大的成就动机、对优越感的苛求、完美主义倾向）是ADHD倾向与强迫性人格倾向之间的中介变量。同时，ADHD对强迫性人格倾向的影响还有另外一个通路，即引起焦虑及自卑（阴性自恋），并进而引起强迫性，即借助过度的自我计划与规范缓解焦虑及避免失败。

ADHD的高焦虑倾向促使个体制定过分严格的计划，遵从过分严格的规范。同时，ADHD的高冲动倾向也促使个体制定过高的计划、遵从过分严格的规范以实现高目标。而且阳性自恋与阴性自恋之间又会发生相互的强化。于是ADHD倾向、自恋、强迫性人格倾向三者的关系可以概括为图3.1.4的形式。在该图中，笔者把自卑看成阴性的自恋（解释见本书第二篇第四章第二节），也即把自卑看成广义的自恋概念的一部分。本书探讨的强迫性人格障碍，也就属于这个广义的“自恋性人格障碍”。相应地，笔者认为自恋的成熟不单意味着Kohut（1971）所提出的从不成熟的阳性自恋（自大）向成熟的阳性自恋（自尊）的发展，还意味着从不成熟的阴性自恋（自卑）向成熟的阴性自恋（自谦）的发展。

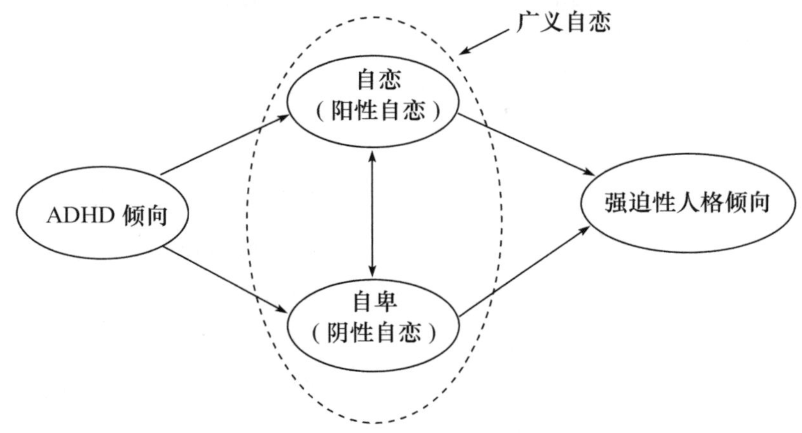

图 **3.1.4**　**ADHD** 与强迫性人格倾向的关系模型

前人提出的强迫性人格障碍的干预方法

一些学者提出了针对完美主义的心理干预方法。不过，他们大多并不从事心理治疗工作，并未指出针对完美主义的心理干预对于强迫性人格障碍治疗的意义。笔者认为，这些针对完美主义的心理干预方法，可以直接运用于具有完美主义倾向的强迫性人格者的心理治疗中。

本节首先介绍前人提出的几个针对完美主义的干预方法，然后对前人提出的强迫性人格障碍的治疗方法做一个简介。

前人提出的完美主义的心理干预方法

研究资优青少年教育的心理学家 Silverman（1989）指出，完美主义是资质优异青少年常见的心理特点之一。他对完美主义者提出了如下的建议：

（1）欣赏自己的这种特点，别为自己的完美主义而羞耻。

（2）知道这种特点对于完成某些目标是有用的。

（3）为自己的事情区分轻重缓急，允许自己在真正重要的事情上表现得完美主义，而不是时时处处要求完美。

(4) 把高标准留给自己，而不是向别人强加，以免自己变成暴君。

(5) 即使初次的尝试失败了，也要继续努力。

(6) 在做事的过程中碰到不顺利的时候不要放弃。

(7) 不要因为失败而惩罚自己，把注意力放在未来的成功上。

(8) 坚持自己的理想，相信自己有能力实现它。

以上这些建议对于常为自己和他人设定高标准，以至于经常体验挫败感的完美主义者有一定的帮助。笔者认为这些建议里最为核心的一个是“为自己的事情区分轻重缓急，允许自己在真正重要的事情上表现得完美主义，而不是时时处处要求完美”。完美主义者易于把追求完美的倾向泛化到生活的方方面面，这损害了他的做事效率，也容易让他们频繁地体验到挫折感。允许自己在真正重要的事情上表现得完美主义，而在其他方面“得过且过”，能够降低完美主义者的心理压力。

不过，即使把完美主义限定在某些真正重要的事情上，某些完美主义者仍然颇受完美主义之困。完美主义的拖延者的一个典型特征就是对于小事情他们都能按时完成，反倒是事关重大的事情被一直拖延。在重要的事情上坚持完美主义，对于某些人来说意味着无法开始去做。在这些事情上，完美主义者设定的标准有时显著脱离实际（否则就不称其为完美主义了）。他们的高成就动机促使他设定过高的标准，而这种过高的标准因为不切实际，反而干扰了他的正常发挥。于是，过高的标准和低于一般水平的结果，两者形成了巨大的反差和张力，导致了挫折感和失败感。

针对完美主义者习惯于为自己设定过高的标准这个特点，Hamachek（1978）提出四个建议：（1）对自己的工作有所选择；（2）允许自己不那么完美；（3）给自己设定合理的、可达到的目标；（4）选择至少一种你不会批评自己的活动。

对于如何变得“不那么完美主义”，Adderholdt & Goldberg（1999）也提出了一些建议。例如，他们认为完美主义者应该：创造一种平衡的生活（Create a vision of a well-balanced life）；多一些冒险精神（Take more risks）；做一些让自己乐在其中的事（Have more fun）；管理自己的时间（Manage time）；学会放松（Relaxation）；和别人在一起（Be with people）；学会容忍（Develop tolerance）；停止灾难化思维（Stop catastrophizing）

以上这些条目是具有完美主义倾向的强迫性人格障碍者改善的方向。当强迫性人格障碍者逐渐具备这些能力时，他的强迫性也就得到有效地控制了。不过，这种改善往往需要在心理咨询过程中通过对动机与感受的逐步梳理方能达到。

在学校里，当教师面临过分追求完美的学生，应该怎么做？Heacox（1991）提出了如下的七条建议：（1）帮助学生为自己设定合理的、可达到的期望；（2）克制教师自己的批评倾向；（3）鼓励学生接触新经验；（4）向学生表明你对学生的关心不是基于他们的成绩；（5）创造一个安全的环境；（6）把注意力放在学生的优点和长处上；（7）设计一些不要求完美的奖励和激励措施。

Heacox对教师提出的这些建议，对于为人父母者以及面向完美主义者做咨询的心理工作者同样有借鉴意义。作为咨询师，面对完美主义和强迫性人格者，应该创造一个不批评、不指责的安全的环境。由于此类来访者急于改变自己的现状，希望自己能够迅速获得进展，并且时常渴望以自己的改善来获得咨询师的认可，咨询师不妨鼓励来访者换一种态度体验咨询的过程，让来访者体验到，即使不完美，即使没有那么快的进展，也能够得到认可和鼓励。

强迫性人格障碍的治疗

精神分析流派的美国治疗家Salzman在*The Obsessive Personality*（1968）和*Treatment of the Obsessive Personality*（1980）等著作中对强迫性人格的发生与治疗进行了详细的探讨。这些著做出现在DSM诊断体系之前，Salzman在书中对强迫性人格与强迫障碍的区别进行了分析，他在这个领域里的见解超越了前辈的精神分析学家的看法①。不过Salzman把强迫性神经症看成是比强迫性人格障碍更严重的心理疾患，或者说是强迫性人格障碍的恶化，轻视了强迫性人格障碍本身可能达到的严重程度。一些没有强迫—反强迫的冲突的强迫性人格障碍者，在社会适应和工作效率方面受到的损害可能比有轻微的强迫症状而人格偏差并不显著的个体更严重。

---

①　弗洛伊德、霍尼等精神分析学家都把我们现在称为强迫性人格障碍的问题看成与强迫性神经症一类的问题。

Salzman 对强迫性人格的治疗主要从精神动力的角度施行。分析来访者的强迫性防御（obsessional defense）和移情，暴露潜在的情绪感受等是 Salzman 治疗的主要手段。他的这种治疗思路至今仍有价值。McMain 和 Pos（2007）也指出，精神分析疗法对强迫型人格障碍的治疗有良好效果。他们发现，通过暴露患者的不安全感和不确定感，治疗师能够帮助患者识别以症状形式表现出来的心理防御机制，进而发展出更有适应性的安全系统。

Benjamin（1996）提出，人际关系治疗能够帮助强迫性人格障碍患者发展出他们的合作兴趣，加强他们放弃不良适应模式的愿望。Beck 等（2004）在《人格障碍的认知治疗》一书中提出，强迫性人格障碍的认知治疗的重点是要建立与当前问题相关的治疗目标，例如“按时休息”“减少紧张的频率”等。目标的建立要具体，“不再抑郁”“减少拖延”“消除完美主义”之类笼统的目标缺乏可操作性，效果不佳。可以通过让患者在两次咨询之间填写《功能障碍性思维记录》①，帮助患者了解症状背后的自动思维。例如，一个工作拖延的强迫性人格者可能意识到自己迟迟不能开始的原因是“担心不能把手头的工作做到完美”。这个患者又可能发现自己回避与人交往的习惯背后也有类似的原因——担心不能完满地处理人际关系。当这些自动思维逐步被发掘出来，患者就能够意识到，自己的一系列行为背后有着共同的原因——完美主义。患者可能一贯地假设，要做好一件事，就必须把它做到完美。针对患者的各种非适应性的假设，治疗师要帮助患者理解这些假设的来源，鉴别这些假设的意义，明白假设的消极后果。

由于强迫性人格障碍常伴有焦虑和心身疾病，Beck 在他的认知治疗模式中也强调了放松训练和药物治疗的价值。

Lynch（2008）探索了辩证行为疗法（Dialectical Behavior Therapy，DBT）在人格障碍（包括强迫性人格障碍）治疗中的应用。DBT 不像精神动力学治疗那样强调人格障碍患者的动机因素的作用，它把人格障碍看成患者在人际关系、情绪调节和压力承受等技能方面的缺陷。

Salzman（1989）认为，就强迫性人格障碍的治疗而言，混合治疗是治疗成功的关键所在，他提出了一种把精神动力学、认知治疗和人际干预等方法

---

① 见 Beck，Rush，Shaw & Emery（1979）。

综合起来的强迫性人格障碍团体心理治疗。他又提出，把精神动力学、药理学和行为治疗整合起来，可以更好地治疗这种障碍，而其中的每一种方法只能治疗这种疾患的某个方面。

Sperry（1995）提出，以情感的隔离或完美主义为主导的强迫性人格障碍，适合进行团体治疗；而以犹豫不决（indecisiveness）为主导的强迫性人格障碍的治疗，则需要动力学和行为疗法的综合使用。不过从笔者的临床经验来看，中国的强迫性人格障碍患者往往兼完美主义和犹豫不决两类症状，很难从这两种症状的角度分类对待。

就国际上强迫性人格障碍治疗的发展来看，各种流派的治疗方法与技术的整合运用，目前仍处在探索的阶段。本书所报告的感受分析治疗也是基于综合治疗的思路发展出来的。这种治疗模式包括三个方面的整合：（1）对强迫性人格的完整理解，即用强迫性人格结构——也即下一章提出的“四极自恋式关系结构”——的观点看待此种人格类型；（2）治疗方法的整合，即综合了精神分析治疗、认知行为治疗、正念（内观）和人本主义治疗等方法并有所发展；（3）强迫性人格者的轴 I 和轴 II 障碍治疗的整合，并在治疗中注意探索此种人格的心理社会与环境问题（轴 IV 因素），帮助来访者领悟症状的心理社会来源及意义。

第二章　强迫性人格结构

Kohut 曾提出一种心理障碍的分类方式：精神病（psychoses）、自恋性人格与行为紊乱（narcissistic personality and behavior disturbances）、结构—冲突神经官能症（structural-conflict neuroses）（Kohut，1984）。这是用自体的缺陷程度来区分精神障碍的一种方式，其中精神病是自体缺陷最为严重的状态——这是核心自体未能建立的状态。自恋性人格与行为紊乱（Kohut 通常称之为“自恋性人格障碍”）则是自体的核心已经建立，但受到严重损害的状态。结构—冲突神经官能症患者的核心自体在童年早期已经牢固地建立起来，但因为在童年晚期遭受的心理冲突（俄狄浦斯情结）的影响，自体未能达到足够成熟的状态。

这种分类方式是把大部分人格障碍都看成自恋性人格障碍（除了边缘性人格障碍、分裂样人格障碍和分裂性人格障碍）。也即在 DSM-5 中包含的大多数人格障碍都应该被看成自恋性人格障碍。

笔者认为 Kohut 的这种分类方法是很有道理的。Kohut 所定义的广义的自恋，即对自体的夸大和对自体客体的理想化①，的确是大多数人格障碍的核心动力模式。笔者把强迫性人格看成人格的自恋状态的特殊表达方式。强迫性人格的热动机——能力动机和关系动机——是自恋状态下的富有夸张性的动机。

强迫性人格者表达自恋式动机的方式不同于其他人格障碍者的显著方

---

① Kohut 把自体对自体客体的理想化也纳入到自恋的概念中，如此一来，自恋就不仅仅意味着对于自体的关注与投注，而且也包含着对于主体中的他者的关注与投注。因而，自恋状态是对于主体的无限关注，活在自己的世界里，拒绝或畏于和客观世界接触与沟通的一种状态。

式是采用“锚定”（anchoring）或动机叠加的方式——把自恋式的能力动机和关系动机与完美感、秩序感结合起来，使动机导向自己设定的目标。但是由于自恋式的动机是神话、魔法式的，强迫性人格者并不能——或者说不愿——设定符合实际的目标。这种强迫性的人格结构并不能使动机得到良好的运作，反倒是强化了理想和现实的冲突。

四极自恋式人格结构

强迫性人格者普遍具有矛盾的自体（self）意识和他者意识。他们倾向于认为自己是特殊、不同寻常的[①]，即具有夸大的自体（grandiose self）[②]。笔者在临床工作中发现，多数强迫性人格者报告在儿童、青少年期认为自己全能（无所不能）和（或）超能（比任何人都更有能力），甚至认为自己拥有超自然的力量（例如认为通过修炼可确保自己和家人不死）。强迫性人格者的自体完全感（人格上的完美、无可指责、没有缺陷）、全能感（样样都能）和超能感（比所有的人都有能力）作为强大的动力，推动自体逐渐发展出对非凡成就、权力和地位的强烈追求。但是，强迫性人格者的自体在夸大之外，还同时有一个截然相反的状态：常感自己一无是处、特别弱小、有致命的缺陷——我们可以把此种自体状态称作“渺小化”。与这渺小化自体（insignificant self）相关的是羞耻感（认为自体是糟糕的、不被人喜欢的、有罪的）、无能感（任何事情都做不好）和低能感（比任何人都差、都要弱小）。强迫性人格者常用“自卑”“不自信”等词语形容自己的这个状态。

强迫性人格者兼具夸大自体和渺小化自体，兼有完全/全能/超能感和羞耻/无能/低能感，他们希望自己十全十美、非同寻常，需要来自他人的过度的赞美，同时又会表现得很低调、谦卑、有负罪感。因此强迫性人格者既有阳性自恋的特点，也有阴性自恋的特点。

强迫性人格者的两种极端的自体意识，不但同时存在，也有互动关系。强迫性人格的自体意识往往是弱小的，对全能、超能的渴求，是对弱小的自体意识的补偿。这种补偿构成了对自体进行夸大并维持夸大自体的最强烈的

---

① “我不是一般人”或“我不是普通人”，这些是强迫性人格者普遍的想法。

② Kohut（1968）的自体心理学中夸大自体是核心概念之一。

动力。也就是说，强迫性人格者的阴性自恋是更为稳固的成分，该成分对阳性自恋起到强化作用。

在强迫性人格的“内化的客体”，也即他者这一端，也有这种二元对立的性质。一方面，强迫性人格者逸想（fantasize）完美的他者形象（可称为“神化他者”，apotheosized others），并相信全心全意、十全十美的客体的存在，且在现实中寻求相应的客体。他们的神化他者包括神化的权威他者和神化的非权威他者。他们把自己认同的权威他者（偶像）神化，相信对方有神奇的能力和德性，希望得到权威他者的无微不至的支持和关怀。除了权威他者，他们也希望得到非权威他者的全心全意的支持和赞美。他们还需要另一类介于权威他者和非权威他者之间的他者，此类他者作为自体的“伙伴”而存在，被 Kohut 称为“孪生自体客体”。[①]

强迫性人格者内心又有极端邪恶、残缺的他者的形象——魔化他者（demonized others）——并在现实生活中把这种形象投射出去。

正如两种自体意识，两种他者意识也是在充满张力的状态中互动，强迫性人格者眼中的那个完美、理想的偶像，或者那些可爱的非权威他人，经常转化为低劣、邪恶的魔鬼。相反的情况也并不鲜见。那个“邪恶、低劣的魔鬼”，一旦让自体感受到了来自他者的关爱和赞美，也会变成美好的天使。

并不是强迫性人格者的所有的自体成分都是被夸大或渺小化的，也不是所有的他者成分都被神化或魔化的，但是被夸张的自体、被神魔化的他者是其内在动机过程的核心，它们构成了一种独特的自恋结构，笔者称之为“四极自恋式内在关系结构”（quadripolar narcissistic inner-relations structure）或“四极自恋式人格结构”（quadripolar narcissistic personality structure）。图 3.2.1 描绘了这种关系结构的四个核心成分的互动关系。

---

① Kohut（1984）提出三种自体客体需求，即“理想化自体客体需求”（idealized selfobject）、“镜像自体客体需求”（mirroring selfobject need）和“孪生自体客体需求”（twinship selfobject need）。自恋个体的这三种需求往往停留在原初的、完美的、理想化的状态。笔者把这三种自体客体的原初、完美和理想化形象统称为神化他者（apotheosized others），包括神化权威他者、神化孪生他者和神化镜像他者。

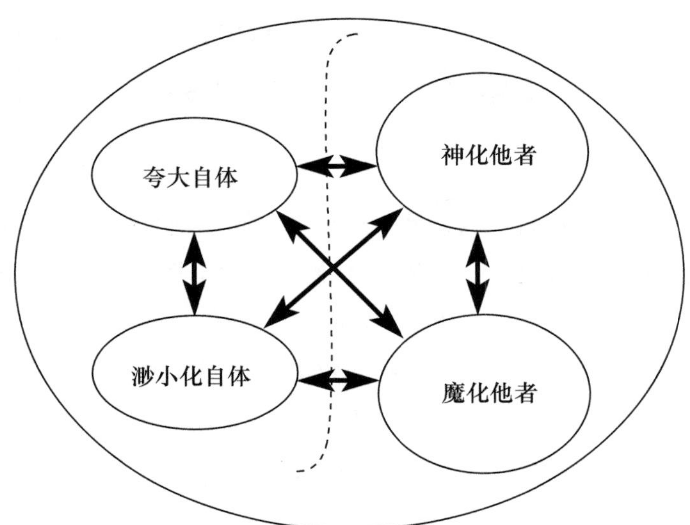

图 **3.2.1**　强迫性人格者的四极自恋式内在关系结构

自体意识和他者意识这两极之间，也不断发生相互转化。神化他者本是自体寻求保护、获得认可的对象，同时也会成为自体模仿和渴望认同的对象。这种从神化他者向自体的转化，似乎是人类天然的趋势。观察儿童的行为我们就能够发现，就神化他者中的权威他者向自体的转化而言，从幼儿园阶段直到小学低年级，过家家、扮演英雄人物、模仿明星等活动是孩子们游戏的核心内容之一。另一方面，神化权威他者在现实中的对应客体，也会主动地诱导自体向神化权威客体的认同。他们会说："如果你……你长大了就会像我这样……"；或者说"你叔叔毕业于××大学，你将来也……"；或者说"妈妈这么优秀，你将来一定要……"神化他者中的非权威他者向自体的转化也是自体发展中的现象。比如一个中学生把某个同学看成是完美的、理想的——这被 Kohut（1984）称为孪生移情需求——从而努力模仿成为"他那样的人"。另外，在得到非权威他者的赞美时——这被 Kohut 称为镜像移情需求——个体不但会因为他者的肯定而肯定自己的行为，而且也会在自体中内化他者对待自己的方式，在未来以相似的方式对待他人。

夸大自体试图成为神化他者，尤其是神化的权威他者，这是一种认同方式。自体与魔化他者的关系则是通过反向认同的方式实现另一种转化。自体极力避免它具有魔化他者的品质（"我不是那种……的人"），甚至通过与魔化他者在现实中的对应客体进行搏斗来强化夸大的自体（"我们战胜了……"）。

当自我发现自体拥有了魔化他者的品质时，会体验到焦虑和对自己的失望，这部分魔化的他者品质被看作渺小化自体的成分（原来我是这样的人）。于是渺小化自体与魔化他者的互动就被理解成“来自魔鬼的诱惑”从而成为自体焦虑的核心内容之一。

当夸大自体受到挫折，强迫性人格者遁入渺小化自体，对于神化他者的需求于是变得强烈。反之，当个体的神化他者的需求受挫，个体也会通过夸大自体来战胜、抵御他对魔化他者的恐惧。①

笔者认为，四极自恋式关系结构不仅能够解释强迫性人格障碍的内在动力基础，也可以用来解释其他类型的人格障碍的动力基础。不同类型的人格障碍，在自恋的四个极的特征及组合方式上有所不同②。例如，回避性人格障碍者的自体以渺小化为显著特征，在他者方面，以魔化他者为主要特征，即把他者感知为不友好、爱嘲弄和好贬低的（见图 3.2.2）。依赖性人格障碍者在自体方面与回避性人格障碍者类似，主要表现为渺小化自体，而在他者方面，既包含显著的魔化他者（这与回避性人格者类似），也包含显著的神化他者（这与回避性人格者不同）（见图 3.2.3）。虽然回避性和依赖性人格障碍者不以夸大自体为显著特征，这并不意味着他们的人格中不会含有夸大自体成分，而是这个成分较之于渺小化自体而言并非主导。偏执性人格障碍者的他者亦是魔法化的，并且魔法化的程度更深，是把他者理解为迫害性的，而其自体方面则可能不仅以渺小化自体为特征，夸大自体也可能一样显著，因此某些偏执性人格障碍者表现出比回避性和依赖性人格障碍者强烈得多的自我捍卫的行为。

从四极自恋结构的角度理解人格障碍，是把自恋看成四个基本维度及它们的相互作用。从维度的（dimensional）角度理解人格障碍，更贴近人格障

① 通过把神化他者转化为夸大自体的成分，自体最终与神化他者形成另一种互动关系，即夸大自体与神化他者的冲突，最终那个神化他者可能被妖魔化，由“大丈夫当如斯也”变成“彼可以取而代之”。

② 本书第一版出版之后笔者指导的一项研究的结果在一定程度上支持这个假设。该研究（王桂华，訾非，李杨，2015）发现，包含阴性和阳性两个维度的自恋与 DSM-IV-TR 诊断标准中的 10 种人格障碍类型存在各自的相关模式。但该研究仅涉及了四极自恋结构的自体的两极，未涉及他者的两个极。

碍的动力基础，对咨询与治疗的帮助也更为直接。

理解人格障碍，除了要考虑自恋的四个维度，还应考虑人格的自我和超我两个机制，下一节会对此进行分析。

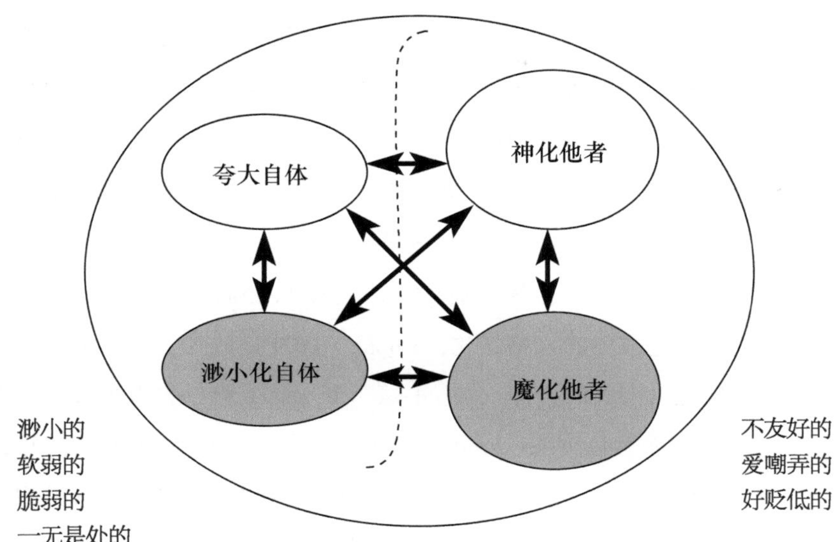

图 **3.2.2**　回避性人格者的自恋结构

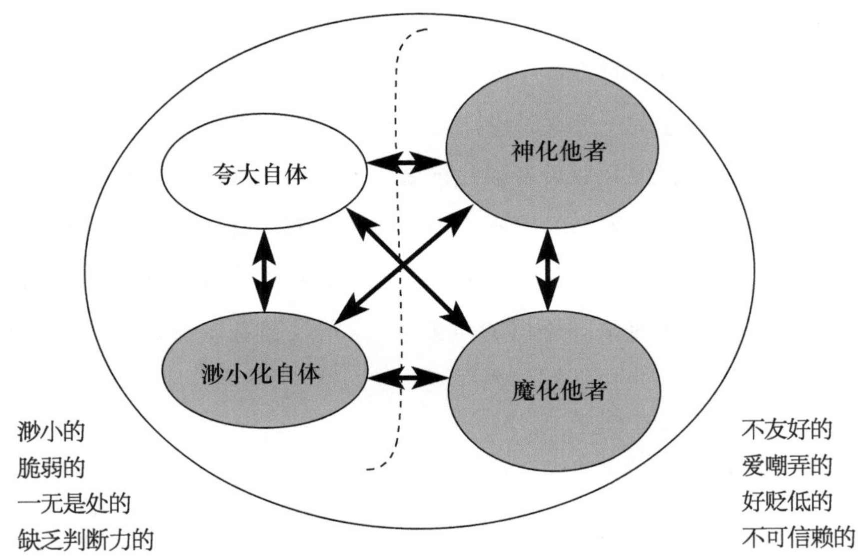

图 **3.2.3**　依赖性人格者的自恋结构

人格结构的三条发展线

强迫性人格障碍的心理治疗过程是向较为成熟的、生态平衡的人格结构的发展过程。人格的成熟表现为三条发展线索的顺利进行：（1）由自体与他者构成的四极自恋式关系结构的成熟；（2）超我机能的成熟；（3）自我（I，ego）的充分发展，其调节自体、自体与他者关系的功能良好，也能够很好地实现主体间的共情和交流。

自体的本质是自恋的，自体所有的需求都是自恋需求，这些需求会随着主体的发展被整合进成熟的人格结构。Kohut（1971）认为，自体的发展包括两条主线，一条是由夸大的自体（grandiose self）向成熟的自尊的发展，另一条是由理想化的自体客体（idealized selfobject）向成熟的对他人的尊重的发展①。笔者认为还可以从人与世界的关系的角度看待自体发展的过程。自体与世界的关系也即自体与他者的关系包括三种类型：（1）由个体本能驱动的自体—他者关系；（2）由人际本能驱动的自体—他者关系；（3）由群体本能驱动的自体—他者关系。这三种关系都经历了由原始状态向成熟状态的发展过程，因而在自体与他者的关系（人格结构的第一条发展线）上包含着三条亚发展线（或称作自恋的三条发展线）。在个体发展过程中，三种自体与他者关系的出现虽有先后，但并非后者取代前者，而是各自有其发展线索。但后者的出现意味着新的自恋需求的出现。当个体只存有个体本能，个体对他人的态度便是对待他物的态度，而不能把他人当成人性的存在。此时个体把世界当成满足生理冲动的对象和恐惧的对象。② 自闭症患者便是处于这种自恋之

---

① Kohut（1984）后期提出的“孪生移情”实际上把自体与自体客体关系的发展拓展成了三条主线，即夸大自体一极、理想化自体客体的一极、孪生自体客体的一极。不过Kohut并未明确提出对他早年的两主线理论的修正。

② 那种对孩子全神贯注但无法形成对孩子的主体性的认识与尊重的母爱也应被看成个体本能。个体本能的原始状态约略等同于Kohut提出的融合（merge）——自恋的一种原始形态。

中。[1] 在由人际本能驱动的自体—他者关系中，他人被当成具有人性的存在。但这种关系依然可以是高度自恋的，他人可能仅仅是个体获得赞美、支持和关爱的来源[2]——或者他人是批评、挫败和虐待的来源——他人的主体性并未得到尊重。这种关系中还可能发生一种相反的自恋状态，个体把自己的主体性投射在他者之上，以己度人，认为自己所需便是他人所求，他虽对他人赞美、支持和关爱，这些却并非基于对他人的共情理解[3]。他也可能基于自身的消极感受的外投，对他人批评和攻击。由群体本能驱动的自体—他者关系的自恋性意味着自体把群体作为自己的存在依据、力量来源和获得关爱的源泉。反之，自体也可能试图把自己对于群体的理解变成群体生存的依据，让群体成为实现自己的理想的工具。这三种自体—他者关系都有着从原始（自恋）到成熟（恰当的欲求）的发展过程。在原始的自体—他者关系模式中，不论自体还是他者都处于原型状态，自体是夸大和（或）渺小化的，他者是神化和（或）妖魔化的。个体、人际和群体三个层面的自恋的发展，就是它们的夸大/渺小性、神化/魔化性的逐步淡化，自恋需求逐步与现实合拍。这些需求并不会消失，也不应该消失。无论如何，以上三种自恋需求的去夸大性和去魔化性，给超我和自我的发展让开了道路，反过来，超我和自我的发展也消解了自恋需求的夸大性和魔化性。

人格结构的第二条发展线是超我机能的成熟过程。超我不断地从现实中吸纳新的原则，丰富超我的内容。构成“应该—不应该”的内容的超我原则，起初是在他者与自体的互动中无条件地内化在主体内部的。在个体走向成年的过程中，一部分已内化了的原则就会经受挑战和反思，需要重新调整，使得各种观念和原则之间更加整合统一。在这个过程中，不但超我的内容——即那些规范、原则和理想——发生调整，超我的机能本身也面临调整。成熟

---

① 当然，自闭症患者的自恋状态是精神疾病的后果，而不是一种心理防御现象。

② 这被 Kohut（1984）称为镜像移情需求。

③ 这类同于 Kohut（1984）提出的孪生移情需求，但笔者不认为这种需求是在镜像移情之前发生的，而是与镜像移情同时产生。所谓“己所不欲，勿施于人”便是这种自体—他者关系的体现。

的超我与自我和本我的关系变得更加具有兼容性。例如一位在非常传统的家庭中长大的女性在试图结束一段失败的婚姻时，她的自我需要反思她内化的“应该从一而终”的超我观念，甚至反思自己为何对来自父母的价值灌输那么言听计从，最终她可能需要反思自己惯于从“应该—不应该”这个角度思考自身处境的做法的合理性。成熟的超我意味着“应该—不应该”被放在一个恰当的位置，而不是过于绝对的位置。人需要让更为明智的人格机能——自我——成为主要的调控者。

自我（ego，I）的发展是人格的第三条发展线索。自我包含识我和元我两个层面，识我被自体的本能需求和超我的要求所驱动，选择性地认识客观世界，并借助防御机制缓解冲突和焦虑。成熟的自我意味着自我中的元神成为主导成分，它比识我拥有更为完整和独立的反思性和现实感，能够超脱出本能的欲求统整人格的各个成分，在这个基础上，自我能够更有效地感知其他主体并与其互动，达到“主体间的存在”。

强迫性人格者的偏执状态

由夸大自体、渺小化自体、神化他者和魔化他者组成的四极自恋式内在关系结构是一个不稳定的结构。它如果没有被足够整合与调控，便沦于边缘状态。边缘性人格者的典型特点是自我意象的不稳定，与他人的关系波动于神化和魔化之间。但是强迫性人格之所以不是以一种边缘性人格，乃是因为此种人格能够——虽然是不成熟地——在一定程度上整合相互冲突的人格元素，不至于像边缘性人格者那样被这些对立的成分所淹没。强迫性人格者已经发展出了相对完整的自我（I），具备一定的现实感，掌握了被社会认可的人际关系模式。但相对完整的自我仍然要面对幼稚的自体——它处于 Klein（1975）所定义的分裂—偏执状态（paranoid-schizoid position）。在这个状态里，自体把好的经验与坏的经验相分离。因而强迫性人格者的心理模式是冲突性的和转化性的（从一个极端转为另一个极端）。

因现实世界不可能以强迫性人格者期待的那样用全心全意的态度对待他，加之强迫性人格者原本就缺乏安全感，他眼中的世界是不够友好的、甚至危险的。同时，他的自信是偏低的，倾向于认为只有通过谨慎、细心、追求十全十美才能避免各种危险的发生①。强迫性人格者眼中的世界与偏执性人格者眼中的世界，在这一点上有相似之处。不过，偏执性人格者会更多地通过“斗争”的方式“保护”自己的“利益”，而不是通过强迫的方式缓解不安全感。在强迫性人格者看来可能会导致自己被排斥、被惩罚——它意味着整个世界因此而坍塌——的“斗争”行为，在偏执性人格者看来却是保证自己在这个世界上立足的必要条件。

就偏执（把来自他人的积极的或中性的对待怀疑为消极的甚至迫害性的）的程度而言，有些强迫性人格者可能并不逊于偏执性人格者。不过据笔者观察，强迫性人格障碍，如果从偏执的角度来看，可以分成两种情况。一种具有很高的偏执倾向，容易把来自他人的积极的或中性的对待怀疑为消极的或迫害性的；另一种则没有很高的偏执倾向，而是因完美主义而不能容忍人际关系中微小的负面感受。

---

① 在这一点上，强迫性人格者体现出与自恋性人格者（确切地说，是没有显著的强迫性人格倾向的较为单纯的自恋性人格者——因为强迫性人格的核心成分也是自恋）的不同。虽然强迫性人格者同自恋性人格者一样具有很强的自恋，认为自己是重要的、完美的、独一无二的，但是强迫性人格者面对生活时，并不具有自恋性人格者的高自信。自信是对于自己能力的总体评估，而自恋（成熟的自恋则被称作自尊）是对自己的重要性、优越性的总体评估。说强迫性人格者自信程度低，似乎和我们容易观察到的此类个体的全能感相冲突。这类个体似乎相信，只要自己愿意，就能够实现自己期望的任何事情。这似乎又是高自信的表现。“只要自己去做，任何事都能做成”这只是对自我能力的夸张想象，面对现实境况的时候，强迫性人格者的自信就可能迅速低落了。强迫性人格者的自信像气球，容易吹到很大，也容易破裂。如果用更为准确的术语去定义强迫性人格者的这种表现，笔者认为，不如用“自信的稳定性”这个词。强迫性人格者的自信在想象中和现实面前经历了巨大的落差，正是这种落差会让这个人看起来是俗语所说的“语言上的巨人，行动上的矮子”。但是，强迫性人格者在现实中也会表现得相当执着，甚至过分执着。而这份执着，也是源于低自信。另外，强迫性人格者十分注意自己在他人眼中的形象，他们意识到表现自己的优越感会遭遇他人的否定。而自恋性人格障碍者则把来自他人的否定归因于他人的嫉妒。从这一点来说，强迫性人格比之于自恋性人格是相对成熟的。对于回避性或焦虑性人格者来说，世界也同样是不安全的。他们通过躲避的方式应对这个不友好的世界。这与强迫性人格者试图进入这个世界的做法又有所不同。

与偏执性人格者相比，强迫性人格者给人的偏执印象远不及前者鲜明。这可以归因于多种因素。首先，正如上文所言，强迫性人格者不像偏执性人格者那样用主动的、进攻性的方式维护自己。这才一定程度上掩盖了偏执性。其次，尽管强迫性人格者有魔化他者的倾向，他们完美化他者的倾向也会让他们保有一部分对世界的积极看法——至少是积极的希望。再次，强迫性人格者出于夸大自体的需要，希望自己在他人眼中是完美的、全能的，故而努力展现出自己良好的一面。但是当所有这些条件都失去效用的时候，强迫性人格者就有可能外显出显著的偏执倾向。

强迫性人格者的能力动机

与夸大自体有关的能力动机及神话思维

为了保持或实现夸大的自体，强迫性人格者会通过设定完美的（十全十美的、无瑕疵的和/或极高的）标准、精细地计划、严格地控制等方式达到目的。与没有强迫性人格倾向的单纯的自恋性人格者相比，强迫性人格者表现得更可靠、更现实，也更有自知之明。精确的计划，严格的控制，高标准，这些特点促使强迫性人格者可靠地完成他们承诺的事情。而单纯的自恋性人格者就可能表现出“轻诺寡信”的弱点。强迫性人格者也愿意付出比别人更多的努力，这与单纯的自恋性人格者的浮躁、盲目自大形成了鲜明的对比。强迫性人格者总是能从自身发现缺点，尽力去弥补它们，这也似乎表明了他们有别于单纯的自恋性人格者的自知之明。

但是强迫性人格者比单纯的自恋性人格者有更大的压力。自恋性人格者也渴望成为优秀和优越的人，但未必渴望成为最优越和最优秀的、十全十美的。强迫性人格者的自恋需求可能比单纯的自恋性人格者更为强烈和极端。就能力动机而言，他们希望（或认为）自己是全能的、超能的；就关系动机而言，他们希望（或认为）自己是十全十美的，应该受到完美的赞扬或无微不至的关心。所以从动机强度上来看，强迫性人格者可以比单纯的自恋性人格者更加自恋。但由于强迫性人格者惯于发现自己的缺陷，易于因为他人的负面回应而感到自己的不完美，他们的自恋受挫往往导致他们转而遁入渺小化的自体——而不是像单纯的自恋性人格者那样把缺陷和批评理解为他人的过错——他们看上去更为“谦卑”。

强迫性人格者渴望拥有的全能和超能，具有神话的性质。在年少的时候，他们可能相信自己有超自然和超人的能力。笔者在心理咨询与治疗工作中发现具有强迫性人格风格或人格障碍的来访者大多能够回忆起他们在初中阶段之前曾相信自己拥有神奇能力。例如，有的相信自己如果修炼气功，就能够保证全家人长生不老；有的曾认为这个世界就是为他而存在的，一切的人和物都是在他想象的时候出现在他面前；有的相信亲人的死亡是因为自己的错误行为或者诅咒所致。凡此种种，是强迫性人格者的全能感和超能感的早期形式。

随着年龄的增长，全能和超能的内容虽然变得更接近现实——对于有些个体而言，这个变化会极其缓慢，以至于终生相信自己拥有神奇能力——但仍然带有明显的夸张性质。例如笔者的一位来访者 T 在小学和中学阶段一直相信自己有超常的学习能力，他在课堂上迫使自己集中精力听课，努力记住老师讲的一切内容。课后 T 并不按照要求完成作业，甚至完全不写作业。尽管如此，T 在小学一直名列前茅，这让他感到自己非同寻常，智力超群。但是到了中学，这种做法逐渐失去原有的效果。到高中阶段，他强制自己在课上聚精会神的做法让大脑严重耗竭，诱发了焦虑障碍。

大脑同其他身体器官一样，过度的使用，增加了崩溃的风险。另一位来访者 H 从高一开始迫使自己集中精力长时间学习。她发现自己能够数小时地集中精力忘我地学习而不知疲倦——在来访者后来回忆自己那时的感受，觉得其实并非没有压力，但自己不顾这种感受继续努力——她认为自己拥有超凡的注意力。这位来访者在高二的时候患上了强迫障碍。

笔者的一位可诊断为强迫性人格障碍的大学生在大学入学之初立志在两年内挣到一大笔钱，购得价值 200 万元的住房。另一个来访者，一个英语水平相当不好的研究生，立志一年后考上哈佛的博士。对于诸如此类的来访者，如果咨询师说：“你的目标不现实，不如把目标放低一些、定个能实现的目标如何？”来访者大都不以为然，更不会因此变得现实起来。这些极高的目标像兴奋剂一样激发着来访者内心的兴奋和热望，它们能从生理上带来快感。正如酒精或性能够让一些人感到生活的意义，来访者是“醉心于”或者“钟情于”这些目标。如果咨询师说“你应该降低目标”，无异于对一个长期酗酒的人说“你别喝了”，或者让一位坠入爱河的人回到现实中来。[①]

强迫性人格者的在能力方面的完美主义期望（全能、超能）是完美动机（合乎想象、越来越好、最好、十全十美[②]）与自恋式的能力动机相叠加的结果——此时我们称之为（狭义的）“完美主义者”。由计划、控制、精确、秩序等动机（我们可以概括地称为“广义的秩序动机”）与自恋式能力动机的叠加，构成了以追求秩序感为主的强迫性人格。由完美动机、秩序动机和自恋式能力动机三者叠合、交织成了一个复杂而强烈的动力系统。这种叠加，绝不仅仅是冷动机（完美动机、秩序动机）被赋予了能力动机的能量，冷动机的内容其实也反过来激增了能力动机的强度（例如为了能够“圆满完成计划”，人们会表现出比只是完成任务远为强烈的动力）。

① 面对这种情况，咨询师不如说：“我觉得，这么高的目标让你感到特别兴奋，觉得生活很有意义。”这是对来访者的共情理解。来访者反倒会说，兴奋是兴奋，但有时的确挺折磨人的。对于钟情于具有神话色彩的高目标的来访者，咨询师应该在考虑自恋动机的同时，考虑注意力失调（ADHD）的可能性。笔者认为 ADHD 倾向其实构成了自恋和强迫的生理基础，而不是与它们共病。关于 ADHD，Driven to Distract（Hallowell & Ratey，1994）是一本很好的入门书籍。此书有两个中文翻译版，书名分别是《分心不是我的错》和《无辜的挣扎》。

② 张帆（2011）根据她对完美主义者的个案研究又归纳出了“填补型完美动机”“剔除型完美动机”和“隔离型完美动机”三种完美动机类型。填补型完美动机是指当完美主义者失去自己所拥有的某个事物时，努力获得替代物以填补缺憾的冲动；剔除型完美动机是指当完美主义者认为自己拥有的某些事物妨碍了自己的完美性时产生的试图剔除它们的冲动；隔离型完美动机是指当完美主义者认为某些外界事物对自己的完美性构成“污染”、损害或威胁时，对它们产生的不接纳、回避和隔离的冲动。笔者认为，填补型、剔除型和隔离型完美动机属于“十全十美”动机受威胁时产生的亚动机（secondary motivation）。受张帆的发现的启发，我们可以设想，所有类型的完美动机在受到威胁时都可能引发亚动机。例如，当一个完美主义者试图追求“最好”或“第一”而没有达到目的时，他之所以转而努力成为“最差”“倒数第一”，是因为通过这种方式，至少保护了自己的“与众不同感”，防止了自己与那些“普通人”相混杂，从而在一定程度上保护了自恋。

与渺小化自体有关的能力动机

强迫性人格者通过追求完美和秩序，通过制订和实施计划来预防想象中的灾难（被他人抛弃、或者巨大的失败——需要特别指出的是，尽管强迫性人格者认为自己最重要，甚至认为自己最出色，但他们时刻担心自己面临巨大的失败，变得“什么都不是”）。因此，强迫性的行为不单以夸大自体作为动力来源，也以补偿渺小化自体作为动力基础。

由渺小化自体带来的灾难恐惧，激发了个体对于完美和秩序感的追求、对不完美和混乱的焦虑，以及对补偿不完美、恢复秩序感的需求。

追求完美和秩序是出于缓解灾难恐惧的目的，但这种追求反过来又强化了强迫性人格者的灾难意识。正因为追求完美，在一般人看来并不那么严重的错误或者不完美的行为，却让强迫性人格者感到挫败。一些微小的失败也会唤起重大的危机感。

有的强迫性人格者在成长过程中体验过两种相互对立的经验模式：(1)在人生的早期遭遇了比较极端的来自同伴、父母或者其他人的否定，内心存有这种否定带来的深重的创伤；(2)强迫性人格者也得到了一些不同寻常的肯定，让他感到自己是最重要的、最好的或者完美的（比如来自父母或祖父母等人的“无微不至的关心”）。因此，强迫性人格者内心浮动着两种极端的情绪感受：最好的和极端糟糕的。如若不是最好的，就意味着他失去了自己曾经拥有的最重要的位置，变得次要，而屈居次要绝不是强迫性人格者习惯的体验。

强迫性人格者因体验到创伤性的弱小感而渴望能力（这个弱小感是如此强大，如此具有创伤性，以至于每一次能力感的获得都只能让他感到短暂的满足），反之，强迫性人格者也因为他们追求的夸大的自体感而很容易体验到弱小感——即使成为第二也意味着被第一超越了，意味着自己根本不是全能和超能的。

努力实现或维持夸大自体，尽力摆脱渺小化自体，以及夸大自体与渺小化自体的相互强化，由这些因素构成的动力结构，使强迫性人格者表现为对成功有极高的渴望，同时对失败也有极端的恐惧，既渴望获胜，也极其怕输。

强迫性人格者的关系动机

虽然竞争动机和成就动机都属于能力动机，但是能力动机还可能——而且经常是——叠加了获得他人认可的需求。当他人认可、赞誉个体的能力，个体就会对自己的能力更为确信。竞争、成就等动机虽在没有他人认可的情况下也必定会被唤起，它们在大多数情况下都与获得他人认可的需求相叠加。因而，能力动机本身就具有关系性。

尽管获得他人对能力的肯定，与获得他人的关心，都属于获得来自他人的积极对待，但是两者的区别也很明确，在心理功能上，两者也不能互相替代。当个体得到了来自他人的对于能力的肯定，他依然可能感到孤独——如果缺乏来自他人的关心。而且，过分热衷于获得他人对自己的能力的肯定的个体，甚至会拒绝来自他人的关心——如果他认为维持关系会损害他能力的施展。

亲和动机与共生

就客体关系而言，强迫性人格者由共生阶段向分离个体化阶段的过渡没有很好地完成，保有较为原始的共生需求。强迫性人格者需要来自归属对象的无微不至的关怀，联结对象的亲密无间的联系，以及他所照顾、容纳的对象对他的全心全意的接受。他对共生的需求是完美的、不能有缺陷的。

受到共生需求的驱使，强迫性人格者追求人际关系的完美，而在现实中这样的目标很难达到。于是强迫性人格者与他人的关系经常波动于过分分明的界限和界限不分之间，也波动于亲密无间和冷淡敌意之间。对陌生者、不喜欢的人，就筑起高墙，对熟悉者、喜欢的人，则不希望有任何界限和芥蒂；当与他人的关系融洽，就过高地估计自己与他人的亲密程度，一旦关系出现裂痕，即使微不足道，也担心关系的崩溃，或者对他人心生怨愤。

强迫性人格者的关系不稳定与边缘性人格者的关系波动有相似之处，也有显著的不同。强迫性人格者与他人的关系，“热”的时候不至于向边缘性人格那么热，“冷”时也不像他们那么冷。这种区别，犹如环形心境障碍与双相情感障碍的区别，不论在发病机制上和治疗路径上都颇为不同。边缘性人格障碍是更为严重的人格缺陷——或者，用 Kohut（1984）的自体心理学理论来说，是人格的核心没有真正形成的状态。

自体的夸大和渺小化，与共生感总是交织并互相强化的。本书第一篇第二章第二节针对共生感所举的那个例子里，来访者觉得当母亲感到抑郁的时候，自己如果保持快乐的心情，就是对母亲的背叛。这种对关系的极端化需求，便与自体的夸大和渺小化有关。在这个例子里，来访者一方面把自己看成母亲的拯救者，认为如果自己不再与母亲保持同样的心情，不再成为母亲表达对生活的失望的倾诉对象，母亲就会无法存活下去。而在另一面，这位来访者也担心如果没有母亲对自己的关心，她自己——一个渺小的自体——也无法存活。为了拯救渺小化的自体不因失去自体客体而变得无依无靠，她不得不使自己变得强大以拯救自体客体。

为保护渺小化的自体而试图拯救照顾者，这是强迫性人格者的一种亲和关系模式。强迫性人格者的亲和动机不仅是强烈的和波动的，也是叠加在完美动机和秩序动机之上的。这表现为强迫性人格者难以接受人际的冲突和失误，对于人际互动中的规则与礼仪刻板地遵守。他们在关系中的刻板、谨慎和苛责，给人一种缺乏感情、过于理性的印象——而其实他们内心蕴含着强烈的人际情感需求。

自恋结构下能力动机与关系动机的交互作用

在别人看来没有那么严重的事，都让来访者 Y 无比焦虑。Y 每周二下午两点半来咨询中心咨询，而当天上午，他就会定好闹钟，让它在约定的咨询前一小时闹响。即使这样，Y 仍然不安，担心会忘掉咨询或者迟到。因此，每个星期有咨询这件事让他觉得压力大，“总有个事放在那里”。

咨询师问他，假如你迟到了，或者忘掉一次咨询，会怎样呢？他说，一定会让别人觉得他人品有问题，会破坏自己和咨询师的关系。Y 来咨询的理由是，他目前感到有很多事情都难以下决定，觉得眼前“没有希望”。当被问起哪些事让他觉得没有希望。他说他上学借了助学贷款需要归还，自己想读研究生却又觉得不能让父母继续负担自己，应该开始养活父母了——尽管他父母尚未退休。自己想工作但是某个职业证书考试又没有通过，担心自己因此而找不到理想的工作。不过，他说“尽管我现在很缺乏信心，但是，不怕您笑话，我有那种感觉，觉得自己比其他同学都强，就是那些班级第一名的同学我也觉得不如自己。我觉得我学得很扎实，不是像那些高分的同学靠死记硬背”。

从 Y 的表述中能看到他在“关系”和“能力”这两个主题上都颇有困扰。在能力和关系动机的满足上，都是完美主义式的，生怕犯错误会招致失败或人际关系的破裂。害怕关系的失去和能力上受挫败，又与这位来访者在关系上和能力上对自己的完美要求形成互动关系。而且，通过更为深入的分析，还能发现来访者在关系和能力这两个动机之间的互动关系：成为最成功的，就能得到最多的关爱。

Y 的关系动机和能力动机体现了他人格的自恋状态。他的关系动机和能力动机都应该放在自恋结构下去分析理解。

自恋结构下的权威客体与权威主义

强迫性人格者对来自权威的评价非常敏感，许多强迫性人格者全神贯注于来自这些人的评价。当他得到正面的评价或者赞美，就体验到强烈的快乐，得到负面的评价或批评，就无比失落和恐惧。

强迫性人格者，尤其是有完美主义倾向的强迫性人格者，在其生活的早期多有寄养经历，出生后 3 年内甚至 1 年内与母亲的分离的经历相当普遍。笔者碰到的大部分有完美主义倾向的强迫性人格者都在 6 岁之前有过寄养经历。另一个共同点是，他们后来又回到原生家庭生活。也就是说，他们经历了两次分离的过程。这就不难解释为什么强迫性人格者有较高的不安全感和分离焦虑。强迫性人格者回到原生家庭，与父母的关系缺乏亲密感，亲生父母往往不是他心理上的父母。对于父母对自己的付出，他们产生强烈的报偿意识，很多人在成年后在金钱等物质方面对父母的回报动机十分强烈，这种报偿往往基于一种深层的内疚感。以下是一位这样的来访者与咨询师的对话：

来访者：我觉得，他们为我付出那么多，但是我感觉不到心理上的那种爱，我不知道是她的问题还是我的问题。我以前认为都是她的问题，后来我又认为都是我的问题，是我的认同感的问题，现在我觉得这些解释都挺苍白的。毕竟我出生三个月就被她送到外祖母家去了。我妈那么革命，做母亲肯定是不合格的。她没有带我去看过一场电影，没有一起出去玩过，在家里也是冷冷的很严肃。我被送走的事情是绝对不能提的，一提她就要生气，认为我就应该忘掉这件事。这尤其让我愤怒。我为什么那么强烈地要报答她？因为她的付出让我觉得我欠她的，我不能心安理得。我不因为他们当初送走我，就产生让他们加倍补偿的想法。而是感觉，既然你不要我，我也不要你，我们最好两不欠。现在让我和你们又生活在一起，让你为我付出，我实在不想受你们这个恩惠……

咨询师：在生活中，这种“既然你不要我，我也不要你”的感受在其他的情形下有没有发生过？

来访者：当然有，当我被别人拒绝，我就会感到十分愤怒，就会主动和那个人疏远。

咨询师：当别人对你好的时候呢？

来访者：我就很急迫地想要报答别人。

咨询师：如果不那么及时地报答别人呢？

来访者：我就担心。

咨询师：担心什么？

来访者：担心别人说我忘恩负义，不知道报答。

以上这段陈述，是一位来访者经过一段时间的咨询之后做出的自省。消极完美主义者的压力，在很大程度上来源于关系的缺失，在于缺少一些亲密的联系。

除了早期的寄养经历，文化对个体的权威认知与权威感受也有影响。在权威主义的文化中，居于社会较低阶层的个体，对居于较高阶层的个体感到畏惧和有压力。除了社会地位，其他因素，例如财富、知识等都可以成为类似的畏惧感的来源。本文把此类的感受统称为“权威畏惧感”和“权威压力感”。

面对比自己更有权威的人，个体的行为变得小心谨慎，对真假是非的判断力也大大削弱，顺从取代理智成为应对现实的主要手段。虽然文化中的权威主义在世界范围内都呈现减弱的趋势，权威畏惧感和权威压力感并不会彻底消失。此种感受，是一种与生俱来的本能。个体从混沌、弱小的幼儿变成社会中的一个角色，必定要在与权威的互动过程中形成角色意识。

就权威畏惧感的强度和性质而言，强迫性人格者、尤其是有完美主义倾向的强迫性人格障碍患者，会比一般人更加害怕权威①，而且害怕的权威对象也更广泛一些。

为什么强迫性人格与权威压力感和畏惧感有那么密切的联系？如果对有权威者与无权威者的互动过程进行分析，就能够获得一定的理解。

有权威者行使自己的权力的过程，便是激发无权威者的动机——积极的动机和消极的动机——的过程。② 简言之，有权威者通过奖励和惩罚来行使权威③，假如有权威者对待无权威者是鼓励的态度，即，对其微小的成绩也给予鼓励，对于他们的错误给予宽容和理解，在无权威者眼中，权威就不那么可怕了。只有那被设定为权威角色的人表现得“苛刻”一些、“完美主义”一

① 参见訾非（2007b）、刘璨和訾非（2008）、李昂和訾非（2009）等人关于完美主义、强迫性人格障碍与权威畏惧感之间关系的研究结果。

② 对于成人来说，所谓的“有权威者”和“无权威者”是一个相对的概念，在不同的情境下，两者是能够转换的。

③ 奖励和惩罚有生理上的、物质上的和心理上的，但归根结底都会成为感受层面的。

些，不轻言鼓励、常指出错误甚至吹毛求疵，方能唤起对方的畏惧感。因此，权威感，是有权威者对无权威者提出完美要求时产生的。对于某些强迫性人格者来说，他在现实生活中追求完美的行为可以归因到他内在的对权威的畏惧感。但他对权威的畏惧感又往往来自于有权威者对他的完美主义要求。或者说，完美主义是个体与权威互动中形成的基于对权威的认识而产生的有效的应对方式。

强迫性人格倾向与其他人格倾向的关系

强迫性人格障碍是一种比其他人格障碍更轻微的人格障碍，强迫性人格倾向者比其他人格倾向者在人格上更“成熟”，因为强迫性人格障碍者的社会适应性似乎比其他人格障碍者更好。但我们也可以说强迫性人格障碍者比其他人格障碍者的问题更“全面”，因为从强迫性人格障碍者身上几乎可以发现所有其他人格障碍的特点。

强迫性人格障碍者一定有自恋性人格障碍者的特征，尽管这些特征是隐性的。同自恋性人格者一样，强迫性人格者寻求优越感，认为自己是特殊的、最重要的，这些特征虽然需要经过一段时间、在一定的条件下才会向一个不断熟悉他的人显露出来，但它是强迫性人格者的潜在的动力来源。

强迫性人格与焦虑性人格常共存。强迫性人格者对于人际关系的冲突和生存中的风险有着敏感的认识，他的计划性、犹豫不决源自他的不安全感和对于风险的夸大认知。

强迫性人格者虽然倾向于怀疑他人的能力，不能放心地把工作交给别人做，甚至于发展出工作狂倾向，但我们又很容易发现强迫性人格者的依赖性，他们需要找到充分的依据，尤其是权威的认可才能放心地做有一定风险的事。他们害怕被别人抛弃，在分离的时候特别焦虑。

一些强迫性人格者会把自我约束和自我牺牲强化为带有自我挫败性质的受虐性。正常的自我约束、延迟满足和自我牺牲是健康的人格应该具备的特征。但当这些指向自我的控制因素演变成一种即使自知有害也不能放弃的冲动和自我挫败，就具有了受虐的性质。有些强迫性人格者的成长环境中就有施虐/受虐型的重要他人，他们对孩子的控制带有施虐（当孩子作为被施虐的客体时）或受虐（当重要他人以孩子为其自体的一部分而施加自虐时）的意味。一些强迫性人格的形成就是基于对来自他者的施虐或受虐的内化。

虽然强迫性人格者做事踏实，对待人际关系也认真，但是由于焦虑和完美主义倾向，会表现出人际回避性。从强迫性人格者的四极自恋式关系结构来看，他们的自我意识和对他人的认识波动于夸大与渺小、天使与魔鬼的极端之间，这又是边缘性人格者的特点。

偏执性也是强迫性人格者的一种典型特征。由于强迫性人格者的世界感是严苛的、不友好的，当强迫性人格者的魔化他者被激活时，可能产生被压制或迫害的观念，对他人多有猜疑。一旦怀疑他人的迫害，他们的完美主义倾向会驱使他们执着于对个人权利的争取。当强迫性人格者的偏执性被调动出来，有时表现得与偏执性人格者无异。但是在大多数情况下，强迫性人格者的偏执性并不会充分地暴露出来。因为极低的安全感和较高的自体渺小感，使他们愿意压制自己的偏执性以求得安全。另外，强迫性人格者对于人际和谐的完美追求和对被抛弃的恐惧，也补偿了一部分偏执性，他们尽力改善自己与他人的关系——尽管内在的体验是敌意的。

强迫性人格者区分想象和现实的能力的削弱，以及夸张的神话与魔法思维，乃是分裂性的体现，它们构成了强迫性的发生基础之一。一些强迫性人格障碍者认为自己有神奇的能力，也容易相信超自然现象，他们有时会去涉足玄幻的修行术。即使他们修习一些常见的放松训练，例如瑜伽术、催眠术、禅宗或道家的内观和导引训练，他们的兴趣也容易转向这些方法被玄幻化之后的一些旁门左道（例如凌空悬浮、前世催眠等）。他们对于成功的追求也具有神话色彩，与他们的能力和当下处境的关系稀薄。虽然他们大多是兢兢业业的敬业者，却也是一夜成名神话的信奉者。但是强迫性人格者又善于掩藏自己的分裂性，对于自身怪异的想法有一定的自知力，不会特别大胆地裸露它们。强迫性人格障碍的自我未彻底受损，至少他们能够意识到他人对他们的奇想并不认同。他们较为强大的超我功能抑制了魔法思维的激化，因而他们的分裂性未达到分裂样或分裂性人格障碍的程度①。但是在心理咨询与治疗中，足够接纳和开放的咨询师迟早能够听到强迫性人格者袒露他们的神话与魔法思维。这些神话与魔法思维亦是强迫性人格者自恋动机的核心，是人格成长与修复过程中不得不面对的内容。

强迫性人格者的表演性是通过曲折的方式表达的。通过包裹自己，使缺陷和软弱的一面不泄露出来，强迫性人格者阻碍了他们的表演性的施展，他们似乎与表演性人格者反其道而行之。但是，从自体层面上来说，强迫性人格者与表演性人格者一样渴望被关注，得到他人积极地回应，他们试图通过努力获得成功从而得到注意，这是另外一种意义上的表演性。但在某些特殊的机缘和情境下，他们的表演性也会直接地流露出来。而且，在现实中低调朴实的强迫性人格者，却往往有大量表演性的梦境，例如在梦中演讲、歌唱、表演。这些梦中表演往往伴有羞耻感和焦虑感，但随着强迫性和焦虑性在咨

① 同样，他们的偏执性亦未达到偏执性人格障碍的程度。Kohut（1977，pp.92－193；1984）对于人格障碍的分类方法很值得借鉴。他把精神障碍分成“精神病（psychoses）与边缘状态”“自恋性人格与行为障碍”和“结构—冲突神经官能症”三个层次，其中精神病与边缘状态最为严重，自恋性人格与行为障碍次之，结构—冲突神经官能症最轻。在Kohut看来，诸如偏执性人格结构（约略等同于DSM－5中的偏执性人格障碍）、分裂样人格结构（大致等同于DSM－5中的分裂样人格障碍和分裂性人格障碍）和边缘状态（大致等同于DSM－5中的边缘性人格障碍）是介于精神病和自恋性人格与行为障碍之间的边缘问题（Kohut在早期著作中区分“边缘状态”和“偏执—分裂样人格结构”，认为前者比后者严重，但在晚年的著作《精神分析治愈之道》中并没有单独拿出“偏执—分裂样人格结构”与边缘状态、自恋性人格障碍相区分。根据笔者的理解，Kohut是把偏执—分裂样人格结构看成边缘状态的一种轻度类型，介于自恋性人格障碍和比较严重的边缘问题——边缘性人格障碍——之间）。Kohut（1971，pp.12－13）认为，在自体的缺陷程度上，偏执性人格结构、分裂性人格结构和边缘状态比自恋性人格与行为障碍严重，患者的自体结构没有建立起来，自体的核心是空虚的，因而他们不适合做精神分析，治疗师所做的应该是在精神分析理论指导下的心理治疗。根据Kohut的理论，DSM－5中的A组人格障碍（分裂样、分裂性和偏执性人格障碍）是比B组和C组更为严重的、几乎处于边缘状态的人格障碍，而B组和C组人格障碍（除了边缘性人格障碍）都属于自恋性人格与行为障碍。强迫性人格障碍作为C组人格障碍的一种，亦属于Kohut所说的自恋性人格与行为障碍。而DSM－5中B组的“自恋性人格障碍”则是对自恋的狭义定义了。因此，强迫性人格障碍作为一种自恋性人格与行为障碍，属于可分析的人格障碍，虽有一定的偏执性和分裂性，但在程度上没有偏执性和分裂性人格障碍严重。

询与治疗中得到改善，梦中的表演行为就会更少地伴有消极感受，更多地出现积极的感受。

反社会性人格者漠视社会规范和人际互动的基本规则，而强迫性人格者循规蹈矩，超我强大，这两种人格者似乎判若云泥。然而人性是矛盾的，那力求道德的超我在个体内部越强大，也就越不能容忍自体内部相反的成分。这种不容忍，常使那另外一面游离独立于人格的主体，人格中的两面冲突不合。一个温雅善良的强迫性人格者内部有一个桀骜不驯的反社会的自体，有如一个杰基尔（Jekyll）医生心里有一个海德（Hyde）。[①]

强迫性人格者具有自恋性、边缘性、偏执性、焦虑性、依赖性、受虐性、回避性、分裂性、表演性甚至反社会性等人格元素，但就程度而言，它们皆未达到相应的人格障碍的程度。这些人格元素是强迫性人格障碍的动力基础。强迫性是强迫性人格者努力整合未发展完善的人格的一种防御方式。在成熟的人格发展完成之前，这种方式起到了人格的“黏合剂”的作用。这正如一个面临四分五裂的政府，强力的专制是暂时维持统合的最好手段。但是人格的这种统合方式倘若不能让位于人格元素的自然沟通与整合，便终于沦为人格发展的阻碍了。

强迫性人格者具有矛盾的性格，那些看似水火不容的人格特质共存于一体。他在某些方面老成持重，心理年龄远远高于实际年龄，在另一些方面却又幼稚天真，特别容易上当；他有时急于求成，在有些方面却又特别善于等待，极有耐心；他有时谨小慎微，对于一丁点儿风险也不能承受，有时又胆大妄为，什么都豁得出去；他善良，有时又相当残忍；友好，但又对他人过于警惕；他认真仔细，不放过一丁点错误，有时又粗枝大叶，得过且过；他常把自己的生活计划得巨细靡遗，却又可能极讨厌受计划的约束；他随和，太容易被别人突破界限，却又让人感到与他之间有一堵高墙；他很容易被感动，但又似乎很冷漠，缺乏情感；他有比任何人都高的人生目标，却又可能特别想做一个犬儒主义者；他特别容易对某些事物上瘾，但是却又可能从来都不会成为一个真正的瘾君子；他比任何人都需要得到别人的认可，但又讨厌别人关注他；他似乎很独立，但又表现得非常有依赖性；他非常渴望与人

---

① Jekyll 和 Hyde 是作家史蒂文森在小说《化身博士》里塑造的人物。

交往，又惮于和人交往；他对生活充满热情，留恋尘世上的生活，却又会觉得这个世界毫无趣味；他有不同凡响的审美趣味，但是却又热衷于最俗不可耐的东西；他极为高尚，但又可能做卑鄙之事；他最看不上强迫性人格者，但同时又最欣赏强迫性人格者……

这些人格的两面显著对立的现象的基础，在于许多强迫性人格者属于行为激活系统（BAS）和行为抑制系统（BIS）都极为活跃的个体，人性相互制约的两面都比较极端地发展，而且人性的这一面反过来强化那一面（例如过高的目标导致对失败的非同寻常的恐惧，或者对他人的不信任导致他对别人过分的热情）。从人性的一面向另一面的适时变化，或者两面之间的协调，在这些强迫性人格者而言勉为其难。

而强迫性人格障碍的心理治疗目标之一便是整合人格中冲突的两面。得到整合之后的此种强迫性人格者将会格外具有适应性：他认真但又不失大局；有很高追求但也能够乐于平凡；他会为了得到积极的认可而努力，但又不耽于虚荣；他善良又不失坚定；随和又能保持应有的人际界限；富有理性但又不失人情味；既审时度势又雷厉风行；既有计划性又有灵活性；成熟但又有开放年轻的心态；他对许多事物抱有兴趣，但又不是玩物丧志之人；他乐生，也不畏死；有高雅的趣味，但又能从最普通的事物中看到美；他不把高尚视作道德的优势，也不会任由卑鄙之心的控制；他能够平静地接受自己内在的两面性，但又不会任由两面性的操纵。

强迫性人格的亚型

本篇第一章第四节把强迫性人格分成了有完美主义倾向的强迫性人格与无完美主义倾向的强迫性人格两种类型。对于强迫性人格，也有一些研究者从心理动力的角度进行分类。例如 Millon（2004）提出把强迫性人格障碍分为五种亚型：（1）尽责型强迫（Conscientious compulsive）（包括具有依赖性特征的强迫）；（2）官僚式强迫（Bureaucraticcompulsive）（包括有自恋性人格特征的强迫）；（3）清教徒式强迫（puritanical compulsive）（包括有偏执性人格特征的强迫）；（4）吝啬型强迫（Parsimonious compulsive）（包括有分裂样人格特征的强迫）；（5）受虐式强迫（Bedeviledcompulsive）（包括有被动攻击性人格特点的强迫）。

这五种亚型不是非此即彼的关系，一个强迫性人格者可以同时具有其中几种类型的强迫的特点。

鉴于强迫性人格是由复杂的动力系统构成的，强迫性人格可能远不止这五种亚型。例如，就有完美主义倾向的强迫性人格者而言，有的追求十全十美，即“横向的完美”，而有的则倾向于希望达到最好、极致或者越来越好，即“纵向的完美”。完美主义和理想主义也可以略作区分。“理想主义这个词语往往用来描述人们对重大的，与社会、人生等主题有关的期望。”[①]理想主义者可以是一个完美主义者，但完美主义者并不一定是一个理想主义者。一个有完美主义倾向的理想主义者的人生目标、他对于自我与世界的关系的理解，与一个没有理想主义色彩的完美主义者是殊异的。例如，一个必须到最好的饭店去进餐的人，一般不会被认为是理想主义者，尽管他可以是一个典型的完美主义者。理想主义与保守主义又可以做出区分，后者对于传统的捍卫(契诃夫笔下的别利科夫就是这种形象)，与理想主义者对于理想的孜孜以求，同样富有激情。这两种激情又可以交织在一起。一个理想主义者可以同时又是一个保守主义者。他对于一种东西的追求（例如自由），一点儿不妨碍他对另一种东西的坚守（例如伦理价值观）。一个自由主义者可以同时又是一个专制者。

有些强迫性人格者能够容忍一定程度的不完美，但不能容忍无计划的状态，他会执着于形式，对任何琐事都制定了明确的规范。这种形式主义的强迫与官僚式强迫（bureaucratic compulsiveness）有些相像，但是官僚式的强迫往往以优越感为动力，而形式主义者的动力因素可以只是对不安全感的补偿和勇气的缺乏。

亚型之间虽不是排他的，某种亚型往往包含其他亚型的一些特点，但是亚型也有它们自己的主流特点。追求完美、固着于形式、执着于理想、孜孜于积累等成为强迫的不同主题。强迫与职业、经济状况的差异也有互动的关系。经济贫穷者易为积累主义型，商人亦如是，做学问者容易成为完美主义型，职员、政客似乎更容易成为形式主义者。

---

① 见訾非、马敏（2010）《完美主义研究》，第34页。

第三章 在强迫性人格的咨询与治疗中运用感受分析模式

感受分析模式的主要方法包括感受解析、内感体察和感受转化，这种治疗模式是笔者在强迫性人格障碍的心理咨询与治疗中发展出来的。本章将探讨强迫性人格的咨询与治疗中如何运用感受分析模式。

强迫性人格障碍在五轴诊断系统中被定义为轴 II 的问题，对它的咨询与治疗不同于轴 I 障碍（例如强迫性神经症、焦虑性神经症等）。本章仅探讨作为轴 II 问题的强迫性人格障碍的治疗，至于在强迫性人格障碍和强迫性人格倾向基础上产生的轴 I 问题和障碍，本篇将在第四章探讨针对它们的感受分析咨询与治疗。

另外，由于针对强迫性人格障碍和针对强迫性人格倾向（此类个体的强迫性人格虽未达到可诊断为人格障碍的程度，但其强迫性人格倾向对个体的生活适应与工作效率已经构成一定程度的损害）的心理咨询与治疗，在方法上并没有本质的区别——尽管在难度上和咨访关系的建立上有一定的差别——笔者在本书中不把强迫性人格障碍的心理治疗与强迫性人格倾向的心理咨询分开论述，而统称为“针对强迫性人格的心理咨询与治疗”。

强迫性人格心理咨询与治疗的一般过程

确定来访者问题的性质

强迫性人格的咨询与治疗的第一步，是确定来访者问题的性质。强迫性人格者求助于心理咨询与治疗的问题性质大致有如下五种：

（a）来访者有强迫性人格倾向，但尚未达到强迫性人格障碍的程度。来访者咨询的主题是诸如学习效率、拖延、人际冲突等现实的心理问题，这些问题因为来访者的强迫性人格倾向而变得严重，或者因来访者的强迫性人格倾向而产生。例如，一位大学生因为成绩不如他自己的期望而来寻求咨询。他一直付出比所有同学更多的努力，但成绩在班上属于中等水平。导致这个结果并非智力的低弱，而是这个学生在考试复习期间，总要求自己掌握教材中的所有内容，他担心有所遗漏的话，在考试过程中碰到陌生的问题就会影响自己的成绩。他的这种完美主义倾向让他非常疲惫，学习抓不住重点，时间分配不合理，他的努力自然也就不能获得相应的回报。这位来访者仅在与学习有关的一些事情上有诸如此类的完美主义倾向，而在人际交往、完成其他的工作（例如在学生会的工作）等方面并不那么刻板和追求完美。他的问题的性质，便是在强迫性人格倾向的基础上产生的现实心理问题。

（b）来访者有强迫性人格倾向，目前咨询的原因是在这种人格基础上产生的轻微的神经症症状。此类来访者与 a 类来访者在人格偏差程度上类似，尚未达到人格障碍的程度。但是在较强的现实刺激或持久的精神压力下，在人格偏差的基础上，来访者出现了轻微的神经症症状。例如，上文描述的这位来访者，在准备研究生考试的期间内，出现了一种症状：每当他拿起书本准备复习，就浮现出一股担忧情绪，担心自己还有些重要的事情没有完成。但是当他去思考有何种事情没有完成的时候，并没有发现有什么更重要的事情要做。他试图排遣这种担忧，然而这么做只能让他坐立不安，没法有效集中注意力学习。来访者处于这样的状态有 3—4 个月，最终以考研的失败而告终。好在考研结束之后，这位来访者的压力解除，这个症状也就不治而愈。

（c）有强迫性人格障碍，但没有神经症类的心理困扰或障碍。来访者因强迫性人格障碍导致的现实问题如学习效率、拖延、人际冲突等寻求心理咨询。强迫性人格障碍者在面临有压力的生活环境时往往都会出现一些神经症类的心理困扰，尤其是强迫困扰，有些甚至发展为神经症（尤其是强迫障碍）。但是在临床咨询与治疗中也能够发现一些强迫性人格障碍者由于生活相对平静、压力不大、工作比较顺利，没有出现神经症类的心理困扰或神经症。他们寻求咨询的动因乃是现实问题。笔者有一位来访者是此类问题的典型案例。这是一位有强迫性人格障碍的老年人，因为儿女的婚事而烦恼，来寻求笔者的心理咨询帮助。这位老人与儿媳、女婿相处都不超过两年，但是关系已然陷入僵局。而且儿子、女儿都站在他们的配偶那边，这让老人非常伤心。事实上老人不仅在儿女眼中，在他的亲戚熟人眼中，他也是难以相处的。他是一位颇有道德优越感的人，在他的一生中，总是与一个又一个朋友、熟人关系破裂。他与别人初识的阶段或可对他人有一定的好感，但随着时间的推移，他总能发现别人道德有亏，然后觉得他们的缺点不可以原谅，最后这些人在他眼中都变成了“令人讨厌”的坏人。他只能跟一些几乎从不来访，仅在电话中，或者数年才在聚会上见面的旧同事、老同学保持偶尔的联系，在平时的生活中没有常来常往的朋友。这位老人的性格刻板固执，一向认为自己最有见解，事情如果不按照他的想法来做，那就是错的。在他的家里，即使挪动一张桌子，也是一件大事，一定要按照他的方式来做才行，更不用说儿女找什么样的配偶这样的事了。据老人的家人回忆，他的这种性格打从年轻时就这样，年老之后一如既往，不过在程度上还是有所减弱的。这位老人还有强迫性人格者的其他特点，例如拘泥于细节和计划性、因为安全感低而做事犹豫不决、难以与别人合作（因为对别人做事不放心，觉得他人做事的质量总不能让他满意）。这些特点也是从青少年时期就开始了。老人的强迫性人格症状一直都对他的生活适应、工作效率和人际关系构成影响。在生活上，他像契诃夫小说里的别利科夫一样把自己限制在狭小的范围里。他多年来只看与健康有关的杂志和电视频道，全神贯注于如何避免失窃、避免传染上疾病或患上其他疾病（但这些担心从未发展成强迫症状、焦虑症状或者疑病症状）。由于做事过于仔细且不能与他人合作，老人年轻时做的工作与他所受到的教育很不相配。他曾是一个生物学本科毕业生，却一生做着在单位资料室管理档案之类的日常工作。他到任何一个单位上班时，起初与大家的关系尚好，但是时间越久，关系越差。因为——正如上文所说——这些人在他眼中最终都变成了道德有亏者。这位老人寻求心理咨询的目的是想获得咨询师的建议，如何改善与子女的关系。这个咨询目标看似简单，它要解决的问题却根植在老人的强迫性人格障碍的基础上。

（d）有强迫性人格障碍，同时伴有一些轻微的神经症性的症状（尤其是强迫困扰）。来访者因为后者寻求心理咨询。此类来访者与 b 类情况相似，只是他们的人格偏差已达到障碍的程度，对他们的生活适应、工作效率和人际关系都造成了比较大的影响。因此，咨询师在考虑神经症性的症状的同时，也要考虑来访者的生活、工作和人际方面的损害。来访者自己也经常在咨询中把注意力波动于神经症性的症状（例如强迫困扰）和现实困扰（例如亲子关系、同学关系、学习问题等）之间。例如，一位大学生来访者在考研复习期间感到压力很大，他发现自己很难把注意力集中在学习的内容上。每当他坐下来学习，头脑中就会浮现各种干扰他注意力的杂念。坐在同一间教室里复习功课的同学的咳嗽、移动、轻微的说话声等都让他不堪其扰。他努力迫使自己集中精力，结果是对“干扰”更加敏感，半天时间也读不了几页书。随着考试的临近，他感到越来越焦虑，觉得自己肯定要失败了。他在寻求心理咨询帮助时，出现这种状态已经有两三个月了。他的强迫困扰虽未达到可诊断为强迫障碍的程度，症状却也足够严重了。[①] 这样的来访者除了接受心理治疗，也应该去专科医院看精神科医生，接受精神药物的帮助。该来访者的焦虑情绪与他的人格缺陷大有关系。他在复习期间，给自己规定的每天学习时间是 10 小时。在这个时间里，他要求自己不能休息，必须把全部的精力都用在学习上。他在大学三年半的学习中成绩平平，以这样的基础，考上研究生的希望并不大。而他对此备感后悔，因为在这三年时间里，他做了太多的事情，包括参加了数个社团，考了好几种资格证，在不同的学生组织里当干部，还参加了一些创业活动。每一种事情他都不想放弃，觉得如果将来要想获得成功，这些技能可能都会被用上。作为学生干部，他非常尽心地做事情，一丝不苟，但是他对于细节的过高要求不但降低了做事效率，也让与他合作的同学感到非常吃力。他对其他同学做的事情不放心，总认为按照他的想法做才能达到最好的结果。因此，虽然他在许多事情上都亲力亲为，同学们却并不感激他，反而认为他缺乏领导力。来访者的这些人格特点是从小慢慢养成的。从小学开始，他就一直成绩优秀，做事仔细，是三好学生。甚至在幼

① 这位来访者的症状在临床诊断上会被看作强迫状态。他的症状是考试压力下出现的强迫困扰。在 DSM 或 CCMD 诊断标准下，此个案大致适用于适应障碍的诊断。不过在诊断手册中适应障碍以焦虑、抑郁症状为依据，并未把强迫困扰看作适应障碍的症状表现。笔者认为，应该把个体在压力情境中出现的、压力解除之后六个月内消失的未达到强迫症程度的强迫困扰也纳入适应障碍的诊断依据里。换言之，适应障碍除了可能会出现焦虑、抑郁等情绪问题外，也可能会出现强迫困扰。

儿园阶段，他就是一个少有的听话、认真的乖孩子。这位来访者的人格缺陷已经达到了障碍的程度，但是神经症症状不算严重。如果不从人格层面上有所改变，来访者的症状不会有稳定的改善。在来访者的现实压力——准备研究生入学考试——解除后，他的强迫困扰会不治而愈，但是当他再次面临类似的压力时，仍然会使用类似的应对策略，并引发症状。

（e）有强迫性人格倾向或人格障碍，同时也罹患比较严重的神经症（比较常见的是强迫性神经症、焦虑性神经症、进食障碍、心境恶劣障碍等），并且神经症的症状是在强迫性人格倾向或障碍的基础上产生的。来访者求助的目标是治疗神经症。神经症属于轻型精神障碍，患者的神经递质、脑功能已经发生生理层面的变化，症状已经不能用人格的缺陷足够地解释了。不过，症状的发生往往有这样的因果关系：强迫性人格倾向或障碍导致了个体的压力易感性，长期的压力进一步引起了脑功能的损害，导致神经症的发生。

针对不同类型的来访者制定咨询与治疗目标

心理咨询与治疗的目标是由来访者自己提出的目标、来访者问题的性质，以及允许治疗的时间和频率等多种因素决定的。大部分强迫性人格者都不会以改善人格为咨询与治疗的目标，而是抱着解除症状、改善关系、提高工作效率等目的。而当咨询师向来访者说明问题的性质，大部分强迫性人格者也能够接受这样的事实：要缓解症状和解决生活适应问题，人格层面的改变是必要的。就笔者的经验而言，强迫性人格障碍的诊断一般至少要通过 4 次咨询（4 个小时）以上方能有一个大致的轮廓。仅仅通过 1 个小时的摄入性会谈，很难确定来访者的人格性质。

对于 a 种情况，心理咨询往往在短期（8 次以内）内便有明显的效果。由于来访者可能存在人格的偏差或缺陷，咨询师在咨询中也难免需要涉及人格方面的话题。在短期咨询之后，如果来访者愿意接受较为长期（例如 1 年）的针对强迫性人格偏差或缺陷的咨询，则有助于减少因为强迫性人格偏差而导致的心理困扰的发生。即使来访者的人格倾向尚未表现为明显的偏差或缺陷，只是强迫性的人格风格或状态，咨询师也应该指出这种风格或状态与心理问题存在的联系。

对于 b 和 d 两种情况，由于此类来访者的神经症性症状多与压力有关，症状的发生与消退与压力的发生与消除同步，帮助来访者掌握一些缓解压力的方法有助于减轻症状。不过，虽然神经症症状并不严重，但症状是在人格偏差的基础上产生的，如果没有针对人格偏差和缺陷的修复工作，症状不易缓解，且缓解后也容易复发。此类来访者在咨询中或迟或早会意识到，自己的人格偏差是这些症状和问题的根源，直面和解决人格的偏差才是治愈之道。对于这两种情况的个案的咨询时长，因人格偏差的严重程度而异，如果已达到人格障碍的程度，一年以上的心理治疗是必须的。不少此类来访者在短期咨询缓解了压力、减轻了症状之后，并未坚持以人格缺陷的修复为目标的长期咨询，以至于在后来的压力经历中又受到症状的困扰。

对于 c 种情况，虽然来访者的具体问题可以通过一些应对策略得以暂时的缓解，但是除非接受长程（1 年以上）的心理咨询与治疗，患者会不断面临此种人格障碍给自己带来的消极经验。

对于 e 种情况，治疗神经症是来访者最关心的问题。但因为有强迫性人格作为发病的基础，治疗中应该既关注症状，也关注人格基础，应该考虑到人格对症状的影响。不过针对神经症状的治疗与针对人格偏差的治疗，大致有一个先后。在治疗的初期，缓解症状是当务之急。程度严重的神经症，应该寻求药物治疗，心理治疗与之同时进行。某些程度并不严重的神经症，尤其是恐惧症，则可以心理治疗为主。当症状得到一定的缓解，人格偏差便浮现出来，成为咨询应该重视的关键点。此时，由于人格的缺陷，症状会不时复现。因而治疗中对于神经症状和人格偏差的关注是交替进行的。神经症症状往往在治疗中最先得到缓解，而强迫性人格障碍的症状则会保持更久的时间。笔者的经验是，经过 1 年以上的治疗，强迫性人格障碍会有明显的改善。

图 3. 3. 1 显示了五种来访者的轴 I 和轴 II 问题之间的关系。有强迫性人格倾向/障碍的来访者遭遇严重或持久的压力时，会出现强迫症状，如果症状尚不严重，不足以诊断为强迫障碍，可称之为“有强迫困扰的强迫性人格者”(如图 3. 3. 1 所示 b 和 d 类个体)。强迫性人格倾向/障碍者对压力的反应还可以表现为焦虑、抑郁等其他情绪困扰。不过强迫困扰是最为典型的症状。当压力强度过于重大，或者过于持久，超出个体的人格结构与生理结构的负荷，强迫障碍等神经症类的精神障碍便在强迫性人格倾向/障碍的基础上产生了(如图 3. 3. 1 中 e 类个体）——强迫障碍是其中最为典型的障碍（其他比较常

见的还有疑病症、焦虑症、神经性厌食障碍等)。一旦强迫性人格者罹患强迫障碍等精神障碍，该障碍相对于人格就有一定的独立性，仅针对人格缺陷和偏差开展咨询与治疗难以产生令人满意的效果。

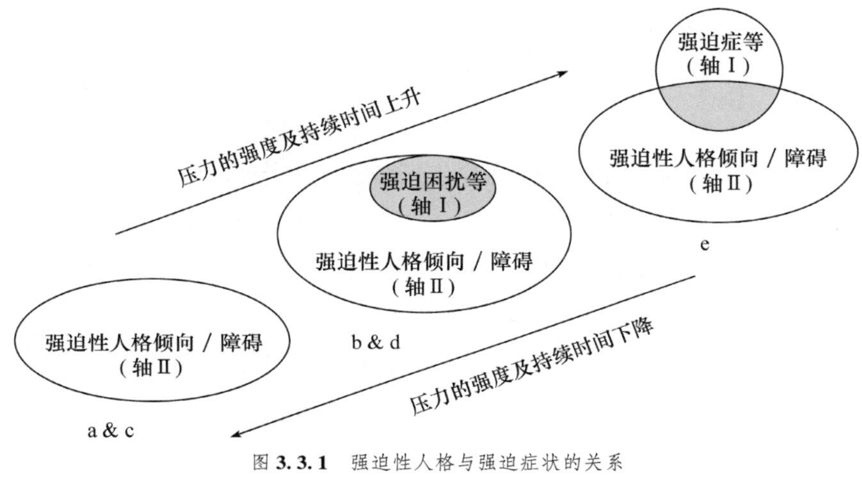

图 **3.3.1**　强迫性人格与强迫症状的关系

短期（半年以内）咨询与中长期（一年以内，一年以上）咨询的区别与联系

半年以内的短期心理咨询主要以缓解压力或减轻症状为目标，这适用于 a~d 类的来访者。对于 e 类来访者，短期咨询与治疗很难产生足够持久的效果，即使通过数月的咨询缓解了压力，减轻了症状，轴 II 症状的反弹与复发往往难以避免。e 类来访者需要的是一年以上的、同时借助药物的长期治疗。对于 c 和 d 类来访者，由于人格中的强迫性已达障碍的程度，数月的短期咨询虽有缓解压力的作用，若想提高社会功能与做事效率，减少神经症状的发生，接受中期（1 年以内）和长期（1 年以上）的咨询与治疗是必要的。

虽然短期咨询的侧重点是压力与症状（轴 I 问题），中长期咨询的侧重点是人格缺陷与人格偏差的修复（轴 II 问题），但在两者之间很难划出一个明确的界限。即使在短期咨询中，咨询的重点也会在两种问题之间交替进行。而且，人格的修复和症状的缓解在某些情况下是一回事。例如，d 类来访者面临压力时在人格障碍基础上产生强迫困扰，直接针对困扰的内感体察固然有缓解之用，但如果人格层面上的改变（如，完美主义倾向的改变）使生活、工作中的责任与要求不再被理解成消极的压力，强迫困扰自然也就得到缓解。在短期咨询中这种情况也是可以发生的。如果一位来访者因为考试的焦虑寻求咨询帮助，咨询师引导他体察焦虑、直面焦虑，焦虑会有所缓解，但是咨询师如果在恰当的时机指出来访者人格中“争一日之短长”“欲速不达”“易受他人暗示”等缺陷，即使在短期的咨询中，它对于人格的触动也对心理困扰的缓解有益，对于患者结束咨询之后的长期影响也是有可能的。当然，人格的修复有赖于恰当的时机。咨询师与来访者就人格问题所做的工作，在恰当的时机就成为对人格的触动与领悟，在不恰当的时机便成了说教，引发阻抗与误解。因此，即使是短期的咨询，咨询师也不可仓促，而应该把对来访者的反馈建立在足够多的共情理解的基础上。

就人格修复来说，强迫性人格的心理咨询与治疗通常包含4个在出现顺序上略有先后但大体上彼此互动共存的成分（见图3.3.2）：（1）理解与判别。咨询师对来访者的症状、动机与人格的运作模式进行深入理解，并在此基础上反馈给来访者，向来访者反馈问题的性质以及强迫性人格倾向/障碍的表现。在这个过程中建立足够好的治疗联盟。（2）解析与领悟。咨询师向来访者解释强迫性人格结构，包括强迫性人格者的自恋结构、自恋状态下的能力动机和关系动机、能力动机与关系动机的互动、自恋结构下的权威畏惧感等，这些构成强迫性人格的总体面貌的内容一旦为强迫性人格者所领悟，便有助于激发自我改变的动机。感受的解析是此阶段使用最多的方法。咨询师对来访者内在动力机制的解析要贴近来访者的经验，要在来访者的反馈中对解释重新思考和整理。（3）修复与成长。针对受损的人格结构进行修复。虽然（1）和（2）也有修复受损人格的作用，而在（3）中常用内感体察和感受的转化等方法，对人格结构进行更为主动的影响。这种影响包括咨询师对来访者的影响，但更重要的是来访者摸索和选择合适的方法对自身的影响。这种改变可粗略分为修复（例如不安全感的缓解，或者曾经具有的、后来被压抑了的自我肯定能力的修复）和成长（例如安全感的逐渐获得，或者过去未曾充分发展的自我体察、自我调节、意志力等能力的重新生长）两种情况。（4）文化的反思。帮助来访者对人格偏差的环境因素（包括文化环境、社会环境、教育环境、家庭教养方式和家庭文化等因素）进行反思。文化的反思是对个体偏差与缺陷的生态的理解（ecological understanding），有助于个体领悟和修复人格缺陷。但这种反思一般要等到咨询的中后期才便于比较多地进行，一则因为只有经过对人格的充分的理解和解析后，人格与文化的互动关系方能比较细致地呈现出来，二则因为只有人格的结构经历了充分的修复和成长，个体方能有效地反思文化对其人格的影响。

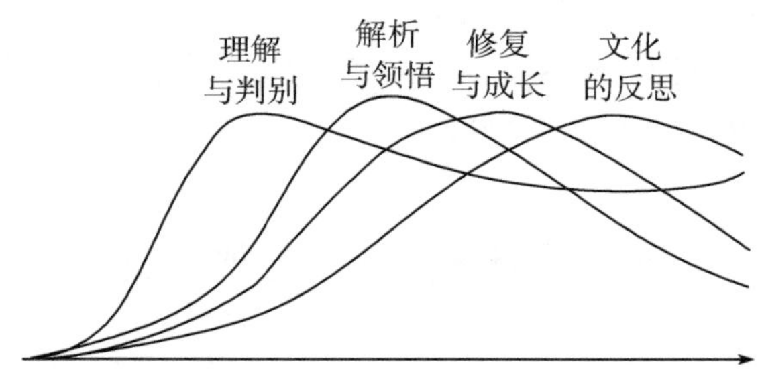

图 **3.3.2**　强迫性人格障碍的修复过程

感受分析咨询与治疗中对来访者人格具有修复作用的元素

感受分析咨询与治疗对来访者的人格具有修复和促进成长作用的治疗元素包括如下几个方面：

（1）具有修复作用的咨访关系的建立。咨询师是作为来访者的有助于人格成长与修复的自体客体（selfobject）而存在的。在咨询师与咨询室构造的承载性的环境（holding environment）中，来访者可以坦陈自己的焦虑、恐惧等情绪，这个过程带来人格中的焦虑自我安抚机制的修复，脆弱敏感的人格结构得以改变。来访者亦能坦言自己的夸大想法，暴露自己展示性的和完美主义的人格侧面。咨询师也可能成为来访者的理想化他者，或者在某些情境下激活来访者的魔化他者感受，因而来访者的自恋结构被激活，自恋式移情关系被建立，在这个基础上展开四极自恋式关系结构的修复过程。

（2）提高个体对动机与人格的感受和反思能力。通过感受的解析、体察，来访者洞察人格内部的动机系统，对热动机、温动机和冷动机等在个体内部形成的感受能够体验和描述。来访者能理解热动机对冷动机的叠加，以及神往与魔化等动机强化现象，在感受层面上理解强迫性人格的动力系统，体察和调整共生、不安全、不完美、强迫、依赖、得失、冷漠、恐新等一系列与强迫性人格特质有关的感受。

（3）感受转化与自我肯定的修复。通过感受分析咨询，来访者能够主动调整人格的动力结构，修复受损的人格，激发新的人格元素的生长。

（4）通过对形成强迫性人格障碍及相关症状的文化的分析，反思价值观，从盲目的积极进取心态转变为道家辩证的心态。

在本章后面各节，笔者将详细探讨感受分析模式的咨询与治疗如何调整强迫性人格的内在结构，修复受损的人格成分。而对文化价值与强迫性人格的关系分析，则留到本书第四篇探讨。

共生感与易受暗示性的分析

强迫性人格者留给人的直观印象是固执己见的。但是对其深入地了解之后，咨询师就能发现强迫性人格者易受暗示，易被他人意见所左右的一面。这两种印象看似相互冲突。但表面上冲突的现象有共同的内在基础。

强迫性人格者易受他人暗示而又固执己见的一个原因在于他们的共生感——这是一种比较原始的与自恋状态有关的感受。笔者有一个案例，它反映了强迫性人格者强烈的共生感。一位来访者在第一次咨询结束后，很想知道我在咨询记录上写了什么。尤其在“主诉”这一栏上是怎么写的。笔者告诉她，按她所说的，是“焦虑不安，难以集中精力”。这位来访者坚决要求我把“焦虑”两个字涂掉，因为自己的焦虑问题“已经解决了”。笔者没有表示同意，这位来访者就迟迟不肯离去。

这位来访者说，“焦虑”二字写在咨询记录上，就让她觉得很不安，让她觉得自己就是焦虑症患者了，如果把这两个字涂掉，就觉得自己没有那么严重。这位来访者的自我与周围的世界几乎没有明确的界限。外在世界的变化，很容易就搅动到她内心的安宁。她告诉咨询师，她的合住者在寝室里说话，她就会大受打扰。她坐的课桌——能够同时坐五个人的长排桌——如果有一个听课的人晃动，她就不能集中精力听课。当她看到宿舍的窗户上有一个一厘米长的划痕，就挥之不去地想到整个玻璃窗会突然爆裂，于是就用透明胶带一遍又一遍地去粘贴这个划痕……

从这个来访者的症状，可以发现她极端的共生感：周围世界发生的一切都与她的内心世界亲密联系，她的内心活动被投射在外部世界，并且决定着外部世界的命运，自体和外在世界没有明确的界限。强迫性人格者往往保有这种很强的共生感，人格由共生向分离—个体化阶段的发展过程未能有效完成，他人的言行直接影响着他的内心。与这种易受暗示性具有同样性质的另一个现象是：强迫性人格者会认为自己的言行对于他人或者世界也有强大的影响力。

当来自外部世界的扰动触及强迫性人格者的核心自体时，他会以激烈的拒绝和对抗来保护它。由于强迫性人格者的自体与外部世界的界限的模糊性，核心自体被触及的情况又很容易发生。对于另一个人而言尚未触及自体核心的来自他人的威胁或批评，在强迫性人格者而言已是巨大的心理风险。上述的来访者坚持让咨询师从咨询记录上抹掉“焦虑”二字，就是一个例子。

咨询师应帮助此类来访者领悟共生感，发现世界与自己之间并非同一的关系，自己的心理过程与外在的现实是两种相对独立的存在。

强迫性人格者易受暗示，还缘于不安全感。由于自体与外部世界的界限模糊，且这个外部世界于这位来访者而言是敌意的、侵犯性的，来访者对外部的世界是害怕的。他们很容易因别人的“耸人听闻”的说法而担心。

因为惊慌而易受暗示，是许多人都经历过的体验。当人们生病时，医生的一言一行，都会让病人牢记在心，言听计从，这便是恐惧带来的心态改变。就S而言，她对于未来充满恐惧，对于自己满怀担忧。他人向她指出的种种危险和保险措施当然最获其心。

在咨询中，修复易受暗示的人格，并不是像许多来访者期望的“我如何才能不受暗示”那么简单。从本质上说，个体没有办法把自己彻底屏蔽起来，不受他人的暗示。[①] 但是对于暗示的觉知，是人格成熟的开始。暗示具有煽动性，而正常的怀疑精神能够改善人格中易受暗示的弱点。在暗示发生时，

---

① 作为暗示性的来源的“他人”甚至可以不必在场，“破窗效应”便是一例。社会学家 Wilson 和 Kelling（1982）曾指出这样的现象：如果一座建筑物的一些窗子破损，没有人去修复它们，就会激发一些人的破坏欲，去打碎更多的窗子。类似的情况比比皆是：被人扔了一小堆废弃物的街角最后演变成了垃圾堆，碎了一扇窗子的汽车最后被人砸成了废铁，草地上被踩踏的痕迹最终被走成一条大道。除了上述这些消极的暗示，积极的暗示也在无形中影响着每个人的生活。我们很容易观察到这样的现象：一个人在肮脏杂乱的房间里听之任之，但如果这个人搬到一间窗明几净的屋子里住，他对环境的整洁可能会变得格外留心，那些在原来的屋子里不被留意的微小污迹也会引发这个人清扫的愿望，这个人甚至会表现得像是有洁癖一样。相对于破窗效应（或破窗理论，broken-window theory），我们可以把这种积极暗示称作“洁屋效应”（clean-room effect）。我们身处种种环境中，即使没有他人，或者他人行为留下的痕迹，仍然会被环境的信息——比如秩序感、凌乱感、不完整感——所暗示，产生情绪的变化。

个体首先意识到自己被暗示了，然后可以把注意力放在被暗示的感觉上。对于那些消极的暗示，个体可以选择不去按照这被暗示的驱使去思考和行动，而是体验这消极的暗示在头脑中煽动的消极感觉。例如，当一个嫉妒他人的人向我们诉说那个被嫉妒者的种种缺点，我们不知不觉地也会产生对那个人的负面印象——尽管这种印象没有足够的根据——但是我们不妨把注意力放在那个嫉妒者通过语言向我们传递过来的他对于他人的消极态度，这种态度通过语气、姿态和神情，直接在我们头脑中种下消极的感受和情绪。我们无法阻止这种消极感受的发生——因为语气、姿态和神情对他人的感染会越过理性的判断——但对于这种感受的注意，能够削弱它对理智判断的蛊惑。

不安全感与安全感的平衡

不安全感（sense of insecurity）和安全感（sense of security）是两种不同的心理感受，而不是一种感受的两个极端。有高不安全感的个体对于世界的认识是消极的，担心来自世界的伤害。有高安全感的个体对世界的认识是积极的，感到来自世界的支持。不安全感高并不意味着安全感低，反之亦然，不过当个体的不安全感被激发时，安全感也就难以发生作用，当安全感被激活时，不安全感也就不那么活跃了。安全感与不安全感也可以同时激活。比如，当来访者首次坐在心理咨询室里做咨询时，可能感到咨询室的布置与环境带来的是安全感，但同时也可能感到跟一个不熟悉的人谈话不安全。在一个总体上感到安全的环境里谈论、袒露内心的不安，这是心理咨询与治疗发生作用的整体框架。①

不安全感是强迫性人格的心理咨询中最需要面对的一种感受。不过，在强迫性人格障碍的治疗中，不安全感的消退，有时只是治疗工作的一半，如果在患者的人格结构中原本缺乏安全体验，安全感并不会在个体的不安全感消退之后“浮出水面”。

---

① Winnicott（1965，1971）曾把这种性质的环境和框架定义为“承载性环境”（holding environment）。

并非所有的不安全感都不具有合理性，内感体察技术针对的是强迫性人格者的过分的不安全感，这种不安全感是无所不在的、无名的、过分强烈的。当强迫性人格者发现低安全感、高不安全感是自己的强迫性的一个源头，一般都会急切地问：怎样才能提高安全感呢？你能否帮我提高安全感？

这个理所当然的问题却并不好回答。强迫性人格者体验到大量的不安全感，却很少体验到安全感。所谓的“提高安全感”，其实是两件互相补充又相互独立的事情，一是在内心种下安全的种子，一是让内心的不安全感逐步消退。

不安全感的类型

针对不安全感的咨询工作，可以帮助来访者通过感受的解析，首先觉知不安全感的不同类型。对于个体来说，多种类型的不安全感可能同时存在，并且相互交织，但在这些类型中做出区分，对于咨询与治疗是有用的。

某些不安全感是人类的本能反应，例如我们对蛇、蝎、蠕虫等动物的不由自主的害怕，站在悬崖边上或高楼上向下看时的紧张，只要没有超出一定的强度，都不能说是症状，也无需特别地去治疗和改变。

后天经验和观察到的现实事件导致的不安全感，在合理的范围内，也不应该被视作心理症状。在人际交往中，当人们碰到了情绪一贯不稳定，或者有偏执、攻击倾向的人，就会感到不安，不愿和他们多接触。这就是从现实中体验到的不安全感。如果这种不安不是泛化到与其他人的交往中——泛化，在创伤性体验之后的个体中，或者在成长于具有情绪不稳定、偏执或攻击倾向的照顾者的家庭中的个体中，其实是比较常见的——我们应该把它归于适应性的心理反应之列。

人类当然应该在本能反应和现实的情绪体验之外，还学会应对世界的理智的态度和情绪。如果一个人碰到毒蛇猛兽能够理智地处理，能够很好地驾驭自己和难相处之人之间的关系，的确值得羡慕。可是在强迫性人格障碍的咨询与治疗中，最紧迫也是最应该关注的，还是那种“夸张的不安全感”。这种不安全感与个体的现实处境不相称，在强度上和广度上都超出了正常心理和生理能够承受的水平。夸张的不安全感是本能的不安全感或现实的不安全感的强化与泛化，它们的发生有多种可能性。

成长于照顾者的不安全感浓烈的家庭中，个体通过与照顾者的互动以及对照顾者的观察，习得这种过分的不安全感。这种源自照顾者的不安全感往往根深蒂固，不过它未必在个体的早期生活中表达出来——青春期的青少年甚至表现出相反的模式，做出大胆冒险的行为，与自己那个保守的、谨小慎微的家庭环境格格不入——及至一定的年龄，尤其是青春期的反叛结束之后，早年习得的不安全感就可能逐步成为人格的核心动力。

除了照顾者的人格偏差（不稳定的情绪、偏执和攻击倾向等），照顾者的社会阶层以及照顾者秉持的价值观，也对照顾者的养育行为中的不安全感的发生起到推波助澜的作用。中国的中产阶层的父母对子女的健康、营养、成绩、人际交往、异性关系等等，无不保持着高度的警惕和全神贯注、贯于付出细致入微的关心。中产阶层自身的强迫倾向，维持中产阶层的社会地位必然付出的情绪代价——焦虑不安——以及中产者在子女教育中的高责任感，这些因素使这个社会阶层中的大部分个体的养育行为都弥漫着不安全感。

我们还应该考虑到整体的文化传统对夸张的不安全感的塑造。例如，权威主义文化鼓励个体对权威的崇拜和畏惧，认可乃至主张有权威者对无权威者的压制态度，这些文化传统强化个体面临权威评价时的不安全感，以及促动此种不安全感的泛化。

对不安全感的调节

觉察夸张的不安全感，嗣后的工作是，转变对不安全感的态度。这意味着在夸张的不安全感激活时，意识到它的不合理。个体发展出这样的内部对话：你很可能是多虑了，是你性格中的担心让你的不安全感又抬头了，实际上这件事未必有那么不安全。然而一个人的内心未必肯倾听这种声音，站在这个声音对面的，是强大的焦虑，它会找种种看似合理的借口让人继续焦虑下去。在改变自己对夸张的安全感的态度的过程中，个体内部会产生一些冲突（这些冲突甚至会转移到梦中）。最典型的冲突是：个体不能确定自己的不安全感是否真的被夸大了。强迫性人格障碍者对于自己心理状态的观察难得理智。所以这种冲突也是很正常的反应，在一段时期内，个体应该容忍这种冲突的存在，直到他对于不安全感的认识逐渐建立在现实的基础上。

作为咨询师，对于那些用看似合理的理由坚守夸张的不安全感的强迫性人格者，需要耐心等待。来访者想摆脱强迫，却又不敢放弃自己的不安，这就好比一个人想把自己的船开得乘风破浪，却又满载一船生铁，一块也不肯扔到海里。这时咨询师可以告诉来访者：“你其实更接受那种不安的感觉，没有那种不安，你反而不知道该怎么生活了。”或者说：“放弃不安，这么做本身就让人不安。”或说：“一开始你不喜欢不安的感觉，通过一些行动来缓解不安，直至把这些行动贴上积极的标签，然后我们这些习得的行动模式反过来驱使我们去寻找生活中的焦虑并去缓解它们。”这些话听起来可能有点古怪，却是对惯于生活在不安中的个体的心理活动的较为贴切的描述。强迫性人格障碍者对于这些说法往往最终能够领悟。而在领悟之前，他们可能会经历一段时期的拒绝。强迫性人格障碍者，同其他人格障碍者一样，往往着迷于某些非适应性的观念和感受。咨访关系能否正常建立起来，咨询能否走入到深刻有效的状态，有时也的确有赖运气和机缘。

有些来访者通过对夸张的不安全感的补偿，在生活、工作和学习中获益。一些工作狂类型的来访者会报告说，自己之所以这么努力，是因为担心如果不把所有的精力都花在工作上，就会被淘汰、被解雇。一些从事文学、艺术、哲学等工作的来访者会说，自己之所以从事文学、艺术，或者对形而上学的问题做出坚持不懈的思考，是拜内心的不安、焦虑所赐，是它们促使自己全神贯注于这些活动。他们甚至担心经过心理咨询，变得心态平和之后，创造力或者创作的欲望也随之被削弱甚至消失。

的确，在历史上许多有高度创造性的人，他们的不安全感都高于普通水平。不安全感仿佛一粒沙子，落在贝壳里，出于对它的补偿，结果造就了珍珠。但是如果通过心理咨询，夸张的不安全感得以削弱，个体的创造力是否就消失了呢？似乎没有什么证据能够表明这个担心的现实性。在心理咨询中，我们能发现，许多来访者的“沙子”已是硕大的顽石，根本产生不了珍珠。不安全感过高，变成完美主义者，结果是只要不能做到最好，或者担心不能做到最好，就干脆不做，很多人的潜力和创造力因此根本得不到发挥，或者受到显而易见的损害。

对不完美焦虑感、完美冲动的体察与解析

不完美伴随在人类一切的日常生活中。文稿上的错别字、手机上的划痕、雪地上的黑脚印、苹果上的斑点、密友间的小摩擦、亲人的缺点，凡此种种，皆能让人的完美感遭到破坏。这种正常的感受在某些情况下、对于某些人会发展成显著的焦虑感。此时，事物的不完美唤起的不是轻易可以摆脱的不安，而是一种尖锐的不完美焦虑。并且这种焦虑的强度与事物的不完美带来的真实后果并不相称。强迫性人格者最经常体验到不完美焦虑感。

笔者的一位来访者在咨询室的墙上发现几处不易察觉的污迹，就变得坐立不安。虽然咨询室的墙就整体而言相当干净，但一点点污迹足以让她的注意力大受干扰。另一位来访者说，晚上入睡前如果想到自己屋子里的东西未能各归其位，就无法入眠，一定要在室中四处查看一遍，把每样东西放在它应该的位置才行。这类个案在笔者的咨询与治疗中所在多有。

强迫性人格者会牺牲做事的效率和生活的乐趣，极力弥补、挽救一些并不重要的缺陷和错误。笔者编制的《不完美焦虑问卷》（详见附录四）把不完美焦虑概括为如下一些表现：

(1) 一旦发现自己已完成的工作不够完美，会感到很沮丧。

(2) 即使别人指出一个很小的错误，也会感到很不高兴。

(3) 如果一件事没做到十全十美，就会觉得自己做得很差。

(4) 经常因为自己在人际关系上处理得不够完美而自责。

(5) 自己喜欢的人如果有一丁点儿缺陷，也会很失望。

(6) 自己喜欢的物品如果有缺憾，会感到很不满意。

(7) 如果事先定好的计划在实施中需要变动，就会觉得整个计划都被打破了。

(8) 如果一件事不能做得很完美，就根本不会去做。

(9) 每做完一件事，都会因为它不够完美而感到失望。

(10) 比别人更在意自己或他人的缺点、错误。

(11) 在人际交往中，总是觉得自己或别人做得不够完美。

不完美焦虑大致可以分成对物体不完美、对做事不完美和对人际关系不完美的焦虑。在某些情况下，不完美焦虑还涉及对自己或他人的道德观念或道德行为的不完美的过分焦虑。也有一些人对于自己或他人的体形、容貌抱有完美要求，对这些方面的不完美过分在意。

针对不完美焦虑的心理咨询，传统的精神分析法所主张的分析症状的象征意义的做法——例如采用自由联想法——有一定的效果。例如，那位来访者对墙壁上的污迹的焦虑，被她潜意识中积累的种种不安所加剧。不过，运用感受分析进行咨询，则是从来访者体察不完美在躯体上唤起的焦虑感受开始。体察不完美焦虑，能够松动它的支配性，并且能够通过体察，与潜意识里促发不完美焦虑的心理内容相连接。这能够更准确地触到症状的核心。

在体察之前，需要确定来访者的不完美焦虑的具体内容——这对于不同的个体可谓千差万别。只有了解来访者对于哪些对象会产生不完美焦虑，方能在咨询情境中有效地激活这种感受。

有些强迫性人格者对事物基本形状的完美很敏感，很在意物体的破损、不规则、不对称等。有些强迫性人格者则在做事、学习等方面追求完美，渴望“完美的效率”。一位高中生的强迫观念是此类不完美焦虑的典型例子。每当她听到坐在她前后左右的同学的咳嗽，她就担心别人的咳嗽会干扰她，让她听不到老师的一些关键话语。她担心也许一句遗漏了的话语会影响自己在考试中的发挥，最后导致高考的失利。

随着生活的逐渐富裕，人们对于容貌的完美越来越关注，神经性厌食在中国年轻女性中也流行起来。神经性厌食者对自己的体型的不完美焦虑甚至会促使她做出危及生命的减肥举动。这种焦虑最后可能表现得十分极端：即便她已骨瘦如柴，仍觉得自己“还是稍微胖了一些”。一些患者甚至拒绝食用任何淀粉类食物，就算吃一口米饭，也觉得它立刻变成了脂肪。

对不完美焦虑的内感体察，就是让来访者直面让自己感到焦虑的不完美事物，体察不完美的事物在躯体上引发的感受，并且描述这种感受。

物体的破损和不完整在强迫性人格者躯体上引起的焦虑感，以心脏部位的感受最为明显。来访者最频繁地用“撕裂”“撕扯”“扭曲”“纠结”“不舒服”“难受”和“割裂”等词语来描述它。不完美焦虑的躯体感受的另一显著位置是在头部。当我们体察这种感觉，起初它会变得更明确，也可能更强烈，但最终它会逐渐消退。通过内感体察，强迫性人格者对不完美事物的过分的敏感性能够得到缓解，这种缓解可以迁移到他们对其他不完美事物的感受上。

从动机层面来看，不完美焦虑是动机叠加的结果。我们可以采用感受分析的方法把强迫性人格者的不完美焦虑感背后的动机拆解成动机单元。[①] 以上文那个有强迫症状的高中生为例，她害怕同学的咳嗽妨碍“完完全全”地听到老师讲课的内容，这个感受就建立在一些更为基本的信念和焦虑上。首先，她相信“聚精会神”“完全”地倾听上课的内容，能保证她达到尽可能大的成功。这种看似有理，实则无益的完美冲动源于不成熟的人格，或更确切地说，人格的自恋状态。在针对这个案例的咨询中，起初我们可以把咨询的注意力放在来访者对咳嗽的担心这个感受上，通过内感体察，她对此类干扰会变得不那么敏感。不过更有帮助的是，通过分析这种感受背后的动机，她逐渐意识到自己有一些不成熟的深层动机模式，它是自己人格的核心成分，强迫症状只是人格弱点在压力情境中的外现。

在上面这个案例的咨询中，我们还要鼓励来访者勇于面对放弃完美主义时随之而来的不舒服、不安，甚至恐惧的感受。

上述个体的焦虑包含了至少四种感受：（1）成就动机感受——追求最大的成功；（2）放弃完美主义带来的焦虑感；（3）在听课时因别人的咳嗽给她带来的不完美感；（4）极端化的重要感——对来自老师的讲课内容的价值的神化（一字一句都很重要）。

其中第三种感受是一般人或多或少都有一点的微弱感受，只有它与完美主义动机结合起来，才会具有强烈的、支配性的力量。

感受分解是一种逐步施展的过程，它可以像剥洋葱一样一层层地推进。上面这个案例我们能够看到不完美焦虑之下蕴含着几种主要的感受，这些感受之下的感受，仍可以继续探究。咨询师还可以帮助来访者理解不成熟的动机模式是如何形成的，它与成长环境以及先天气质的关系，例如，注意力失调（ADHD）、极度兴奋性或感觉寻求倾向等气质因素是否强化了人格的偏差。

---

① 这个工作可以与内感体察交替进行。但是如果不完美焦虑的强度大，平心静气的自我分析就不易推进，在此种情况下，不妨先通过内感体察练习来缓解焦虑，然后再着手感受分解的工作。

应对不完美焦虑，除了通过内感体察去接纳这种感受，通过感受的解析去理解感受背后的动机因素，还需要个体对不完美本身形成合理的认识。这些认识包括：（1）某些消极的结果是一定有可能发生的，即使我们做出足够的努力也不能完全避免；（2）我们有能力承受一些灾难性的后果；（3）当我们对一件事有美好期待，希望它变为现实的时候，也要给相反的可能性留下余地，容忍相反情况发生的可能性。

由上述的分析可知，不完美焦虑是对不完美的消极感受，这种感受不单由个体对于不完美的敏感而引起，还由个体追求极大的成功、渴望样样都好的冲动所强化的。如果说不完美焦虑是害怕不完美，那么追求尽可能大的成功、渴望样样都好、越来越好的冲动则是完美冲动。这类动机又被行为决策领域的研究者部分定义为极大化倾向（Schwartz，1968；Schwartz，Ward，& Monterosso et.al，2002；Schwartz & Gottlieb，1980）。[①] 完美冲动与不完美焦虑是交互作用的。

体察和解析不完美焦虑与完美冲动，沙盘是一种很好的辅助工具，第二篇第三章对此已有比较详细的介绍。

应对强迫感

在理智上认为某种行为、想法和情绪应该被放弃，却无法付诸行动，个体觉得自己被驱使着做一些虽不荒谬，但又不足够理智的事（例如工作狂的过度劳碌的行为），这种感受便是强迫感。本节介绍几种常见的与强迫感有关的认知行为模式：强迫性忙碌、过度的“应该”思维、僵化的目标设定和刻板的计划性。

应对强迫性忙碌

强迫性人格者常常沦于强迫性的忙碌。陷于强迫性忙碌中的个体，通过忙碌来缓解焦虑，停止忙碌会感到不安和惶恐。

---

① 行为决策领域的学者定义的极大化倾向这个概念涵盖了完美主义者追求最大最好的倾向，但并未很好地包含完美主义者追求样样都好、越来越好的心态（訾非，马敏，2010，pp.12-16）。

在中国文化里，强迫性忙碌经常被贴上“勤劳”“操心”“有责任心”之类的积极——或者至少中性——的标签。这就掩盖了强迫性忙碌的病理性。细察强迫性忙碌者的行为，我们能够洞悉强迫性忙碌的悖论：一个勤劳的人，其实又很懒惰；他经常陷入到一些忙碌之中不能自拔，可是对于一些需要认真对待的事，他可能又拖延再三。例如在很长的一个历史时期里，中国人勤勉耐劳，但是对于新方法、新工具的创造少有热情，以致生产技术逐渐落后。正如强迫性人格者以强迫性忙碌为防御，用以回避现实和躲避挑战，“勤劳”也成了一种文明用以回避和逃避发展变化的方式。

强迫性忙碌的形成，有文化的强化作用，也有遗传上的生理基础。注意力失调（ADHD）者也容易陷入忙碌和逃避的怪圈。前面的章节里已经说过，一些强迫性人格其实就是以 ADHD 为基础发展出来的。

改变强迫性忙碌的症状，感受分析咨询中首先要做的是提高来访者对于它的领悟，先把“勤劳”“有责任心”之类的积极标签放在一边，客观、理智地观察强迫性忙碌对于生活质量和工作效率的影响，感受那些驱使着自体去忙碌的内在动机。

对强迫性忙碌的相关感受进行内感体察，通常能发现这些感受主要在心脏的部位。放弃忙碌带来的首先是心脏部位的不舒适感。除了心脏，胃部和喉头也会感到不适，头部也有隐隐的担忧。强迫性忙碌也可以说是一种成瘾行为。与强迫性忙碌类似的一个概念是工作成瘾或“工作狂”（workaholism）。笔者认为用强迫性忙碌来描述强迫性人格者的此类行为更合适，因为这种忙碌不只体现在工作上，而是一种在众多领域中都表现出来的人格弱点。例如有些强迫性忙碌表现在家庭事务里。

应对执着的“应该”思维

强迫性人格者倾向于从“应该不应该”这个角度去做判断。当一种“应该”被他人违反，他们体验到比其他类型的人格者远为强烈的愤怒情绪，这体现了他们特别强大的超我功能。但是作为人格结构的一个组成部分的超我的过分强大，会与人格的其他成分——自我和本我——构成冲突。

在强迫性人格的心理咨询中，对“应该”这个概念及其感受进行分析，具有人格修复的意义。如果说受本我所控制的个体活在冲动的世界，受自我所支配的个体活在现实经验的世界，那么，受超我左右的人就是生活在理想和理念的世界。超我功能强大的个体更喜欢理论、道理和完美的典范。他不但贬低本能冲动，也容易对客观现实视而不见，更为忠于头脑中的理想。

在人际关系上，强迫性人格者过度的“应该”思维表现为与人沟通的困难。在笔者的《完美主义研究》一书中有个适于说明此种现象的案例。[①] 这是一位工程师，在人际交往中一向小心翼翼的，经常觉得自己做错了，做得不够完美。举例来说，某天他在自己的工作室里工作到下班时间还没有离开，他手下的一个技工跟他打了招呼先走了。这个工程师忘了像往常一样同技工说再见，觉得自己做得很不妥，当天晚上特意打电话向技工道歉。平时，这位工程师因为担心会说错话伤害到别人或让别人不满，在需要他对他人工作中的问题提出改进意见时，往往含糊其辞，他的这种态度反而让别人觉得虚伪。

一位咨询师曾对上述案例中的工程师说：“你虽然忘了说再见，但是对方恐怕也没有在意，而且也不会产生什么消极的后果。”这位工程师答道：“有没有消极后果对我来说并不重要，关键是我没能做我应该做的事。”

强迫性人格者的“应该感”有三种问题：（1）缺乏弹性；（2）被完美化了；（3）被泛化了。“应该”的内容是一些规范和理想，而规范和理想并不是在任何时候、任何地方都是合理的。强迫性人格者缺乏对这些超我原则的辩证反思能力，他们会说，“我做了应该做的事，所以我问心无愧”，或者说“我做了不该做的事，我感到内疚，觉得羞耻……”他们并不愿意根据实际效果来调整自己的规范和理想。他们会非常固执地认为，随机应变就意味着放弃原则。他们不认为“应该”的内容作为规范和理想，如果不能对个体和群体的生存有所裨益就可以被修改。

强迫性人格者的“应该感”也被完美化了。规范和理想能够唤起人类的审美快感，对强迫性人格者尤其如此。他们享受完美的规范感、完美的理想，遵照规范和追求理想使强迫性人格者感到安全、有意义。如若对规范有所改动、对理想有所舍弃，他们就感到危险、失落。他们对待规范和理想，类似于收藏家对待自己的珍藏品的态度，任何改动都是不敬和危险

① 参见《完美主义研究》（訾非，马敏，2010，p.26）。

的。以审美的、完美主义的态度对待超我原则，在变化多端的现实世界里必然捉襟见肘，因而强迫性人格者往往成长于不需要真正面对现实世界——而是更多地面对理念的世界——的环境中。如果他们陡然从理念的存在状态落入生活之中，难免方寸尽乱。以此考察中国传统社会中“学而优则仕”的知识分子，我们不难找到知行相违的强迫性人格者的大量案例。在现代的社会，中国教育也以学生长期脱离现实接受灌输式的教育为特点，正规教育依然是培育强迫性人格的温床。就笔者临床工作的经验而言，成长于教师和医生家庭的个体，尤其易于罹患强迫性人格障碍。成长于中产阶级家庭——尤其是教师和医生家庭——的个体，在进入成人期之前的漫长时期里往往容易浸淫在理念的世界里。

强迫性人格者的“应该感”经常是泛化的。“循规蹈矩、谨小慎微”之类的词语就是对这种泛化的描述。正如契诃夫《套中人》里的别利科夫，因为担心“千万别出什么乱子”，最终把一切都装进套子里。

强迫性人格者对于“应该”的执着，本身就蕴含着矛盾——因为“应该”是一种绝对化的表述，“应该”与“应该”之间迟早会发生冲突。也正是这种内在的矛盾，有时能促使强迫性人格者反思自身人格的缺陷，产生改变的动机。例如，强迫性人格者会认为自己应该避免错误（或应该把事情都做到完美）。但是，他们同时也承认，人应该有创造性、做事也应该有效率。后一种应该（创造性和效率）与前一种应该（避免错误和完美）不可能总可兼得。当他面对此类冲突时就不得不做出反思。在心理咨询与治疗中，咨询师可以向强迫性人格者指出此类冲突。

应对“目标依赖”和刻板的计划性

强迫性人格者因为缺乏安全感、追求确定性，在做事的时候趋向于采用稳妥、出错率低的方法。因此，强迫性人格者乐于设定明确的目标、设计精细的程序、列出详尽的计划，对待那些探索性的、无法明确目标、程序和计划的事情，他们仍然借助这种方法，而不顾这么做的消极后果。抽象、全面地思考问题，以及整体、大略地评估事物，无法让强迫性人格者体验到确定感和安全感。为了追求安全感、确定感，强迫性人格者设定的目标往往过于具体，尤其喜欢数字化的目标，并且对数字本身有一种魔法般的崇拜。例如，一位大学生来访者告诉笔者，在她准备 TOEFL 考试期间，她要求自己每天记 30 个新单词。随着需要复习的单词越来越多，每天记 30 个单词的目标就越来越难达到，但是她不能放弃这个目标——甚至减少为每天 29 个单词也不行，她觉得如果降低目标，自己就不能通过考试。从这个例子我们能看到，强迫性人格者追求的确定感，或者说明确的目标、程序和计划，并不一定有利于他们的做事效率。他们执着于某些目标和标准，得到的只是心理上的安慰，现实却有可能因为这种执着向不利的一面发展。但是这种不利常常是模糊的、不明确的，而设定高目标带来的可靠感和安全感却是明确的。因此，强迫性人格者感到的可靠反倒可能本质上是一种风险，这也是强迫性人格者的做事风格的一个悖论之处。

强迫性人格者设定的目标往往超出他们的实际能力，这种做法是其夸张欲求和夸大自体的体现，后果经常是欲速不达。目标越具体，也就越折射出急功近利的欲望色彩。上文那个大学生在学英语时，之所以热衷于背单词，乃因为单词可以用数量来衡量，她可以明确地度量自己的进展，她强烈的进展欲也就能得到满足。但是这种做法影响了她的学习效果，因为无法用清晰的数字去衡量的听说读写的能力的培养都被忽略了。

有些强迫性人格者会给人以核板的印象，这个大学生便是如此。她选择不那么聪明的方法学英语，只是为了满足进展欲。不过，强迫性人格者未必不知道更有价值的方法。但这些更好的方法需要更多的脑力，更复杂的分析，这些都会带来不确定感，难以体验到进展感。

强迫性人格者一旦熟练掌握了一种方法，便不愿尝试新方法，即使新方法更简单更有效。因此，强迫性人格者常会执着于陈旧且笨拙的方法，这也是因为学习新的方法意味着不确定性以及失败的可能性。

强迫性人格者也执着于程序和程式。例如，某位来访者曾向笔者描述了他某一天的经历。那天早上他给自己当天计划了三件事，先做 A，然后做 B，最后做 C。但是由于情况的变化，他的这个计划需要调整，如果先做 C，然后再做 A 和 B，当天就能有足够时间完成这三件事。否则，C 就要推迟到第二天去做了。这个调整虽不损害他做事的成败，可是顺序上的改变让他感到挫折不安。他在这种情绪中无所事事地度过了一个上午，到了下午，又因为上午的无所事事而懊恼，最终这一天一事无成。

强迫性人格者做事的这种刻板性，甚至会表现在一些日常习惯上。例如，一位来访者在吃盒饭时，总是按照顺序，吃完一种菜才去吃另一种。另一位来访者甚至连刷牙、洗脸、如厕的顺序都不能改变。

因为执着于程序和程式，对于计划的改变感到不安，强迫性人格者宁愿去做简单、可控的工作，而不愿做常有变动但富有成果的工作。在人际交往中，他们也因为难以适应复杂的人际关系带来的不完美感和变动感，只愿意保持一个非常狭小的朋友圈子，甚至几乎没有朋友。

来访者对于精确的数字化目标的沉溺、对僵化的程序和程式的依赖，是以审美的方式经验现实——或者说用想象来框架现实——这是欲望的盲目性的体现。鼓励来访者反思自己的目标依赖和刻板的计划性，尝试接受世界和自身的变化和变动，承受人格中的刻板性发生松动时内心由此产生的不安感，这些是在强迫性人格的心理咨询与治疗过程中或迟或早要涉足的领域。

调整依赖感

希望得到来自他人的支持，这是人类普遍的动机。在得到支持（包括赞同、帮助、赞美等）之时，个体感到喜悦，觉得自己更强大了。这种对来自他人的积极对待的需要是持续终生的。但这种需求的内容在一生中会发生变化。人类似乎本能地知道个体发展的普遍的步骤，知道个体在某个时期对来自他人的某些支持的需求是正当的，而另一些支持的需求是不正当的。如果一个人在三十岁的时候还不能自食其力，而是像一个三岁的孩子那样游戏度过每天的生活，一切花销由父母承担，他/她的行为就会被称作“依赖”。这个三十岁的成年人在经济上完全依靠父母，这是一种有目共睹的依赖。但是就“依赖感”而言，它绝不是我们平时贴了“依赖”标签的那些人独有的感受。一个四十岁的职场人士，已经在经济上和生活上独立于自己的父母，却又很看重父母对于自己的精神支持，希望他们对他的成就表示赞扬。这种现象一点都不少见。一个五十岁的领导者，可能相当在意下属对自己的认可，为了获得他们的认可，甚至会牺牲一些原则。这些类型的依赖，在感受上与一个孩子对父母的依赖虽有很大的不同，但核心的成分却是相同的，它是人类永远都不会放弃的对来自他者的支持的渴望。[①] 可以说，依赖是人无法消除的本质属性，我们的独立无非相对的独立。成熟的人，无非是以与他的年龄相称的方式依赖着他人——以及被依赖。但强迫性人格者的依赖感则是明显与其年龄不相称的。

强迫性人格障碍者的依赖感有三个偏离正常的方面：（1）在强度上，超过一般人的对于依赖的需求；（2）在性质上，不符合其年龄阶段应有的面貌，滞后于一般的人格发展步骤；（3）在依赖对象的选择上不合适。

从笔者的临床经验来看，强迫性人格者多有高于一般人的依赖感。这种依赖感并不像依赖性人格者表达得那么直露，而是隐藏在理性、冷淡的外在面貌之下。强迫性人格者早期经验导致的安全感的缺乏，不但推动了他去寻求确定性，也促使他去寻求强大客体的支持。当他做出主动的行为，会担心这种主动性导致消极的后果。他会因为自己的错误判断而过分内疚、自责。强迫性人格者夸大失去依赖对象后的风险，也夸大与被依赖对象的冲突导致的后果。

与依赖性人格者不同的是，强迫性人格者的夸大自体并不允许他们安于依赖、顺从的状态，他们时而意识到自己的依赖性并设法独立，甚至以反叛的形式表达独立的愿望，但是面临独立的可能性时，却又不免惶惑。这种独立性是依赖性的独立（dependent independency）——因为依赖，所以渴望所依赖的对象符合其理想，但因对方不符合其理想，而表现出愤怒情绪，做出独立的姿态，或者说，这种独立诉求是对自己的依赖性的防御反应（反向形成）。

反叛在一定时期内和一定程度上使个体挣脱被依赖的对象。但是当反叛者总是试图采取与被依赖者的期望相悖的模式行动——这也就是所谓的反向认同——他有时要付出代价，因为他反对的模式通常并不是一无是处。

但是依赖—反叛—真正的独立（包含了成熟的依赖的独立），这个过程是难以跨越的过程。感受分析咨询可以帮助此类来访者识别和体察依赖感、反叛感和真正独立的感觉，由不平衡的反叛—依赖模式转化为成熟的独立和依赖模式。

---

① 关于人类对于来自自体客体的积极回应的终生需求，Kohut（1984）在不同的著作里都曾有过探讨。

应对得失感与“患得患失”

一个大学四年级的学生 A 向笔者陈述他的困境。他说他对科研感兴趣，想读研究生。但他得知，读研期间，他的经济状况将不会有太大的改善。目前他家里的经济状况不好，他希望能尽快挣钱，回报养育自己的父母。他考虑在社会上找一个收入不错的工作（这个学生的专业能保证他会有一个不错的起薪），但他又觉得自己并不适合在社会上工作，他认为自己不喜欢社会上复杂的人际关系。他说他在实习中看到的社会现实让他颇感失望。对于读研的选择，除了经济上的顾虑，他也担心自己是否能顺利通过入学考试。他的成绩不差，如果正常发挥的话，考上的可能性并不低，然而，正如他所说，“考研这件事很难保证有绝对可靠的结果”。在大学四年级投入考研的准备，他担心自己又会因此耽误了找工作，以至于失去了在毕业时找到好工作的机会。他又考虑出国留学，这条路，似乎既能在经济收入上（如果在国外能拿到助研津贴的话）也能在事业上（做科研）满足他的期望，但他又担心自己外语考试不能过关，“这条路或许会以失败而告终”。来咨询之前，A 曾花了钱去一个职业咨询公司填了一堆问卷，电脑的分析结果表明，他适合从事一种稳定的事务性的工作（例如会计）。这当然不是他所期望的。他来咨询，在说出了以上的担心之后，希望咨询师告诉他应该怎么做，应该选择哪条人生道路。

笔者立刻感到自己被摆在了一个权威的位置。A 想要从笔者这里得到选择的依据。在面向大学生的心理咨询中，以及作为大学教师，不断地有学生把相似的问题摆到笔者面前。他们把笔者当成权威，希望这个权威给他指条明路。可是对于类似于 A 提出的选择难题，笔者无法给出建议，因为 A 的问题并不在于选择什么，而是在于他患得患失的性格特质。

A 考虑的所有这些道路，都没有对错之分。人生本来就充满多种机遇、选择和放弃。如果他带来的是诸如出国选择哪一些心理学研究方向更有可能得到经济资助的问题，笔者愿意给出一些相对明确的建议，虽然这并不是心理咨询师的职业范畴之内的事情。A 不敢用自己的判断做出选择，而把选择之难交给另一个对象，而这个对象，其实不可能比他更了解他自己。[①]

促使这个学生来咨询的动机，是一种让别人代替自己做决定的需要。“你寻找帮助的冲动，正是你的问题所在。”如果这样如实告诉来访者，他们大都感到困惑。所以笔者通常的回应是：“我并不能帮你做出选择，但可以帮助你分析了解你自己的处境。”这种回应，以及咨询师其后的工作，会帮助一部分来访者逐渐明白自己的责任，更加了解自己的个性，从而找到选择和承担的力量和能力。不过仍然有不少来访者，会对这个事实感到失望，继续去寻求能够给他们断然的答案、明确的方向的“人生导师”。[②]

患得患失，是强迫性人格者的一个常见特点。患得患失者，面对想象中的得与失，像现实中的得与失一样感到焦虑。选择了 A，就意味着失去了选择 B 的机会。但是，B 与 A 有多大的不同呢？在一种强迫性人格者而言，选择了 A，A 就失去了魅力，变得平淡无奇，而 B 就变得充满诱惑力，看上去是比 A 更好的东西了。另一种强迫性人格者把 A 和 B 都看成很好的东西，选择了 A，就失去了 B，没有全部得到，这让他遗憾不已。这两种患得患失[③]的第一种，是更为幼稚一些的人格的特点。在咨询中，由第一种患得患失向第二种患得患失的转变，也是改善的一个标志。对于第二种患得患失，我们不得不说：人生的确就意味着有得有失，我们获得了一个 A，同时也就失去了获得 B 的可能。而“遗憾”这种苦涩的感受，是每一个成熟的人都必须面对而不能逃避的。我们只能对那一去不返的机会表示哀悼（而不是幻想重新得到或者否认它的失去）——这哀悼（mourning）的能力是成熟人格的一个不可缺少的功能。

---

① 这种现象当然不限于大学生，多少成年人，甚至在事业上颇有成就者，也会在抉择之难时，把选择的责任放在一个不靠谱的对象上。

② 社会上不乏那种给别人以断然答案的“人生导师”，他们之所以存在，乃是因为有太多要把自己的责任放在他人身上的追随者和崇拜者。这样一种共生关系，构成了自古及今的、一以贯之的一种人文景观。

③ 选择了一种，而觉得没有选的那个会更好，这种心态是“极大化倾向”（maximization）（Schwartz，2004）的一种表现。

温情表达的改善

强迫性人格者被认为“缺乏表达温情的能力”（见 CCMD-3），但这个说法并不意味着强迫性人格者缺乏温情。如果他们能够把被隔离、压抑着的那部分温情充分地表达出来，就足以明显改善他的人际关系。然而强迫性人格者不习惯表达温情。他们面对需要表达温情的场合时，有一个被想象出来的隐藏的观察者会以否定的态度看待这种表达。

强迫性人格者努力做出符合社会规定的外在行为，而敏感的他人却能够看出表演的痕迹。这就构成了一个悖论：强迫性人格者并不缺乏情感，但是他表现出的情感，却又往往是伪装出来的（因而不能称之为“表达”）。这种伪装，与表演性人格者的类似做法的不同之处在于，表演性人格者并不缺少表达情感的能力，他只是无意识地利用了自己的情感表达。而强迫性人格有意无意地做出有情感的样子。

人们认为表演性人格者的情绪虚假，是因为表演性人格的情感表达是夸张的，这种夸张让他人觉得他的情感表达其实另有用途。例如，一个因为婆婆的压制而出现癔症性情感爆发的媳妇，其隐藏着的自我似乎在说：“我就这样了，看你怎么办！”敏感的他人知道这种情感爆发不仅仅是痛苦的宣泄，它还另有用处——用以打击那个压制者。而我们从强迫性人格者那里感到的是，他的情感体验是不足的，甚至是缺失的，只是做出了与应该表达的情感相一致的外在行为。观察者对于两类人格者的情感表达产生相似的感觉：面前这个人的行为别有用心。但是这种相似的背后却是根本不同的发生机制，或者说，这种相似性只是一种错觉。

加重这种错觉的是：强迫性人格者并非总是缺乏情感，当他们有意识地调动自己的情感，而充沛地表达了自己时，就与表演性人格者更加不易区别了。但正是因为这种调动是有意识的，它就区别于表演性人格的无意识的表演性，表明了强迫性人格的情感表达问题源于强势的自我和超我，而不是表演性人格者过于弱化的自我和超我。

随着受教育程度的增加，个体就更少地表现出表演性人格倾向而更多地表现出强迫性。关于这个现象，笔者认为——与上文的观点一致——并不是人的情感因为教育而缺失了，而是因为教育而转化了。强迫性的思虑与行为，就是这些被隔离、压抑的情感的曲折表达。

强迫性人格者在情感需要表达的时候受到抑制而不能自如地表达出来，但是在另一些情况下，他们的情感却无法受到理智的控制。面对挫折或自己和他人的不完美，强迫性人格者很容易被激惹，产生愤怒的情绪。在人际关系中，强迫性人格者对于人际亲和与人际冲突也相当敏感，以至于可能采用一种防御策略：既然我无法恰当地运用自己的情感，那就干脆把它关闭起来。

追溯强迫性人格者的成长经历，往往能发现他们的教育环境对于情感的特殊态度。一些强迫性人格者成长的家庭环境是冷漠的、不鼓励情感表达的。在权威主义文化里，中产阶级正统家庭的亲子关系中，温情的表达受到相当的限制。对于孩子，父母最为关注的是他们的行为是否符合社会的规范。这种规范是抽象而客观的，较少地包含情感的成分。权威主义文化中产生的强迫性人格，缺乏与活生生的他人建立情感联系的能力。①

但是从笔者的咨询经验来看，至少对于有完美主义倾向的强迫性人格者而言，他们的成长经验中不仅仅包含了缺乏人情味的、形而上学的家庭环境，另一些则有与之相反的早期经验，即过分宽容、缺乏原则、感情用事的环境。②

许多强迫性人格者成长于冲突的环境，例如双亲中的一个过分严厉，而另一个过分宽松甚至纵容（有时这是作为对于另一个照顾者的极端严厉态度的补偿而出现的）；或者个体在早期生活的不同阶段，在两种极端的教育环境

---

① 此类强迫性人格者不乏坚持道义的人，甚而作为管理者，因与他人少有情感的联结，而能做到某个层面的公正（尽管他常常给人以一种“不近人情”印象）。

② 这些强迫性人格者虽出自有所关爱（而通常是溺爱）且允许情感表达的家庭中，他们对于温情的表达也抱持消极的态度，把表达情感等同于失控和性格上的缺陷。这些强迫性人格者会采用反向认同（disidentification）这种防御机制，努力避免自己堕入父母的性格状态。在他们看来，父母对他们的过低要求、过分的宽松、缺少规范的教育，无助于他们在生存竞争中取胜——在他们眼中，父母是不成功的，没能给他们提供了“足够好”的成长环境和榜样。他们会格外认同权威人物（例如老师、成功人士、历史人物等）的那些不同于他们宽松的父母的特质，例如严格、认真、有远大志向、追求完美等。他们也会从一些励志的、成功学的和道德教化的读物中认同和吸收这些特质。关于这方面的案例，可参见訾非和马敏（2010，p.66）、Beres（1958）等人的研究文献。

中交替生活（例如，被溺爱的祖父母照顾一段时间，又回到严格的父母的环境中）；有时甚至是同一个照顾者的人格相冲突的两面交替呈现（时而严厉刻板，时而纵容溺爱）而营造的冲突氛围。

在心理咨询与治疗中，咨询师营造的对情感表达的宽容氛围，因其不同于来访者成长经验中的压抑环境，而成为来访者逐渐开放自己、在情感上重新成长的摇篮。咨询师鼓励来访者表达内在感受，体察感受，平衡积极与消极的感受，这些方法有助于来访者逐渐接近自己的情感。

对于成长于限制温情表达的环境中的个体，情感表达的改善，往往首先意味着区分不同的情感的能力的提高。这种强迫性人格者有时难以区分各种情感的细微之处，例如在与异性交往中，难以区分异性间的亲密、异性爱和指向异性的性冲动。这使他们为了安全起见，把所有这些温情统统隔离起来。再如，在与权威的关系中，这种强迫性人格者也难以区分关心和逢迎、被关心和被信任等看上去相似的感受。这使他们对所有的权威在一切的场合都敬而远之。

在过分宽松、缺乏规范的环境中成长的个体，也有混淆各种微妙的感受的倾向。虽然此种强迫性人格者，比之于在限制温情表达的环境中成长的个体，在与咨询师建立咨访关系方面相对容易一些，但鉴于他们对不同感受的体察和辨别能力未有足够的发展，在分析治疗中并不容易建立真正的共情联系。他们很可能区分不了亲密和情爱、尊重和逢迎、自信和自负、自强和虚荣等相似却又不同的感受，以至于采用刻板的、固执的和不得体的方式处理自己与他人的情感联系。

强迫性人格者的四极自恋式关系结构蕴含着偏执倾向。这种倾向对温情表达的发展也构成负面影响。当强迫性人格者内在的魔化他者被唤起之时，他们与他人的互动关系就带有了偏执的色彩，以至于把他人——也包括咨询师——中性的、甚至良性的态度和行为怀疑为对自己的蓄意损害。

笔者推测，强迫性人格者在人际互动中的高警惕性、对来自他人的消极对待的担心，与此类人格者对感染、疾病、死亡等生理风险的担心有共同的生理心理基础，皆源于强迫性人格者行为抑制系统（BIS）的高敏感性、易激活性。就笔者的临床工作经验而言，对于生理伤害和人际伤害的过分担心经常在同一个强迫性人格者身上出现，虽然程度上有时有所侧重。有些强迫性人格者对生理伤害的担忧甚于对人际伤害的担忧，有的则相反，也有一些对两方面的担忧都相当显著。有些强迫性人格者有注意力失调倾向（ADHD），他们在青少年期由于此倾向所致的人际技能和冲动控制能力方面的缺损，易引发同伴、照顾者或者教育者的敌意对待，这种经历也可能强化了他们偏执倾向的发展。

偏执性是强迫性人格的一种动力基础。当个体一贯对他人的中性或良性意图存有怀疑，为应对此种怀疑带来的不安全感，他在人际交往中就可能谨慎、周到，以避免触怒他人，并且比较经常地用道德框架去审视他人，表现为道德完美主义或泛道德主义。他也会为了避免遭到自他人的负面评价或"迫害"而在做事方面过于尽责。

强迫倾向又可以反过来强化偏执倾向。例如，当强迫性人格者以脱离实际的完美主义去理解道德，总能够发现他人的诸多自私和狭隘之处，这加重了他对于别人的负面理解。当强迫性人格者对他人的工作设定过高的标准，他人工作中的懈怠或不尽如人意之处也易于被其理解成对他的有意损害。

偏执者夸大了来自他人的负面意图。随之而来的问题是，他通过假设他人的侵害性，以投射性认同的方式反过来"创造"了一个迫害他的环境。他把内心对这个世界的敌意投射给他人，时不时攻击他人以"捍卫"自己，因此激起了他人的愤怒。他所假设的周围世界的迫害性最终可能变成现实。

咨询师在咨询与治疗中可帮助来访者直面、体察、解析和转化"偏执感"①，不过，强迫性人格者的自恋倾向阻止他承认来自他人的迫害乃是自己的偏执感的外投，因而来访者意识到自己的偏执性通常是一个缓慢的过程。

解析与体察恐新人格结构

人类对新事物的反应是矛盾的。新事物既能唤起人的好奇心和兴奋性，也能唤起人的不安全感和恐惧感。就强迫性人格者、尤其是没有完美主义倾向的强迫性人格者来说，他们对新事物的畏惧压倒了好奇心。强迫性人格者

---

① 在咨询中，可借助沙盘等工具激活偏执感。有偏执倾向的个体对于这个世界的敌对感能够通过沙盘模型生动地表达出来。例如，偏执者倾向于用蛇蝎、魔鬼等形象来象征来自周围世界的他人的敌意。

的悉心计划、精心控制，往往出于对变化的担心。他们从改变中感受到的更多是不安而不是快乐。

新事物总是对既有的秩序构成某种程度的破坏——强迫性人格者更倾向于从这个角度看待变化。仅仅把一张桌子从一扇窗户下面移到另一扇窗户下面，就已经破坏了屋内陈设的格局——如果我们不把它理解成一个有趣的改变的话。强迫性人格者倾向于维持既有的格局，只有变化能够带来确切的积极后果、并且没有消极后果的时候，才愿意尝试——即便如此，他们也时常宁愿放弃改变的努力，因为改变总还是会在心理上引起不舒服的感觉。强迫性人格者常常哀叹自己失去了许多的机遇，但即使新的机会摆在面前，仍然会再一次逃避它。

有完美主义倾向的强迫性人格者一方面追求变化和新奇，另一方面又害怕变化带来的风险，因而内心格外冲突。

当然，强迫性人格者对变化的谨慎态度，后果并不总是消极的。他们也因此避免了因为盲目行动而招致的失败。不过，强迫性人格者对于变化的排斥和对于计划、控制的青睐，并不是基于理性思考的结果。过往经历中因为求新求变而遭到的挫败会深切地刻印在强迫性人格者的记忆中并影响他的决策——即使他求新求变的行为总体而言得到的是良好的结果。

许多强迫性人格者在计划与控制感的迫使下的学习、工作和人际交往的效果并不好，但他们并不因为事实上的低效而放弃对于计划与控制的过分追求。这是因为对强迫性人格者而言，与效率低下导致的失望感相比，那种失控、不确定的感觉是更为可怕的。他人一定很难理解一个强迫性人格者为什么要在完成一件工作的时候一定要按照事先定好的顺序进行——尽管对做事顺序的随机应变的改动有可能大大节省时间。但是，如果我们观察过一些1—2岁的孩子对于顺序的苛求①，对于成年人对顺序感的非理性需求，我们也就能够稍加体谅——强迫性人格者所表现出的幼稚的行为，是他们固着于某种感受的结果。这种固着，并不总是因为他们难以适应成人的世界，有时正好相反，成人的世界反倒是更不成熟的，成人对于不成熟的秩序感常有可谓病态的偏好。成人的世界里，某些礼仪、规范和制度即使毫无用处，甚至荒谬有害，

---

① 例如，这个时候的幼儿会因为某些事物顺序的变化而大发脾气。

也会被长期——这个时期有时是以千年为基本单位——捍卫着。在幼儿的世界里这样的情况是绝无仅有的，他们对于某些无用的规则的抱持，会自然而然地松动乃至放弃——如果它们没有受到来自成人世界的强化。①

强迫性人格者对变化感到不安，回避新事物，这会使人推测他们肯定缺乏创造力。事实上并非完全如此。强迫性人格者的内心世界很容易被扰动——世界在不断地变化之中，这些变化不断地挑战着他们既有的认识——为了使内心重新回到稳定的平衡之中，强迫性人格者有可能会殚精竭虑地思索。这种思索有时的确产生了真知灼见，提高了我们对世界的规律性的把握。② 不过强迫性人格者的创造性，更多的是思维上的，而不是表现为对外部世界的改造。他们之所以擅长于思维上的创新，尤其是哲学思考，乃是因为当他们编织出的思想的"外衣"能够包括住现实，现实也就变得似乎能够驾驭，不再是桀骜不驯的了。哲学总是滞后于世界的现实，正如康德所言，它是密涅瓦的猫头鹰，黄昏的时候才起飞。

也正如歌德所言，"理论是灰色的，而生命之树常青"，我们能发现，强迫性人格者受到恐新倾向驱使的创造性活动，时而导致"伪创造"的产生。把自然灾害解释成众神的愤怒，把不幸解释成前世的恶报，诸如此类的理论似乎使人得到了内心的平安和以为对世界拥有了掌控力，却是对我们真实地理解世界构成了阻碍。强迫性人格者急于找到让自己心安的理论，有时会信奉一些牵强的、迷信的说法。③ 这也正是强迫性人格者的另一种悖论：他们看上去很注重理性，远离情感，却又时常做出最不理智的举动。理性与理智其实判然有别。

强迫性人格者的恐新倾向，可以被概括成"恐新症候群"，它包括：求同倾向，害怕变化，对新事物感到不安，热衷于寻求能够解释世界变化的理论

---

① 在此，笔者绝非要说，幼儿的发展，如果没有成人世界的干扰，就会自然而然地沿着最佳的路线进行。没有心理不健全的成年人的消极影响，幼儿罹患心理障碍的可能性自然会大大减少，但是没有健全的成年人作为榜样，幼儿的发展也难免会停滞。

② 强迫性人格者的思维习惯是"求同"而不是"求异"。他们进行创造性活动，主要是求同倾向所驱使。

③ 这可以解释一种现象：一些最狂热的玄学理论的信奉者，却是从事工程科学的知识分子。对于秩序、计划、精确的狂热追求，以及对控制世界的强烈渴望，与对于玄学的渴求，仿佛是出自同一种心理需要。

以获得内心的平衡——哪怕解释是荒谬的。

面对强迫性人格者的恐新倾向，咨询师除了帮助来访者分析恐新心理的特点，还要鼓励来访者在现实生活中面对新事物，体察新事物给自己带来的感受。新事物给强迫性人格倾向者带来的最直接感受是不安感，而且这种感受往往被他们看成出错的信号，以至于唤起更为强烈的焦虑甚至恐惧情绪，做出回避行为。来访者体察被新事物扰动起来的焦虑感，领悟和改变对这种不安感受的态度，而不是在这种感觉的驱使下做出回避的行动去缓解不安，就会逐渐从恐新的习惯性焦虑中走出来。当然，改变恐新人格结构绝非易事。个体对新事物的恐惧感可能会被他所处的文化氛围所强化，个体也可能出于人格特点而有选择地吸收文化观念中排斥变化的内容，甚至曲解文化观念的含义。例如强迫性人格者常把自己的吝啬冠以节俭之名，把保守合理化为“守护传统美德”。

生活方式和状态的改变

强迫性人格者尤要避免以强迫的方式战胜强迫的悖论。笔者接待过一位患有强迫症状的强迫性人格障碍者。为了战胜自己的强迫，他几乎阅读了所有市面上能找到的心理学中文自助图书。而且只要有心理学新书出来，就一定找来读，生怕哪本书中有什么重要的信息自己没能接触到以至于耽误了对自己的治疗。这位患者成年累月地泡在图书馆里，几乎成了心理学家。他对比不同的心理学书籍中的理论观点，对书中的内容字斟句酌，四处与心理学者交流理论细节问题。但他的强迫性人格障碍和强迫症状都没有明显改善。他虽然早已知道他的问题可求助于心理治疗和药物治疗，但他的偏执倾向让他觉得心理治疗师和医生是以赚钱为目的，不是真心为了帮助他。① 他的吝啬倾向也使他不愿在治疗方面付出经济的代价——尽管这个代价在适当的安排下会在其经济承受范围之内。这是个典型的试图以强迫的方式战胜强迫的例子。努力弄清心理学理论的细节，疯狂收集自助书籍，狂热地学习，这些恰恰是强迫性人格障碍的症状表现。他能够针对心理学理论的缺陷和浅薄之处

---

① 正如本篇第二章所言，这种偏执倾向是强迫性人格的潜在构成元素之一。

提出异乎寻常的真知灼见，却应对不了现实事件激起的微小焦虑，不断被强迫观念困扰。对于心理学理论和心理学家们的缺陷，他也表现出了深切的失望。概言之，心理学成了这位人格障碍者的“理想化双亲”，他与双亲的大有缺陷的客体关系被转移到了他与心理学的关系之中。

“以强迫的方式战胜强迫”的悖论还在生理层面体现出来。这位强迫性人格者热衷于思考，在许多情况下，思考是用来消解、战胜内在不安的一种手段，这本身构成固化强迫性的一环。如果强迫性人格者耽于过多的思考，由此导致的大脑的耗竭会反过来加重思虑倾向，以至于难以停止思虑。如果个体能够体验到脑部的疲劳，感受到精力的丧失，在大脑显著疲劳之前就设法休息以恢复精力，就可以防止对大脑的使用超出限度，进而防止强迫人格倾向的加重和强迫困扰的出现。

强迫性人格者习惯于既定的生活方式和熟悉的生活状态，这本身便是强迫的表现。强迫性人格者若不肯有意识地改变生活方式和状态，而是顺从强迫性的驱使，强迫性不可能仅仅通过对它的反思而得到改变。鉴于此，笔者的一个建议是，强迫性人格者应该像对待一种慢性生理疾病一样对待自己安于既定的习惯与方式的强迫性，对待此种“疾病”的良药乃是每日都要尝试对生活中习惯的方式做一些改变，哪怕改变非常之微小。我们可以把“为改变而改变”看成一种思维上的锻炼，有如体育运动一样每日必做①，量不在多而在于坚持。即使做出微小的改变也值得庆贺。

有 ADHD 倾向的强迫性人格者有一种改变的悖论。当他们的欲求和冲动被唤起时②，他们会打破生活的常态，这是他们不同于其他类型的强迫性人格者的地方。但是出于冲动性的行为因其难以随客观现实的演化而变化调节，仍然是刻板固执的，本质上仍是一种保守状态。③ 如果他们试图不顺着冲动的驱使而行动，反倒是一种真正的改变。当有 ADHD 倾向的强迫性人格者的焦虑和担心被唤起时，④ 转而又变得极度谨慎，努力避免风险，渴望安全，因此

① 运动在此虽是笔者援引的一个譬喻，实际上运动本身对于缓解强迫性也有益。

② 换言之，行为激活系统（BAS）活跃时。

③ 我们在生活中和历史上不难发现有些激进改革者的相似悖论：他们以激进的方式保守着。

④ 行为抑制系统（BIS）活跃时。

而采取保守与刻板的做事风格，拒绝改变。概言之，有 ADHD 倾向的强迫性人格者受冲动（BAS）和敏感（BIS）的控制，由一种神经活动状态（冲动）向另一种神经活动状态（敏感）的转换比较困难，把两种状态整合起来也有困难。他们是性格矛盾的人——集胆大冒进与敏感畏缩于一身。

第四章　强迫性人格者常见心理问题和障碍的感受分析治疗理念与技巧

强迫性人格者常见的心理问题和心理困扰包括压力、拖延、A型行为模式、工作狂、焦虑状态、强迫困扰、抑郁状态等。与强迫性人格有关的常见的心理障碍包括社交恐怖症、强迫障碍、焦虑障碍、心境恶劣障碍、抑郁障碍、进食障碍、某些成瘾行为等。当强迫性人格者面临比较重大或者长期的压力，心理困扰有转化为障碍的风险。

本章将探讨在强迫性人格基础上产生的心理问题、心理困扰和心理障碍的感受分析咨询与治疗。当然，以上这些心理困扰和障碍并非只能在强迫性人格者中产生，如果这些困扰与障碍并不是在强迫性人格的基础上产生，本章描述的方法就可能不完全适用了。

笔者在这里特别指出，强迫障碍、焦虑障碍和抑郁障碍等，如果达到诊断标准，即使发病的人格基础是强迫性人格，也应该求助精神药物治疗，并辅助以心理治疗。

当然，所有符合神经症①诊断标准的心理障碍患者都应该被建议去精神科诊断治疗，对于那些症状出现的时间不长（一年以下），严重程度尚不太高的来访者，心理治疗的效果往往明显。当来访者的压力得到缓解，症状会出现明显的改善。这类“疑似神经症”者有时对于药物的反应并不好，反倒是心理治疗更有效。因此，本章在探讨感受分析法在强迫障碍、焦虑障碍和抑郁

① 此处指的不仅仅是CCMD-3列出的五种神经症（强迫症、恐惧症、焦虑症、躯体形式障碍和神经衰弱），而是不属于重性精神障碍（如，躁郁症、精神分裂症、偏执性精神病等）的广义的神经症。因而除了五种神经症，还包括应激相关障碍、心理因素相关生理障碍（例如神经性厌食障碍）等轻性精神障碍。

障碍治疗中的应用时，集中于介绍如何通过感受分析法缓解这几种障碍的相关症状。严重的强迫障碍、焦虑障碍和抑郁障碍的治疗必须借助结构化的治疗方案（包括药物的使用、心理治疗、生活环境与人际关系的改善等诸多方面的综合与整合）方能产生稳固的疗效。①

针对在强迫性人格基础上形成的心理障碍的感受分析与针对强迫性人格障碍的感受分析在操作方法上并没有太多的不同。但是对于在强迫性人格基础上产生的心理障碍的治疗，内感体察的成分可以更多些。这些障碍表现为激烈的内心痛苦和冲突。社交焦虑中的躯体反应、焦虑障碍中的担心、不安和惊恐、强迫障碍中的担心和冲动、进食障碍中的进食与催吐的冲动，这些都是强烈的感受。咨询师和治疗师应该鼓励来访者直面这些感受。不直面这些感受，它们就会以强烈的方式驱使来访者做出行为。

“以平常心关照自己内在的消极情绪，跟踪它的变化，不躲避也不自我诱导”，这是内感体察的关键主张。内感体察，正如许多此类方法，有可能被神经症患者（尤其是强迫障碍和焦虑障碍患者）作为一种自我改变的“手段”，把它当成“手术刀”来使用，想通过这种方式快速“消灭”症状。有了这种动机，反倒不利于症状的缓解。推动一个人用内感体察来“消灭”感受的动机，恰恰就是强迫性动机。被强迫性动机驱使着去消除强迫性动机带来的焦虑感受，反而可能加重焦虑。

这里要再次强调的是，有高度自我暗示性、有疑病倾向的个体，对自己的内在感受有一种病态的关注。他们甚至能够诱发躯体产生强烈的感觉，对于此类来访者，使用感受分析法应该格外慎重。

对于焦虑和抑郁程度过高的来访者，尤其是同时具有较高的依赖和自我暗示性的来访者，咨询与治疗的早期当以缓解症状为首要目的，对消极情绪的体察、对深层的创伤体验的直面和挖掘都应该从长计议、放慢节奏，注意根据来访者的反馈及时调整方式。

---

① 限于本书的整体框架与篇幅，笔者不探讨如何在医学模式中融入感受分析法辅助治疗严重的强迫症、抑郁障碍和焦虑症。笔者期望在将来的专著中能以案例的形式详尽探讨。

压力感

从笔者心理咨询与治疗工作的经验来看，人们最常面临的压力大致有如下几类：经济压力、被评价的压力、绩效压力和道德压力。经济压力是个体试图改善收入水平，并体验到收入不足以满足需要时感到的压力。被评价的压力是个体试图获得他人积极的评价，同时也担心他人消极评价时体验到的压力。绩效压力是个体为自己设定工作/学习目标，并担心目标不能顺利实现而感到的压力。道德压力是个体担心自己不能达到被自己或他人规定的道德要求而体验到的压力。这些压力经常是交叉重叠出现的。比如，绩效压力可以与经济压力叠合共存，因为在某些类型的工作中，绩效的提高也意味着经济压力的减小——获得更多的报酬。

如果从压力产生的情境来分析，可以把压力概括为更为细小的种类。例如：权威压力（在权威面前感到的压力），竞争压力（面临考试、竞赛等竞争情境感到的压力），人际关系压力（人际环境中感到的压力），爱情压力（试图获得爱的对象的认可，同时又担心对方不欣赏自己而感到的压力），群体压力（做出符合群体规范的行为的压力），超越自己的压力（希望做得比以前的自己更好的压力）等。

人们大多期望得到权威的赏识、在竞争中成功、获得他人的认可和称赞、得到伴侣的钟爱、达到道德的完善等。这些期望在转化成努力的动力的同时，也唤起人们对于相反的结果（被贬斥、打败、否定、藐视和谴责等）的恐惧。压力与单纯的担心的区别在于，后者唤起的愿望是离开刺激源。而压力的来源是个体不但不能离开，反而还要趋近的对象。寻求心理咨询帮助的来访者大多明白，压力既有消极又有积极的效果。它激发人的紧张焦虑，同时又是行为的动力。

强迫性人格者面临压力时，他的人格特点会放大压力的强度，扭曲压力的性质，使压力从动力变成阻力，更不利的则是诱发心理和生理的疾患。

针对强迫性人格者的压力进行咨询，要从理解压力与人格的关系、体察压力、分解与压力有关的感受和动机等几方面做工作。

理解压力与人格的关系

一位有强迫人格倾向的来访者在大学毕业前来寻求心理咨询帮助。他担心自己找的第一份工作不理想，从而影响到他一生。在这之前他参加了某个教育公司举办的就业培训。培训师言之凿凿地说，大学毕业找的第一份工作十分重要，它会决定一个人的一生。这个说法当然是靠不住的。目前社会上的许多关于择业、励志之类的公司，常常向人们兜售一些似是而非的“理论”。人们接受培训，未必不能得到一些帮助，不过这位来访者与抱着“不可不信，不可全信”的一般听众的不同之处在于，他听到“第一份工作决定一生”的说法就信以为真，一定要在毕业时找到一个“最好”的工作，觉得若非如此，自己的一生便要被葬送了。

这个学生肯定也听人说过，“好的工作要慢慢找，第一份工作往往都不理想”之类的更接近真实的说法，但是头一种说法能说到他的心坎里去。作为有完美主义倾向的强迫性人格者，他相信“好的开始是成功的一半”，认为人生应该是从成功到成功，所有的失败都是因为一个人没有足够努力。他的人格倾向让他比别人更容易被一些耸人听闻的“道理”所暗示。

虽然这位来访者咨询的目的是就业压力，他的人格缺陷才是问题所在。这种压力咨询虽很难以长期的针对人格障碍治疗的方式操作而是必须短期完成，咨询师也应该提醒这位来访者他的问题的深层原因是什么。

在不可能进行长期咨询的情况下，咨询师可以就此种压力与人格中与它相关的成分进行探讨。这种做法不会改变来访者整体人格的强迫性，但可以缓解他的现实压力，提高应对当前的压力的能力。并且，从长远来看，咨询对于人格的扰动，在来访者结束咨询之后仍然存在，有可能继续推动人格的成长。

就这位来访者而言，毕业时的第一份工作就应该是最好的，这个信念与他的人格有复杂的联系。人格中的有些完美主义思维模式是来访者能够直接感受到的，例如，“好的开始意味着今后的成功”“不要输在起跑线上”等。当咨询师说，人生有起伏，事业有涨落，谁也不可能永远都处在最佳位置，来访者回应说，他不愿接受这种可能性，他希望尽自己的努力，让自己一直保持着成功。这是强迫性人格者的一个特点：他们相信通过自己的努力，可以把握住整个命运，即使付出巨大代价——经常地处在高度压力之下——也在所不惜。但实际的情况却是，他们并不能把握住整个命运，过度的压力反倒让他们命途多舛。

体察压力感

一旦一种压力形成，它就在人的头脑中产生了感受的淤积。应对压力的另一种有效的方法是体察压力感受。

由于压力不像抑郁、焦虑、愤怒情绪或者成瘾冲动那么强烈，当来访者谈到自己有压力的时候，并不一定能体验到压力感。笔者在咨询中问："当你说感觉有压力的时候，是哪儿有感觉呢?"或者问："当你感觉有压力的时候，身体上什么地方有反应?"许多来访者并不能立刻明白这是什么意思。

虽然强迫性人格者备受压力的驱使，却难以明确地感受到压力在躯体层面上的反应。强迫性人格者的注意力往往集中在压力产生的结果——思虑、担忧——之上，并且通过行为去补偿这些忧虑。

强迫性者并不是对所有心理过程在身体层面上的反应都不敏感，当压力达到极高的负荷，出现焦虑、恐怖的症状，来访者便能够诉说自己"感到恐惧""感到害怕"。此时咨询师追问他们哪儿有感觉，他们通常都能说出心跳、咽部不适、肌肉紧张等一系列躯体反应，但是对于尚未转化成激烈的躯体反应的压力，强迫性者往往说不出具体的感受，他们的主诉是抽象的、理念化的。他们会说"我的压力很大，因为我的目标是……"或者"我希望能……"。这些目标、计划源自压力，却不是压力本身，更不是压力的躯体反应。

压力对于强迫性人格者来说并不只是一种想法，强迫性人格者也并非不敏感的人。他们通常是敏感的，尤其是对消极的信息，但是他们对某些感受是屏蔽的，已习惯于主动回避这些感受。当来访者愿意面对这些感受，它们就会被逐渐意识到。以下是一段在压力咨询中发生的例子，这位来访者对于压力的躯体反应已经能够清晰地感知。

来访者：压力的感觉在我脑子里。

咨询师：脑子里的什么部位？

来访者：正中间。

咨询师：你可以闭上眼睛，把注意力放在这个位置，看看这个感觉，它是什么样的，有什么变化。无论有多不舒服，也不要转移注意力。

（五分钟后）

来访者：起初，它是一个灰色的椭圆的东西。当我把注意力放在上面，它就越来越大，颜色也越来越淡，逐渐就膨胀到整个脑袋，前额和两个眼睛都感到紧张。我坚持注意这种感觉，它持续了一段时间，就逐渐减弱，头脑也逐渐轻松下来。

与压力有关的动机和感受的分解

压力感至少可以分解成两种感受——正性压力感受和负性压力感受。例如，学生在参加考试时，期望考试成功和害怕考试失败是两种不同的动机，它们激发的分别是正性压力感受和负性压力感受。这两种动机是相互牵连的，一种能够诱导另一种的发生。个体在设定目标、追求成功的同时，也为自己开启了失败的可能性，唤起对失败的焦虑。因而被设定的目标既是趋近的对象，同时也是被恐惧的对象。

设定恰当的目标是缓解压力的一种有效的方法。但是，有强迫性人格者不会轻易采纳咨询师关于降低目标的建议。有几个因素阻碍他们接受此类行之有效的建议。首先，强迫性人格者的自恋倾向使其不能接受自己落后于别人的可能性。他们往往设定极高的目标，旨在证明他们高于他人。其次，一些强迫性人格者缺乏足够的智慧，被成就欲望驱使，不能把目标放长远。急功近利的冲动心态不是咨询师冷静的建议能轻易撼动的。再有，一些强迫性人格者抱有人生神话，盲目相信来自媒体和传说的成就故事并引为人生目标。面对这些阻碍，咨询师的直接建议——降低标准——会被来访者断然否决。即便来访者在理性上认同此类建议，也无法在感受的层面接受之。但是当咨询师帮助来访者分析与不肯降低标准有关的内在阻碍，假以时日，来访者还是能够逐步、缓慢地发生改变，用合理的目标代替不甚合理的目标——尤其当强迫性人格者掌握了感受分析的能力，即把欲望作为反思与感受的对象，而不是奴役心灵的工具时。[①] 根本而言，是否放弃神话，是来访者个人的选择，要超越自己的自恋性、成就欲望和急功近利的心态是需要勇气的。

有些强迫性人格者设定极高的目标是为了避免失败。例如，有完美主义倾向的强迫性人格者生怕各种偶然性将导致失败的发生，于是设定远高于实际要求的标准，认为这样可以减少失败的可能性，“增加保险系数”。有些强迫性人格者的自恋性使其难以真正接受“谋事在人，成事在天”的人生真相，相信自己只要足够努力，其他人犯过的错误在自己这里都有可能被避免。有些强迫性人格者的目标虽是现实的、可达到的，但由于害怕失败，他们依然感受到莫大的压力。例如，笔者在咨询中接待过一个成绩优异的大学生。虽然她几年来每门功课的成绩都名列前茅，但每次考试前，她都担心自己这次会不及格。哪怕是她最擅长的科目，也都让她感到岌岌可危。此类来访者如若不能改变自己对失败的夸大了的恐惧以及发展出足够的安全感，就不可能从容应对生活和工作，而是生活在许多莫名的压力中。

在心理咨询与治疗中，当来访者意识到以上这些情况的时候，未必愿意放弃原先的思维模式。这正如暴食者即便知道肥胖的后果，在感受上却未必愿意放弃进食的快感。不过当来访者意识到他的行为背后的动力模式之后，改变也许会在潜移默化中发生。

拖　延

拖延有多种原因，一些人不得不做某些事，同时又对它们心存反感。在这种心态下，他们难免得过且过——即俗语所谓“磨洋工”。也有一些人，因为缺乏责任感，自设的目标或他人赋托的任务于之而言可有可无，拖延也就顺理成章。不过，这两种拖延，未必会在拖延者内心唤起冲突并激发改变的欲望；他们甚至可能不认为自己是拖延者。

强迫性人格者的拖延则伴有显著的内在冲突。他们容易把事情看得过于重大，以至于很难着手。一些有完美主义倾向的强迫性人格者认为，重要的事应该放在自己状态最好的时候做，结果这些要事总也不能开始——最好的

---

① 笔者认为，在感受分析中，欲望可以成为照亮反思的火炬，而不再是烧毁理智的火焰。

状态似乎很难找到。如果他们开始做事，他们的不完美焦虑就会使他们陷入事情中难以自拔，即便在别人看来已经大功告成，他们也迟迟不能收工，而与此同时，他们很高的成就动机又迫使他们期望自己做事更有效率，这就引发了心理冲突。

有注意力失调（ADHD）或轻躁狂倾向的强迫性人格者会不加选择地着手太多的事情[①]，而且期望每一项工作都能做到十全十美，不肯主动放弃一些事情，这也导致大量的拖延。

概言之，强迫性人格者的拖延，与“磨洋工”或者由于缺乏责任感而拖延，源自不同的心理机制。强迫性人格者并不缺乏责任感，有时反而是责任感过强，他们其实很想完成被拖延的事情。他们的拖延背后掩藏着复杂的动机因素。

以下是一个拖延者的案例。这位来访者是某公司的一位部门经理。五年前，他的一位上司建议他把手头的一个项目扩张下去，并认为该项目很有发展潜力。尽管该项目是来访者自己开创的，在上司提出了扩张的建议之后，五年来他一直就没有动手去做。来访者在其他的项目上做得不错，但是他对此事的拖延一直没有任何改变，这让他感到非常焦虑。

在咨询中，咨询师请来访者描述与这件被拖延的事情有关的念头。来访者首先说的是，虽然这个项目是他自己主动开始的，但自从那位上司要求他做下去之后，他就感到有莫名的压力，以至于“想到它都觉得沉重”。

来访者发现，自己没有开展这个项目的主要原因并不是时间的匮乏，他能花大量的时间在一些并不重要的事情上且不觉得可惜。咨询师请来访者设想一下，如果走出咨询室，马上投入这个项目，会有什么感觉和想法。来访者说，觉得这是在听从某个人的命令，而自己非常不愿意听从他人的命令。

咨询师问：“作为一个部门经理，似乎不可能不碰到要执行上层管理者命令的时候，难道你都会以拖延的方式应对？”来访者说，虽然自己的确不喜欢别人的命令，很多不得不做的事情他还是会去做，有的事他觉得符合自己的兴趣，还是比较主动地去做的。

---

① 即俗语所言“摊子铺得很大”。

“那么目前这个项目，你有兴趣吗？”咨询师问。来访者说，他是有一定的兴趣的，但是又不是他最感兴趣的事，不过如果适当分出一些精力来做，对自己对公司都有好处。

咨询师问他为什么不做，他说：“现在我觉得，其实我最怕的还是这件事将要遇到的困难。但是我更愿意相信自己不做是因为我反感别人的命令。”

这位来访者是一个怕困难的人吗？似乎并非如此，他主动开展过许多困难的工作而且做得很好。

在几次咨询之后，来访者总结了自己拖延的最核心的两个原因：（1）害怕自己做不好，遭到失败的打击；（2）害怕自己陷入到这件事里去。来访者害怕自己这件事做失败了，会导致上司对他的失望。另外，他也怕自己会陷到这件事里去，把过多的时间花在上面，以至于耽误了更为重要的项目。

这两个想法都与强迫性人格者——尤其是有完美主义倾向的强迫性人格者——的心理特点有关。一方面，完美主义者做任何一件事，都希望投入巨大精力以期做到最好；另一方面，完美主义者看待那些对自己来说很重要的事情，容易产生强烈的失败预期。这两方面正是有完美主义倾向的强迫性人格者的高冲动性（追求完美、极致和神话式的成功）与高敏感性（害怕不完美和失败，有灾难化的倾向）的写照。

这位来访者在做不重要的事情时并不会如此拖延①，而面临重要的事，他的完美主义倾向被唤起了。我们能够发现，完美主义者能够很好地完成一些日常琐事，但把重要的事情一推再推，如果他们把这些要事当成平常琐事来做，反倒能够做好。在另一方面，有强迫性人格倾向的拖延者不愿意放弃一些并不重要的事，这与他们患得患失、追求完美的人格倾向是一致的。

理解拖延与人格特征之间的联系，是针对强迫性人格者的拖延问题的咨询中应首先开展的工作。上述来访者通过咨询逐渐明白，自己要么做引发自己最感兴趣的事情，要么做不得不做的事情，如果一件事不属于这两种之一，

---

① 这些不重要的事情虽无太大价值，却能够给拖延者带来成就感。这种成就感虽小，却能够稳定而可靠地得到。这种微小、持续但意义不大的满足，仿佛咀嚼口香糖一般，填补、缓解了拖延者的不安感和失败感。拖延者的这种行为，不妨称之为“口香糖效应”。

而且又有难度，他就不会去做了。[①] 另外，一件自己原本感兴趣的事，由于权威给了压力，他就失去对它的兴趣了，以至于反过来抵制它、反感它。这位来访者人格中与权威的关系是以叛逆为核心的，但是“为叛逆而叛逆”的结果却是：他其实并没有“反抗”了权威的命令和压制，反倒是让对方扰乱了自己的工作。

在咨询中，咨询师应帮助来访者把引发拖延的各种感受逐个剥离出来并体察。上文的这位来访者的拖延背后的这些感受——对权威的畏惧和反抗、对困难的畏惧、兴趣的消退和转移、患得患失、完美主义等——可以逐一进行解析、体察和转化。

拖延者还有一种非常微妙的感受：一旦试图中止拖延进程，他就会比拖延时更为尖锐地体验到时间被浪费的后悔感，出于对这种后悔感的畏惧，他宁愿选择拖延。[②] 拖延背后的所有这些感受——不论显著的还是微妙的——都构成了强迫性人格者的“拖延人格子结构”。通过感受的解析、体察和转化，这种结构能够获得修补。

拖延者人格中缺乏一种活在当下、不计得失、做而不评判的态度。为了培养这种态度，拖延者可以给自己找一件有价值但又不急迫的事，每天只拿出有限的（例如半个小时）时间去做，不论做到什么程度都按时停止，享受做事的过程，而不是做事的成果。

那种凡事都要拖延到最后一刻才能完成的习惯可以通过点滴的改进逐步打破。例如，给应该完成的事情设定一个比截止日期更早的日期，并按照这个自我设定的日期完成任务。再比如，突破自己做一件事必须找到完整的时间和完美的状态的习惯，试着利用零星的时间“零碎地”做事。又如，因对一些事情过分重视而导致拖延的拖延者，可以试着放松自己面对任务时被唤起的重要感和沉重感，磨炼自己举重若轻的能力。

---

① 这一点在有完美主义倾向的强迫性人格者中甚为常见，而且提示构成来访者的完美主义的脑生理基础之一可能是 ADHD 倾向。

② 与之类似的一种感受发生在习得性无助者中，当他们试图改变现状的时候，他们反而担心这种努力揭开了一个令人不安的事实：我其实本可以早就改变现状的。

强迫症状

强迫性人格者在面临压力时，可能会短暂地出现强迫困扰——即尚未达到强迫障碍程度的强迫症状。如果来访者的强迫症状持续时间不长（半年以内），并且每天受症状影响的时间也不长（在一小时以下），心理功能相对完整，生活和工作比较正常，就不足以诊断为强迫障碍。此类有强迫症状、但尚未达到强迫障碍程度的强迫性人格者（简称有强迫困扰的强迫性人格者）在治疗上有别于有强迫障碍的强迫性人格者。对于前者，感受分析治疗可以先从缓解强迫困扰开始，并辅之以人格方面的调整，至于是否建议来访者求助于药物治疗，可视心理治疗过程中症状的改善情况而定。如果经过数月的时间没有明显改善，咨询师应该建议来访者去精神专科寻求药物的帮助。对于有强迫障碍的强迫性人格者，则在治疗伊始就要建议患者寻求药物治疗，心理治疗应与药物治疗相配合。

不论有强迫障碍还是有强迫困扰的强迫性人格者，心理咨询与治疗都要在两个方面做工作：(1) 针对强迫性人格的心理咨询或治疗；(2) 针对强迫困扰或强迫障碍的心理咨询与治疗。一般而言，针对强迫性人格——尤其是达到强迫性人格障碍程度的显著的人格偏差——的心理咨询与治疗是一个相对长期的过程（一般至少一年），针对强迫困扰的治疗则是一个相对短期的过程（一般半年以内）。而针对强迫障碍的治疗，即便在使用药物的情况下，也可能是一个长期的过程。强迫困扰在咨询中一般比强迫性人格问题更容易得到改善。甚至在某些个案中，生活或工作中的压力一旦解除，强迫困扰也不治而愈了。但是如果来访者的强迫性人格问题达到了人格障碍的程度，或者有严重的偏差或缺陷，强迫困扰会随着压力的复现再次出现。为了减少那些有强迫性人格偏差、缺陷或障碍的强迫困扰的发生，针对人格的相对长期的心理咨询与治疗是明智的选择。

咨询与治疗的进程因人而异。有些个体的强迫困扰是最先缓解或消失的，人格问题的稳定改善则要经历更长时期的咨询工作；而某些有强迫困扰的个体，人格的改变与强迫症状的改善是同步的，在长期的咨询和治疗中，治疗的重点会在人格问题和强迫困扰——也就是说，在轴 II 的问题和轴 I 的问题——之间不断摆荡。

针对强迫症状中的强迫观念和强迫行为，咨询师要建议来访者采用不同的对策。就强迫行为而言，逐渐放弃强迫行为、体验放弃这些行为之后产生的焦虑感受，有助于此类行为的消退。但就强迫观念而言，刻意地放弃强迫念头，却可能加重心理冲突，产生更严重的精神交互作用。直面那些被自己有意回避或抑制的念头，体验念头背后掩藏的情绪和动机感受，则有助于症状的缓解。

强迫性人格者往往不能接受自己某些不符合自我或超我要求的念头或感受，极力回避和消除这些念头和感受。但它们由于不被接受反而变得更为强烈。当自我不能接纳自体中不符合超我原则的念头和感受，一些人之常情，例如对于主流价值观、流行价值观的怀疑，对父母的消极看法，对上司、权威的缺点的不满，对于朋友的敌意等，有可能更加频繁地干扰内心，自我不得不调动更多的力量压抑或压制这些念头和感受。① 感受分析主张接纳这些念头和感受的存在，但是并不被这些感受驱策着做出非适应的行为。

也有些强迫性人格者迫使自己始终保持符合超我原则的正性感受，他们会因为在某种情况下没能保持“应该”有的正性感受——例如对父母的敬意、对子女的关心、对同事的友好情谊等——而焦虑。这种对内在正性感受的完美期待，会使他们不能容忍丝毫相反的感受。然而当个体迫使自己保持正性

---

① 除了压制这些念头和感受，强迫性人格者也会采用一种与压制或压抑看上去相似的方式——他会用一种积极的动机所驱使的行为去缓解那不被接受的消极动机。例如一个在人际交往中害怕遭受别人的疏远、抛弃或伤害的人，迫使自己热心地对待他人。此人内心有善待他人的一面（或者说动机），但它被他不断激发出来，用以营造自己与他人的过分亲昵的关系，从而缓解内心对他人恐惧的一面。这是经典精神分析中的防御机制“反向形成”的一种表现形式。这种为了缓解一种动机，而强化了另一种动机的心理过程，也属于动机叠加的一种形式。强迫性人格者采用这种动机策略，虽也有可能引起强迫—反强迫困扰，不过它比采用压制的方式相对而言更少地引发这种冲突。心理活动中更为常见的是，动机叠加和对消极动机的压抑同时存在。

的感受，相反的感受就可能被放大，形成冲突。①

强迫性人格者出于自恋的原因，对于自身人格的缺陷和自己人性的阴暗面会调动“否认”这种防御机制，它亦需调动额外的心理力量，引发内在的冲突。

解析强迫症状的动力机制

咨询师帮助来访者解析强迫症状的发生因素及动力机制，有助于来访者领悟症状的心理意义并探索缓解症状的策略。与强迫症状有关的人格缺陷一方面源自于人格成长过程中自体客体对自体的压制性关系——自我在这个关系中没有成长为独立的、有力量统合整个人格的机制，在另一方面，又源自于自体客体对自体的纵容性的关系。这种矛盾的自体客体—自体关系在几种环境中发生：（1）同一个自体客体对自体既是纵容、溺爱的，又是苛刻、严厉、压制性的；（2）自体同时或先后在纵容的与苛刻的两种自体客体环境下成长。

纵容、溺爱的自体客体催生了古老的夸大自体——也即自恋状态的自体——的维持与强化。当个体的溺爱性的自体客体环境被撤出，个体为了重新获得那种“完美的”来自自体客体的回应，会做出超乎常人的努力。自恋于是成为一种强大的心理推动力。

① 强迫性人格者维持正性感受的另一方式是采用一种特别的“动机填补”策略——动机替代——即用一种正性动机替代另一种正性动机，产生“替代性感受”。例如，一位母亲发现自己对已是青春期的女儿没有以前那么关爱了，但她认为作为母亲，应该始终和女儿有亲密的关系。在内疚的情绪的推动下，她把注意力放在女儿的成就目标上。她对女儿的人生追求变得比以前更加关切，过分积极地介入到女儿的学习、考试和专业选择上来。女儿对母亲的感受是：母亲忽然变得比她自己还要关心她的未来。她的未来似乎成了母亲的未来。这位母亲把对女儿的关爱动机替换成了成就动机，这么做虽然让她保持了对女儿的关切，但是这种为了保持正性的感受而采取的动机替换未必有积极的后果（在本书第四篇第一章的“施惠者偏差”一节，笔者还会对这种现象进行探讨）。本例中，母亲与女儿的亲子冲突就因此而变得激烈。一个青春期的女儿需要自己的空间，渴望更多地与同辈交往，这是人之常情。而这位母亲却要做一个符合她的自我理想的完美好母亲，这是她接触过的某种教育理念（例如儒家文化中对母亲角色的完美要求）与她自身的经历（例如在早期的被忽视的成长环境中形成的对共生的渴望）相互促动而成的心态。不过，就强迫症状的发生而言，动机填补较之于其他维持正性感受的策略，相对较少地引发强迫症状。

压制性的自体客体催生了渺小化的自体，这个渺小化了的自体通过自我克制、顺从自体客体的要求而保持其完整性。当压制性的自体客体被撤出，它内化在个体内部的剩余部分如果能继续控制自体，那么个体只是表现为强迫性人格，而不是强迫症状。但如果这种内化并不稳固，人格就必须依靠自我的调节功能维持完整。然而压制性的自体客体在其撤除之前一般不能在个体内部激发出自我的足够成长。由于自我力量的薄弱，自体中那被溺爱性的自体客体培育出来的自恋冲动，以及自体中的那些被压制的、因为自体客体的撤销而变得强烈的其他冲动就与内化在个体内部的那部分压制性自体客体处于冲突之中。未曾足够成长的自我不但不能阻止这种冲突的发生，也不能有效地解决这种冲突，这种状态最容易遭受强迫困扰的侵袭。

有强迫性人格倾向的个体出现强迫症状，多是在生活中出现比较大的压力的时期。沉重的压力导致的精神紧张和大脑的生理疲劳放大了强迫性人格者的内在冲突。[①] 强迫性人格者的强迫症状在压力解除后能够自行消失，内在冲突归于隐性，对个体的现实生活便不构成显著的影响，但是如果压力持续过久，强迫症状就会固化下来，不随压力的解除而消失。

对于尚未达到强迫障碍程度的、有强迫困扰的来访者，理解压力与症状之间的关系，缓解压力，对强迫症状的缓解有最直接的效果。不过正如前述章节所探讨的，压力是与人格结构息息相关的心理状态，在咨询与治疗中，咨询师未必总能在不触动人格结构的情况下帮助来访者缓解压力。对于一些来访者来说，缓解压力的过程就是修复人格缺损的过程。当咨询师在咨询中作为来访者的自体客体，给来访者提供承载性的环境和恰到好处的挫折——而不是重复来访者的压制性自体客体的做法——有助于来访者发展在过去的压制性或纵容性（或两者兼有）的环境中未能充分发展的自我功能，例如，自主性、现实感、理智、思维的辩证性、洞察力、创新性、冒险精神、勇气

① 笔者在咨询与治疗工作中发现，中学生强迫障碍患者首次发病的时间往往与学业压力的陡然增加有关。这种压力的陡然提升，一方面是升学考试临近的现实因素所致（例如升至高三和初三年级，面临中考或高考），另一方面则与个体的内在成就动机的勃发有关。许多强迫症患者在初二和高二时出现成就动机的勃兴，对自己的期望和要求突然提高。因此这种压力突增的现象，应该看成生理—心理发展与现实压力互动的结果。

等，来访者遭受压力困扰的程度与频度就会下降，其应对压力的能力亦会获得提高。

焦虑情绪

强迫性人格与焦虑情绪之间是互为因果的关系。强迫性人格障碍本身就是以焦虑情绪为核心的人格疾患。而强迫性人格倾向也增加了个体的焦虑易感性及罹患焦虑性神经症的可能性（Albert, Maina, &Forner, et. al., 2004; Sanderson, Wetzler, &Beck, et. al., 1994; Sciuto, Diaferia, &Battaglia, et. al., 1991）。强迫性人格者为了缓解不安全感和失败预期而求助于计划性，过分关注细节，追求完美，而过分的计划性、细节关注和完美主义又使他们易于产生对失控和失败的焦虑。

在针对焦虑情绪的心理咨询之初，对焦虑的性质有一个大致的判断，有助于进一步的工作。对焦虑的一种分类方式是把它分成现实焦虑（Freud，1922/2002）、神经质焦虑（Freud，1922/2002）和存在焦虑（Frankl，1984）。

现实焦虑是现实刺激引起的焦虑。例如一个面临失业的人，他的不安和烦恼有现实的基础，当焦虑的源头——失业问题——解决，焦虑自然也就消失了。

神经质焦虑则是与现实刺激不相称的焦虑体验，甚至在没有现实刺激的情况下，焦虑也被激发起来。例如一位担心自己感染艾滋病的来访者，虽然数家医院的检查结果皆显示为阴性，仍然担心医院可能出差错。这位来访者知道数家医院都出差错的可能性也许万分之一，但可能性毕竟大于零。哪怕极其微小的可能性也足以让他惴惴不安。

神经质焦虑的特点是，它对焦虑者的生活没有任何积极意义，对他的生活适应构成了比较大的损害，但是焦虑者难以摆脱它。神经质焦虑往往源于人格上的缺陷。神经质焦虑者的人格结构中缺乏自体安抚（self-soothing）机制，或者在焦虑发作之后这个机制容易遭到损坏。

存在焦虑是涉及人格自身的不可避免的冲突，以及对人与世界关系的本质属性的追问导致的焦虑。这种焦虑在人的青年、中年期会格外尖锐。人生的意义是什么？人的价值何在？人应该为自己和身边亲人的幸福而奋斗，还是应该为群体、民族甚至全人类的福祉而付出努力？人是应该发展自己的创造性，特立独行，还是应该融入群体，成为受人欢迎的人？诸如此类的问题，在笔者面向大学生的心理咨询与治疗中经常被来访者提起。这些问题其实没有答案——如果我们不把宗教的、伦理的主流意识形态给出的主张当成答案的话。

神经质焦虑在精神诊断中被称为“症状”，它意味着这种焦虑是病态的。现实焦虑和存在焦虑通常被视作人的正常情绪反应。其实在神经质焦虑和另外两种焦虑之间很难划出清晰的界限。对于现实的压力，有些个体的反应超出正常的情况，接近于神经质焦虑，但是这种反应随着时间的推移，又能够缓解消失，这些焦虑处于现实焦虑与神经质焦虑的中间地带。例如在 2011 年日本福岛核电站事故发生之后，中国一度出现抢盐风潮，我们不能把这种恐慌视作现实焦虑，但若把它归之于神经质焦虑，又似乎没那么严重。一些过于激烈的存在焦虑亦是如此。对于那些把生活中的大量时间用于思考生活的意义、人生的价值的个体，我们还是要考虑他是否存在某种人格缺陷。比如焦虑性人格障碍者对于生活中的风险有夸张的认识，他们在思考存在主义主题的问题时，也会把这些问题放大，产生远强烈于其他个体的焦虑情绪。

在心理咨询与治疗的实践中，以及在日常生活中，笔者碰到许多意识不到自己人格中的焦虑成分、在大部分时间里都生活在焦虑中却没有自知的例子。个体整个的生活都可能围绕着焦虑情绪组织起来。当个体意识到自己有与现实刺激不相称的焦虑感受，自己对现实的看法涂抹上了自己的焦虑色彩，这种意识对于焦虑情绪就有调节作用。

当然，本文涉及的焦虑问题不是那种在生理层面上已产生了显著改变的广泛性焦虑症和惊恐障碍，对于它们的治疗，往往必须借助药物。

对焦虑情绪的内感体察

运用内感体察法对焦虑情绪进行调节可以按照以下的方式进行。

首先，在咨询室中，来访者找一个舒适的姿势坐好，然后闭目，放松自己的身体。

被焦虑情绪困扰的个体，在最初学习放松的时候，并不能很快进入放松的状态。甚至来访者对安静放松状态的追求，反倒会使他更加不安——

焦虑者感到有“放松压力”时，反而不能放松下来——这是一种精神交互作用。

如果焦虑者出现这种精神交互作用，咨询师可以建议来访者把注意力放在体察这种内在的冲突上。内在的不安必然在身体上激发出种种感受，来访者只需观察这种感受。在这个过程中，不需要求注意力始终能够保持在所观察的现象上，如果发现自己的注意力偏离，只需把它调整回来即可。

当来访者放松下来，或者对放松的压力体察一段时间之后，有焦虑情绪的来访者就能够体验到焦虑在躯体上的种种反应（例如，前额的疼痛、胃部的不舒适感、心脏部位的不舒服、头脑中的麻胀感）。它们是一些未完成的事物唤起的压力感、对可能的消极后果的担心等一系列感受。平时这些感受促使来访者去行动、去做出一些行为（例如强迫性忙碌，抽烟，喝水，咀嚼口香糖）来缓解。在内感体察时，这些感受涌到意识之中，来访者不去做出补偿的行为，只是体验和观察这些让自己不舒服的感觉。

跟踪焦虑感受时，呼吸会变深，但感受分析法不主张故意加深呼吸，也不主张把注意力放在躯体的某个固定的位置——这与传统的正念（内观）是不一样的。笔者在咨询与治疗中发现，呼吸和注意力训练（把注意力放在躯体的某个固定的位置），对于刚接受心理咨询的焦虑者来说，会成为另一种执着，可能加剧焦虑不安的情绪。

笔者建议把注意力转向身体，观察身体，借助内感能力在身体内部漫游，观察、接纳那些焦虑感受在身体上产生的不舒服感受。

感受分析的内感体察与正念的相似之处在于对全身感受的观察，觉知感受的变化无常，学着不去接应焦虑感受的驱动。在内感体察的过程中，来访者要辨别感受的不同性质。有些感受是躯体的生理反应，有些则是情绪在身体上的反应（心理感受）。内感体察着重把注意力放在情绪和动机在身体上的反应。这些反应主要发生在脑部和心脏部位。当注意力放在这些部位，感受到情绪和动机在机体上发生的作用，实际上就是通过内在的感知觉触摸这些感受。这种触摸（或曰体验），会在一段时间里（通常是 10 分钟以内）让这些感受变得更加强烈。体察者只要面对这种不舒服的感受，不去和这些感受抗争，也不去做出一些努力去缓解它们，经过一段时间，不舒服的感受一般会逐渐消退。

放松身体，触摸感受，是这个过程的核心。这里需要特别指出的是，内感体察不是为了“消除”感受、“洁净”自己，而只是观察、面对和陪伴这种感受。强迫性人格者容易带着“消除”“洁净”消极或不舒服感受的目的去体察它们，这就偏离了体察的本意，反倒不能对焦虑的咨询有所裨益。区分生理感受和心理感受，也是为了更好地体察情绪在身体上的反应，如果执着于辨别不同的感受——强迫性人格者可能会要求自己“仔细地”“完美地”区分感受——则对于咨询过程是有害的。如果发现自己承受着区分感受的负担和焦虑，则不如不去辨别。如果体察躯体感受激发了来访者的疑病观念和恐惧，内感体察的方法对他来说就不适用了。

体察，之所以能够有效，不是因为我们采取了什么手段消灭了一种感受，而是把这种感受当成客观的实在来体验，让来访者学会与这种感受相处，以至于这种感受不再以激烈的方式证实自己的存在。体察感受，而不是在感受的推动下去做出补偿性的行为（例如，处理细节，忙忙碌碌），这本身就是一个重大的改变，是一种态度的转变。

在一次咨询中内感体察的时间视焦虑的程度而定。焦虑程度低者，一般10分钟之内就不再体验到显著的焦虑躯体感受；而程度高者，则可能要经过更长的时间。笔者建议内感体察的过程控制在5—30分钟，不论焦虑感受是否减弱。

特别需要指出：当焦虑程度特别高，例如惊恐障碍和严重的广泛性焦虑障碍患者，内感体察不应该在治疗的初始阶段尝试。此时主要是为来访者营造一个安全的环境，倾听来访者谈论感受。此类来访者因过于紧张不安，以及对陌生环境的戒备，很难有效地管理自己的注意力。另外，咨询师应该推荐严重焦虑者接受药物治疗，辅之以心理治疗。

在实际生活中的内感体察

当焦虑感受推动来访者在生活中不得不做出某些补偿行为，来访者会感到自责、内疚。例如内在的不安和空虚感驱动着暴食者购买和吞食大量食物之后，他们便转而对自己批判和贬损。但是这些在补偿行为发生之后的自责和贬损是没有用处的，当不安和空虚感再次出现时，贪食者并不会因为曾有的自责和贬损而放弃暴食行为。

真正有作用的，是在不安和空虚的感受出现的时候，运用内在的感知去体察这些感受。体察感受的同时，一些认知和行为上的改变也会有所帮助。即使来访者因为焦虑的感受过于强烈而不得不做出补偿行为，伴随着这些行为的一些微小的改变也会对将来构成积极的影响。例如，暴食者在购买食物和进食之间延长了等待的时间，或者减少了进食的数量——即使这种减少是微不足道的，其心理意义却是重大的。再如，一位具有轻微强迫症状的强迫性人格者，离开一个地方之前总是要反复检查多遍，“确保”自己没有遗落东西。他离开一个地方时，就会有一股焦虑情绪不由自主地被激发出来，这种情绪促使他回头去检查。他虽然觉得检查行为有点过分了，并不能阻止自己停止去检查。即便如此，伴随着检查，来访者如果能够设想，即使自己丢失了什么，也不是特别贵重的东西，是自己的不由自主的恐慌情绪激活了“丢失感”。这种想法不会阻止当下的行为，但是却会产生潜移默化的影响，在性格里融入不同的感受，这个人的性格会悄然发生改变。

在此要强调“微小的改变”和“潜移默化”的重要性，因为另两种情况在咨询与治疗中时有发生：(1)来访者迫使自己不去进食，或者不去检查，一时间似乎变化很大，进展很快，而随之而来的却是症状强有力的反弹；(2)迫使自己不去进食，或者不去检查，而暴食和检查的冲动又是极端强烈，于是形成了强迫—反强迫，或精神交互作用，反而使症状恶化。

通过感受分析调整动机和情绪的模式，恰如一位母亲应对一个任性的孩子，纵容和无情的控制都难以培养孩子对于欲望的自我调节能力的提高，循序渐进的塑造才是帮助孩子形成自主的、协调的人格结构的唯一途径。

内感体察的关键在于观察情绪在躯体上的表现及变化，这种观察体现的是对自己的消极感受的直面和正视。而急切地试图放松下来，试图迅速达到“疗效”，此类企图的背后其实是焦虑情绪——这恰恰是个体需要直面的感受。焦虑者要直面自己试图“迅速”消除症状的动机——这种急于求成的心态其实也是促成强迫性人格的情感模式。这是咨询师必须向来访者点明的情况。

森田疗法主张，在日常生活中，患者不要去关注症状，而是顺应自然，为所当为。一些有强迫性人格倾向的个体报告说，他们在为所当为的过程中的确能暂时忘掉一些担忧，可一旦闲下来独自面对自己时，忧虑担忧又会再次袭来。

感受分析法也提倡为所当为的态度和勇气，但主张在为所当为的同时，仍然要关注症状，但是此“关注”非彼“关注”。森田正马提及的患者对症状的关注，是对症状的担忧，以及消除症状的念头，这些担忧和消除症状的动机，容易引起精神交互作用而加重症状。而感受分析主张的是观察症状背后的动机。森田疗法治疗的对象主要是有疑病倾向的神经质症患者，对于有强烈的焦虑情绪或强迫冲突的强迫性人格者，把注意力放在“为所当为”上比较困难，甚至也可能产生新的精神交互作用。

对焦虑感受的分解

通过内感体察等方式体察较为强烈的焦虑情绪后，便有机会进一步解析焦虑背后的动力因素，识别焦虑感受的细微构成。强迫性人格者的一些动机促成了易于引发焦虑的内在状态。例如，有完美主义倾向的强迫性人格者渴望成功和获胜的愿望如此强烈，以至于它们诱发并强化了对失败的担忧和畏惧①，而为了缓解这种担忧和畏惧，他们做出更为投入的努力，设定更高的目标。这就构成了一种恶性循环。

当焦虑者长期受焦虑的驱使而行动——例如，因为害怕被他人轻视而努力把事情做到完美，并因此得到来自他人的赞赏——焦虑情绪就与成功、受赞许等积极后果形成固定的联系。焦虑者一方面为焦虑情绪所苦，但又不会轻易放弃它，因为它预示着积极的结果，似乎是成功的必要条件。而平静的状态反倒引发了焦虑者的不确定感，他们担心放弃焦虑状态后自己将遭受失败。焦虑者与焦虑的关系有如儿童与他的不能有效地扮演自体客体角色的父母的关系，前者对后者大有抱怨，但又不能离开后者。

个体在某些环境下——例如参加考试，与权威交往，当众演讲——产生一定程度的焦虑，本是正常的情绪反应，它会随着经验的增加而逐步缓解。但强迫性人格者的完美主义倾向会使焦虑保持下去，不随经验的增加而削弱。这是因为他们迎合社会的期待，总希望自己能把事情做到完美；甚至在自己只是个新手，还没有多少经验的时候，他们就希望自己达到极高的

① 此种焦虑者经常面临一种更糟糕的境况：周围的人把这个人的担心焦虑归因为他的过分消极、太缺自信，以为激励他变得更积极一些就好了。而这么做只能强化他的焦虑情绪。

水平。他们不给自己一个适应、尝试的过程，而是努力“赢在起跑线上”，由此他们也就没给自己的焦虑一段适应的时间。于是那些在别人始而焦虑，最终习以为常的情境，在强迫性人格者却始终需要付出额外的努力去克服焦虑带来的困扰。既然完美主义者不允许犯错和失败，甚至对于正常的焦虑反应也不能接受，这就导致了越不愿接受焦虑而焦虑越固着不逝的悖论状态。要想从这种情绪悖论中走出来，就不能不接受焦虑，接受失败的可能性。当个体不再为了迎合外在的要求而与自己的焦虑为敌，焦虑就不会演变成一种固定不变的难题。例如，当一个社交焦虑者不怕在别人面前显露自己的焦虑，坦然面对自己在社交情境中的不完美表现，焦虑就不会持久地困扰他。

焦虑者对风险的感受是夸大的，这种倾向与个体的遗传素质和生活经验都有关①，如果焦虑者能对自身的风险夸大倾向有足够的自知，就有助于他把握自己的焦虑。这意味着当刺激信息激发夸大了的担忧时，焦虑者能够意识到这是自己一贯的反应，能够体验自己的担忧正在扩大时的微妙变化。焦虑者无需与这种担忧倾向对抗，而是要接纳它，但又与它拉开一个心理上的距离。

某些焦虑者交替于两种状态：(1)在焦虑的驱动下努力改变现状；(2)沉溺于安逸的状态而难以推动自己去完成自我设定的工作。这两种状态都与他夸大风险的倾向有关。在第一种状态下，焦虑者把微小的风险夸大，努力消除风险；在第二种状态下，则是安于现状，畏于主动改变可能带来的负面后果。能在一定程度上接受不确定性，尝试改变自己的状态，这些是焦虑者人格中应该融入的素质。而获得这种素质，人格中焦虑安抚机制的修复是更为根本的对策。

① 心理咨询与治疗的理论对个体的遗传素质重视得不够充分，而过多强调早期经验和创伤经历在心理障碍形成中的作用。事实上。一系列人格研究、精神障碍的遗传研究都指出遗传因素的重要性。在心理障碍的治疗中，遗传因素应该和经验因素放在同等重要的地位去对待。心理咨询与治疗应该能够帮助来访者对自己天生的气质更加了解和接受，并设法调整这些气质对自己不利之处。

对人格中的焦虑应对机制的修复

一位有强迫性人格倾向的来访者与他人共同进餐的时候总在担心自己会被传染乙肝。他知道乙肝的传染途径，明白自己被传染的可能性微乎其微，但他依然焦虑不安，因为“谁也无法排除万分之一的可能”。这位来访者在咨询中说，他问过别人对此事的态度，有人说，如果这万分之一的事让自己摊上了，那就算自己倒霉，甚至有的人还说“生死由命，富贵在天”。来访者不能理解这些人对偶然性的放任态度。

这个来访者的困惑说明他的人格中缺少了一些对于健康人格而言必不可少的成分——勇气和冒险精神。人虽不必都成为英雄，成为冒险家，但总要有一些勇气和冒险精神①，否则如果人格中这种成分少到几乎没有，就难免遭受心理症状的困扰。这正如人体中的免疫蛋白和激素，虽然在量上少到难以察觉，却一定是必不可缺的。而且，勇气和冒险精神的作用，并不是要时刻表现出来，而是人格中潜藏着的东西，在需要的时候可以被调动出来。

从总体上看，焦虑者的生活经验中缺乏主动的冒险经历。凭着冒险精神和勇气做出行为，并得以成功，这样的经验形成了一种感受模式，即自己能够克服困难，能够成功，自己经常是幸运的。这种感受模式能够缓解内心的焦虑。而它的缺失，对于心灵而言，就仿佛对于身体而言免疫蛋白和激素的缺乏，后果往往是灾难性的。在面向焦虑者的心理咨询中，勇气、冒险精神的培养，是不能回避的一个环节。

勇气是多方面的，而以下这些勇气对于克服焦虑尤其重要：体察不舒服感受的勇气、放弃的勇气、独立自主的勇气、直面错误和失败的勇气、抛弃魔法思维的勇气、从某种感受（例如强迫感、对不确定的顾虑感、舒适感、依赖感）中脱离出来的勇气。

冒险精神对焦虑的应对作用，体现在个体不能完全明确后果的情况下为

① 我们不得不反思的是，在我们的义务教育以及家庭教育中，勇气与冒险精神的培养是被忽略的——在某种意义上可以说是被反对的。

所当为的态度。[①] 例如，上文那个担心自己“万一”传染上乙肝的强迫性人格者不能接受这样的现实，即我们的生活中有种种风险，没有人能够保证自己是绝对安全的，不幸的事情可以在任何时候在任何人身上发生。生活原本就是有风险的，如果总在规避各种风险，人的生活就会变得支离破碎。冒着一定的风险，追求自己的目标，这就是生活本来的样子。

咨询室和咨询师在咨询中营造了一个安全、接纳的环境，来访者在这个环境中面对和体察焦虑，会逐步内化出这样的认识：直面自己的焦虑并不会导致可怕的后果，自己对于负面信息的反应一向是夸大的，其实无须自己吓唬自己，自己能够承受那些最坏的可能性……这些内化了的心理感受构成了人格中的焦虑安抚机制。

社交恐怖

DSM-5 把社交恐怖（social phobia）定义为：“个体由于面对可能被他人审视的一种或多种社交情况时而产生显著的害怕或焦虑。”社交恐怖至少可以区分为两个亚型：广泛性社交恐怖和非广泛性社交恐怖（Kessler，Stein，& Berglund，1998）。广泛性社交恐怖者在多种社会情境中感到焦虑，而非广泛性的社交恐怖者只在一种或少数的社交情境中感到焦虑。也有一些学者（例，Furmark，Tillfors，Stattin 等人，2000）把社交恐怖障碍分成三种亚型：广泛性社交恐怖、非广泛性社交恐怖和特定的社交恐怖。特定的社交恐怖是指某些社交恐怖者只对特定的社交场合感到焦虑（例如面对上司、权威或者异性时）。各种不同的分类方法得出的社交恐怖的亚型之间在症状上其实并没有特别清晰的差异。此类对社交恐怖的分类，是建立在统计分析的基础上的，没

---

① 森田疗法的创始者之所以能够脱离神经质症，乃是他调动出了自己的勇气，为所当为。可以想象，一个彻底缺乏勇气的人，不可能真正做到为所当为。而一些真正的神经症患者，勇气的缺乏是比较彻底的，做不到为所当为。笔者认为，森田疗法对于神经质症——用现在的诊断标准来看，应该是在 C 组人格缺陷基础上形成的一些心理困扰——是有效的，而对于诸如强迫症、焦虑症之类的神经症，患者做到“顺应自然，为所当为”就比较困难，那缺失的勇气需要在长期的治疗和生活中通过力所能及的小事逐步培养。神经症患者不但难有为所当为的勇气，甚至生活中极普通的事情，也可能没有勇气去做。

有深入到社交恐怖的人格动力基础层面。笔者主张从心理动力的角度对社交恐怖的症状——而不是类型——进行分类。

我们不妨把区分亚型的思路转换成区分核心症状的思路。[①] 笔者根据临床经验把社交恐怖的核心症状分成三类。第一类是对特定社会对象的恐怖。这些特定的对象往往是上司、老师、异性、宗教领袖、家长等权威人物或重要他人。如果某个社交恐怖者的症状仅限于特定的社会对象，他在有和没有这些对象在场的社会情境中的行为表现往往大为不同。一个在老师面前战战兢兢的学生，在同学圈里却又是个开朗活泼、极富表演性的人，这种例子并不鲜见。此类社交恐怖者对于特定社会对象的异乎寻常的恐惧——这个“异乎寻常”不但指他的特定恐惧高于他人，也意味着他的特定恐惧异于他自己一贯的情绪模式——这源于他与某一类客体的关系的失败，而他与大部分其他类型的客体的关系又基本上是健康的。

第二类核心症状与社交操作有关。在众人面前说话、做事、演讲时紧张，出现干扰正常行为的过于严重的口吃、出汗、颤抖等，以至于回避这些活动，这些症状属于“社会操作恐怖”。有社会操作恐怖的个体渴望得到来自他人的积极回应与认可，害怕被别人批评，这种渴望和害怕都超出了正常水平。个体之所以出现此类症状，其人格中的自发性的发展可能出现了一些阻碍。[②]

还有一类症状与社会互动有关。个体只要处于众人的场合中就感到紧张，即使他并不进行演讲等社会操作，而且也没有令他畏惧的特定社会对象在场。这种恐惧可称之为“场合恐怖”。广泛性的社交恐怖症患者总是具有这类症状[③]。对于这第三类症状，还可以进行更进一步的区分。如果患者害怕的是以陌生人为主的场合，这种恐怖属于社交恐怖症的症状，如果患者对于以熟人为主的场合也长期感到焦虑，且不是因为在这个场合里需要他进行社会操作

---

① 对于人格障碍的分类，也值得用这个思路去重新考虑。我们往往难以把一种类型的人格障碍与另一种人格障碍清楚地区分开来，但是我们很容易就能把一种核心症状与另一种核心症状明确地区分开来。

② Erikson（1950/1963）曾经提出，自发性的发展通常发生在3—6岁之间。

③ 在笔者看来，具有此类恐怖症状的社交恐怖症患者才是最严格意义上的“社交恐怖症”，而以害怕特定社会对象为特征的症状倒不如称之为“权威恐怖症”“异性恐怖症”等，仅以社会操作恐怖为特点的症状不如称之为“演讲焦虑”“表演焦虑”等。

或者有他畏惧的特定社会对象在场，并且这个问题自幼年时期就已经出现，我们就需要考虑回避型人格障碍甚至更为严重的人格障碍的诊断了。[①] 因此，社交恐怖的第三类症状的更为合适的描述是“陌生场合恐怖”。从人格发展的动力学角度来看，陌生场合恐怖也可以追溯到3—6岁期间的个体经历。人类个体在此期间普遍具有一定程度上的、因遗传素质而异的陌生场合恐惧，而到达社交恐怖程度的陌生场合恐怖，一定与个体在这个时期的人生经验有关。

笔者在此给出一个初步的看法：社交恐怖的三类症状，即特定社会对象恐怖、社会操作恐怖和陌生场合恐怖，是在人格发展相对健全的个体中发生的。这些症状表明个体碰到的发展问题可能主要产生于俄狄浦斯期（3—6岁）。那么在治疗中，应该考虑个体与异性父母的关系、与同性父母的竞争、与兄弟姐妹的手足竞争，以及个体从家庭走向社会（学校）的过程中所经历的环境转变等因素[②]，而且此阶段之后的发展历程，尤其是青春期阶段的发展历程，也是应该多加考虑的。如果个体所恐惧的对象是广泛的，他在熟悉的人际关系场合也感到焦虑，且这个问题不是突然出现的，而是他自幼年期出现的长期的人际互动模式，这个问题就要追溯到个体在1岁之前的基本信任阶段的发展问题。此个体的问题可能属于回避性人格倾向、或者回避性人格障碍，甚至更为严重的人格问题。

---

① 广泛性的社交恐怖与DSM-IV-TR中列出的回避性人格障碍在症状表现上非常相似。这两种障碍可能反应的是对同一障碍的不同视角（关于这个看法，可参考《美国精神障碍病例集》，Spitzer,2000,p.118）。不过，我们也的确能够碰到这样的案例，在某些生活事件的刺激下，个体出现持续数月以上的对社交的恐怖，感到自己社交能力不足，害怕被拒绝。这个状态尚未演变为一种稳定的人格偏差。在此种情况下，给出广泛性的社交恐怖、而不考虑回避性人格障碍的诊断，就是恰当的。另一个可以对广泛性的社交恐怖和回避性人格障碍进行区分的情况是，某些具有回避性人格倾向或人格风格（但尚未达到人格障碍的程度）的个体，当他们遭遇与人际交往有关的创伤，导致广泛性的社交恐怖，人际回避的倾向大大超出之前的情况，我们可以称之为在回避性人格倾向或风格基础上发生的社交恐怖。

② 就特定社会对象恐怖、社会操作恐怖和陌生场合恐怖三种症状而言，笔者认为前者相对于后者而言是人格相对更健全一些的个体在社交情境中的表现。

回避性人格倾向及障碍是严重的社交恐怖症的人格基础[①]，但是强迫性人格倾向及人格障碍也激发和强化了社交恐怖症症状。强迫性人格是比回避性人格更成熟一些的人格结构——至少有强迫性人格倾向的个体能够运用在肛欲期获得的心理能力（计划性、理性、完美主义）来应对成长的压力或更早时期的缺陷（基本安全感的缺失）——因而以强迫性人格为基础的社交恐怖症状要比以回避性人格为基础的社交恐怖症状在咨询与治疗中更有可能获得显著的缓解。

就强迫性人格者来说，人际完美主义倾向——表现为对人际冲突的极端敏感，在人际交往中努力保持和睦，避免冲突——激发和强化了社交恐怖。如果人际关系的完美状态遭到破坏，强迫性人格者就体验到夸张的挫败感。

在针对特定社会对象的社交恐怖中，就强迫性人格者而言，以对权威的恐怖最为常见。对权威的恐怖是基于人类普遍存在的对权威的天然畏惧感的基础上的。从进化心理学家对于人类的地位、声望和社会支配心理的研究成果中[②]，我们可以推断，人类个体对于权威的畏惧感是一种跨文化的普遍现象，是一种本能反应。但如果权威畏惧感过于强烈，严重损害个体的社会适应与社会功能，则应该视作一种障碍。[③]

传统的精神分析把个体对权威的恐怖看成一种移情现象，认为它是个体与父母等首要照顾者（也即 Kohut 所称的“自体客体”）的早期关系的一种延续。这种看法有一定的解释力，但也忽略了个体早期经验中的其他客体的影响。在中国的文化中，教师所具有的权威性，甚至会超过父母。个体早期经验的师生关系，以及与学校体制的关系，不可能不对个体的权威感的发展构成影响。

---

① 在此我们可以像对强迫症状的分类那样，把社交恐怖分成有人格障碍/倾向为基础的社交恐怖症状和无人格障碍基础的社交恐怖症状。

② 参见 Buss（2004）、Pinker（1997）等研究文献。

③ 訾非（2006）曾设计了一个用于测量权威畏惧感的问卷（参见本书附录五）。通过填写该问卷，被试可以把自己的权威畏惧感程度与群体得分的平均值进行比较，大致知道自己的权威畏惧感与一般大学生相比处于何种强度。不过，对于权威畏惧感程度的评估，正如对焦虑、抑郁、愤怒等情绪的评估，问卷测量的结果只具有参考价值，而不是最终诊断的判据。

追溯权威畏惧感的早期发展及情绪记忆，对于治疗的价值自不待言。但感受分析更专注于来访者目前与权威的关系。这就需要对个体对权威的看法进行细化分析，并体察看法背后的感受。针对个体的权威恐怖的咨询，并不是从“害怕权威”到“不害怕权威”那么简单，而是需要帮助来访者发展出恰当的与权威的互动关系。这是一个关系建构的过程，而不仅仅是一个情绪脱敏过程。这意味着来访者需要掌握一些沟通技巧和技能，理解权威所代表的含义，以及调整自己对于权威-非权威的关系应该以何种形式存在的预期。不成熟的关系期待一定会导致个体在与权威交往上的焦虑。例如，期望权威能够“全心全意”地对待自己，或者最欣赏自己，或能够“明察秋毫”地理解自己，这些不成熟的期待，必然会在与权威的关系中转化成焦虑和冲突。

社会操作恐怖应该与在社交情境中的操作（讲话、演讲、做事等）不可避免的紧张感（尤其是面对陌生人时）相区别。在某些新环境、新情境下，个体在众人面前说话、做事、演讲时感到有压力，出现一定程度的紧张情绪，当然是正常的心理反应。随着个体对某种新环境、新情境的逐渐熟悉，这种紧张情绪就会逐渐消退。但是如果某些个体在社交情境中被预期做出必要的行为时，就产生程度激烈的恐惧情绪，无法完成或者回避正常的操作行为，并且这种情绪并不会随着社交经验的增加及对环境的熟悉而显著降低，这就应该考虑社交恐怖的诊断了。

一些有完美主义倾向的个体，其社会操作恐怖产生于这样的情况：他们不允许自己在陌生情境中发言和做事的时候出现紧张情绪，以这些焦虑情绪的出现为耻，这反而固化和强化了这种情绪。他们对于某种情境的逐步熟悉，也不能使紧张情绪得到放松。相比之下，那些对此类紧张情绪能够接纳、听之任之的不追求完美的人，却能逐渐适应、放松下来。有完美主义倾向的强迫性人格者的应对社交焦虑的这种“欲速而不达”的悖论状态——即越让自己不焦虑，反而更加焦虑的“交互作用”状态——在他们应对其他类型的焦虑（例如考试焦虑）时也会表现出来。

除了“欲速而不达”的交互作用状态，社会操作恐怖的产生还有很多因人而异的原因。当我们把许多类似的个案称作“社交恐怖”的时候，容易掩盖这样的事实：每一个人有其独特的社交恐怖。在针对社交恐怖的感受分析咨询与治疗中，比诊断还要重要的，是来访者的社交恐怖的个性化的深层动机。

笔者的一位大学生来访者 M 坦言，她非常想成为伟人。她觉得成为伟人的首要条件就是能够在众人面前发表激昂的演讲，于是她经常寻找机会参加各种演讲比赛或者担当主持人。她希望自己的每一次演讲都完美无缺、富有激情，这给她带来巨大的心理压力，每次在这种场合都紧张到了极点。与此相关的一个情况是，她在参加合唱之类的集体活动时，如果她不是领唱或者指挥，她就会感到索然无味，希望马上退出这个团队。

这位来访者的社会操作恐怖，以及参加集体活动时的无聊感，都要从她的完美主义去获得解释。应对这种操作性的社交恐怖，就需要分析个体的完美主义倾向及其背后的自恋性人格结构。在这个案例中，夸大的自体是最值得注意的成分。

另一位大学生来访者 Q 的社会操作恐怖的诱因与上面这个案例既有相似之处，又有显著的不同。这位来访者的例子可以用来说明针对特定社会对象的恐怖症状往往意味着社会操作能力的局部或暂时性的损害。Q 在正式的场合——有老师等权威在场——发言时非常紧张，一向回避此种场合。她总是觉得自己的发言在权威看来会很愚蠢，别人会因此而嘲笑她。如果万不得已在正式的场合发了言，就觉得自己犯了很多愚蠢的错误，别人应该耻笑她。这位来访者的焦虑主要地不是源于夸大的自体，而是渺小化的自体——它在面对权威时被激活了。从 Q 的早期经历来看，她的父亲对她的态度一向是相当苛刻的。她所有的成绩都不能让父亲满意，而且父亲对她的做事方式极为不满。[①] 在如此环境之中长大，来访者对权威的感受是恐惧的，在有权威存在

---

① 这位来访者有注意力失调（ADHD）的表现，不能很好地安排自己的事情，做事情缺乏耐心和连续性，这在她的大学生活中也能看出来——她的老师对她的评价是，智商并不低，甚至很聪明，但不可靠，不可预期，难以完成任务。注意力失调者在少年时代如果没有得到诊断，往往被家长和教师看成懒惰、品德有问题、甚至精神有问题的人。面对这样的女儿，这位来访者的父亲感到了巨大的挫败，常常诉诸武力，试图“矫正”她，并且用贬损的语言怒斥来访者。而且，即使对于来访者的一些并不特别出格的行为，父亲也容易被激惹而勃然大怒，出手便打。既然注意力失调是一种受遗传影响的脑神经功能失调，患者的父母也有很大的可能性是注意力失调者，我们也可以推测这位父亲的行为可能是症状的体现。谈到 ADHD 倾向，笔者想谈及操作性社交恐怖的另一种发生环境。注意力失调者有时是“口无遮拦”者，他们的内心怎么想，口中就耐不住说出来，而这是社交情境中的大忌。如果注意力失调者不能学会成熟的人际交流方式——出于自恋的原因，注意力失调者太容易把自己的“冲口而出”贴上“率直”“真诚”“有思想”之类的标签——他们在社交场合就会感到内心的冲突。说还是不说，就成了问题。

的场合，总是避之唯恐不及。

对于这个案例，我们容易给来访者贴上“自卑”的标签，而实际上，她只是在有权威的场合感到焦虑，在与同学的交往中，她还是能够如鱼得水的，有不错的朋友圈子。来自父亲的高期望和不当的惩罚使她的自体出现了缺陷，但在整体上她对自己的看法是积极的，只是在面临权威评价的场合时，她的独特的恐惧感受被唤起了。Q 的社交恐怖，如果从分类上来说，既包含特定社会对象恐怖（针对权威）又包含社会操作恐怖（在有权威的场合发言）。

来访者 M 与 Q 的成长环境殊异。Q 是在一个她不断遭到苛刻批评的环境里成长的，而 M 则得到了父母大量的鼓励。在面临演讲等操作行为的时候，M 的焦虑是继发于积极的动机（渴望成功），而 Q 的回避则是出于对权威的恐惧情绪（害怕被批评）。但是 Q 的社会操作恐怖仅限于权威，说明她在这方面的损害并不大，她的症状主要还是属于特定对象恐怖。她受损的主要是与特定社会对象的关系，而不是一般意义上的社会操作动机与能力。

来访者探索自己的社会操作恐怖背后的动机因素，可以借助感受分解的各种方法（例如感受识别、感受比较、感受激活等）。例如，一位来访者把自己的社交恐怖描述为“在陌生人面前说话感到紧张”，咨询师问：“当你在超市里买东西时，和服务生说话有那么紧张吗?”来访者才发现自己之所以紧张，不仅因为说话的对象是陌生人，更重要的是自己觉得对方在“审视”他，而他又不能确定对方是不是会给他积极的评价。来访者发现，其实“陌生”并非决定因素，即使是熟悉的人，同样的情况下，来访者也会感到紧张。

陌生场合恐怖尤其受到强迫性人格倾向或强迫性人格障碍的强化。强迫性人格者难以忍受陌生社交场合带给他的不确定感，担心自己不能保持得体的言行举止，会在众目睽睽之下犯错出丑。强迫性人格者总能从自己的表现中找到错误并为之羞愧。

有些强迫性人格者为自己设想了完美的表现，这些设想因其太过完美而难以实现，但他们仍然“知其不可为而为之”。例如，一位大学生来访者希望自己在与陌生人交往时，像一位著名的主持人在电视节目里表现得那么淡定从容。他的这种自我要求反而使他在公众场合非常焦虑，甚至出现了余光强迫——他担心自己会用余光去瞥别人，他越努力让自己不去在意这个担心，却愈加担心。当咨询师告诉来访者，电视上的节目在录制前就做了很多准备，录制后也是经过剪辑的，把那些不完美的情景删掉了，即使那位著名的主持人，也并不总能完全掌控局面，而且，主持人也是经过长期努力才能在一定程度上表现得从容。这位来访者虽然在了解了这些信息之后能感到轻松一些，但仍然表示还是要努力达到他想象的那种完美境界。这位大学生的陌生场合恐怖的根源在于他自恋式的人格，在于他的夸大的、完美化的展示性自我需求，这种需求试图以“完美的社交者”的形象来得到满足。

针对这位来访者的心理治疗，关键之处并不在于对症状本身的干预，而是在于来访者对自恋的理解并在理解的基础上开始与症状有关的人格结构的修复。来访者不会立刻发展出成熟的自尊，但是在治疗的初期他能够意识到自己达到理想的人际能力的渴望，源于自己的人格倾向受媒体的激发而产生的完美冲动。个体虽然不能完全避免此类暗示，但至少可以在一些时候暂时放下那些被激荡起来的欲求，敢于做一个普通人。

陌生场合恐怖的另一个原因是个体对于他人的基本敌意和怀疑。对有些社交恐怖症者而言，只有基于对他人的长期了解，他们方能放下对某个人的基本敌意和怀疑。如果这种敌意源自俄狄浦斯期及之后的人生经验，那么它在咨询环境中尚容易发生改变。而如果这种敌意和怀疑建立在更为基本的人格缺陷上（例如 1 岁之前的创伤经历），则会更加牢固难破。此类个体不但对于陌生场合感到焦虑，对于熟悉的场合、熟悉的人也如此，它们的陌生恐怖只是更为深切的对整个世界的恐惧感受之一角。即使是此类来访者，只要他们没有达到人格障碍的程度而只是体现为相对偏离正常的人格倾向——例如回避性人格倾向、偏执性人格倾向——相对较短期的心理咨询与治疗（半年以内）对于症状的改善也是大有帮助的。对于有人格障碍的陌生恐怖者，中期（至少 1 年）的心理治疗往往必不可少。所有那些构成陌生恐怖基础的人格障碍中——例如偏执性人格障碍、边缘性人格障碍、回避性人格障碍、依赖性人格障碍和强迫性人格障碍——单纯以强迫性人格障碍为基础的陌生恐怖相对来说有最好的咨询与治疗预后。这其实也说明相对于其他类型的人格障碍，强迫性人格障碍是在程度上更轻一些的人格障碍。

抑郁情绪

感受解析、内感体察和感受转化等方法都可以用在抑郁情绪的心理干预上，其基本过程与针对焦虑情绪的心理干预相似。不过与焦虑情绪相比，抑郁情绪在躯体层面上的反应并不“尖锐”，不那么活跃和显而易见。焦虑则有比较清晰的与植物神经系统活动有关的反应，如心跳加快、胸闷、颤抖、胃痛等不适感，在脑部也有比较容易觉察到的感受。随着抑郁程度的加深，个体甚至会进入一种缺乏感受的状态。本书所陈述的对抑郁情绪的干预，是针对中度以下的，因完美主义、强迫性人格倾向而导致的抑郁，或者经过有效的药物治疗后精神状态基本恢复的重度抑郁患者。对于处在发病期间的重度抑郁情绪，笔者不建议采用感受分析的方法。

另外，笔者认为，类同于焦虑，一定程度的抑郁情绪是完全正常的，那种在任何时候都快乐无忧的状态，不是心理咨询与治疗应该承担的目标。①

对抑郁情绪的内感体察

尽管抑郁不是一种易于在躯体层面觉察的情绪，通过体察练习我们仍然能够觉知在身体层面上的抑郁情绪感受。抑郁的躯体感受通常集中在脑部。大部分来访者指出，“抑郁感”发生在头部的正中的位置。与焦虑型的来访者能够报告出众多生动的躯体反应的情况相比，抑郁者告诉咨询师的感受相对比较简单，往往是“一片黑暗”“灰蒙蒙的”之类的说法。感受分析建议来访者把注意力放在“感受”上而不是受抑郁情绪的推动而产生的消极意象或消极想法上。

当来访者把注意力放在抑郁感受上，最初的感觉是不好的，抑郁的感觉一度还会有所增强。体察抑郁的躯体感受时，来访者会发现自己的呼吸自然

① 观察儿童的行为我们能发现，孩子快乐无忧的时候固然聪明伶俐，却不愿意承担责任，不愿去完成需要辛苦努力才能达到的目标。当孩子们遭遇不幸的环境，反倒肃然自律，焕发出认真进取的态度。孩子们的快乐心境有助于创新能力的发展，但快乐肯定不能是孩子生活的全部。对于面向成年人的心理咨询与治疗，恐怕也应秉持类似的理念，健康的心理应该是动态的过程，而不该局限于快乐与幸福。

而然地加深。但笔者主张体察者对呼吸的变化保持顺其自然的态度，而不主张在治疗过程中有意识地控制呼吸，或者像正念认知抑郁治疗那样让呼吸“通过”或“灌注”那被注意的抑郁感受。

内感体察抑郁情绪，与对其他情绪的体察一样，要注意避免两种情况，一是强迫自己保持注意，不允许自己走神，另一种情况则是任自己的注意力转移而丝毫不加以收束。

对抑郁情绪做内感体察，体察者的注意力主要是放在头部的抑郁感受上；也有一些抑郁者的抑郁情绪会在心脏的部位有相应的反应；还有一部分抑郁情绪体现为胃部的不适感。在治疗中，咨询师引导来访者体察这些感受，同时放松身体。来访者在咨询室外平时也可以在合适的时间和地点这么做。需要再次强调的是，内感体察的方法在外在形式上类似于冥想训练（meditation），不过它是具有特殊的治疗目的和内在心理过程的冥想训练。接受过瑜伽、正念等冥想训练的人能够更快地掌握内感体察的方法，但一定要注意这个方法和其他冥想训练的区别，例如，它不主张进行呼吸训练，主张在感受分解的基础上针对特定的情绪来体察感受。

在咨询室与咨询师提供的承载性环境里，来访者的抑郁情绪有时需要被激活方能被体察。为了治疗的目的而激活来访者的抑郁情绪，除了谈话，还可以借助一些在本书第二篇第三章里介绍的多种激活方法。例如，让接受抑郁治疗的来访者带上他最喜欢听的能唤起他抑郁情绪共鸣的音乐在咨询中播放。也可用沙盘、绘画、小说叙事等艺术形式激活感受。需要注意的是，用感受分析的方式做艺术治疗，与艺术欣赏的过程是所不同的。艺术欣赏时，观众被打动，与作品发生共鸣，产生情感的宣泄作用。而在感受分析治疗中，来访者需要进一步觉察到情绪的躯体感受，甚而，在感受解析时，区分感受的组成成分，以及这些感受的来源。

体察—为所当为

抑郁者会沉溺于抑郁的记忆和对现实的消极思索之中。投入现实的生活并付诸努力，不但锻炼了抑郁者的生活适应能力，也能防止抑郁把个体推向更为低落的状态。但是抑郁情绪如果仅仅被压抑或搁置一边，它仍然会在个体独自面对自己时卷土重来。体察—为所当为的方法要求个体在为所当为、投入生活的同时，又不回避抑郁的感受，而是体验它的存在。对于这种做法我们可以做一个类比。为人母者为家庭忙碌操持之余，又能够关照到孩子，当孩子需要得到关注时，母亲能放下手中的活计，与孩子共同解决问题。对母亲的这种记忆是许多成人回忆幼时生活最感到温暖的部分。他与母亲同在，但母亲一般而言仅有一部分注意力放在孩子身上，更多的注意力放在手头的工作上。假若不是如此，母亲把所有的或者大部分的注意力放在孩子身上，这孩子或沉溺于与母亲的共生关系之中，难以发展独立的人格，或不堪承受母亲的控制却又无力摆脱，发展出矛盾的客体关系。反之，如果母亲对孩子漠不关心，孩子也会发展出对关注的过度渴求或者矛盾的客体关系。自我对于自体中的抑郁情绪的态度类似于母亲对孩子的态度。自我不应全神贯注于抑郁情绪（除非在个别的情况下，例如对抑郁情绪的体察，或者在合适的时机下表达抑郁感受），但又不能否定它的存在并始终不给予关注。在体察—为所当为中带着抑郁去生活，能够促使人格在两方面的成熟：自我对自身的统帅力的提高；抑郁情绪的安抚和纾解。

感受解析技术中的“由感受向念头的逆向回溯”在抑郁情绪调节中的应用

来访者如果能够意识到自己的抑郁情绪是被什么引发的，如何被激活的，是怎样发生变化的，对抑郁情绪的调节能力就会有所提高。把注意力聚焦在抑郁情绪感受上，保持开放的态度，来访者就能够发现触发这个情绪的事件和相关的念头，这便是由感受向产生抑郁感受的源头回溯的过程。这个做法与被抑郁感受推动着进行抑郁性思维不同，后者是沉溺于抑郁情绪，而前者是对引起抑郁的动因的探索。

由感受向念头的逆向回溯，保持开放的心态尤其重要。与感受相关的想法有时很古怪，若意识不能保持其开放性，也就无法接近抑郁的源头。这好比一个进入昏暗的山洞中寻找宝藏的人，如果只是按照内心中的标准去探索，就可能把真正的宝贝错过了。此处笔者想举一位来访者的例子来说明。在来咨询前，这位来访者听说他父亲给他姐姐买了一辆汽车。在咨询中，来访者说他为姐姐高兴，但来访者的神态显然并不高兴，反倒是惆怅的。来访者说他与姐姐的关系很好，姐姐在另一个城市工作，如果有一辆车，上下班会大大方便，回家探亲也容易多了，他也就更容易见到姐姐了。来访者在上大学，也没有买车的必要，而且他父亲许诺他毕业之后也给他买车。这位来访者所陈述的事实和想法，都指向一种结论：他为姐姐高兴。来访者接着诉说的是他一天来的种种不如意，这些不如意似乎与刚才谈到的主题完全无关。这位来访者在几次咨询之后，逐渐意识到当时自己的失落感源自对于姐姐的嫉妒心理和对父亲的不满情绪。进而来访者发现，自己被一些事件触发了抑郁的情绪之后，便带着这个情绪去体验生活中的其他事情，把那些原本常见的不顺心之事体验得忧愤交加。

这位来访者对姐姐的嫉妒，从来访者的自我和超我的层面上来看，当然毫无道理。但本我顺应的是即时满足和不顾现实的嫉妒，只有个体直面和体察自体中这任性的一面，接纳它的存在，自我和超我与它的冲突才会愈来愈少，才能更多地处于相安无事的状态。

敏感的抑郁者常常感到那引起抑郁的事件和念头不值一提，有时是自己无心说错的一句话，有时是友人不经意的一个讽刺，甚至一个小小的丧失……由于它们与理性对情绪与生活的关系的理解太不一致，抑郁者会觉得那不应该是抑郁的本源，便把它们放在一边不予理会。有时虽然那原因在他人眼中昭然若揭，也未免遭到当事人的否认。咨询师在共情的情况下适当的面质，有助于来访者直面抑郁的那些真实但“不可理喻”的源头，坦然面对内心。咨询师不能急于劝慰来访者放弃“荒谬之念”，而是鼓励他们面对触发抑郁的真实想法，体验抑郁感受。这个过程本身便能逐渐修复人格的抑郁易感性缺陷，减少同样的刺激引发抑郁的可能性。

来访者有时会联想出许多念头，却不知哪些是确切的诱发因素。来访者需要对自己耐心观察。当与抑郁感受最密切的念头跳出来，个体会有一种恍然大悟的感觉。有些抑郁情绪是多个事件、多个观念触发叠加的结果，这个触发叠加的过程与梦的发生机制类似，因而我们也可以说，抑郁是一种白日梦，由感受向念头的逆向回溯也是一种解梦的过程。这里我们也可以顺便分析一下抑郁者在艺术创作中与在表达性心理治疗中的状态差别。前者是做白日梦的状态，后者是解梦状态。前者是受情绪的驱使的联想过程，而后者是激活情绪之后对情绪的来源进行回溯。前者可比喻为顺水推舟的过程，后者则是逆流而上的过程。于是我们就能理解为什么有抑郁问题的艺术家的大量创作经历往往不能治愈或缓解抑郁症状了。

抑郁感受的转化

上文介绍的对抑郁感受的内感体察以及由感受向念头的逆向回溯的方法，使抑郁者的抑郁敏感性逐步淡化。当抑郁者不再那么容易地被生活事件触发消极念头并进而激活抑郁情绪，针对抑郁情绪的咨询与治疗还可有进一步的目标。如果通过咨询与治疗，来访者面对一些生活事件时能被触发相对积极的念头和情绪——而且这些积极的念头和情绪并非是对消极念头和情绪的心理防御——他的人格修复就更为完全了。[①]

第二篇第一章和第四章介绍的感受转化方法，皆可用于对抑郁情绪的干预中。在这些方法中，感受引入、感受置换、内感阻断、感受调整与平衡等最为适用。在第二篇的章节中已经有不少情绪干预案例，本节不打算再次详述。笔者想要强调的是，咨询师和来访者都要明确抑郁感受的转化与对抑郁感受的压抑之间的区别。有一类个体发展了躁狂式的抑郁（manic depression）作为防御，他们善于激发自己的积极态度和快乐心态，但却是为了压抑内在的悲伤和失望。这种方式并不能真正帮助个体摆脱抑郁，而是在抑郁情绪积淤既久之后出现爆发，有些此类个体频繁地波动于快乐与消沉之间。对抑郁感受的转化的先决条件是对抑郁感受的体验和对引发抑郁情绪的念头、触发事件的追溯。引入的积极情绪和体验，必须是抑郁者真实的体验，而不是一种自我暗示。例如，一位长期与母亲发生冲突的来访者在一次咨询中说：“我上周改变了我对妈妈的态度，对她很热情，给她买了花……”但这位来访者后来承认，他还是不喜欢她，他“努力地”让自己高高兴兴地面对她，但这

---

① 比喻来说，当林黛玉式的人物变得不那么“感时花溅泪”般的敏感，这固然意味着抑郁性格的改变，但如果她有时能体验到春花秋月的美好，人们就会对她的生活有更为乐观的预期。

种状态并不能持久。笔者看来，来访者试图“高高兴兴”地掩饰他对母亲的敌意之所以难以成功，乃因他不能直面他对母亲的失望之情。那么，这位来访者就不能发展出对母亲积极的感情？当然并非如此。一个儿子在与母亲的多年相处中必然有许多可圈可点的积极体验，这些真实体验的复活，引入到他与母亲的现实关系中，才能实现真正的感受转化。这位来访者记忆中也不乏这样的体验。例如，小时候他与母亲远行，同乘舟车，一路上相伴相携，留下过一段不错的回忆。这段记忆便成了疗愈来访者当下亲子关系的真实而积极的体验。

抑郁者人格中的抑郁易感缺陷

易受抑郁情绪困扰之人，人格中多有抑郁易感偏差与缺陷。强迫性人格倾向便是一种抑郁易感人格。由于强迫性人格者潜在的自恋性，他们所期望的来自他人的评价与他们所认为的来自他人的评价之间总有差距，这是持续性失望的来源之一。加之强迫性人格者易受暗示，其自尊、自我评价的标尺往往来自他人，用他人的尺度丈量自己的价值，因而更容易遭受失望的侵袭。与之类似，完美主义者期望的目标或者过高，或者过于完美，通常是不可能实现的。这些人格特点都强化了抑郁倾向。

难以承受来自他人的对自己的较低的评价，这虽是许多人心理上的常态，却不该被理所当然地视作正常现象。在成人的生活中，竞争是一个挥之不去的梦魇，一个人委实很难得到来自他人的稳定而真诚的赞许和关怀。成人社会中一个人得到来自他人的积极认可，有赖于这个人的社会地位、工作成就以及这个人怎样对待他人。“无条件的积极关注”在成人之间是罕见的。因此，一个人若想尊严地活着，就不能不习惯来自周围他人的有条件的关注和并不真诚的批评。但抑郁者对于这种不完美的成人关系难以适应。他们会把非抑郁者对人际关系的乐观主义态度看成自欺欺人的心态。抑郁者不愿成为一个对人际关系中那种隐含着、遮蔽着的否定倾向迟钝不敏之人。不过，抑郁者应该感到安慰的是，在别人心目中，他并不像他想象的那么糟糕。抑郁者把别人对自己的评价想象得低劣的倾向，也是一种有偏差的体验。一般而言，他人当然并不像人际关系的乐观主义者所以为的那样总是富有真诚的爱心和同情心，但也绝不像抑郁者所以为的那样充满冷漠、敌意和讽刺性。

抑郁者人格中的低劣感是抑郁易感性的又一个原因。我们不能忽略学校教育对低劣感的塑造作用。[①] 笔者的心理咨询与治疗工作中，频繁面对大、中学生的学业自卑感。学校生活使大部分学生感到自己是劣等的。教育的目标本该是培养能适应和改造生存环境的有创造力的个体（只有这样的个体才是一个有活力的社会的基石）。而事实上学校教育沦落为社会成员用以获得、巩固社会地位的手段，成为等级社会自我复制的一种方式，甚至沦为一种交易市场。那么除了少数既得利益者而外，大部分个体在学校中得到的是自卑感。修复人格中的抑郁易感缺陷，往往意味着对教育、社会与文化强加给个体的不良价值观的反思。

另外，人格中的抑郁易感缺陷还有一定的生理、遗传基础。应对这部分生理基础的先天缺陷，保持清醒的自知力（例如对自身抑郁情绪的季节性足够了解）、形成良好的生活习惯同心理治疗一样重要。[②]

---

① 精神分析流派的心理学家强调家庭环境对个体心理健康的影响，也对社会文化的心理作用有一定的关注，但对于个体在义务教育阶段与学校和教师的关系所具有的心理发展意义，是缺乏足够的关注的。可能由于文化的差异，教师、学校作为个体成长的另一种自体客体，在西方青少年的人格发展中的作用，恐怕不及它们对中国青少年的影响深远。据笔者观察，在中国，教师和学校对学生的心理成长是有显著的影响的。如果像经典精神分析那样把个体在学校教育中遭遇的心理困境看成家庭问题的延伸，就忽略了学校作为一种原发性的心理源头。我们能够在临床经验中发现许多案例，单以家庭和学校的功能缺陷、或天生的遗传素质，都不能解释一个神经症的发生，而是要从学校、家庭和遗传素质三个方面去分析。在心理咨询与治疗中，咨询师似乎也更愿意首先从家庭而非学校的角度去分析个体的心理障碍的发生原因。这个现象或许并不仅仅是因为囿于理论视域，在实践上，教育制度和主流价值观或许因为它们凌驾一切的权威性，更难以被咨询师和来访者直面和反思。

② 例如，良好的睡眠习惯就很重要。抑郁者入睡前的放松、开朗的精神状态有助于提高第二天醒来时的情绪；而入睡前的思虑、不愉快的情绪，容易发展为焦虑的梦境，并在第二天醒来时出现抑郁情绪。因此，入睡之前的晚上的情绪放松，有助于缓解抑郁症患者情绪低落的晨重夜轻循环。

考试焦虑

考试焦虑是一种逐渐习得的焦虑。考试焦虑者在考试中除了应对考题本身，还过分担心能否考好。这种担心，不但不能提高考试成绩，而且几乎总是对成绩有消极的影响。① 有些考生的焦虑比这种担心更多了一层：他们为自己的考试焦虑而焦虑，担心自己的担心会使自己发挥失常，这种“对担心的担心”或“对焦虑的焦虑”引发了更为严重的焦虑。考试焦虑者常常陷入这种“担心考不好——因担心考不好而考不好”的恶性循环里。

考试焦虑在 DSM、CCMD 等诊断体系中并没有专门的诊断条目。笔者认为，考试焦虑应该像社交恐怖障碍那样单独地被列为焦虑障碍的一种亚型，与社交恐怖、特定恐怖、广场恐怖、广泛性焦虑障碍、惊恐障碍等并列。考试焦虑不同于特定恐怖。对于血液、猛兽、鼠类、雷电等特定对象的恐惧，源于这些对象与死亡和生理伤害的直接联系。而大部分考试焦虑者害怕的不是考试本身，而是考试失败及与之相关的后果。考试焦虑是“期望成功”和“害怕失败”这两种动机被同时唤起时产生的情绪状态。在涉及复杂的智力活动——尤其是需要发挥创造力的活动——的考试中，焦虑的作用几乎完全是负面的，最少的焦虑状态反倒有助于最佳的发挥，这也与特定恐怖症不同，后者是对特定对象的恐怖超过了一定的限度，但如果对特定对象的恐怖完全消失，反倒不是正常的心理反应。② 针对考试焦虑的心理咨询与治疗，仅仅借助于脱敏并不能产生很好的效果。考试焦虑背后掩藏的动机、感受和观念需要细致的分析。

以本书第二篇第二章第三节用来说明感受分解的层进技术的那个考试焦虑个案为例，引发该来访者的考试焦虑的动机大致可分解为相互关联的四种：(1) 害怕因为考不上好大学而让父亲不高兴；(2) 担心一旦考不好会自觉无

① 本文探讨的考试焦虑是涉及复杂的智力活动的考试，而非广义的考试——即“竞赛”。对于某些并不涉及复杂的智力活动的竞赛，一定程度的焦虑，甚至达到症状程度的焦虑与恐怖，也有可能对结果有促进作用。

② 例如，一个恐高症患者可能无法去一幢大厦的 10 层楼上办事，这种恐惧是症状，但是一个人在十层楼上靠着落地窗站立而感到害怕，这种恐高情绪就是正常的。

能，自己看不起自己；（3）担心如果考不上好大学，自己一生的发展都会受到影响（“一步赶不上，步步赶不上”）；（4）面临与他人竞争的场合时心情紧张。这四种焦虑动机虽然相互影响，却是源于相对独立的自体缺陷。第一种焦虑源自来访者与父亲客体的不良关系。这位来访者的父亲对于儿子成绩的态度是“成则喜，败则忧”，不能起到一个坚定的支持者的作用。而且这位来访者在成长经验中也没有得到其他可替代父亲的角色的自体客体的坚定的支持以内化出对成败的从容应对心态。来访者的第二种焦虑背后的动机与第一种动机不无联系。一个不能对儿子的奋斗给予坚定支持的父亲，恐怕也难以让孩子内化出积极的自体意识。然而这两个方面也有相对的独立性，因为即使这个儿子没有得到父亲客体的积极回应，假如他受到母亲或者同伴们的足够好的认可，他的自我价值感仍然可以是比较坚定的。就目前这个来访者而言，他的情况并非如此。来访者的第一、二种动机属于关系动机，他的第三种担心则基本上源自能力动机。强烈的竞争欲望让他把人生看成“短跑竞赛”①，把生活中的普通事件赋予重大的竞争意义，事关人生成败。这种隐喻并不是生活的现实，而是自体发展停留在早期阶段表现出的不成熟状态。来访者的第四种焦虑，是正常的紧张情绪在有缺陷的人格中放大而成的恐慌。换言之，对于一个自体发展健全的人，竞争场合激发的是恰当的努力和兴奋，而对于有缺陷的自体，这个场合唤起的是不可遏止的焦虑。这种焦虑与前三种焦虑叠加和互相强化，就变得尤为激烈。

通过感受分析，我们能够分解出来访者的考试焦虑所包含的相对独立的焦虑内容及其相关感受，帮助来访者体察这些感受，以及转化感受、修复缺损的人格结构。

对于这位来访者，咨询师提出了如下建议：“想象一下，你父亲因为你没有考上最好的大学，他很不高兴。闭上眼睛，看看这个场面引起你身体哪些变化？如果能体验到这些感受，不用立刻告诉我，注意这些感受，看看它的变化，给你 5 到 10 分钟时间……”

这位来访者在最初的尝试里并不能明确地体验这种焦虑在躯体上产生的感受。但是经过数次的练习，来访者给出了如下的反馈：

---

① 我们不妨称之为“短跑隐喻”。这个案例再次说明，动机是符号化的，本质上以隐喻、神话的方式运作。

> 我心脏跳得很快，感到有些恶心。然后我就觉得两个太阳穴和后脑有点麻。我的注意力在心脏、太阳穴和后脑三个位置来回移动了一阵子，最后集中在后脑的位置。整个过程中，我觉得窒息，爸爸一身都是黑色，坐在那里，有时这个形象淡下去，然后我注意找这个形象，这个形象一出现，身上的感觉就会又变强。后来就是整个脑子里都有一片又酸又凉的感觉。

咨询师建议来访者在这种内感体察练习中接纳各种消极感受，不要试图消除它，而是观察它，同时放松身体。

修复有缺陷的自体，是针对考试焦虑的治疗中最复杂也是最困难的部分。正如本文开始所言，考试焦虑并不是一般意义上的特定恐怖症，后者在恐怖情绪消退之后，症状的改善是稳定的，而前者是在整体人格（或者说自体与自体客体的关系）发展的背景下产生的。[①] 对于这位来访者来说，修复自体意味着他对于父亲客体的态度转变——他不再仰赖父亲的回应来确定自身的价值——也意味着他对于自己的价值判断不再依靠一时一事的成败。来访者的竞争焦虑，那种对“一步跟不上，步步跟不上”的担心，以及在竞争场合的畏惧感，在来访者人格中的焦虑安抚机制逐步发展起来之后才会有显著的改善。内感体察本身就是一种建构焦虑安抚机制的过程。通过直面焦虑情绪，自我不再受焦虑情绪的淹没和牵引，而是以一个观察者的身份与焦虑保持了距离。咨询师面临来访者的焦虑时的淡定态度也会促发来访者的焦虑安抚机制的发展。不过人格内部还应该具有一些不可或缺的成分，它们会像“免疫蛋白”一样抵御环境对自体的颠覆。笔者认为，对文化的反思与怀疑态度便是这些不可缺少的成分之一。个体从小到大，浸淫在文化中，受到文化中的积极因素的熏陶，也遭受文化的消极因素的摧折。例如，在中国的应试教育文化中，个体对于考试和成绩的态度是容易扭曲的。生活在此种扭曲的考试文化里，如果不具有对它的怀疑精神，个体——不论是考试制度下的成功者还是失败者——就很难不遭受这种文化的损害，发展出与之有关的焦虑症状。

---

① 笔者更愿意把考试焦虑、社交焦虑等看成人格障碍的症状，而不是恐怖性神经症症状。

人格内部的另一种能够抵御考试焦虑的成分是现实主义的态度。[①] 考试焦虑并不能改善考试的成绩，渴望成功也不一定能有助于成功，这是个体在成长过程中能够逐步感悟到的事实。但若个体缺乏现实主义的态度，执着于主观的愿望，这种真相就会被遮蔽起来，无法在它的基础上发展出脚踏实地的进取心和宠辱不惊的淡定态度。勇于直面真相的态度是一种宝贵的人格元素，调节焦虑情绪的能力与之有关。

强迫性人格者人格中的完美主义倾向对考试焦虑症状有强化作用，甚至可能直接诱发考试焦虑。李昂和訾非（2009）曾有一项研究表明，完美主义在权威畏惧感和考试焦虑之间起着一定的中介作用。个体对权威客体的畏惧激活了完美主义倾向，而完美主义倾向又引起了考试焦虑。针对人格中的完美主义倾向以及其他强迫性进行咨询与治疗（即本篇第三章所关注的内容），有助于缓解考试焦虑的症状，降低考试焦虑症的复发可能性。

成瘾行为

成瘾行为的背后多有人格因素的支撑，这些人格因素，是以观念和支撑着观念的感受的形式存在的，它们可以通过感受解析的方式被发现。当成瘾者把注意力聚焦到成瘾行为背后的念头，尤其是感受时，能够产生治疗效果。

一位喝酒轻度成瘾的来访者说，当想到约束自己少喝一些酒时，觉得非常不情愿，这不仅因为少喝酒会带来不舒服的感觉。他说，自己会接着这么想：少喝一瓶酒，就意味着节制自己。而节制自己的念头让他十分厌恶。这位来访者在少年时被父亲严格管教，稍有错误就会遭到打骂。而他的母亲并不试图约束他，把约束的责任都交给了他父亲。在这样的家庭环境中，来访者对于节制的理解绝不是延迟满足或者选择性的满足[②]，而是来自外在的一种强制的力量。这种力量带来的压力之大，他采用的应对方式可以概括为“逃避到快乐中”。过分严厉的父亲和过分溺爱的母亲让这个来访者对快乐的理解

① 笔者认为，它也是被称作“明智”的人格状态的基础。

② 选择性满足意味着在一种方式不能满足某种愿望的时候，用另一种方式满足愿望，或者当一个愿望不能全部满足时，让其中的一部分得到满足。

是分裂的：要么严格约束自己，与快乐为敌；要么放纵自己，沉浸在无遮碍的极乐中。

在初中离开家庭之后，当来访者可以逃避生活的压力时，他就沉浸在无约束的自由娱乐之中。生活不可能不需要节制和约束，但来访者犹如被蛇咬过的农夫对绳子也感到了害怕和厌恶，节制和约束的概念被叠加了邪恶的意味——它们蓄意破坏快乐的自体。这位来访者对于节制和约束的厌恶还来自于另外一个事实：他在高三的时候试图改变自己沉溺于快乐的状态，变得十分用功，在白天所有的时间里拼命学习，经过一个学期的努力并没有达到自己期望的好成绩。付出巨大的努力，调动父亲过去对待自己的严格方式对待自己，并没有实现成就期望，来访者对于节制和约束的不满又深了一层。这意味着，在他的感受中，节制和约束不但处心积虑地破坏他的快乐，而且非常虚伪和无能。于是内心一个声音在说：你不是说控制自己、努力学习就会有美好的回报吗？原来这也不过是一场骗局！节制是攻击性的、欺骗性的，这条毒蛇怎么能让它侵略我美好的生活呢？

对于这样的来访者，节制的被妖魔化可以通过这种方式逐渐消解。咨询师可以说："如果有个关心你的人在你喝到最后一瓶的时候说'留下这一瓶到明天再喝吧，少喝一瓶你的身体会更好'，你还会认为节制很让你反感吗？"来访者领会到，节制也可以是一种积极的感受。

不过，这位来访者不是一个重度酒瘾患者，只是轻度成瘾而已，对节制的积极理解，往往不能改变重度成瘾行为。当一个人在生理的层面上深切地受到成瘾物质的控制，对于成瘾感受的体察就非常重要了。

以下是一位吸烟成瘾者做内感体察练习时与咨询师的对话。

咨询师：现在，这包烟放在你面前，你看着它，把注意力放在它在你躯体上唤起的感觉。如果你愿意，说说这种感觉。

来访者：我的鼻子闻到香烟的气味，不由得加深呼吸，气味很好闻……我的手渴望夹住一根烟，那种很舒服的感觉……我的嘴里开始流口水……全身有又痒又麻的感觉，胃里面不舒服……脑门后的一个位置有明显的感觉。

咨询师：请继续体验香烟在你身体上唤起的感觉，不去消除它也不去回避它。

来访者：打火机“喀啪”一声响在头脑中产生的快感……想到这个声音头脑中有一处就有一种清凉的感觉，就好像热天吹到身上一阵凉风的感觉，很舒服。我想去拿火机，头脑中有一只手已经去拿了火机并且点上烟了。

咨询师：现在，你把烟拿在手里。去观察这支烟，看看它的形状、颜色，感受它的质地。

来访者：我胃里有一点不舒服，闻到烟的味道，想点烟。

咨询师：现在我不让你点烟，你有什么感觉，身体上的？除了胃里不舒服之外还有什么感觉？

来访者：嘴里流口水，麻麻的感觉，脑子里模模糊糊有不舒服的感觉。

咨询师：现在，你把这支烟放回烟盒里，把烟盒合上——谈谈这个过程中的感觉。

来访者：感觉有点失望，胃里面有一点不舒服，后脑的位置有点模糊的不舒服。

咨询师：现在我把这盒烟拿走，不还给你了，你的感觉如何？（咨询师把烟拿走，锁到抽屉里。）

来访者：后脑的不舒服更明显了。

咨询师：我把你的打火机也拿走，（咨询师把火机拿走，也锁到抽屉里。）请把注意力放在你后脑那个不舒服的位置。

来访者：我的心脏上也感到不舒服。

咨询师：可以试着分出一部分注意力在你的心脏上。

咨询师鼓励来访者去注意这些感受，尽可能感到身体在这种情况下的每一种细微的变化。这种体察遵循感受的唤起、达到顶点、下降直至消失的抛物线规律。对成瘾行为的内感体察，需要反复多次的尝试，咨询效果方能逐步显露并巩固。

有些成瘾行为是对某些消极情绪（如焦虑、抑郁）的缓解手段，此时应该首先针对这些消极情绪进行咨询与治疗。

对于完美主义者，减少成瘾行为的过程还包括对来访者对咨询疗效的完美期待做工作。例如，一个已戒除烟瘾的完美主义者偶尔重新做出抽烟的行为，就可能认为自己的努力彻底失败了，于是自暴自弃甚至变本加厉地抽。事实上，抽烟这样的行为给个体带来的危害只出现在大量抽烟的情况下，偶尔的抽烟行为并不会有什么实质的损害。完美主义者的“要么全部戒除，要么回到老样子”的心态既不现实，也无此必要。

通过内感体察应对成瘾行为，需要针对这种行为出现的不同情境进行。来访者在咨询师面前面对一包烟体验自己的抽烟冲动，经过一段时间的体验，就可能做到在咨询的情境下不被抽烟的冲动所困扰。但这个人独自在家中面对一包烟，那种残留的冲动还是有可能让他一发而不可收。即便这个人独自一人的时候可以做到很少抽烟，但是他在与抽烟者交往的过程中也可能被唤起强烈的抽烟的欲望。可以说，内感体察不是只在咨询室里完成的治疗过程，而是要在生活中身体力行并接受生活的考验。

在实践中，笔者采用内感体察程序进行心理干预的成瘾行为包括烟瘾、酒瘾、贪食，以及神经性厌食障碍中出现的暴食—催吐行为。对于成瘾行为的心理干预，关键在于不要放弃希望，要依靠多次的努力，并且要帮助来访者分析他们针对疗效的完美主义倾向。[①]

神经性厌食障碍中的暴食—催吐行为与患者的情绪密切相关。当患者生活中遭遇压力，或者陷入抑郁情绪，这种冲动就容易卷土重来。而患者的压力和抑郁情绪又和他们的完美主义心理有关。因而神经性厌食障碍的感受分析治疗不单是针对暴食和催吐的冲动，更重要的是情绪模式和应对方式的重塑。在本章下一节，笔者将详述神经性厌食障碍的感受分析治疗。

神经性厌食

针对神经性厌食症状的心理治疗包括两部分：症状的缓解和人格缺陷的修复。虽然症状的缓解是治疗中比较急迫的目标，但由于神经性厌食者的人格缺陷往往与症状有直接的因果关系，人格缺陷的修复与症状的缓解必然是

① 更确切地说，是让完美主义理解并警惕自己的“节制解体”（因节制未能达到完美而放弃节制）现象——即俗语中所说的“破罐破摔”现象。

交叉结合在一起的[①]。例如，当治疗师试图帮助来访者改变非理性的进食行为和催吐行为，就必须应对她们的人格缺损带来的治疗上的阻碍。有完美主义和强迫性人格倾向的厌食者会告诉治疗师，她难以忍受一丁点儿淀粉类的食物或者油脂，一旦进食，觉得它们都会转化成身上的脂肪——而身体上多了一丁点儿脂肪都是不能容忍的。神经性厌食者对体重的要求极其严格。例如，一位来访者给自己规定的体重是42公斤（而她的身高是一米六五，标准体重应该是60公斤以上），如果她的体重超出哪怕0.1公斤，她都不能接受。对体重、食物、营养的完美主义式的关注，是强迫性人格的表现，患者缓解催吐、厌食、病理性怕胖等症状都必须克服完美主义倾向。

在笔者涉及的大、中学生神经性厌食者的心理治疗案例中，几乎每位来访者都有完美主义和强迫性人格倾向，有的则是强迫性人格障碍者。她们既追求完美、为自己设定很高的标准，又害怕不完美，有强烈的不完美焦虑，这些特点往往不限于对体重的要求上。笔者把一类神经性厌食者的动力结构概括成图3.4.1的模式。

大、中学生罹患神经性厌食障碍的起因经常是成绩的下降、失恋、亲子关系差或同伴关系的破坏等消极的生活事件或状态。一些患者试图通过减肥来重拾控制感和优越感。一些患者通过大量进食来缓解消极生活事件带来的挫败感和空虚感，这加重了她们对肥胖的恐惧，促使她们用催吐、过量运动、饮用泻剂、过度节食等方法抵消进食的影响。而患者对于催吐、运用泻剂等行为也会产生自卑、自责、羞耻、内疚和失望等多种负面情绪。这些情绪进一步加重了患者的挫折感和空虚感，使她们更深地陷入进食—抵消进食的恶性循环[②]

笔者发现，向神经性厌食者指出这种病理结构大有必要。当来访者领悟到减肥的心理意义、明白症状与强迫性人格结构的关系，她们就会愿意从人格的层面上寻求改变，治疗才真正产生持久的效果。

---

① 需要特别指出的是，神经性厌食症是一种高风险的心理障碍，需要药物治疗和心理治疗的结合，心理治疗师应该首先建议求助者寻求精神科的诊治，本文涉及的是症状较为轻微的神经性厌食者的心理治疗。

② 而完全的节食则扰乱了食欲，产生了不正常的暴食倾向。因而神经性厌食障碍与神经性贪食障碍经常是交替发生的两种障碍。

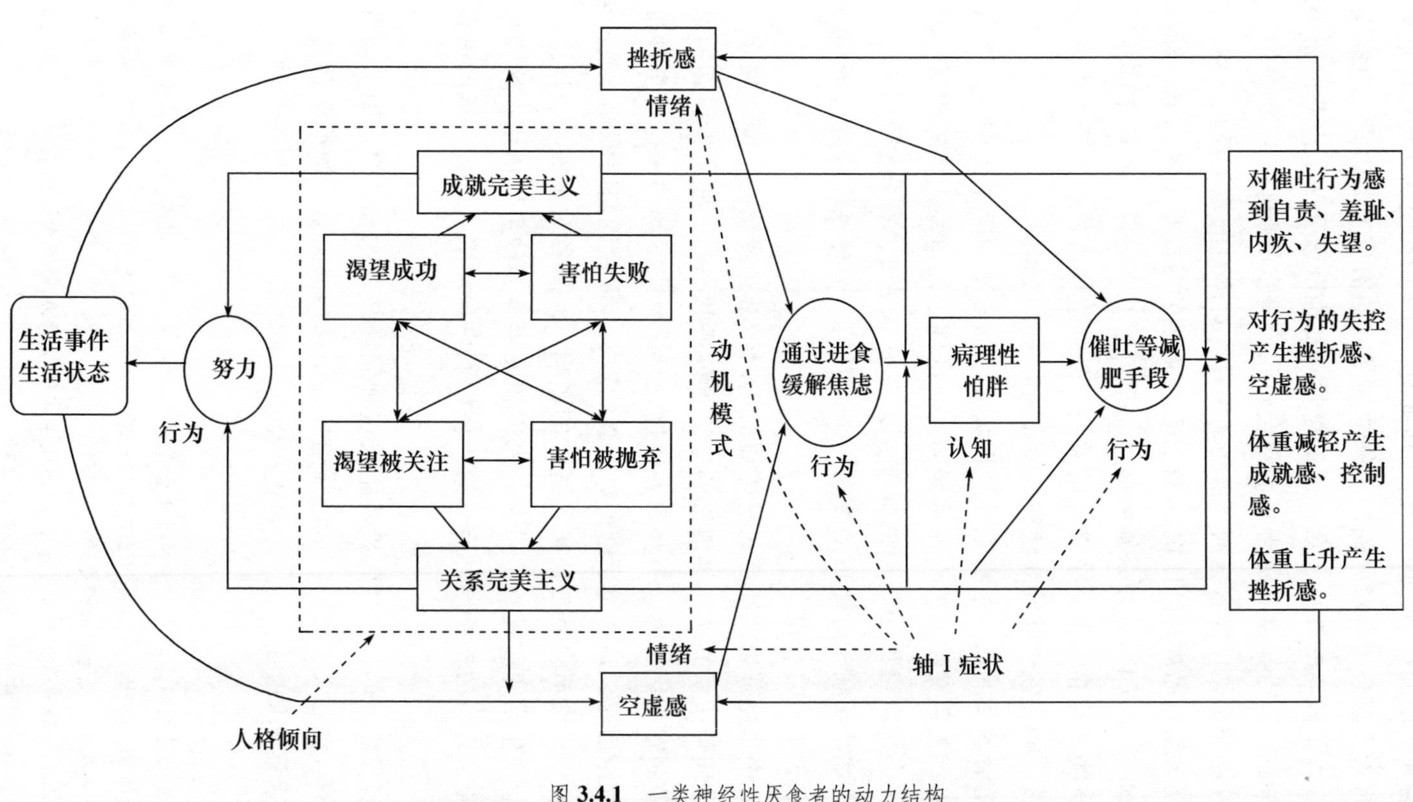

图 3.4.1　一类神经性厌食者的动力结构

突破如图 3. 4. 1 所示的神经性厌食的症状循环，可以从这个循环的某个位置入手。例如，一位厌食者每次催吐之后都陷入很深的自责，为催吐行为羞愧不已。在这种时候，她总是发誓以后再也不暴食和催吐了，但这种自我告诫毫无效果。一段时间之后（通常是半天到一天的时间），暴食的冲动重新被激活，暴食-催吐-后悔的过程再次发生。笔者在治疗中会建议神经性厌食的来访者在暴食或催吐发生之后换一种态度，理解暴食的作用是缓解挫败感和空虚感，以原谅和关心的态度对待暴食和催吐行为，不去自责。来访者会发现这些新的态度缓解了暴食和催吐行为之后的消极感受，却并不会增加以后暴食和催吐冲动的频率，而是产生相反的效果。来访者原以为，催吐之后的自责与羞愧能够减少将来重新出现暴食-催吐行为的可能性，否则自己的行为就会变得不可控制，现在却发现自责与羞愧其实是维持恶性循环的一个因素——自责、后悔非但不能改变暴食和催吐行为，反而会增加行为出现的频率。笔者会向来访者提另一个建议：真正能够改变暴食和催吐冲动的，是在冲动出现时做出改变。这种改变哪怕很细微，甚至只是几分钟的延迟——即便此后暴食或催吐的行为依然出现——也会在多次的尝试之后最终提高厌食者的冲动调节能力。细微的改变积累到一定的程度，就能够产生显著的改变。概言之，打破暴食-催吐的恶性循环有两种有效的方式：（1）改变对冲动行为的态度，由后悔、自责等否定的态度转变为理解和关心的态度；（2）在冲动发生时，对冲动的盲目性有所约束，不是寄希望于一蹴而就的改变，而是愿意付出微小的、坚持不懈的努力。

病理性怕胖是神经性厌食障碍最核心的症状，也是最难改变的症状。病理性怕胖是一种观念，更是一种强烈的感受，患者尽管骨瘦如柴，却仍然感到自己胖，认为必须再减掉一些脂肪，否则就很不舒服。虽然厌食障碍只是发生在一部分青年女性中间，病理性怕胖在女性中并不少见。在治疗中，需要激活、体察病理性怕胖的感受，可以请来访者进食少量她们反感的淀粉类或脂肪类食物，以激活怕胖的感受。治疗师要向厌食者指出这种感受是与现实相悖、于健康不利的。厌食者体验、体谅这种感受，逐步从这种感受的控制下摆脱出来。

神经性厌食者的病理性怕胖感背后还可能存在一些更为微妙的感受。例如，担心胖了之后被人嘲笑、当体重正常之后为自己身体的女性特征感到不安等。文化的暗示作用也不容忽视，当下的社会风气以瘦削为美，这种文化氛围对于女性的健康是有害的。神经性厌食者多是那种缺乏主见、易受暗示的人，对于扭曲的社会风气缺乏警惕性。这些都与他们的完美主义倾向交织在一起。因此，修复人格缺陷，是治疗神经性厌食障碍不可回避的工作。改变完美主义倾向，就能够减少挫折感的发生，从而减少通过进食缓解焦虑的行为，也能够减少通过减肥、体重控制来获得控制感的冲动。神经性厌食者需要在治疗中学会肯定和接受自己，接受生活中的不完美，学会以全局观看待问题，逐渐减少对自己的苛求。在人格修复的过程中，本篇第三章探讨的强迫性人格的咨询与治疗方法］以及本书其他篇章报告的理论和方法，都可以运用其中。

同应对其他成瘾行为类似，神经性厌食的治疗中，来访者对待复发的态度也需要改变。由于完美主义，来访者的暴食或者催吐等行为的复发，会让他觉得一切的努力前功尽弃，以至于自暴自弃，重新开始不受约束地做出这些行为。治疗师应该帮助来访者明白，复发决不意味着治疗的失败，生理和心理的正常应从动态的整体去评价，不必对偶尔出现的复发感到绝望或担心，只要个体在一段时间里整体而言保持了基本正常的饮食习惯，心理生理状态就是平衡的。

第四篇

感受散论

本篇笔者将以感受分析的视角和方法，探讨经验和文化对人格的影响，提出自己关于人性的一些思索，以及对因果性和科学客观性——它们不可避免地与临床工作和心理学研究有关——进行反思。笔者希望本篇探讨的话题有助于读者理解导致强迫性人格障碍的心理社会与环境因素，也希望它们能够激发读者反思自己在咨询与治疗实践中所秉持的思维方式。

第一章　经验与文化对人格偏差的影响

创伤与极乐

人格发展过程中遭遇的创伤经历，不论它是偶发的创伤性事件（例如性侵犯），还是长期的消极经验（例如父母对婴幼儿期子女的长期忽视），都可能成为心理障碍的影响因素。但是，把个体的心理障碍简单区分为偶发的创伤性事件所致与长期的消极经验的结果，似乎并不具有合理性。例如说某个强迫障碍患者的父母的一贯的教养方式是良好的，而把症状归因为几个重大的创伤性事件。对于这种思路，我们不妨提出这样的疑问：一贯良好的教养方式，难道不应该培育出能够良好地应对创伤性事件的个体？尤有进者，我们在心理治疗中面对的心理障碍患者，他们陈述的创伤性事件，就其强度而言，大多不是一些灾难性的强刺激事件，这些“创伤”，在没有这种心理障碍的人群中也并不鲜见。把长期的不良成长环境看成心理障碍的主因，把那些创伤性事件看成症状的触发因素，在逻辑上是更为可靠的，它也更接近于临床工作的实际经验。或许记忆中某些最为鲜明的事件是心理障碍发展的标志，但对于这些标志性事件的回忆、解析和解决，往往并不能产生稳定的治疗效果。只有患者从那种在长期的不良的他者环境中形成的人格模式（图式）中走出来，方能比较稳定地防止症状的复发。

用偶发的创伤事件的概念解释症状的形成，犹如用天才的某个灵感来解释某件艺术杰作或科学发现的产生而忽略每一种创造事件必然经历的铺垫与积淀，恐怕是人类普遍的思维偏差——记忆对于那些印象鲜明的事物分外钟爱，做出并不完全真实的归因。针对创伤记忆本身的心理干预，于人格障碍的治疗而言，能够缓解来访者郁结于心的某些消极情绪，但不能修复人格结构中的那些缺陷。从某种意义上来说，创伤事件是有缺陷的人格的几乎必然的结果。①

但是笔者不否认一种情况：某些特别的创伤性体验（例如遭遇惨重的自然灾害），会破坏发展良好的人格结构，使其暂时地处于瘫痪状态。不过，一旦创伤解除，人格的修复往往并不需要额外的工作。

还应该注意一种情况，即某些长期的过分积极的经验，也能够使人格停滞不前或瘫痪瓦解。

让我举两个例子说明此现象。T在儿童时期是一个头脑极为敏锐的学生。T在上课时聚精会神，课下几乎从不完成作业，但学业成绩一直名列前茅。另外，T在课外学习小提琴，在培训班里也是学得最快的一个。T总是提前几课学会那些被老师要求的曲目，在老师检查大家的练习效果时，总是那被最热烈地称赞的一个。这些表现，让T觉得自己的智商远远高于众人。“只要自己努力，就一定能超过别人”是其核心信念之一。上了高中以后，T再也不能仅凭着聪明就成为学习、才艺双优的学生。然而T不能面对自己是一个普通的学生的事实，依然在课上聚精会神（而且是过分聚精会神）地听讲，避免课下完成作业。过去那种“不同于常人”的神奇学习经历，在T内心留下了太过美好的印象和极端的优越感。要告别这种自我印象，对T来说是很痛苦的。

T的过分积极的经历（此处笔者把它定义为“极乐经验”），产生了类似创伤经验的后果——它破坏了人格的完整，延缓了人格的发展。我们可以设想一下，一个未曾有过此种优越经历的“平凡”学生，恐怕会更为顺利地完成由初中向高中的学习转型，以及相应的人格变革。太过美好的过去——在此处，则是自恋式的夸大自体的体验——成了人格发展的障碍。

S在少年时代也是成绩出色的学生。在初一年级的会考中，获得过全地区的第一名。S在其后的学习生涯中对这个成就念念不忘，但S认为自己再也没有达到过这个高度。虽然S的成绩依然名列前茅，但成为第一的压力逐渐超出了心理承受的范围，加重了S的某种神经症的发生和发展。获得过全地区

---

① 笔者用“几乎”这个词，想表达的是，的确有幸运的人格缺陷者，在发展历程中，未曾遭遇严重的创伤。

第一的成绩，让S产生了对自己智力的神话式判断。全区第一的成绩具有极大的偶然性，这受到诸多非智力因素的影响（例如判卷的老师在作文上少给一分，S恐怕就不再是第一了），这种第一与买彩票中奖有类似之处。但S却把这幸运的机遇理解成自己智力优越于所有人的证据。

T和S都获得过非同寻常的成功。但由此而相信自己的非凡，他们对自身的能力和成功便产生夸大的认识。正如买彩票而中大奖的人或多或少会认为自己真的与众不同，运气带来的过分炫目的成功就变成了一种深刻记忆和过于美好的感受。

随着人格的成熟，遭遇过非凡成功体验的人以两种方式整合自己的生活。一种，悼念这逝去的美好经历，放弃对非凡的渴求。另一种，则是致力于在某个领域里追求卓越，继续追寻早年的极乐的成功感。此二者，都可看作正常的人格发展。尽管第二种人往往生活在期望与失望的冲突之中——而且，他们在某个领域里虽然成就非凡，但就整体人格而言，有些人大有缺憾。[①] 非凡成功体验如果未被有效整合，就会出现第三种情况，个体把成功体验投射到生活的方方面面，以至于把获胜当成生活中唯一主题，时时处处对输赢成败斤斤计较，把生活的一切细节都围绕着成功而做出设计和规划。

S获得地区第一名的极乐体验所造成的人格损害其实建立在S人格的长期的不良发展环境上。对于S来说，来自家长、老师的正面评价——它取决于成绩的好坏——是其生活的意义感的唯一源泉。“只有成功，才能感受到爱”，被爱的渴望通过追逐成功而得以实现，强化了S追逐成功的狂热性。

当然，我们也不能由此简单地认为，过度追逐成功，都是由于对早年关系、关爱的缺失的补偿。我们能从强迫性人格者的案例中发现同样多的早年被溺爱的例子。被溺爱的个体，在离开那个“完美的”环境之后，也格外尖锐地感受到关系的缺失，却无力在新的环境中建立关系（原先的关系乃是那些施爱者单方面的付出而建立起来的）。新的环境，对于此类个体来说，是一个突如其来的冷漠与敌意的世界。

---

① 笔者认为，社会应该对此类人物保持相对客观的评价，而实际的情况是，人们对于杰出人物的一贯态度是在盲目的崇拜和极端的妖魔化之间摆动。

在中国家庭中甚为常见的控制溺爱型养育模式[①]，是培养完美主义和强迫性人格的“温床”。家长期望孩子在学习成绩上越出色越好，在生活上对孩子照顾得无微不至，忽视他们的自理能力的培养。孩子通过获得好成绩而得到更多的关爱，甚至是溺爱；而在另一方面，孩子其实并没有得到真正的情感交流。有的父母把锦衣玉食奉献于前，类如献祭，却并不关心孩子想要什么；父母对孩子百依百顺，生怕对方受了委屈。这两种方式，都让孩子难以发展真实的自我，不知如何在真实的世界中与真实的人建立正常的关系。父母与子女之间的施惠—被施惠的关系，在我们的文化中是有显著的偏差的。

施惠者偏差

本节探讨亲社会行为（prosocial behaviors）[②] 中常见的一种现象：善意行为的实施者（施惠者）不能达到施惠的目的，而是引发消极的后果或者被施惠者的反感。

施惠者的施惠行为，并不总是得到被施惠者的认可，有时反而得到的是反感甚至愤怒。在某些情况下，当施惠动机超过一定的强度，则动机越强，其效果越差，被施惠者的反感或愤怒也越强烈。笔者把这种由施惠者的原因而导致的施惠失败或消极后果的现象概括为“施惠者偏差”（obliger bias）。这类偏差，在心理咨询与治疗的临床实践、在家庭教育、在社会工作实践等领域是常见的现象。在针对强迫性人格者的心理咨询与治疗中也是很普遍。

“施惠者偏差”强调的是施惠过程中施惠者本身的偏差（它们是施惠者的人格、精神状态、知识经验、年龄等因素所致），而施惠目标和施惠效果之间

---

① 参见方新、钱铭怡、訾非（2008）的论文，大学生完美主义与父母养育方式、心理健康的关系。

② 亲社会行为是指个体做出的有利于他人或社会的行为，包括同情、慈善、分享、协助和自我牺牲等多种形式（Wispe，1972）。这种行为按照其发生的动机又可以大致分成助人行为（help behavior）和利他行为（altruistic behavior），前者是以获得回报为目的或通过助人而感到愉悦的行为，后者是在毫无回报的期待下，志愿帮助他人的行为（侯玉波，2007）。这两种类型的亲社会行为往往是相互交织、难以截然区分的。Krebs（1994）认为亲社会行为是从利己到纯粹利他的一个连续体，决定一个亲社会行为的利他程度的，是行为的指向（利他的成分和利己的成分哪一个更多）和行为的强度（行为带来助益的程度）。

的差异，可以用“施惠偏差”这个概念。

欧·亨利（2004）的小说《女巫的面包》用一个虚构的故事生动刻画了这种偏差：一个艺术家模样的男子每天到女主人公玛萨女士的面包店里买几只过期的干面包。玛萨对这个男子同情且钟情，于是偷偷把黄油塞进面包里卖给他，满心欢喜地等待他第二天回来感谢她。但是当天男子就回来了，他愤怒地谴责玛萨，说自己是个建筑师，用干面包代替橡皮修改图纸，玛萨的好意毁了他的一番苦功……

这个小说不仅仅是一个关于误解的故事。它之所以成为文学史上的一篇经典，其实蕴含着一种困扰着人类的普遍的尴尬：有时我们对别人越好，得到的是别人越为消极的回应，或者在客观上收获越发糟糕的效果。中国俗语中的“好心当成驴肝肺”“惯子不肖”等都是对这种心理现象的生动概括。施惠是人类群体生存不可或缺的适应性行为，但这种行为并不总是有效和恰当的。施惠者在做出施惠行为时应该注意如何减少偏差，提高行为的主客观效果。

施惠者偏差的两种类型及六种亚型

施惠动机可以大致分为助人动机和利他动机。在助人动机驱使下，个体施惠的目的——有意识的或潜意识的——是获得回报。回报可以是物质的利益、他人的好感、自尊的提升、道德焦虑的消除，或者“做好事”的感觉的满足。而在利他动机的驱使下，施惠者不关心、甚至牺牲自己的利益而甘愿帮助他人（Wispe，1972）。例如母亲牺牲自己的利益而做出有利于子女的行为便是一种。

助人动机和利他动机往往是交织在一起的（例如，父母为子女做出的牺牲可能包含着获得潜在回报的目的如自尊或社会地位的提升）。而且利他动机作为一种生物本能，从进化心理学的角度来看，最终也有利于个体和物种基因的保存和延续（Wilson，1978），纯粹利他动机在个体与物种的生存与保存方面与助人动机有根本上一致的功用。但助人动机与利他动机毕竟包含不同的感受，属于相对独立的心理过程。助人动机与自体意识有关，施惠行为有利于施惠者获得积极的自我评价和自尊感。利他动机则不是为了增加自尊和提高自我评价。尽管这两种动机常被同时唤起，它们在感受层面上是不一样的。本文把出于助人动机导致的施惠者偏差和出于利他动机导致的施惠者偏差分别定义为I型和II型。

I型施惠者偏差发生在施惠者的施惠基于助人动机时。此时的施惠动机是利己冲动，施惠者易于忽略被施惠者的主观感受或者客观利益，在施惠行为遭到被施惠者反感或者对施惠者造成客观不利影响的情况下仍然坚持施惠的正当性。当这些行为受到社会主流价值观的认可或者鼓励时，施惠者会更加固执地坚持自己的做法，对施惠行为的自利性质更加难以自知和自省。例如，父母为了实现自己未能实现的人生愿望而把这种期望投注到子女身上，这种愿望又与追求成就的主流社会价值观相一致，他们会无视子女的实际能力和感受，一味地要求子女实现他们的目标，并坚持认为这是为了孩子的利益。

I型施惠者偏差可以分成三种亚型（见表4.1.1）。I-A型施惠者偏差，发生在助人行为在主观上被被施惠者反感，在客观上有利于被施惠者，或者利弊兼有时。例如，被施惠者有时出于自尊的需要，而不愿接受太多的帮助。此时如果施惠者的施惠动机比较强烈，被施惠者往往体验到来自施惠者的施惠压力，感到失去“自我”，有时不得不在“知恩当报”的超我命令下委曲求全，于是出现施惠动机越强，冲突反而越大的困境。

I型施惠者偏差还有两个亚型。I-B型施惠者偏差：被施惠者在主观上对施惠行为产生反感；在客观上，助人行为也不利于被施惠者。小说《女巫的面包》中玛萨的行为便属此类。I-C型施惠者偏差：被施惠者主观上接受施惠者的助人行为，但这些行为在客观上对他们是不利的。例如，在与权威、上司的交往中，人们对他们多赞美和奉承，对方或许会欣然接受这种对待，但是它在客观上却有可能是有害的。

II型施惠者偏差发生在施惠行为出于利他动机时，但由于施惠者对被施惠者的主客观需求不了解，施惠行为也给对方带来压力或者在客观上造成损害。II型施惠者偏差也可以分成三种亚型（见表4.1.1）。II-A型施惠者偏差发生在利他行为客观上有利于（或部分有利于）被施惠者，但被施惠者主观上对施惠行为感到反感。施惠者纯粹利他的行为一旦偏离了被施惠者主观的需求，尽管它们并非出于利己的动机，被施惠者的内心体验将会是被强迫的，施惠者与被施惠者之间的冲突也就在所难免。例如父母愿意在职业选择等事情上向子女提供建议（且这种建议并非出于获得回报的动机），而子女出于独立感和自尊的需要拒绝帮助但父母坚持不懈时，便会由此引发冲突。

II 型施惠者偏差的另一个亚型（II-B）是：纯粹利他行为不但导致了被施惠者消极的内心体验，在客观上也对被施惠者造成了损害。例如，父母认为某种职业有前途，就坚持让子女从事他们并不感兴趣的职业。这么做的结果不但引起了子女主观上的反感，客观上也不利于他们的职业发展。另一个亚型（II-C）是：纯粹利他的行为也可能与被施惠者的主观愿望并不相违，却在客观上给被施惠者带来消极的影响。例如父母对孩子的溺爱，即使是在最纯粹的利他动机促使下，也是对子女不利的，尽管在这种情况中，双方没有出现心理冲突。

我们能够发现，C 类亚型（I-C 和 II-C）是没有施惠者—被施惠者冲突的偏差类型，而 A 类（I-A 和 II-A）和 B 类（I-B 和 II-B）则是存在施惠者—被施惠者冲突的偏差类型。

以上两类施惠者偏差有着共同的模式：施惠者的施惠行为不是基于对他人境况和感受的准确理解而做出的，而是出于施惠者单方面的主观意愿。过强的施惠冲动反而不利于施惠者对他人需求做出客观冷静的评估，因而在超过一定程度后，施惠动机的强度越高，效果就越差。施惠者偏差越大，被施惠者越不能从施惠行为中受惠，施惠—受惠的关系难以形成。

表 4.1.1　施惠者偏差的类型、亚型及特征

施惠者偏差类型		施惠者的动机类型	被施惠者对施惠行为的主观感受	施惠行为对被施惠者的客观影响
I 型	I—A 型	助人	反感或不接受	有利或利弊兼有
	I—B 型	助人	反感或不接受	不利
	I—C 型	助人	接受	不利
II 型	II—A 型	利他	反感或不接受	有利或利弊兼有
	II—B 型	利他	反感或不接受	不利
	II—C 型	利他	接受	不利

施惠者—被施惠者冲突

在工作关系、亲子关系、咨访关系和人际交往等领域里，施惠者偏差是一种常见的心理现象。施惠者偏差会导致施惠者—被施惠者冲突。这种冲突中，双方都产生复杂的心理感受。接受施惠行为，被施惠者感到有压力、被强迫；拒绝来自施惠者的施惠行为，又让他们感到内疚。在施惠者而言，施惠被拒绝或反对时会体验到窘迫、羞耻、挫折感、愤怒、悔恨等情绪。

人们应对施惠者—被施惠者冲突有多种方式，有些是成熟的，有些则引发更多的问题。施惠者通过冲突而发现自己的主观性，进而提高自己的共情能力、理解被施惠者的需求，这是一种成熟的解决方式。另一种比较成熟的解决方式来自被施惠者，他们理解施惠者的感受，虽不认同施惠者的做法，但以恰当的方式指出偏差，或暂时容忍偏差的存在。施惠者不成熟的解决方式则包括：强调自己的“好意”，执意要求被施惠者接受其施惠行为（“我是为你好！”）；或者因为来自被施惠者的拒绝而萌生敌意（“随你便吧，我不管了！”）。不成熟的解决方式，在被施惠者而言，则是委曲求全地接受一种偏差的施惠行为。这种委曲求全基于一些潜在想法，例如“接受吧，不然他要生气了！”“她也是为我好。”“不能忘恩负义！”

施惠者偏差与旁观者效应

当一个人看到他人需要帮助，周围的人越多，他做出帮助行为的可能性就越小，并且提供帮助前的犹豫时间也越长。Latane 和 Darley（1970）认为，这种旁观者效应的原因在于责任扩散（diffusion of responsibility）。Schwartz（1980）则发现，人们在群体情境中的评价恐惧（evaluation apprehension）也是导致旁观者效应的原因之一。个体害怕在别人面前被看成愚蠢的、胆怯的，因而放弃或推迟做出助人或利他行为。

那么，特定个体的评价恐惧是如何产生的？笔者认为，个体因施惠者偏差而导致的负面经历记忆应该是一个因素。在人格发展的早期，施惠行为在不成熟的人格背景下发生，个体一定经历过许多施惠者—被施惠者冲突，留下一些负性的记忆。个体成年后面临助人情境时，这些窘迫、羞耻甚至痛苦的记忆（笔者把这种感受称作“施惠窘迫感”，obliger abashment）被唤起，一定程度上阻止或延迟了助人或利他行为的发生。我们可以把施惠窘迫感放到 Morgan 和 Peck（1978）提出的助人的代价—报偿模式（cost-reward model of helping）中来分析旁观者效应的形成：个体在陌生人群体中面临助人情境时预期的报偿（助人成功而受到尊重）小于可能的代价（助人失败而被嘲笑）。因而在陌生人群中，个体更可能相信：不助人不会受到谴责，而助人成功得不到被助者或周围的人明显的回报，而失败了则会招来诘难。因而在陌生人群体中，助人的两种促进因素（不做而受到谴责，做而受到称赞）的力量不敌一个抑制因素（做但未做好而受到批评或嘲笑）的力量。而在熟人群体中，由于回报的明确，以及不助人会遭到谴责，并且在熟悉的人面前助人失败导致的窘迫感受也比在陌生人面前轻微[①]，这都增加了助人行为发生的可能性。

施惠者偏差与亲子冲突

亲子关系中，作为施惠者的父母与作为被施惠者的子女之间的冲突，远多于作为施惠者的子女与作为被施惠者的父母发生的冲突。笔者对这个现象的一种解释是，父母施加于子女的期待回报的帮助行为，以及纯粹的利他行为，都比较强烈，因而更容易产生施惠者偏差。与之相反，子女作为施惠者，却没有那么强烈的动机，他们对父母的施惠行为反而能够产生积极的效果。

于某些父母而言，子女是他们自体的一大部分——他们“拥有”子女。相反，在子女的自体中，父母只是其中一小部分，父母主要是以他者（自体客体）的形式而存在的。这种差异导致了施惠动机的强弱判然有别。从进化心理学的角度来看，父母对子女的利益的关心，超过子女对父母的利益的关心，是生物适应的结果（Trivers，1972），这种“不对等”的情感关系，恰恰是基因遗传与传播的最佳条件。因而亲子冲突有其进化意义，换言之，父母对子女的施惠行为，以及子女对父母的施惠行为的拒绝，构成了一对具有进化意义的心理博弈。

---

① 在熟人群体中，被施惠者会照顾到施惠者的感受，避免引起施惠者的窘迫感，或者至少施惠者能够在相当大的程度上预期被施惠者的反应，而陌生人对陌生的施惠者的态度是不确定的，断然拒绝甚至猜疑和敌意也时有发生。

但是进化心理学并不能解释在现代社会里发生的所有亲子冲突。人类的生存环境已经远远脱离了其基因性状基本定型时的生存环境。在现代社会环境中产生的亲子冲突必须考虑到人类如今的非天然的生活状态，方能找到解释与解决之道。

例如在中国社会中，目前普遍存在父母对子女过度的关注。这种关注，只有在现代家庭少子女、经济收入稳定的状况下才有条件发生，在“一母生九子”的古代社会是不可想象的，在人类数百万年前诞生的那个时期更是不可能发生。在经济不发达的古代社会，或者数百万年前的原始生存状态中，发展出独立的人格与自主的能力是性命攸关的。而文明社会中的剩余财产、现代社会中的少子女家庭环境，都可能成为子女独立性发展的不利因素。

还有一种与上述情况看似相反的现象：父母对子女的忽视。尽管现代社会的父母对子女的关注常保持到子女成年以后，但在孩子的婴幼儿阶段，由于现代社会的工作特点，父母与子女的交流时间却是稀缺的。这就形成一种自相矛盾的局面：父母对子女多关注却与他们少交流，因而关注就容易演变成控制，因而也就易于发生施惠偏差。

施惠者偏差的代际传递

在偏差的环境下成长的个体成年之后，可能会反思他们成长的环境，力图改变下一代的境遇。但是他们或许选择反其道而行的极端方式。笔者的一位中年来访者便是如此。他的父母是上文所描述的“多关注—少交流”类型，父亲尤其粗暴，有控制欲。这位来访者自小期望一个完美的、能无微不至关怀自己的父亲。当他有了孩子，他总在担心自己会给孩子的心理带来伤害，对孩子有求必应。然而他对孩子的理解是“以己度人”式的，受到自己过往经验的强烈影响。例如，他小时候曾渴望买一些高级而昂贵的玩具，却被严厉的父亲毫不留情地拒绝了。那种渴望并没有随着年龄的增加而消失。当他的孩子向他提出要求，他总是尽力满足，即便孩子提出过分的要求也设法给予满足。这个父亲推己及人，以为这个孩子一定抱有和自己当年一样的渴望，而且认为，断然的拒绝会给孩子带来创伤。他采取与自己父亲当年相反的举动，在这个过程中，与其说他满足了孩子的愿望，毋宁说他满足了自己未完成的愿望。他带着这样的投射来对待孩子，感受到的并非孩子真正的渴望和失望，也就不可能明智地处理与孩子的关系。

这位父亲在不断的妥协、迁就之后，难免被孩子无止境的诉求逼到忍无可忍，终于爆发极端的愤怒。于是这位天使一般的完美父亲突然变成了魔鬼——暴怒的状态与当年他的父亲如出一辙。他的两种极端表现，正好是他童年内心经验的两个侧面：一面是那个渴望完美父亲的敏感孩子，一面是内化了的那个粗暴、控制型的父亲。当他扮演着完美父亲时，其实是通过安慰、纵容别人来安慰、纵容自己；当他忍无可忍，便又是和自己的父亲认同了。这位父亲难以逃脱过往的自体—自体客体经验在他内部诱导出的两类相互排斥的极端模式的影响。那种完美父亲的模式，我们可以称之为“幻想模式”（与之有关的防御机制是反向认同），而那魔鬼般的父亲，可称之为重复模式（与之有关的防御机制是认同）。这位父亲对待孩子的方式，必然产生施惠者偏差，这种偏差是在代际间传承着的——不仅通过模仿和重复，还以反向认同的方式辩证地传承。

总　结

社会心理学的亲社会行为研究受到发生于 1964 年的吉蒂被害事件的激发（Manning，Levine，& Collins，2007），比较注重探究亲社会行为的积极效果以及产生条件，试图推动社会对亲社会行为的重视与培养。但是，亲社会行为本身并不总是带来良性的结果。同任何其他动机一样，施惠行为也可以产生破坏性后果。鉴于人类心理活动的主观性和生存环境的复杂性，施惠者偏差或许在任何施惠—被施惠的关系中都或多或少存在。如何减少偏差、应对冲突，是值得深究的课题。

笔者认为，社会心理学探究的“收益权衡”（help-recipient trade-off）与本文探讨的 A 类（I–A 和 II–A）施惠者偏差有关。以进化心理学的视角探究社会心理现象的研究者认为，被施惠者在抉择接受还是拒绝帮助时，会本能地进行收益权衡，当个体拒绝来自他人的有客观价值的帮助时，有时反倒能够获得更重要或更有价值的收益，这些收益在表面上有时并不明确，但却可能是发生在生物进化的层面上的获益（Ackerman & Kenrick，2008；Kenrick，Ackerman，&Ledlow，2003；Kirkpatrick & Ellis，2004）。例如，上文提到的II-A型施惠者偏差的例子，被施惠者出于自尊的需要拒绝施惠者的帮助，或许在表面上是放弃了有利于自己的社会资源，但从生物进化的角度来看，自尊意识有可能促使个体得到更好的发展，在更广泛的生活领域内获得成功。

另外，笔者认为，与施惠者偏差对应，有一种“受惠者偏差”，此时被施惠者对施惠者的拒绝和反感是因被施惠者的人格偏差（例如偏执性人格）或认知偏差所致，而不是因为施惠者共情能力的缺失或被施惠者的有意识的或无意识的收益权衡的结果。

如何减少亲社会行为中的施惠者偏差，是学术研究和临床工作中都应该关注的问题。以往的学者从进化心理学和行为决策的角度探讨被施惠者接受/不接受他人帮助的原因，却没有对施惠者本身的偏差给予重视和研究。从生物本能、社会文化影响和人格偏差的角度分析施惠者偏差的规律，将会是一些有价值的探索。

人生神话

强迫性人格者对于风险的夸大，给自己带来了持久的担忧和恐惧。但正如本书前面的章节提出的，给强迫性人格者带来困扰的，不止是担忧、恐惧等消极的情绪及相关动机，期望、神往等积极的动机亦如此。

“诸葛亮足智多谋，料事如神，我想成为他那样的人。”“将来想成为×××那样的外交家，连敌人都钦佩自己。”“我要像海瑞那样正直。”“我想成为现代的包青天，不畏权贵，断案如神。”“长大了，我想要成为爱因斯坦那样的科学家。”“我想成为中国的梵·高。”“我将来要找一个相爱的人，幸福地过一生，绝不像爸爸妈妈那样。”……这种被制造出来的关于他人——尤其是前人——的神话，大部分人或许半信半疑，或许把它们当成遥不可及的天才故事，但是有完美主义倾向的强迫性人格者却可能对此深信不疑，并且真心想成为他们中间的一员，经历与他们类似的人生。

笔者这样定义人生神话（life myth）：它们是具有完美主义色彩的人生理想，是在特定历史时期里、在特定人群中被制造出来的具有故事性和象征性的生存理想。[①] 人生神话具有诱导性、符号性，它们设定的目标和规范能够唤起个体强烈的认同，但因为它们的神话性质，并非在真实的世界中曾经存在、实现过，最终可能给信仰它们的个体的生存带来负面影响。

人生神话在媒体和口口相传中离真实的历史和人的实际生存方式越来越远，而离人的主观欲望越来越近，成了人类欲望附着的对象和欲望运作借助的符号。人生神话虽然常常被当作奋斗、努力的目标，但在本质上却是不可实现的。没有人能够像《三国演义》中的诸葛亮那样足智多谋，也没有人曾像戏曲中的包拯那样断案如神，《水浒传》中义薄云天的一百多位豪杰，是施耐庵与读者们的想象力共同塑造出来的。即使爱因斯坦那样的天才，如果不是在物理学发展到那个阶段，也绝不会发现相对论。现实比这些神话所描述的情况要朴实得多。

人生神话大多来源于大众神话（mass myth）[②]，大众神话是人生神话的基础，但并不是所有的大众神话都能成为人生神话。因为大众神话的许多内容与人生无关——例如，相信外星人的存在。大众神话的内容非常广泛，它们是作为群体的人互相暗示的产物，人们相信它们，仅仅出于天然的易受暗示性。大众神话成为人生神话，也有赖于个体自身的特点与状态。能够被某些人内化为人生神话的大众神话，对于另一些人而言就没有那么大的影响力（例如 Elvis Presley 的故事能够成为音乐人的人生神话，却不太会成为科学研究者的人生神话）。大众神话成为人生神话，不仅是通过个体对于大众神话中关于人生理想的神话的选择与认同，还在于每一种社会中承担了道德教育的社会存在（教育机构、文学艺术创作者、宗教结构）的主动传播与灌输。笔者在此并非试图反对在每一种社会中必然存在的道德教育的必要性，但是认

---

① 人生神话（life myth）不同于 McAdams（1993）提出的个人神话（personal myth），后者是个体为自身的生活建构的能够把自己的过去、现在和将来整合起来的人生故事，它们未必具有很强的夸张性。当然，个人神话也可能包含有人生神话的成分，例如某个从事科学活动的人相信关于某个科学家的神化的传说，并在人生中以此传说为激励自己的动力，此时人生神话就渗透进入这个人的个人神话。人生神话也不同于 Elkind（1981）提出的个人传奇（personal fable），后者是个体对于自己的人生经历的夸大，是被传奇化了的人生故事。

② 人生神话也有一些其他来源，例如一个把自己的人生故事涂抹了传奇色彩的成功的父亲在孩子心目中也能构建出一套作为人生指南的神话。

为多数社会的道德教育缺少一种实事求是的态度。例如，通过夸大、神化作为楷模的历史人物，掩饰他们的缺点和错误，道德教育一直试图以神话的方式感染被教育者。这种态度一方面培养了偶像崇拜，另一方面也产生了与教育者的预期相反的效果——一旦神话破灭，受教育者往往把那些通过神话来传递的道德律令弃如敝屣。

把人生神话与大众神话的关系做一个简单的概括，那就是：人生神话是被个体采纳为人生目标、人生理想和人生应该遵循的规律的、被个体的经验与人格特质改造过的大众神话。

另外，人生神话可以看成荣格所提出的集体无意识的具体化（embodiment），但是人生神话有具体的内容和鲜明的时代和个体色彩①，人生神话与集体无意识的关系犹如树木与种子的关系。

人生神话与“理想”或“理想主义”也有一定的区别。“理想”这个概念涵盖了可实现的理想和不可实现的神话这两种人生目标。神话是完美的，甚至神秘的，在本质上是不可实现的、不可能变成现实的；而理想、理想主义的内容可以不完美，而且有实现的可能性。笔者把人生神话分成三种类型：自体神话（self myth）、客体神话（object myth）和关于人生运作规律的神话（myth of the rules regulating the world）。

自体神话是关于个体期望成为的对象的神话，它包括智慧神话、权力神话、财富神话、长生神话、性能力神话等多种亚型。关于牛顿、爱因斯坦、达·芬奇等天才的故事，关于柏拉图、海德格尔等哲人的故事，是智慧神话构造的偶像。关于亚历山大大帝、秦始皇、恺撒、拿破仑等历史上的帝王的故事，是权力神话的来源。洛克菲勒、巴菲特、比尔·盖茨则是财富神话中常见的名字。长生不老的老子、彭祖是长生神话附会的对象。自体神话往往是成就动机所指向的目标，故又可称之为“自体成就神话”。

客体神话，则是个体在心理上极为需要的关于客体的故事。它们包括祖先神话、父亲神话、母亲神话、权威神话、英雄神话、爱情神话等。例如，每一种文化的关于祖先的神奇故事都蔚为大观，他们在险恶的环境中生存，战胜重重困难，为子孙后代创造了美好的生活（或美好生活的基础）。关于炎

① 例如，20世纪之后，“成为爱因斯坦”就变成许多从事科学事业的年轻人的人生成就神话，而在这之前则是“成为牛顿”。

帝与黄帝的神话就是中国人的祖先神话。祖先神话还有其更为神秘的形式：祖先的在天之灵庇佑着后代的生存。再如，有力的、有智慧的、规范性的父亲，是父亲神话的核心内容。与父亲神话有相似点但又显著不同的是权威神话，权威被赋予了某种超常的能力，面对这样的客体，个体的追随、崇拜和模仿的冲动便被调动起来。

自体神话的内容，往往是从客体神话转化而来。智慧、权力、成就等最初是被附着在被神化了的客体之上的，之后逐步明确为自体的欲求。

关于人生运作规律的神话，是那种把人世中的各种主体之间的关系，以及人生运行的规律，用一些神奇的方式去解释的神话。例如，抱持人际关系神话的个体，会认为人与人能够达到纯粹的互敬互爱、没有冲突、绝对和谐的状态。抱有道德神话的人认为世界是按照绝对公平、正义和博爱的规则组织起来的，如果他生活的社会让他失望，他会夸大曾经的美好社会（逝去的黄金时代）或者别处的社会。

客体神话与自体神话的互通关系

自体期望成为客体神话中描绘的神奇客体，这是由客体神话向自体神话迁移的心理现象；反之，自体期望拥有的神奇能力，或者想象中的能够保护自己或给自己带来力量的客体所具有的特质，也会被外投到现实中的（或现实中存在过的）客体上，使客体具有神话的性质。于是自体神话和客体神话形成了如图 4. 1. 1 所示的互通和交融的关系。

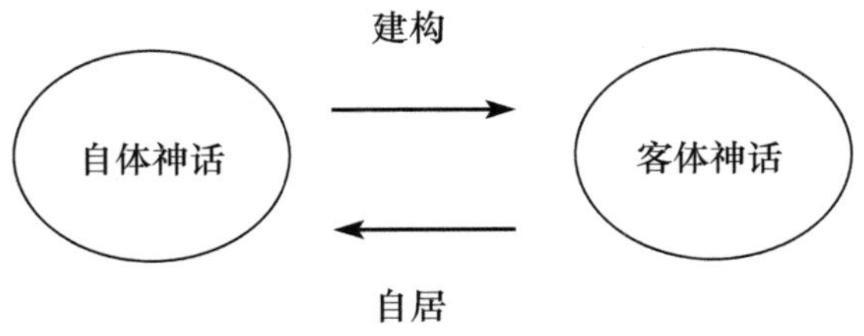

图 **4. 1. 1**　客体神话与自体神话的互通关系

客体神话与自体神话的互通和交融的关系最典型地表现在榜样现象中。当我们要以某某人为榜样，这意味着两个过程，一方面，我们在内心建构这个榜样，榜样的特征来自于我们愿意接受的这个人的神奇故事，也来自于我们对这个榜样的个性化的加工（我们把那些故事添加上我们想象出来的内容，对方被赋予的有些特征是自体期望自身具有的)。另一方面，我们把构建的这个榜样的特点和故事要内化到我们的生活，我们以这个被我们榜样化的人自居。

人生神话的产生

在美国总统华盛顿去世之后不久，Mason Weems 牧师写了一本关于华盛顿的传记“*A History of the Life and Death*, *Virtues and Exploits of General George Washington*”。作者在这本书里虚构了一个故事：少年华盛顿砍掉了父亲钟爱的樱桃树，后来他主动向父亲认错，得到父亲的原谅和赞赏。二百多年来，这个故事广为流传，几乎家喻户晓。从这个人生神话的产生过程，我们可以发现人生神话的产生所需要的条件。

首先，神话所附会的对象本身，应具有欲望符号的功能。把“谦虚诚实”这个美德附会在一位伟人身上，一定比附会在一个普通人身上更能激起一种隐秘的愿望：如果我也具有这样的品质，那么我将来也能成为大人物。

假如一个道德家以如下这种方式宣扬诚实：诚实并不总能得到好报，甚至诚实的人往往比不诚实的人吃亏，但仍然应该诚实，因为诚实是一种比获得好报更可贵的美德。这种对于诚实的真实描述，一定不能吸引最多数的听众。不论童话、教科书还是卡通故事里，诚实者总是得到了品德之外的好处——财富、地位、声望，甚至因此逃脱了死亡的考验。

概言之，人生神话产生的第一个条件是：那被附会的对象，必须获得了世俗意义上的成功。

人生神话所需的第二个条件是一些热心的神话创作者。神话创作者不必是一位小说家，或者好莱坞导演，而只要是一个想象力丰富、又愿意把这想象力变成故事讲述给他人的人就足够了。在“作家”“诗人”“导演”这类职业出现之前，神话创作者早已存在并发挥着他们的社会功能。

人生神话的第三个条件其实最容易满足：它需要一些热心的但缺乏（或者放弃）怀疑精神的传播者。通过传播，神话的“真实性”最终得以确立。这个条件之所以最易满足，乃因为人群中的绝大多数都乐于关闭自己的怀疑精神，而去传播一些毫无根据的虚构故事。在传播中，一些明显违背我们在日常生活中获得的切身经验的东西，也会被毫不怀疑地接受。[①]

满足了上述三个条件，任何一个仅仅出自某人灵念一闪的想象，最后都能演变成一种言之凿凿的神话。人生神话如此，其他神话亦如此。不过，人生神话在确立了自己的“可信性”之后，还可能进一步扩张它的疆域，进入到主流意识形态之中。这决定性的一步，经常是通过教育系统得以实现的。华盛顿的樱桃树、牛顿的苹果和火鸡、爱迪生的蜡烛，凡此种种不真实的历史故事，都曾在教科书中被当作正史来传授。但是为什么在教育中，社会向青少年展示的尽是此类浪漫的图景，而不是真实的可能性？为何教育者要用不可能的目标来激励年轻人呢？当我们观察到孩子们对于神话的那种热烈的欢迎态度，就不能不承认：神话、戏剧、脱离现实的故事，诸如此类，是最能够刺激孩子们内在欲求的兴奋剂，教育者恐怕难以抵御用儿童喜闻乐见的方式来达到教育效果的诱惑。儿童乐园中那些失真的城堡、树木和蘑菇才是儿童的世界。就多数成年人来说，平凡的现实真相也绝非可以欣然接受。神话尽管不真，但却是一种精神动力，为生活带来某种意义。

不过我们很容易就观察到一种悖论状态：在当今时代，无数的英雄故事在电影院、电视频道上被消费，人们对于道德、正义，似乎比以往的人们有更完美的要求。然而在实际生活中，见义勇为、择善固执的人却又寥寥无几。人生神话虽激发了动机，并未显著提升人的行动力。这好比一个立志搬动大山的人却不屑（或不能）移动脚边的石头。神话最终可能发展成一种逃避现实的方式。对神话的津津乐道，可以是被现实挫败后的一种替代式满足。此外，让他人来实现他们的神话，是某些人的替代式满足的另一种方式——例如，父母迫使孩子来实现他们未能实现的神话。

原发性人生神话与继发性人生神话

原发性人生神话是与人类的本能欲求相呼应的人生神话，而继发性人生神话是在原发性人生神话的基础上产生的人生神话。

既然人生神话源于想象界，它必然经常与现实相龃龉，使个体失去内心

① 比如虽然我们在生活中从未见过一位能治百病的神医，为数众多的人并不能放弃这种幻想：在地球的某个地方，有一位医术高明的医生，能够治疗目前现代医学还束手无策的绝症。

的平衡。恢复平衡的一种方式是人格的成熟，个体逐渐以具有现实经验基础的人生理想和人生目标取代人生神话。但是，出于种种原因，人格的这种成熟过程经常不能真正完成，于是原发性人生神话的挫败便以如下三种不成熟的方式解决：(1) 放弃客观现实而沉溺于想象界；(2) 期望通过颠覆现实而将世界重铸成理想的面貌，这是理想主义式的解决方案；(3) 以另外一些神话（继发性人生神话）来平衡原发性人生神话与现实的冲突。

全面地列举继发性人生神话，是一件无法完成的工作。但是本文尝试给出一些典型的继发性人生神话的例子。

当长生神话与生命的有限性这个现实发生龃龉，个体可能会转向不朽神话。作家期望创做出永世流传的作品，政治家试图做出让后人不断追忆的丰功伟业，科学家试图以科学发现和理论传世以得到"学术史上的地位"，这些都是不朽神话的表现形式。不朽神话试图告诉人们：生命不能永恒，但成就可以。在这些现代意义上的不朽神话兴盛之前，不朽神话是以轮回转世、灵魂不灭的承诺而存在的。而希望子孙后代能够"光宗耀祖"，也是一种古老的、至今仍在发挥文化作用的人生神话。

当成就神话遭受挫折，能够缓解内心失衡的是挫折神话。那些转败为胜、卧薪尝胆的故事，不但激励着暂时的失败者，给他们带来力量，其实也激励着一些应该明智地放弃的幻想者。"天将降大任与斯人也"或许激励了一些曾经处于失败的低谷的成功人士，但是我们也不难看到，太多眼高手低的幻想者抱持着这种神话而给周围的人带来源源不断的不幸。

当关于人世的公平、正义的道德神话遭到破灭，当人们发现"太阳照好人，也照坏人"①，后世报应的神话也就被用来维持心理的失衡。

另外，一种原发性人生神话可以作为另一种原发性人生神话的继发性人生神话而存在。例如，不朽神话可以慰藉爱情神话遭受挫折所带来的焦虑。此时，由于这个继发性的人生神话担负着抚慰另一个破灭（或受损）的神话的功能，于是它的动力往往超过了它作为原发性人生神话的强度，叠加了另一个原发性神话所具有的动力。

---

① 见《圣经·马太福音》。

人生神话之间的冲突

人生神话能够唤起个体的强烈动机，这种动机既是人生奋斗的动力，又可能反过来损害个体的生存——人生神话总是与现实不一致，并与人的现实经验相冲突，这是人生神话本身的困境。人生神话的另一个困境是，不同类型的人生神话之间也会发生冲突——它们是比一般的动机冲突更为激化的冲突。

笔者的一位大学生来访者告诉笔者，他既希望成为“比尔·盖茨那样的首富”，又希望成为“爱因斯坦那样的科学家”。这两种神话——财富神话与智慧神话——当然使他内心矛盾。

不同个体之间的人生神话也会发生冲突。例如，一位生于60年代的父亲希望把自己的女儿培养成数学家（这是他当年受《哥德巴赫猜想》一书的激励而产生的梦想）。而他女儿的榜样则是某个世界著名的舞蹈家。这父女两人的冲突可想而知。由于双方的欲求都具有神话的性质，他们的冲突就不仅仅是现实层面的，而是一种“理念的冲突”。我们能够从人类历史上绵延久远的意识形态对抗中找到此类冲突的更为激烈的形式。它们造成的分裂、对立乃至肉体上的残酷杀戮不绝于史册，但回溯历史，许多此类冲突又毫无意义。它们有如棋盘上的厮杀，唤起的是真诚的争斗欲望，然而是非胜负转头即空。

个体的人生神话与个体所生存的团体的人生神话也会发生冲突。笔者的一位来访者希望成为宗教方面的领袖，而他家乡的父老对这个“几十年才出一个”的名牌大学毕业生的期望是他能够做大官，“进入中南海”。这位来访者希望活在自己的神话里，但对于来自他所成长的环境赋予他的神话也不能完全拒绝。

与这种个体—团体人生神话冲突类似的是个体的人生神话与个体所生活时代的主流人生神话的冲突。一个社会的时代精神体现在它的主流人生神话上。21世纪初逝世的天才人物很多，例如美国总统Ronald Wilson Reagan、人类学家Claude Levi-Strauss、舞蹈家Michael Jackson、画家Lucian Freud、企业家Steve Jobs等，只有Jackson和Jobs的去世引起了世界性的注意。人们争相阅读他们的传记。他们的生平也逐渐变成了神话。从这些现象里我们就能够发现21世纪初的时代精神，也能够估计到一个抱持着非主流神话的年轻人可能体验的内在冲突。

每个时代都有它自己的主流人生神话。而个体的人生神话产生于青少年期。这就产生了代际间在人生神话上的差异。上文提到的那个父亲在尊崇科学的时代度过青少年期，而他的女儿则是在一个娱乐化、商业化的时代成长，他们之间的神话冲突，不但是个体间神话冲突的例子，它也体现了代际间的人生神话冲突，表明了主流人生神话的时代差异。老年人和青年人虽然生活在同一个世界，却往往活在不同的神话里。推而广之，性别不同的个体、不同文化的个体之间，也莫不如是。

人生神话之间的融合

人类个体有融合自己的不同的人生神话的倾向。例如，一个七岁的孩子在谈到自己的志向的时候说，将来先当刘翔，拿奥运会冠军，然后当科学家，拿诺贝尔奖。这是一种最简单的融合神话的方式。年龄更大一些的个体，例如处于青春期的中学生，会把几种人生神话以更为有机的方式融合起来。他此时已经能够接受一个人不可能既是优秀的运动员，又是出色的科学家这个事实，他有可能把神话构建成：将来成为一个“有运动员体魄”的伟大科学家。

各种大众神话能够在传播中相互融合，也得益于人类个体融合神话的倾向。这种融合逐渐产生出一些新神话并被后来者接纳为人生神话。例如，老子最初被建构成智者神话，而这个形象在大众传播中又容纳了长生神话和医者神话，逐渐融合成一种更具有全能色彩的人物。诸葛亮的形象也是如此，他原本是出色的政治家和军事家，然而这个形象最终把足智多谋的智慧神话以及正直忠诚的道德神话也包括了进去。

笔者在咨询与治疗实践中发现，有强迫性人格倾向的个体，以诸葛亮的形象和故事——以及类似于诸葛亮的形象的被神化的历史人物（例如张良、魏征等）的故事——作为自己的人生神话的不在少数。

另外，还有一种负性的神话，可称之为“人生魔话”。这是一些与人生神话的作用相反的、警示人们不可重蹈覆辙的那种人生模式。与人生神话相似的是，它们也是被夸张的、有虚构性的人生故事在个体内心形成的具有动机色彩的存在，也因其夸张与魔幻的色彩而不能真正对人格的成熟发展有所裨益。人生魔话也主要是大众传播的产物，也在被接纳为个人的人生魔话时，被接受者的性格气质和人生经验所修改。某些人生魔话来自于个体的重要他人。例如，某位父亲要求自己的儿子一定要出国念博士，理由是自己当年大学毕业时没有选择继续求学，后来的人生因此而不如意，因学历的限制而失败。这位父亲告诉儿子在念书方面一定要超过别人，否则他的人生就会像他一样失败。这个儿子在本科毕业后想放弃出国的机会、开创自己的事业，但他对自己的选择没有信心——他受到了父亲灌输给他的失败魔话的影响。[①] 最终，他选择了留学。虽然就留学和创业而言，两者并不是非好即坏或者非此即彼，但他做出选择的方式——受他人灌输的人生魔话的左右——毕竟是不成熟的。

神话与魔话也能够相互融合，产生出一类独特的人物形象。例如，曹操的形象是强者神话和奸诈者魔话相融合的产物。人们对于此类神话人物的态度是矛盾的。在某些情况下，人们欣赏这种“半神半魔”的人物，并以所谓“无毒不丈夫”之类的信条诠释此类人物被魔话的一面的合理性；在另一些情况下，此种形象与故事又变成了一种悲天悯人的教训：一个原本能够成为神话的人物因为某种魔鬼般的缺点而毁掉了自己。

---

① 国人对此类说法可谓耳熟能详。但是诸如“不要输在起跑线上”“一步跟不上，步步跟不上”等夸大的教训并不能培养出终生努力的人。一旦个体发现此类教训的夸大性之后，就连带地把此种教训想要达到的目的——即培养个体的勤奋精神——也视作一种压迫和欺骗了。

第二章　对人性的矛盾与对立的理解

爱与恨

“爱之愈深，恨之愈切。”对爱恨关系的这个朴素概括的言下之意是：爱能够转化成恨，爱的情绪越激烈，由此转化成的恨也就越强烈。爱与恨看上去有一种对等转化的关系，就像天平的一端被抬起，放手后另一端就被高高抛起。然而由直观现象概括出的“规律”常常经不起认真推敲。

相信爱恨对等转化的人可能举出这样的例证：在爱情关系中，好感越强烈，关系破裂时产生的仇恨情绪也越剧烈。的确，由爱生恨是个普遍的现象，然而这现象的背后并不是一个简单的由爱向恨的能量转化的过程。

与“爱之愈深，恨之愈切”这个说法相反的例子大有其在。爱而不可得，最直接的感受一般是失望、抑郁和焦虑，而不是仇恨。爱之愈深，当失去或不能得到所爱的对象，则抑郁、焦虑的情绪愈甚，这才是爱的情绪转化的普遍规律——正如《诗经·关雎》所云：“窈窕淑女，寤寐求之。求之不得，辗转反侧。”再如，一个失去爱子的母亲，不会因而对这个孩子产生愤恨的情绪；一个丢失了自己最珍爱的古董的收藏者，也不会对这个古董产生恨的感情；一个想过上富裕生活的人未能挣得足够的金钱，也不会仅仅因此而对金钱恨之入骨。

人们是对夺去自己心爱的人或物、或者阻止自己得到向往之物的他人产生仇恨，而不是对所爱的目标产生仇恨。

如果爱者对自己所爱的对象产生了愤怒和仇恨，其强度与先前的爱几乎等量齐观，这种现象发生在一种特殊的情况下：那被爱的对象同时又扮演了夺走这被爱的对象的敌人的角色。换言之：那个人既是被爱者又是夺爱者。

在上文提到的例子里，收藏者丢失了最心爱的古董，他会恨那个偷窃者。他的恨是因自己的爱物被夺走而发生的，而在爱情关系中，当一个被爱者主动逃离与爱者的关系，她/他就摇身变成夺走被爱对象的那个人。

一个人对某个对象爱得愈深，当爱的对象被夺走时，这个人对那夺爱者的恨自然也就愈加强烈。而当这夺爱者同时又是那被爱者，我们就会产生一个错觉：以为这个人对对象的爱转化成了对对象的等量的恨。

爱的目标和恨的目标发生了重合，也就导致了爱恨交加的处境。如果我们发现某个人对于他那原本所爱的对象恨之入骨，我们切不能以为那原先的爱转化成了恨，因为那爱有可能原封不动地保留着，有时会以令你错愕的方式卷土重来。

恨，其实是一种比爱更复杂的情感。恨某个人，乃因我们认为对方主动地对我们造成了伤害——不论是让自体（self）受到攻击，还是把自体的一部分从我们这里夺走。

例如，A 男爱上 B 女，一旦 A 认为 B 接受了自己的爱，B 就成为 A 自体的一部分。如果 B 变心，主动脱离了 A 的怀抱，B 就成了那个夺走 A 的一部分自体的人，也就成了恨的对象。爱情关系委实是人类关系中最充满纠葛和冲突的一种。对于 A 来说，离他而去的 B 同时扮演着两个互相对立的角色。如果我们把 A 所爱的对象标记为 B，把离弃了 A 的、被 A 所恨的对象标记为 B′。那么，爱情关系中，仅从 A 的角度来看，就存在着 A 与（B，B′）的三角关系。A 对 B 的爱越强烈，对 B′的恨也越激烈。

如果 B 接受了 A 对自己的好感，A 把 B 纳入自体；而且 B 也爱 A，并且 A 也接受了 B 对自己的好感；这就构成了一种基本的感情关系，我们称之为“相爱”。

然而在爱情关系中还掺杂着另一种关系。A 有时把 B 当作自体客体（selfobject），反之亦然。自体客体是一个人用以确立自体（self）的他者。在爱情关系中，B 既是 A 爱的对象（希望纳入自体的对象或者已经纳入自体的对象），又是 A 的自体客体（selfobject）。当作为自体客体的 B 离开 A，A 又会体验到另外一种丧失，即一个关怀自己的、让自己得以确立的他者的丧失，A 就会对使作为自体客体的 B 离开的第三者（B′）产生另一种愤怒。A 会有被

B 抛弃之感，对 B 产生恨意。

在爱情关系中，所有以上这些关系和感受纠葛在一起，故而情感破裂导致的恨怒强烈而复杂，非旁观者所能体会。

“爱之愈深，恨之愈切”的准确表达应该是“爱和被爱愈深，对剥夺爱的对象和爱自己的对象的第三者的恨也越强烈”。只有在被爱者和被恨者正好重合为一人时（这恰好发生在爱情关系之中），“爱之愈深，恨之愈切”的现象才会出现。

“爱之愈深，恨之愈切”的另一个语境是在子女教育中。父母对子女怀有的期望越高，而子女对父母期望的挫败也越剧烈。子女委实容易成为夺去父母期望的那个人——在一些情况下，这恰恰是子女为追求自己的独立性有意做出的选择。

性善论与性恶论

在人性中，善和恶哪一个更为根本呢？这是人类最经常提出的问题之一。马斯洛、罗杰斯与罗洛·梅的争论也在于此。马斯洛和罗杰斯都相信善是人类的本性，不善是不良环境导致的结果，对于个体的无条件积极关注，给予个体基本需求的满足，便能够激发人的自我实现的倾向，而这种倾向是善的；而罗洛·梅则认为善与恶在于人的选择，人的欲望和潜能既能够带来创造性，也能够带来破坏性（Rowan，1989；郭永玉，2003）。

在孟子看来，当邻居家的孩子在井边玩耍，有落井之虞的紧要关头，我们不会坐视不管，而是会本能地伸出援救之手。孟子认为这便是恻隐之心。他说“恻隐之心，仁之端也”（《孟子·公孙丑上》）。也就是说，恻隐之心，是“仁”——善的一种形式——的来源。社会生物学、进化心理学的众多研究已经表明（例，Fehr & Fishbacher，2003），利他动机是人类的自然本能。我们不妨推测，当人类个体在正常的环境里成长，这种天然的利他倾向就会比较充分地发展出来。

但是，如果由此认为人类的恶全是不良环境的产物，就恐怕只是一种理想主义的假设。如果我们认定人性本恶，善乃是特殊环境的结果，这个相反的提法也能找到与恻隐之心的天然性相类似的证据。我们很容易就能观察到，人们为了保护自己的利益而保持沉默，不愿站出来指出社会的不公；为了维系对自己有利的人际关系，不肯为受到损害的人仗义执言。如果这还不算恶，只是“不善”或者“不够善”的话，那么我们损害他人而有利于自己的倾向——这种可以毫无疑问地被称为“恶”的东西——在人世间也绝不少见。在体育竞争、商业竞争、政治斗争中，此类事例可谓层出不穷。我们也不得不承认，这些“恶”也是人类的天然倾向——社会生物学和进化心理学对此也有据可查。①

如果我们把“善”看成人性中有利于他人的倾向，把“恶”看成人性中损害他人的倾向，那么比较可信的判断就该是：人性既有善端，亦有恶端。有人批评马斯洛的自我实现概念是学术中产阶级的宗教，可谓一针见血。衣食无忧，专心于创造性工作的学者，是在一种特殊的环境里存在着。把这个特殊环境里产生的特殊的人性面貌，看成人类心灵的本然规律，显然是不全面的。这就如同用郭任远的猫鼠同笼实验来说明猫鼠本不是天敌一样，是对特殊条件下的心理规律的过度推广。人性本善和人性本恶恐怕都不是对人性的真实理解，但是人性之善无疑是人作为群居生物的最有价值的人性侧面。

人性本善还是人性本恶，这个问题为何被人们反复地提出来。人类为何热衷于探讨这个问题？这才是更值得思考的问题。我们对于诸如“宇宙有没有边界”“物质是否无限可分”之类的问题也有追问，但远未达到对性善性恶的追问的热心程度。对于自然物，例如河水，我们不会问它本质上是滋养人类的还是淹没人类的。我们会承认它“可载舟亦可覆舟”——它对于人类的作用显然是辩证的。但是对于人性，我们似乎不愿意把其具有的两面性与自然界的两面性同日而语。人性如果不是本质上为善，而是善恶交织、没有哪一个更为本质，这似乎令人难以承受，它会唤起一种深切的焦虑感。人在大自然面前已经够渺小的了，如果自己归属的这个群类在本质上不是善的，而是摆荡于善恶之间，孰能不感焦虑？

但是一定程度的焦虑不安也许是直面现实时理应承担的感受。况且，人类并不会因为直面现实，就变成玩世不恭的怀疑主义者或偏执者。

---

① 见 Wilson（1978）和 Buss（2004）等人的著作。

人们热衷于追问人性本善还是本恶，其实表明了尽管“人性本质上有恶”的事实不断袭扰人心，人类还是希望人性本善。当我们认为人性本善，或者觉得人性本善，我们对于他人，对于我们生活于其中的人的世界，就比认为人性本恶的人多了一种根本性的信任，也就更多地体验到踏实可靠的存在感。作为人类，我们天生地希望人性本善，更愿意相信人性本善。

人类对于恶的健忘态度，恰似好了伤疤忘记疼痛，属于一种整体性的“乐观偏差”（optimistic bias）。相信人性本善，恶只是一种有限的暂时现象的人，似乎比相信人性本恶，善只是一种有限的暂时现象的人，有更好的群体适应性，而且也活得更快乐。

概言之，人性本善还是本恶，并非非此即彼，但是人类更希望相信人性本善。这是一种普遍的、根深蒂固的愿望。“人性本善”或许偏颇，而“人性本希望人性善”却是事实。例如，偏执性人格者对于世界的感知是敌意和冷漠的，但即使这种以对世界的敌意认知为特点的人格，如果我们深入了解，也能够发现他们对于善的渴望，甚至是对世界的最基本的信任。

那么，人对于善的需要，对“人性本善”的渴望，是否会推动人类逐步摆脱恶呢？是否会助人放弃天然的恶的冲动呢？在人类的历史上，每当人们以为太平盛世已然来临，凶乱之世却接踵而至。人类时而处于这样的风气之中：对于他人人性中的恶，倾向于有一种选择性的忽视态度；对于自己之恶念与恶行，或者视而不见，或者寻求种种开脱的方法。久之不免铸成恶果。而人类的另一种风气，对人对己采用苛刻的道德标准，当此种风气大行其道时，人类又沦入强迫的时代——这种时代也并没有带来更少的恶，反倒是添了许多以善的名义的恶。

个体对于人性的持久的信心，往往来自于个体的早期经验。如果婴幼儿在其发展过程中，能够体验到来自父母和周围他人的善意，而且这种善意是本质上的，即使照顾者做出一些令其畏惧的惩罚行为，正常发展的婴幼儿也能体验到他人的本质上的善意。这种早期经验，必然会培养个体对于人性的根深蒂固的信任。[①] 如果人类越来越多的个体在其生命的早期受到以善意为主的对待，对于人性之善的共同信仰或许能够带来人类持久的善的状态。

---

① 反之，我们不妨猜测，对于人的本质属性有消极看法的人，其早期的成长经验可能是消极的。就罗洛·梅的成长经历——与父母的极其糟糕的关系——来说，恰好可资印证。

从感受的角度分析善恶的主观性

恶首先是一种主观感受，尤其是我们对他人的某些动机和行为的主观感受。我们对于他人的动机和行为[①]所产生的恶感，是有不同的层次的。冷漠、自私、损人、害人，他人的这些行为在我们内心唤起的恶感是由轻至重的几个层次。损人和害人是最一致地被感受为恶的。而我们对于冷漠和自私就不那么肯定了，有时我们对他人的这些行为产生恶感，有时我们只是觉得它们令人生厌。但是恶的这种由轻至重、由模糊而明确的感受，蕴涵着恶感的发生规律。不论是冷漠、自私、损人还是害人，我们都会认为这个人没有尽到做人的责任，或者说，没有表现出他应该表现的样子，内心没有生出他作为人应该生发的动机。冷漠的人在看到别人病倒在地的时候不伸出援手；自私的人成天想着自己的利益而不尽社会责任；损人者通过损害他人的利益而得到自己的利益；害人者仅仅是为了自己的快乐而牺牲他人甚至乐于看到别人的痛苦。这些行为背后的动机（这个“动机”至关重要，如果出于无意，此上任何一种行为都不再是恶了）都违反了我们对他人应该承担的做人的义务的判断，它们在我们内心唤起的感觉就是恶感。

所谓的恶感，本质上是一种指向他人的主观感受，我们对于自己的行为和动机的判断，往往是更为宽容的。我们对他人的行为易用完美的道德框架去衡量。[②] 有强迫性人格倾向的敏感的个体有可能把一些微妙的他人动机和行为感受为恶。这份敏感在推动他们人格发展的同时，也诱发了他们的心理困扰。他们觉得人应该彻底公平、为他人着想、先人后己，时时刻刻都应该如此。他人的自私举动会诱发他们对于这个人整体的失望和全盘的否定。

---

① 我们对于自己的行为的善恶判断，大抵是对他人的判断的内化。

② 用一个比喻的说法：我们观察他人的恶，用的是“显微镜”和“放大镜”，对自己则是用“近视镜”。正如《圣经·马太福音》中说，人们容易发现别人眼中的刺，却不去想自己眼中的梁木。而在精神障碍，尤其是抑郁症病人中，这种情况有可能颠倒过来，对自己的行为责之以苛，乃至小题大做。例如，一个中度抑郁者，甚为自责于不能赡养父母，而此人只是一个大学一年级的学生，他的父母当时也并无贫困和疾病之忧。他周围的同学也都处于在经济上不能回报父母的阶段，这个学生对于同学们的“不孝”也能给予宽容的理解，却为自己目前不能赡养父母而内疚。

回到客体关系的视角，我们可以大致得到这样的结论：恶感的形成，乃是基于自我（I）对他人的一个判断，即那个人有意破坏或者故意不肯建立一种良好的、在自我看来应该建立的关系。

恶感是个体根据对方的行为对其动机的推测的结果。恶感的产生，意味着我们认为对方有恶的动机。我们会把出于恶的动机的行为视作恶行。把行为产生的消极后果称作恶果。不论恶行还是恶果，都必须在恶感被唤起之后，才会被评价者贴上“恶”的标签。但是这种标签并不像人们通常认为的那么可靠。

一位女性大学生来访者平时看到妇女们对自己的孩子尽心呵护，就觉得不愉快，感到妇女们都是自私狭隘的人。在一次分析咨询中，当这位来访者提及当日她碰到的类似体验时，咨询师请来访者想象那个妇人若是把她（来访者）看得比自己的孩子更重要，她会有什么感受。来访者发现自己那种不快的感觉就消失了。这位来访者因妇女各爱其子而产生的恶感，乃是她对关爱的渴求未能满足而发生的心理防御的结果。来访者因其早期的经验，人格结构的缺损，她对关爱的需求是夸张的，在潜意识的层面，她希望全世界的人都以她为中心，把她作为关注的焦点。这种自恋需求，使她对他人行为的善恶判断涂上了浓厚的个体经验的色彩。广而言之，人类的个体终究无法摆脱本质上的自恋，我们的善恶判断始终带有个人色彩。

善与恶是主观的、与个人经历有关的两种感受。因而一个人不可能完全体验和理解另一个人的善感和恶感。在一个人看来十恶不赦的行为，在另一个人看来或许情有可原。因此善恶类似于美丑，具有一定的相对性。不过善恶的相对性决不意味着人们可以安心地成为道德相对主义者，而是说明人们只有在交流中才能在善恶问题上达成一定的共识。某些强迫性人格者执着于善恶的绝对性和普适性，反倒增添了他们与他人在善恶问题上的沟通之难。他们会认为自己掌握着关于善恶的真理，对善恶的把握比其他人更准确，意识不到他们的强迫性使其在善恶的感受方面比一般人的偏差更甚。强迫性人格者的疾恶如仇未必仅仅出于择善固执的勇气，而是部分地，或者至少在某些情境下，是人格中的自恋被触动时的情感反应。

人们是根据“恶感”来把引起这种感受的他人动机、他人行为以及行为的结果贴上“恶意”、“恶行”与“恶果”的标签的——人们对待善的问题亦复如此。

俄狄浦斯情结之再析

古希腊作家索福克勒斯的悲剧《俄狄浦斯王》[1] 里，老王拉伊俄斯与其子俄狄浦斯都竭力与命运抗争，以避免神的谕言——俄狄浦斯将弑父娶母——变成现实，然而他们的抗争反倒促成了这个神谕的实现。拉伊俄斯试图弃杀刚出生的幼子，却因此让他流落到他乡，成为另一个国王的养子，为后来弑父娶母的悲剧埋下了伏笔。而当俄狄浦斯成年后从巫师口中得知神谕的内容，为避免弑父娶母的可怕前景，主动远离父母（实是他的养父母），反而在冥冥中踏上了实现神谕的道路。

弗洛伊德认为恋母情结（Freud，1922/1996）——即在3—6岁阶段出现的特殊的父亲—母亲—儿子三角情感结构冲突——是解开这个故事的悲剧内涵的钥匙。据他分析，《俄狄浦斯王》透露了一个事实，即弑父娶母是男性人类个体在生殖器崇拜期（3—6岁）普遍存在的无意识冲动，这种冲动与男性个体在那个阶段发展出的超我发生冲突（或者说超我便是在对这种冲动的压抑过程中发展出来的），因此，这种冲突是导致乱伦焦虑的根源。弗洛伊德认为人类并没有抵御乱伦诱惑的天然能力，故而人类设计了习俗和法律对其加以禁止——他认为这也是文明得以产生的原因之一。他相信乱伦冲动是一种强大的、在自然的状态下——如果没有法律和习俗的禁止——必然普遍存在的冲动。[2] 在他的早期著作《少女杜拉的故事》里（Freud，1905/1997），弗洛伊德把俄狄浦斯期的这种性冲动（此处是女性指向父亲的性的欲望和对母亲的排斥）与超我的未能解决的冲突看成杜拉在青春期出现的癔症的根源。弗洛伊德用俄狄浦斯情结解释一系列神经症的发病机制。

弗洛伊德还提出，孩子也可能会把家庭中其他异性成员当作性的对象，“一个男孩子也许把妹妹作为爱的对象以代替他那不忠实的母亲”（Freud，

---

① 参见 Sophocles（1959）。

② 弗洛伊德在《精神分析引论》（Freud，pp.266-267）中说：“人类若确有自然的障碍以抵抗乱伦的诱惑，那么法律和习惯便没有做出严重惩戒规定的必要了。真理却在相反的方面。人类对于性的对象的选择第一个常为亲属，如母亲或姊妹，要防止这个幼稚的倾向成为事实，便不得不有最严厉的惩罚……”

1922/1996，p.266）。但是上世纪后半叶人类学、社会生物学、进化心理学和精神分析学的大量研究证据促使我们必须重新考虑弗洛伊德的以上论断。

亲缘内部的性回避现象

早在弗洛伊德提出俄狄浦斯情结之前，芬兰社会学家韦斯特马克就在他的著作《人类婚姻史》（Westermarck，1891/1921）中提出了一个假设：从出生开始一起长大的异性孩子之间会发展出相互的性反感（sexual aversion）[①]，这阻止了他们成年后发生性关系。弗洛伊德对这种看法持反对的态度。而且，俄狄浦斯情结成了弗洛伊德的神经症病因理论的基石。20世纪初的精神分析学派和深受文化决定论影响的人类学家、社会学家对韦斯特马克假说的反对使性反感假说长期沉寂不彰。

20世纪后半叶至今，随着文化决定论对西方学术界的影响逐渐式微，以及心理学、生物学、社会学等学科关于乱伦禁忌的大量研究的出现，韦斯特马克的假说再次浮出水面。人类学家Wolf（1995）通过对中国台湾地区童养媳婚姻的长期跟踪研究发现，在这种没有乱伦禁忌的异性共同成长环境中，如果女孩在三四岁之前来到男孩家庭中被养育，成年后的童养媳婚姻与一般的婚姻相比，离婚率更高，后代数量更少，双方体验到的对方的性吸引力更低，出现婚外情的几率更大。在排除了女孩因寄养而产生的健康风险等因素后研究结果依然如此。而如果女孩在三四岁之后来到男孩家庭长大，这种婚姻的状况与一般的婚姻就没有明显差异了。此研究不但支持了韦斯特马克的假说，还暗示着亲属间的性厌恶现象具有发展上的敏感期。

社会生物学和动物行为学家对于灵长类动物的研究也发现了亲缘内部天然的性回避现象。德瓦尔在《黑猩猩的政治》（de Waal，1982）一书中报告了他对黑猩猩的性选择行为的观察。他发现黑猩猩拥有避免乱伦的自然机制。母猩猩在儿子进入青春期后就会拒绝与他们发生性接触；雌性小猩猩进入青春期后会产生离群索居倾向或者加入与自己没有血缘关系的其他群体；年轻的雌性会拒绝其原生群体中的成年雄性的性交要求。这种近亲交配回避机制

① 在当代心理学界常用sexual disgust（性厌恶）一词来描述性sexual aversion背后的感受因素（例，Tyber，Lieberman，& Griskevicius，2009）。

（inbreeding avoidance）被越来越多的以人类、灵长类动物和其他动物为研究对象的研究所证实（例，Pusey，1980；Bevc & Silverman，1993；Pusey & Wolf，1996；Lieberman，Tooby，& Cosmides，2003；Antfolk，Karlsson，Backstrom，& Santtila，2012）。弗洛伊德的断言"人类并没有抵御乱伦诱惑的天然能力"如今看来是错误的。不单人类，许多种类的动物都具有这种天然能力。

俄狄浦斯期的性质及其度过

关于亲缘内部的性回避现象的研究并未否定弗洛伊德关于俄狄浦斯情结的所有推测。例如，德瓦尔的研究也发现，幼年时期的雄性黑猩猩会与雌性同伴甚至母亲发生虚拟的性行为。对于人类3—6岁的行为的观察，我们也能看到类似的虚拟性行为，但是这种行为在6岁之后迅速消失。另外，3—6岁幼儿对异性父母的带有性意味的爱也是不争的事实。因此，并没有理由否认弗洛伊德所定义的3—6岁的"俄狄浦斯期"的存在。

不过，对于俄狄浦斯期的性质、俄狄浦斯期的儿童性欲在其后的时期如何发展变化、俄狄浦斯情结和乱伦焦虑是否一种普遍的心理现象、青春期是否意味着俄狄浦斯情结的复活与解决等一系列问题，根据当下的社会生物学、进化心理学和精神分析学的研究成果，我们会推论出与弗洛伊德大不相同的答案。

首先，关于俄狄浦斯期的性质，在弗洛伊德看来，这是一个剑拔弩张的冲突时期。每一个男孩此时都有弑父娶母的愿望。而他们之所以放弃这个愿望，进入一个性意识不强烈的潜伏期，乃是出于对阉割的恐惧。在阉割焦虑的推动下，父亲或父母的权威性被内化为个体的超我，从而从个体心灵内部禁止了乱伦欲望。[①] 于女孩而言，弗洛伊德认为，她们在这个时期指向父亲的性欲望和取代母亲的愿望——荣格称之为"伊拉克特拉情结"（Electra complex）——不断遭到挫败，使其最终放弃了它，而以亲情和生育的愿望取而代之。[②] 弗洛伊德的此类看法主要基于他对于一系列神经症个案的分析（例如小汉斯、鼠人、杜拉等案例[③]）。但是这种看法并不总能得到临床经验的支持，

① 参见 Freud(1924)，pp.175-176。

② 参见 Freud(1924)，pp.177-178。

③ 参见 Freud（1905）、Freud（1909）。

尤其是针对非神经症类的来访者的心理咨询与治疗。自体心理学家Kohut就基于自己的临床经验提出了不同的观点：正常发展的儿童所经历的俄狄浦斯阶段（Oedipal stage）是一个健康、愉快的时期，伴随的是整体上的振奋与自信，而俄狄浦斯期双亲对孩子的病理性回应——或者俄狄浦斯期双亲虽有相对正常的回应，但在俄狄浦斯期之前孩子已经经历了非正常的发展环境（例如，被寄养的经历或被极度焦虑的双亲抚养的经验）并带着之前的发展缺陷进入俄狄浦斯期——会使儿童在这个时期受到俄狄浦斯情结（Oedipus complex）的困扰。[①] 较之弗洛伊德的观点，类似于Kohut的看法受到进化心理学和动物行为学研究结果的更多支持。儿童在俄狄浦斯期出现的对异性双亲的性兴趣，如果没有成年人以教化为目的刻意地去干预，会自然地消退。不单在人类中，在灵长类动物中这种现象也是普遍存在的。例如，动物行为学家的研究表明，在没有文明教化与干预的动物界，幼年动物指向异性双亲的性愿望会随着性成熟自然消退。德瓦尔（de Waal，1982）曾观察到，虽然少幼时期的雄性黑猩猩会对母亲做出虚拟的性行为，但到了性成熟时期，亲子间的性交行为并不会发生。朱勇等人（2008）对黄山短尾猴的一项研究发现，短尾猴在性成熟期不会出现亲子交配的行为，同胞兄妹间的性行为也非常罕见（只占被观察到的总交配行为的2.1%），非亲缘关系的交配占绝大多数（占97.9%）。

如果男孩的俄狄浦斯期如弗洛伊德所说是一个剑拔弩张的冲突时期，需要父亲角色的介入和超我的内化方能把强烈的恋母情结压抑下去，否则便要延续至青春期及之后的成人时期，那么在主流文明和家庭出现之前的原始人类群体中，达到性成熟阶段的个体发生的近亲交配的行为就应该甚为多见，随之而来的便是重大的遗传代价——而我们对于人类的近亲灵长类动物的观察并不支持这种可能性，在人类学家对于原始族群的观察中也没有发现此类现象。如果男性对于母亲的性的欲望是强烈的，需要额外的努力方能转向他人，那么发生在母子之间的性关系就不能是稀有的特例。即使遭到母方的性

---

① 见Kohut(1984),pp.13-33。

回避，那么也应该出现大量的此类性骚扰事件——而事实并非如此。[①] 如果像弗洛伊德所认为的那样，男孩的性回避乃是经由文明的禁止而实现，文明对此种冲动的压抑未免过于成功了。文明禁止的手足相争从不停息，文明反对的杀人行为屡禁不止，它禁止的偷盗和欺骗从来都不能像亲子乱伦那样罕有。那么文明何以单在对"乱伦冲动"的禁抑上大获全胜？俄狄浦斯情结会随着正常发展的个体的成长而消退，它是一种生物层面上的自然消弭过程，而无需借助于文明的干预，这才契合逻辑推断的结果以及众多研究收集到的事实。

就女性的发展而言，笔者在咨询与治疗实践中发现，青春期的女孩对来自父亲的带有（或觉得有）性意味的亲昵行为表现出比男孩对来自母亲的类似行为有更强的反感。而且不论男孩女孩，在抵达青春期之前（小学阶段的中后期），他们对此类亲密行为的厌恶和回避的倾向就已经出现了。[②]

综合种种证据，不能不得出这样的结论：在正常的发展脉络下，迈向性成熟的男性或女性自然会把性欲指向家庭成员以外的个体。这是受人的动物性里天然存在的动力所驱使的，而不是拜文明（或者超我）所赐。[③] 弗洛伊德以父权及超我的内化解释俄狄浦斯情结的压抑和消失，是一种理论上的冗赘。

弗洛伊德之所以提出一种冗赘的解释，原因大致有二。首先，他试图以此来解释神经症患者出现的指向近亲的性冲动（以及乱伦恐惧）。其次，在他

---

① 笔者从心理咨询与治疗实践中得到的经验并不支持青春期阶段的个体对异性双亲的性冲动的普遍存在性。相反，大多数的涉及这个问题的个体陈述的却是在他们达到青春期后对异性双亲的性特征及性暴露（比如父亲在女儿面前穿着过于暴露，或者母亲在儿子面前对自己隐私部位不注意遮挡）的反感。这种反感很难用"反向形成"等防御机制去解释。

② 由此笔者有一个推论：文明社会中偶然存在的乱伦现象，不能说明这是人类固有的乱伦冲动所致，反倒更有可能是人类天然的性心理环境受到扰动而导致的变态行为。现代社会的小家庭制度，以及青少年个体之间的隔离状态，可能导致家庭中亲子双方的性心理发展都处在非正常的状态。

③ 当代的一些持性解放观点的极端自由主义学者则反对把乱伦回避看成一种天然情感，认为它不过是文明的枷锁，甚至认为乱伦回避的存在对于心理健康是有害的。这种试图以理性颠覆人类的天然情感的努力，其实也是文明强迫性和完美主义的表现，它对于人性的损害绝不亚于与之对应的相反做法。性解放和维多利亚主义者其实是同一种心态：试图以强迫的方式战胜强迫。

的心理动力还原论的框架内，孩子对父母的爱与性爱被看成相同性质的爱(力比多投注)[①] ——这虽然保证了他的泛性论在理论上的一致性与简洁性，却是一种远离经验的假设。弗洛伊德的还原论混淆了性爱、爱情与亲子之爱。[②]

文明的强迫性与乱伦恐惧

既然俄狄浦斯期的度过，无需文明的额外干预就能完成，那么作为病理现象的俄狄浦斯冲突是如何发生的呢？笔者认为，除了遗传的、生理的因素，我们仍要考虑文明在其中所起的作用。但与弗洛伊德不同的是，笔者认为文明并非压抑了乱伦冲动，而是创造了乱伦冲动，导致了乱伦恐惧。换言之，心理障碍者的俄狄浦斯冲突，不是强大的文明与强大的乱伦欲望之间的冲突，而是当某种文明发展到了完美主义阶段后对人性的正常运作加以扭曲的后果。进一步说，这种文明的作用并不是压抑了所谓个体的指向双亲的性需求，而是扰乱了个体天然的性厌恶能力和性回避倾向的发展。

乱伦冲动，即便确有其事，也应是一种微小到可以忽略的动机，在自然的状态下本难以促发乱伦行为，为何它让心理障碍者如此忧惧？这可能是因为天然的亲子关系被文明触发了两种扭曲：（1）文明的禁律让个体把另一种冲动——即对母亲的爱——诠释为性冲动；[③] （2）文明的禁律让个体对自己的人性丧失信心，担忧和害怕自己会出现乱伦行为。

当一个正常的愿望被解释成邪恶的欲望，被这个欲望驱动的个体就有可能产生恐慌。而且当一种正当的愿望被解释成非正当的冲动，它所导致的恐惧也包含着对美好感情的亵渎感。文明的完美主义引发的另一个问题是夸大个体的内在冲动，诸如“小时偷针，长时偷金”之类的夸张俗语，唤起的无

---

① 基于同样的思考，弗洛伊德也把孩子在俄狄浦斯期之后对于父母的爱理解成性爱力比多受挫后的转化形式(参见 Freud,1924,pp.175-178)。

② Fisher 等人（2002）曾采用脑成像方法对爱情、性欲和依恋三种动机进行比较研究，发现了它们在神经生理层面上的结构性差异。一系列类似的研究都在指向一个可能性：人类的不同类型的亲密关系（性欲、爱情、依恋、照顾等）乃是受着不同的动机系统的支配。

③ 在这一点上，弗洛伊德的理论也做着同样的事。

非是儿童的道德恐慌，妨害的是个体对自己的人性的信心。

笔者分析，文明给亲子关系带来的恐惧，只是文明给个体带来的诸多“形而上学的恐怖”之一种。在文明的社会中，我们能看到个体对于污染、肥胖、不整洁、不纯洁等在原始的人类或者动物个体中本不会过于担心的问题的极度担心。它们源于随文明而来的完美主义倾向：一种高度发展了的文明，其个体对于生存中的不完美、失败、不幸和死亡的承受力却大大削弱了。

神经症患者对那些本不值得恐惧的对象的恐惧，往往是从对其他对象的恐惧转移过来的。例如，考试焦虑者把他对于人生的失败恐惧与考试的失败联系起来；强迫检查者担心门窗未锁，其背后的恐惧是失窃；强迫洗涤者，担心手上有细菌而反复清洗，背后的恐惧是疾病和死亡；相应地，乱伦恐惧乃是害怕乱伦带来的无比巨大的社会排斥。我们决不至于认为人类有强烈的锁门冲动或者清洗冲动，乱伦冲动也当作此观。同样，有如把手的洁污与死亡联系起来乃是拜现代医学所赐，把男性那微弱的——对于一般个体很可能是子虚乌有的——指向母亲的性动机与巨大的、不可估量的社会排斥联系在一起，也是受完美主义支配的文明社会在这方面创造出的画蛇添足的规范的后果。尤有进者，一旦个体把自己那指向母亲的挚爱也理解为性爱，他内在的恐惧和冲突就更深重了一层。

以上分析的结论若要成立，还必须解决这样一个问题：如果亲子乱伦不是一种普遍存在的强烈冲动，那么为什么似乎每一种文明中都有一些乱伦禁忌？这些似乎画蛇添足的禁忌的作用是什么呢？回答这个问题，我们必须细查“乱伦”概念以及不同文化中的相应禁忌。

首先必须区分“乱伦”与“通奸”两个概念。如果“乱伦”仅指亲子之间与同胞之间的性活动，那么不同文化的严格戒律并没有直接指向乱伦。其实，各种文化最普遍存在的是对通奸（adultery）的禁忌，而不是乱伦（incest）禁忌。例如在《圣经》的十诫中，关于性的戒律只有一条，即第七条“不许奸淫”（Thou shalt not commit adultery）。又如在东西方古典文学艺术中，反映通奸现象的作品也远多于反映亲子乱伦的。一般而言，通奸是在没有血缘关系的个体中发生的婚姻外的性行为（在主流文明的全盛时期，这个禁律对女性又比对男性严格，在古希腊雅典的社会中也是如此）。而任何文明社会，都是以一定的婚姻制度为基础建立起来的。如果说法律和习俗都努力地制约人类普遍具有的通奸冲动，这恐怕毋庸置疑。维护一种社会的结构完整与稳定，通奸的禁律向来都是有效的一环。弗洛伊德把文明与本我的冲突，以及道德和宗教的起源归因为对乱伦冲动的制约，却忽视了婚姻外的性冲动这种更具解释力的因素。

随上述分析而来的问题是，既然通奸禁忌才是一种文明维持社会秩序的重要一环，而亲子乱伦并不是一种普遍存在的冲动，为什么文明社会还要多此一举，在通奸禁忌之外添加了乱伦禁忌，以至于在个体内部引发了乱伦恐惧呢？其实，比之于通奸禁忌，多数主流文明并未同样郑重其事地推出乱伦禁忌。乱伦禁忌或许是通奸禁忌在心理上的推演，或者说，亲子乱伦的恐惧源自通奸禁忌在心理上产生的泛化。作为社会规范，上升到超我层面的通奸禁忌，引起的心理后果是个体会对一切“有可能”破坏这种禁忌的行为与感受小心提防。此类禁忌的泛化现象在历史上是普遍存在的。[①] 例如，一些宗教主张寡欲的生活，在其后的发展中演变成严苛的禁欲主义。这种演变符合完美主义原则，体现了文明的强迫性。再如，佛教对于人性之善的发掘，也发生着从不杀人到不杀生的禁忌泛化过程。各种文明中表亲婚姻的逐步消失也是泛化和完美主义的结果——在19世纪之前普遍存在的表亲之间的通婚，到了20世纪已经不再是一种被积极看待的婚姻模式，而当下的主流文明中，这种婚姻几乎具有了乱伦的性质。[②]

虽然并非所有的泛化后果都是消极的，但某些文明禁律的泛化的确给个体带来了生存困境。它使个体对于自己本不强烈的欲望感到担忧，甚至对于相似（但不相同）的欲望——例如儿子对自己母亲的深沉的爱——感到畏惧，把一种正常的情感贴上了邪恶的标签。弗洛伊德提出的弑父娶母情结，其实也是以类似的方式强化文明的强迫性，这使得经典精神分析与强迫性的文化

① 泛化大致分成三种层次：(1)个体层面的泛化；(2)成为民间习俗、禁忌；(3)成为主流文化禁律的一部分（例如法律）。

② 《红楼梦》《飘》之类反映19世纪之前的社会生活的文学作品中描写的表亲相爱或者结婚的情节，当今时代的读者不免会产生异样的感觉。这种做法在现代人的生活中已经演变成一种禁忌。

具有相似的作用。① 文明禁律的泛化使一些个体担心那些本来发生概率极低的事情，甚至让他们对一些根本不值得恐惧的事情发生恐惧。

文明禁律的泛化在个体与文明的互动中发生。在文明中具有完美主义和强迫性人格倾向的个体会对禁忌不断提出更高的要求，这些要求因其正当性，很难遭到有效的置疑或反对。契诃夫在小说《套中人》中所描述的现象其实是社会生态系统的真实面貌②：由文明中具有完美主义和强迫性人格倾向的个体提出的对禁律的更高要求和泛化要求，最终会变成文明主流价值观的一部分。这种完美主义的主流价值观，又反过来塑造一种文明中个体的强迫性人格。因此，任何一种文明都难以逃脱一种不断被完美主义化的命运，变得谨小慎微，失去理性与活力。③ 就《俄狄浦斯王》的作者索福克勒斯生活的雅典盛期社会而言，妇女的婚姻几乎完全被安排，其意愿和情感被忽略，她们生活在男性对妻子大有特权的文化环境中，其地位与同时代（先秦）的中国女性相类。④ 我们可以推测，这种境遇中的妇女所体验到的禁律及其泛化也必定要影响到她们与儿子的关系。所谓儿子指向母亲的乱伦焦虑，可能发端于母亲，儿子的反应不过是对来自母亲的这种焦虑——不论是出于乱伦担忧而发生的疏远，还是带有性意味的过分亲密，或者两者皆有——的投射性认同。

概言之，乱伦焦虑是一种文化现象。父亲与女儿、母亲与儿子、兄弟与姐妹之间，在自然条件下发生性行为的可能性微乎其微。但文明禁忌的

---

① 例如，当精神分析师把一个为了显示身材而在冬天仍然穿得很少的女子的行为贴上“受虐”的标签，它与传统时代把女子的一颦一笑都解释为性诱惑的做法并无本质不同。

② 契诃夫（1898/2011）在《套中人》里对此类个体的社会影响力有一段精彩的描述：“我们的学校却让这个任何时候都穿着套鞋、带着雨伞的小人把持了整整十五年！何止一所中学呢？全城都捏在他的掌心里……在别利科夫这类人的影响下，最近十到十五年间，我们全城的人都变得谨小慎微，事事都怕……”

③ 不可否认，完美主义还有一种特别的动力。每一种文明在达到黄金时代之后，享乐主义也一定会盛行起来。对道德原则构成威胁的本我冲动变得格外强烈。法规制定中的完美主义冲动也在一定程度上源自战胜享乐冲动的需要。这就形成了道德沦落与道德完美主义的吊诡：法规之所以越来越巨细靡遗，是为了约束愈来愈强烈的对道德的挑战，而这些过于缜密的规范引发的却是对道德的反感或恐惧，从而使人们失去了对道德的天然的尊重，而这更加重了道德观的薄弱性。

④ 参见宋瑞芝（1993）、唐莉（2005）等人的研究。关于古希腊妇女生活的更为详细的描述分析，可参考德国学者 Licht 的《古希腊风化史》（1933/2000）。

泛化和完美主义化，激发了亲子之间的乱伦焦虑，让人们对于自己发生怀疑，对于那些一般而言自己不会做出的行为产生了担心。乱伦焦虑被唤起之后的心理状态类似于强迫障碍者的状态，我们不妨称之为“乱伦强迫状态”。人类的某些微弱的动机，反倒是在被禁止的情况下变得强烈。于是，一件本不具有显著吸引力的事情就能够由此在某些人格缺损的个体演变成激烈的内在冲突。

由此笔者推论：《俄狄浦斯王》所折射的，是作者索福克勒斯作为“完美社会”的成员的乱伦强迫观念。《俄狄浦斯王》之所以能够博得两千多年来观众的共鸣，成为经典中的经典，并不因为它表达了人类不愿承认的、被压抑下去的乱伦欲望，而是因为它所承载的乱伦强迫观念所具有的感染力。这种强迫性有悲剧的意味：文明越要努力地避免一种东西的发生，反倒越是促进了它的到来，而且这种悲剧似乎是一切文明无法逆转的宿命。

父权的发展与文明的这种宿命大有关系。弗洛伊德把父权看成一种文化现象，认为它是人类的图腾与禁忌史的发展结果，这忽略了父权的生物基础，夸大了文明与原始人类的生存境遇的差别，但文明强化了父权，却是不争的事实①。俄狄浦斯期个体体验到的冲突是人的原始本能与后天文明——确切地说是被文明强化的父权意识——的冲突。恋母情结的消失并非因弗洛伊德所认为是源于父权的内化和超我的形成，而是一个自然消退的过程，但乱伦冲突的产生的确不能不从父权制的缺陷中寻找原因。

在一个稳固而复杂的结构化的社会中，个体的成就动机和性动机都被限制在狭窄的渠道内，家庭是整个社会的缩影和最小细胞。儿子对父亲的挑战(类似地，孩子对权威的挑战）被视为邪恶而被禁止，被安排的或者名存实亡婚姻的普遍性，这些都会导致生活于其中的个体产生类似于神经症的状态。

---

① 在原始人群中权力有限的领袖地位，随着文明的发展，变成了社会成员孜孜以求的人生神话。关于权力的衍迁，法国结构人类学家列维-斯特劳斯（1955/2000）对南美南比克瓦拉印第安人的考察耐人寻味。他发现在这个原始族群中，成为酋长的人所享受的特权极其有限，而要承担的责任与牺牲却甚为重大。斯特劳斯推论是，在南比克瓦拉人中，“酋长之所以存在，是由于在每个人类群体里，都会有些人和其他人不一样。不一样的地方在于那些人就是喜欢享有名望，他们深为责任的担负所吸引，对他们而言，公共事务的负担本身就是酬劳”。

这是一种文明达到它的极盛期，不复古朴自然之后的表现。索福克勒斯恰恰生活于希腊文明的这个时期。

《俄狄浦斯王》与希腊黄金时代的强迫性

索福克勒斯青少年时代成长于希腊文明的全盛期，希腊先后赢得两次希波战争的胜利[①]，而在索福克勒斯完成《俄狄浦斯王》那一年（公元前431年），雅典与斯巴达之间的伯罗奔尼撒战争正式爆发。雅典在这场战争中的失败是希腊文明走向衰落的标志。索福克勒斯所生活的被称为“伯里克利时代”的盛世（公元前495—前429年），正是常言所说的“最好的时代，也是最坏的时代”。伯里克利以民主派代表人物的身份登上政治舞台，却成为一个强权领导，提洛同盟在他手中演变成了一支独大的雅典霸主与从属国的关系。对外，伯里克利推行殖民主义，努力扩张势力。在他统治期间，取得雅典公民身份的条件变得更为苛刻，只有双亲都是雅典公民的人方能获得公民权。[②] 雅典的奴隶主民主政体，在伯里克利手中变得“完美”了，却在潜移默化地朝专制蜕变。这个时期雅典的文化与科学无比繁荣，似乎真如伯里克利所言，它能够成为“全希腊的学校”。[③] 但是，繁荣的背后隐藏的却是巨大的危机：这个社会实际上沦落了，正在丧失活力，在变得自恋和完美主义。

公元前430年，伯罗奔尼撒战争初期，雅典城突发瘟疫，固守城内的雅典兵民大量死亡，城外的家园亦被斯巴达军蹂躏，在此种内外交困的局面下，雅典人怨声四起，对伯里克利的不满情绪步步升级。[④] 此情此景显然被索福克勒斯写进了剧本，《俄狄浦斯王》开场时瘟疫横行的忒拜城便是这番景象。索福克勒斯很可能是在影射伯里克利[⑤]经过三十年的执政，就像剧中的俄狄浦斯一样，已是要用“伟大”（great）来形容的人物了。《俄狄浦斯王》剧中弑父

---

① 参见Bury（1913）《希腊史》。

② 有些历史学家（King，1988）会认为伯里克利这么做是为了博得雅典政坛中的保守派的好感，但不论伯里克利的动机如何，都在客观上促使制度层面和精神层面的完美主义。

③ 参见修昔底德《伯罗奔尼撒战争史》，第127—137页。

④ 参见修昔底德《伯罗奔尼撒战争史》，第137—145页。

⑤ 对这种可能性的进一步分析，可参考马骁远（2012）的论文。

娶母的罪行，或许映射的是伯里克利当初用阴谋政变的方式推翻前任执政者客蒙的事件。通过《俄狄浦斯王》，索福克勒斯似乎想告诉人们，推翻父权的革命者，命中注定是弑父娶母的罪人，会给他统治下的人民带来灾难。

我们还能从这种弑父娶母模式中看到更为深切的悲剧现象，它对于雅典的衰落当然负有责任：弑父者向来会成为比被其所弑之父抱有更强的权力欲望的人，他们只能使一个社会进入更为专制的时代。[①] 索福克勒斯一剧成谶，刺瞎双眼而自我放逐的俄狄浦斯王的命运，竟贴切地预示和隐喻着希腊文明的未来。伯里克利死后不到100年，马其顿的腓力二世就攫取了希腊的领导权，接着其子亚历山大建立了一个庞大而又迅速崩溃的帝国。希腊这个窃得文明之火的普罗米修斯，其终点却是一位俄狄浦斯。

《俄狄浦斯王》中的乱伦和弑父，是古希腊神话中早已有之的情节。[②] 大地女神盖亚生了天空之神乌剌诺斯，乌剌诺斯和盖娅生下了十二提坦神、独眼巨人和百臂巨人。十二提坦神中的克洛诺斯阉割了自己的父亲[③]，解救了被乌剌诺斯压迫的自己和其他十一位提坦神。克洛诺斯与妹妹、也是十二提坦神之一的瑞亚结合生了宙斯等诸神。而宙斯也是用武力打败了父亲克洛诺斯并将其送入地狱。在这些神话中，乱伦和弑父的情节折射的是儿童般的想象力，它们很少被严肃地批判。盖亚和乌剌诺斯并未因乱伦而遭受不幸。弑父者也并未遭受良心的谴责——而是被他自己的儿子所取代。古希腊神话用近亲的结合来解释世界的起源，是古希腊人朴素的还原论思想的必然产物。但是从这个关于众神起源的故事里，我们仍能够看到乱伦禁忌的影响：乌剌诺斯是从盖亚指端所生，而非从她的肚腹中所生。这样的安排，无疑缓解了故事的乱伦性质。毋庸置疑，尽管在神话故事中，古希腊人对众神的乱伦未表现出强烈的厌恶态度，他们在生活中依然是像一切其他人类一样反对乱伦行为。

---

① 伯里克利领导下的希腊，是建立在雅典对其同盟者的霸权之上的，雅典对其他城邦具有绝对的权威。在国内政治上，伯里克利通过打击放逐反对者，也树立了他不可撼动的领袖地位，这种一个城邦、一个人独大的局面，实际上使希腊的民主徒具形式了。

② 关于古希腊传说中的众神的谱系，可参见 Hesiod.(730~700 B.C./1914)的《神谱》。

③ 弗洛伊德似乎没有注意到这个神话所提示的“反向的阉割焦虑”，即父亲对被子打败的焦虑。换言之，阉割焦虑应该是一种双向的敌意竞争关系。

在黄金时代的雅典，索福克勒斯笔下的《俄狄浦斯王》是以郑重的态度拷问罪恶，面临灭顶之灾的人群努力要从自身查找罪恶之源，以图重获救赎。这种颇具传染性的焦虑惶恐不是早期希腊人所具有的特点，也不是荷马时代或古风时代希腊人的特点。

从《俄狄浦斯王》一剧中得到共鸣的，是承受了文明的重负而变得神经质的雅典公民。文明是残酷的，它把那些在原始生活状态下并不十分强烈的朴素的欲求和恐惧千百倍地放大。索福克勒斯笔下的乱伦，遭受的不仅是来自上苍的报应，更是来自内心的严厉惩罚。俄狄浦斯的母亲在得知乱伦的真相之后自杀而死，俄狄浦斯也刺瞎了自己的双眼并自我放逐。而比索福克勒斯早四五百年的荷马，在《奥德赛》中描述的俄狄浦斯的故事，只有索福克勒斯的《俄狄浦斯王》一半的悲剧性。荷马在《奥德赛》第十一卷中描述，俄狄浦斯的母亲因不明真相而嫁给了自己的儿子，做下了“荒诞可怕的事”，当神明公布了真相之后，她自缢而死。而俄狄浦斯，虽然承受着巨大的悲痛，却继续统治着他的国家。由此我们可以看到古希腊社会的乱伦禁忌的发展史：从乱伦作为一种在神话故事中可以被想象的戏剧性情结，到令女性惶恐的谬行，再到无以复加的亵渎污染之罪。在荷马的时代（约公元前9—前8世纪），以父权制为特征的古希腊文明初具雏形，人性中天然的乱伦厌恶已经朝着乱伦恐惧嬗变，而这种嬗变最终是在公元前5世纪希腊文明达到极盛时得以完成。我们可以把荷马的时代看作希腊文明的“第一强迫期”，把伯里克利的时代看作“第二强迫期”。第一强迫期的强迫表现在风俗舆论上，第二强迫期的强迫则上升到制度层面上了。

从希腊神话中戏剧性的故事到希腊悲剧以严正的态度展现在人们面前的乱伦恐惧，在淳朴的人群中本属罕见的亲子乱伦，如何发展成为文明[①]生活中莫名惊怕的禁忌主题，我们不能不从文明社会的完美主义和强迫性，从文明的明察秋毫、巨细靡遗的规范中寻求答案。古希腊伯里克利的黄金时代的社会就是这种“完美的”社会。

在《俄狄浦斯王》一剧里，俄狄浦斯努力避免某种不幸的结局，最后却正好走入了不幸的圈套，这恰是强迫性人格者的悖论式生活的写照。剧中阿

---

① 此处“文明”二字，不单指那种主流的文明，也包括以习俗——而不是天然情感——为主要运作和制约机制的社会。当然，主流的、有成文的法律规范的“完美的”社会，其强迫性比以习俗为规范机制的社会更为深重。

波罗神向忒拜城的居民提出的要求，是清除“污染”，非此不能免除笼罩着他们的瘟疫。索福克勒斯以及他的观众是以“污染隐喻”来感受乱伦的。还有哪一种污染比乱伦更甚？但越是干净的地方，对污染的恐惧反而越强烈。文明的希腊，未必比淳朴原始的民族发生更多的乱伦事件，然而对乱伦的恐惧，却是比淳朴的民族更为激烈了。在最为文明的社会里，人却对自己的人性失去了信心，或者说对自己失去人性充满了担心。我们可以把伯里克利于公元前 431 年在阵亡将士国葬典礼上的那个著名的演讲从这个角度去理解：他如此自豪地列数希腊文明的辉煌、高贵与不可战胜性，反倒是透露了一种隐约的失败预感。伯里克利本人的强迫性人格特质（索福克勒斯也许亦如是），从他过于强调雅典公民身份的纯粹性而制定的公民身份条件上能看出端倪，他的完美主义的演说也正好折射了这种性格。从索福克勒斯笔下的悲剧中我们能看到作者以及希腊文明的强迫性，但这并不意味着索福克勒斯意在用《俄狄浦斯王》反思希腊文明的这个问题。

似乎所有的文明都有一种趋势，在它走向极盛之后，会变得完美主义，变得越来越具有强迫性，对于错误和失败越来越不能容忍。不论希腊文明，还是东方的儒家文化，抑或基督教、伊斯兰教文化莫不如此。

结　语

限于篇幅，笔者对于索福克勒斯《俄狄浦斯王》的分析，不得不草蹙结尾。《俄狄浦斯王》所具有的心理感染力，可概括为两个方面：（1）它唤起了文明社会中个体的乱伦强迫观念。人类对于乱伦的恐惧，其实是对两种最强的动机——性欲和对母亲的爱——发生混杂的恐惧。产生恐惧的原因不在于弗洛伊德所说的人类本能中对母亲的性欲望。而是当个体对于母亲的爱被严苛的社会规范（或功能不良的家庭氛围）曲解（或扭曲）为性的欲望并郑重其事地禁止时在个体心理上引发的恐慌。[①] 因此，索福克勒斯的《俄狄浦斯

---

① 文化一方面颂赞母爱和对母亲的爱，另一方面又杞人忧天地指出乱伦的风险，这就不免在个体内部唤起本不必要的冲突，诱发一种挥之不去的“亵渎感”。这种亵渎感对人的影响意义深远。类似的心理现象其实随处可见。例如当一个人出于爱心帮助他人却被误解成别有所图，他受到的伤害会驱使他今后对于自己的助人冲动产生否定性的认识。再如，孩子青春期正常的离家冲动（参见 Bowerman 和 Kinch，1959）和对来自父母的观念的反思，一旦被解释成对父母的抛弃与攻击，就可能诱发“不孝焦虑”。

王》是关于强迫的，而不是关于恋母情结的。（2）《俄狄浦斯王》也折射了作者以及雅典人对于统治者（父权）的矛盾心理。剧中弑父娶母的俄狄浦斯，可能影射曾以阴谋获得权力的伯里克利，也可能影射的是那些力图颠覆伯里克利的权谋者。不论索福克勒斯的意图如何[①]，雅典人见仁见智，站在不同的政治立场上都能从该剧获得共鸣。娶母的欲望不是人类成年后的天然情感，但打败父亲的愿望证据确凿。俄狄浦斯情结与其说是弑父娶母的情结，不如说是对父亲的崇拜和敌意，以及对母亲的爱和对这种爱的怀疑。后人被《俄狄浦斯王》所打动，也无非是在乱伦和权谋两大主题上的共鸣。

经典精神分析假设人类普遍存在非经超我的压抑而不能制约的乱伦冲动，这不是对人性的贴切理解。以乱伦冲动理解一般儿童在俄狄浦斯期指向异性双亲的情感，不利于精神分析咨询的实践，反而可能强化了来访者的强迫性。比俄狄浦斯期的儿童指向双亲的性愿望更值得分析治疗师重视的是该期间双亲对待儿童的态度。以自然的态度回应儿童的需要，帮助他们度过这个重要时期，对于生活在强迫的、完美主义阶段的文明中的双亲而言绝非易事。文明社会的种种积非成是的习惯、习俗、观念和禁忌总在扰动和扭曲人的天然情感。就俄狄浦斯期而言，文明的强迫性引发了两种看似相反的扭曲后果。一种是父母把儿童在该时期指向异性双亲的带有性意味的爱恋——也包括儿童在该阶段后期以及潜伏期的早期对于异性同伴的类似感受——视作乱伦的尝试，进而以焦虑的方式回应他们，在他们内心唤起乱伦焦虑。另一种则是在功能不良的家庭中，家长把指向配偶的被挫败的性的需求转向子女，以有意识的或无意识的性诱惑的方式对待子女，这也扰乱甚至破坏子女的性心理的正常发展。在一个家庭中，父母对待子女的以上两种扭曲态度也会同时存在，父母双方采取两种截然相反的扭曲——乱伦焦虑和乱伦诱惑——是一种可能，而同一位父母同时表现出乱伦焦虑和乱伦诱惑的态度也可能发生。

---

① 作为伯里克利的朋友和他的政权领导层中的重要成员，索福克勒斯对伯里克利的真实看法似乎从未见诸史料，我们只能从他的戏剧里做出猜测。从《埃阿斯》《俄狄浦斯王》《安提戈涅》等一系列戏剧里，我们可以看到索福克勒斯对于统治者（他自己其实也属于这个阶层）的矛盾态度——一方面，认为他们是伟大且强大的，另一方面，他们又是有原罪的，在获得权力之后可能会背离正义精神。

在强迫性的文明社会，不论传统的以父权制婚姻为基础的家庭还是现代的核心家庭，都普遍存在功能不良的窘境，青少年生活于极不稳定的亲情环境中。[①] 弗洛伊德重视强迫性文明中个体的俄狄浦斯期在心理障碍形成上的关键性，这是颇具洞见的发现。但是他对俄狄浦斯期的性质的理解并不准确。另外，弗洛伊德对青春期的理解也与后来的研究发现并不一致。例如，在《少女杜拉的故事》里，弗洛伊德坚持认为杜拉对K先生的反感乃是出于对爱欲的压抑（Freud，1905/1997）。事实上，这个时期的女性对她成长环境中的成年男性的性要求有天然的回避和厌恶倾向，她们的反感无需解释成文明禁律对乱伦冲动的压抑。在这个基础上分析《少女杜拉的故事》，就会得出与弗洛伊德大相径庭的看法。杜拉对K先生的反感很可能是真实的，它是女性青春期离家倾向和性回避倾向的体现，是她对父亲——以及类似于父亲的人物，例如K先生——的性厌恶的一种反应，而不是对某种潜在的欲望的压抑或防御。杜拉之所以终止寻求弗洛伊德的治疗帮助，与其说因为对治疗的阻抗，毋宁说是对不能有效共情的治疗师的失望和放弃。从更深的层面说，这也是青春期性厌恶的移情式表达。

“悲剧是将人生的有价值的东西毁灭给人看”，用鲁迅的这个视角看《俄狄浦斯王》的悲剧性是再恰当不过了。还有什么情感比父母之爱更深更重？任何把这种基本情感也变得焦灼不定的文明，一定会损毁人们的基本安全感。文明的作用本是对抗天然本性的弱点，使生活更有序、更善，却又不可避免地落入了完美主义和强迫性，乃至人们对于最基本的情感也失去了自信。这恐怕是每一种文明难以逃脱的宿命。

---

① 美国学者Davies和Forman（2002）的一项研究中，近半数的青少年被试对父母关系的感知是消极的而非安全的。张娥（2012）对中国大学生的父母关系感知的研究也得出类似的结论，有45.7%的被试认为父母关系良好，而有54.3%的被试对父母关系的感知以消极为主。

第三章　关于因果性、规律性和科学的客观性

因果问题

对心理现象的因果推断在何种程度上是可靠的，这是个很值得探讨的问题。在心理学实验中，对随机分配的各组被试施以不同的处理（treatment），研究者们发现了一些心理变量与另一些变量之间的联系。这些联系的真实性如何？当我们根据统计显著性来相信某种因果联系的时候，这些因果联系的实质是什么呢？当我们声称“一个变量作为原因很可能导致了作为结果的另一个变量”的时候，我们把这种在研究中获得的对心理现象的理解运用到现实中的时候，除了样本性质、实验情境与现实情境的差异性等实验设计的问题，是否还可能滑向某种更为根本的思维上的误区呢？再如，在心理治疗的疗效研究中，我们能发现，接受某种治疗的个体相对于不治疗的个体或接受其他治疗的个体在症状上有显著改善。当我们得出结论说这种疗法是“有效的”，我们便忽略了一个事实，即它并非对所有的个体都是有效的。一种方法与一种障碍的恢复之间并没有确凿不易的因果关系。对心理学研究的误读，会把人们引入过分简单化的歧途。在本节中，笔者试图反思因果判断的条件性、相对性和主观性，探讨心理咨询与治疗中的经验归纳和因果判断的问题。

区分作为真相的因果和作为规律判断的因果

“那个人在幼年时经历了一个创伤，该创伤到成年后发展成了一种心理障碍”与“那个人所经历的那种创伤，在一定的条件下，到成年后会发展成某种心理障碍”，这两种表述都蕴含了因果推断，但却是两种不同的因果推断，

前者是关于一个事实的描述，后者是关于一种规律的描述。虽然前者有可能是错误的，但也有正确的可能——此时这句话就在描述一个真相。而后者并不是在描述一个真相，而是在一种原因和一种结果之间建立一种规律性的联系——它描述的因果是“作为规律判断的因果”。不论从心理学的临床实践，还是从心理学的实验研究，心理学者们的好奇心都不会停留于第一种描述，而是试图得到第二种表述，并把这些归纳出来的规律性运用在更为广泛的场合中去解释心理现象。然而从第一种描述向第二种描述的飞跃，在心理学这门独特的科学里，却可能蕴含着比在其他的科学里更多的认识论风险。

作为真相的因果，即使不描述原因和结果之间所必须依赖的条件[①]，这个因果关系依然是正确的——尽管是不全面的。但是作为规律判断的因果则一定要郑重表明“在某种条件下”（即便这种条件我们并不能完全知晓），因为这种因果判断只是在说明一种可能性。严格地说，“在 C 的条件下，原因 A 会导致 B 结果”这种判断，只是一种根据判断，在本质上不该冠以“因果”之名。[②] 在心理科学中，尤其是临床心理学中，对此种因果的模糊认识，易于把人引入认识方式的歧途。

对于心理现象而言，原因 A 和结果 B 之间的条件 C，是易动不居的。而且，在心理治疗中，我们不是像自然科学中那样为了得到结果 B，而控制条件 C。我们在乎的往往是，为了不使 B 发生，如何改变条件 C，或者，为了导致 B 发生，需要的条件 C 是什么。

---

① 叔本华（1814/1996）曾在《论充足根据律的四重根》里指出，这些所谓的条件，本身亦就是原因。他举例说，当石头被太阳晒热的时候，阳光当然是石头变热的原因，而石头的有利于吸热的构造，虽然常被看成条件，其实也一样地是原因，只是因为它的存在更为持久，“等待”着另一个条件（阳光）的发生，而被误以为是别的东西。不过，本文此处笔者不得不在意识到原因和条件本质上的同一性的情况下暂时使用这两个词。

② 这种区别也是叔本华在《论充足根据律的四重根》里指出过的。他用凯斯维特的话道出了自己对因果和根据的理解：“认识根据不能与事实（原因）根据相混淆。充足根据律属于逻辑，因果律属于形而上学。前者是思维的根本法则；后者是经验的根本法则。原因与现实事物相关，逻辑根据则只与表象相关。”因此，在叔本华（1814/1996）的哲学体系中，诸如“某个人罹患了肺结核是因为之前感染了结核杆菌”这样的陈述，属于因果陈述。而“感染结核杆菌会导致肺结核”这样的陈述则属于根据判断。即使所有的感染了结核杆菌的人都患了肺结核，也不能证明感染结核杆菌必然导致肺结核病。

在医学中，如果某个人罹患了肺结核（B），医生会把这个结果归因为感染了结核杆菌（A），而治疗的关键在于抗生素的使用以消灭病原体。医学上的“感染”模式深切地影响了人们对于疾病的看法，避免感染，控制污染源，成了人们孜孜以求的安全之道。而强调免疫力、提高免疫力——即改变感染（A）和发病（B）之间的条件（C）——远不及抗生素的使用那么受到重视。但是这种思路用以解释和解决心理问题，则捉襟见肘。大部分心理问题的诱因（A）对于心理问题（B）的解释力不及个体的人格素质和身体素质（C）重要。对于同样的条件A，在一些个体就诱发了心理问题，而在另一些个体则无大碍。而为了防止B的发生努力地避免A的做法，在心理治疗和教育实践上体现为力求避免“创伤”，偏重于把心理问题理解为创伤事件的后果，而忽略了个体的完整生活经验和人格—生理素质对于问题的贡献。这就导致了谨小慎微的教育和治疗，无益于完善而坚固的人格的形成。

在心理咨询的临床研究中，相对于规律判断的因果，关于真相的因果相对来说更容易获得。我们能够了解个体发展过程中前后相继的一系列事件，它们的确存在因果关系。但是对这些因果关系进行规律性的判断，运用到另一个个体之上，往往就不够充分了。例如，一位在儿童期遭受过来自成人的性骚扰的来访者，在性的问题上采取回避的态度。我们可以得出结论说，这位来访者的回避态度与其儿童期的那些经历有因果关系。但是我们若是得出结论，说儿童期遭受性骚扰与成年后对性的回避态度有因果关系，这种关于规律判断的因果就是相当不可靠的。我们可以说，那个来访者的那个态度与儿童期的那些经历有因果关系。但是我们立刻应该明白，导致那个来访者的性方面困扰的因素，还包括这位来访者周围的人对性及性骚扰的态度，以及他们是如何对待她的遭遇的，另外也包括这位来访者在多年来的人生经历中怎么思考这一段经历的。就心理咨询与治疗来说，这些东西作为心理问题发生的环境与条件因素，应该得到更多的注意。倘若带着发现创伤的有色眼镜去看待目前心理状态的源头，也就落入了“感染”模式，与心理现实的实际发展过程相悖离了。

在咨询工作中，咨询师关注的主要不是“在C的条件下，A会导致B”这种规律性的归纳，而是如何建构不同于C的C′（例如，使受损的自体C被修复为完整的自体C′），以致在C变成C′的时候，A就不会导致B。这其实也是生态学、生物工程之类的学科的思维范式。即使心理学不能彻底摆脱自然科学方法的挪用，至少也应该从经典物理学的范式转向生态学、生物工程学的思维范式。

强迫性人格障碍是一类与个体的规律性因果思维息息相关的心理疾患。比之于其他个体，强迫性人格者对于确定性的诉求更为强烈，执着于规律性因果思维。他们采用因果推论并深信之，甚至在经验显示出情况远非如此时也固执于它。洁癖即是一例。洁癖者相信细菌和疾病之间的因果关系，总是试图消除细菌的存在，认为消除了细菌，也就消除了疾病的可能。但是这种用于推论的因果链条是不可靠的。环境卫生、细菌和疾病之间并没有恒定的因果关系。虽然支撑洁癖者或强迫性洗涤者的内在动机乃是恐惧情绪，但只有认知层面的对规律性因果思维的笃信与感受层面的恐惧情绪结合在一起，方才演变成牢固难破的症状。

规律性因果的主观性和片面性

笔者想要进一步指出的是，上文所说的“在一定的条件下，B 的原因是 A”的规律性判断，实际上也并不是对规律性的完整描述，而只是一个局部有效的、相对客观的、在本质上是主观的描述。这里不妨再举一个例子。假如一颗陨石（A 因）自太空飞来，砸毁地球上一幢高楼（B 果），我们会说：“在当时的地球和陨石的相对运行状态下（C 条件），陨石（A 因）砸毁了楼（B 果）。但是，对于此事，倘若换一个叙述方式，说高楼在宇宙空间中运动（D 因），砸到了陨石上（B 果），这个说法也是真实的。在后面的这个框架里，我们看到的不是因为陨石（A 因）砸毁了楼（B 果），而是因为楼的运动（D 因），导致了撞击（B 果）。且这另一种理解，与上面的那种理解，在客观性上并没有对错之分。这个例子说明了规律性因果的另一种相对性。

当我们说“在一定条件下”的时候，这个条件和结果之间的关系是一种同义反复，如果 A 导致了 B，A 和 B 之间的条件就符合“一定条件”(C)，如果 A 没有导致 B，A 和 B 之间的条件就不符合“一定的条件”。因此，我们原以为是条件造就了因果关系，其实也是因果关系造就了条件。①

---

① 正如上文所说，条件 C 其实也是原因。

尽管规律性因果的客观性经不起推敲，它作为一种认识方式，却是人类把握世界的有效途径。因果本质上是一种心理感受，通过这种感受，人们把事物的关系确定下来，而承载这些关系的坐标，则是这个得到因果规律的人的视点和有限的观测范围。[①] 当我们移动视点，从不同的角度看待一个事件，就会发现事物处于复杂的、生态式的相互作用里，而不是直线式的因果链条中。因此，原因和条件，乃由观察者的视角来界定的。当观察者与楼在一起，陨石便是原因，如若与陨石在一起，楼便是原因了。而实际上两种因果判断都是片面的。进一步说，任何因果判断（不论是作为真相的因果还是作为规律判断的因果）都是片面的。[②]

如果说“在 C 的条件下，A 会导致 B”这种规律性因果推断是片面的，那么，对因果关系的全面表述应该如何？如果想把陨石撞击高楼的例子表述完整，我们就只能说，撞击是撞击之前的宇宙格局发展的必然结果。以这种整体的思维方式思考心理问题的发生机制，无疑增加了我们对诸多心理学理论的怀疑，削弱了我们理解心理现象的信心，但又未必不是打开了通向更为真实地理解人性复杂性的大门。

---

① 不过，即使这种规律性描述具有很强的主观性，笔者也反对把科学研究获得的规律性概括等同于那些仅仅通过想象力而赋予自然的规律性。当相对主义者认为“月球由岩石构成”与“月球是女神的一只眼睛”是同等的知识时，他们混淆了人类认识外在世界和感受内心世界两种心理过程。这种相对主义虽是对实证主义方法忽视内在体验的倾向的抗议，但由于它混淆了个体认识两个世界的不同方式，而开启了一种新的蒙昧主义——这是与把一切现实都采用逻辑实证主义去认识一样有害的倾向。而且此类相对主义者也一定是虚伪的，因为，举例来说，他们绝不会把泥土当成食物来食用，尽管在他们相对主义的逻辑中两者也是一回事。人类对客观世界的认识，尤其是自然科学研究，是人与客观世界相遇时发生的，这与人类对自己内心的认识，以及内心的创造（想象、感受、神话）有本质的区别。关于这一点，在下一节“临床研究方法与科学的客观性”一文中还将更为详尽地探讨。

② 相应地，我们也不能不得出这个结论：正如人只能借助感官认识事物因而不可能抵达事物性状背后的“自在之物”，人也因为只能借助本质上片面的因果来认识现象而不可能真正抵达对现象的完整认识。

临床研究方法与科学的客观性

把科学也看作一种隐喻，并认为这种隐喻与传说、神话具有相似性，这种结构主义、后现代主义哲学观点对于我们理解认识过程确有启发。但如果由此进一步推论，认为科学隐喻和神话隐喻之间可互换，未免荒谬不实。

例如：月球是一只遍布环形山的巨大球体，这是科学的说法，而在印度、巴比伦和中国的古神话传说中，它是神的一只眼睛。一位激进的相对主义者曾向笔者坚持说：两种说法同样正确。这位相对主义者坚持认为水、植物都具有心灵活动，能够回应来自人类的语言和情绪。他认为既然科学不能证实而只能证伪，科学亦不过是一种隐喻，那么他关于植物具有喜怒哀乐的信念，就不应该被科学知识所否定。

此类相对主义者以为只要抓住"科学也是一种建构、一种隐喻"，就能够对科学置之不理，安然回到万物有灵的原始思维里去了。

为了辨析相对主义者的思路，笔者再举一例。某个物体以某个速度飞行，是否能够穿透1厘米厚的钢板？科学——更确切地说，是工程力学和材料科学——的回答方式自不待言，而执着于万物有灵的人会说：这要看这块钢板当时的毅力，每一个物体都自有它的灵魂。他会认为这种解释可以和科学解释同等对待。持这种相对主义观点的人不会是一个工程师或者材料力学家。这并不因为工程师或力学家在心理上执着于有利于自己的隐喻，而是在实际上，不坚持科学的隐喻，他们必然一败涂地。如果一个工程师相信对钢板念念有词有助于提高钢板的硬度，他的工作一天也不能维持下去。持相对主义观点的，是不需要直面现实考验的人，或者，用一个隐喻的说法：是有幸能够享受"醒着做梦"的奢侈的人。

关于月球是什么，关于物体为什么能或不能穿透钢板，科学的解释具有更大的真实性，甚至，我们可以说，这种真实性，虽然在科学的框架内是"相对的"（因为随着科学的发展，原有的解释会受到修改），而比之于神话和传说中的解释，它的真实性其实是绝对的。这种绝对性，不是说它绝对地正确，而是说，对于解释月球是什么、物质间的相互作用等问题，科学的路径（或者说思路）是正确的，而神话和传说的思考方法与真相南辕北辙。

笔者并非断言神话、传说的方法毫无价值以至没有存在的必要。如果诗人说“温柔的月亮每夜注视着我”或者“她的愤怒像一粒子弹一样向他扑去，而他，却像一块钢板，毫发无损”，我们恐怕不会试图纠正说：月球是个蛮荒的球体，反射太阳的光，它是不可能注视你的，或者说钢板根本就无有情绪。诗人的这两个比喻蕴含着另一种真实性。神话、传说和文学隐喻不是在描述物质世界的规律，而是在折射人类心理的事实。正如自然科学往往借用心理的概念（例如力、时间、空间）并对其进行改造来描述客观世界，关乎心灵的神话、传说、文学，也往往借助客观世界的存在物来叙写主观的世界。它们对客观世界的存在物施加了彻底的心理意义上的改造。这些被改造的存在物不过是悬挂心灵叙事的钉子。[①]

概言之，尽管神话、传说和文学采用隐喻的方式，自然科学的方法也具有隐喻性，两者根本不可等同而论。这好比苹果和梨子是两种本质上非常相似的存在，却不能说苹果就是梨子一样，它们是各有自己结构的不同存在物。当福柯之类的学者提出精神障碍患者的症状不过是认识外在世界的另一种方式，便是犯了把相似性视作相同性的认识论错误。精神病状态下的心理活动，例如幻觉，是脱离现实的神经活动，而不是对客体的表象活动。我们对于客体的表象能够让我们在一定程度上得到作为真相的因果，并在此基础上形成作为规律判断的因果，幻觉则完全抛弃了这些过程，不可能引导个体找到外在事物的联系或规律。

在探究和反映物质世界时，自然科学的路径是正确的，而神话、传说和文学的方式是错误的；而在探究和反映心灵世界时，自然科学的方法无法完成人文科学的核心目标。神话、传说和文学隐喻，比自然科学的方法更接近心灵本身。不过，神话、传说和文学隐喻作为折射心灵现象的工具，也并不能有效地完成人文科学的核心目标。人文科学虽不是自然科学，但是它仍需要科学精神对传统的人文方法的改造——正如现代科学也经历过对古代朴素科学的改造的阶段。神话、传说和文学时而是对心灵世界的描述（通过观察、内省和共情），时而又是心灵活动的展露（即欲望的运作），在大多数情况下，则是两种过程的交织。人文科学不单要区分这两种过程，还要处理两个过程

① 这是对大仲马那句话的改编：“历史只是我挂小说的钉子。”

之间的复杂关系。

对时间和空间的精确测量，得益于文艺复兴之后精密的工具和仪器的发展。它的结果是，就物质的运动而言，人类找到了较为精确的数学规律，物质的运动终于可以被准确地预测（至少在宏观尺度上如此）。现代物理学的发展，同样与工具仪器的发展并驾齐驱。

然而在心理学领域，探究人类心灵，工具和仪器总显得捉襟见肘。我们能够通过仪器，精确测量哪些心理概念呢？我们的研究成果在何种程度上能够预测人的行为呢？心理学和物理学的相似程度越高，它就越是在探究物质世界的规律，而不是精神世界的。物理学让我们能够从一块石头的运动规律推演行星的运动规律，却无法推测一片森林的发展规律。物理学的方法用在生物学、生态学中都难以为继，那么草率地用之于心理学，把心理学变成心理物理学，也必然捉襟见肘。

对于科学概念的考查，要放在该概念所使用的“上下文”（context）中进行。在心理学中，“情绪”“动机”“行为”等概念，与时间和空间等物理概念属于不同的类型。虽然时间和空间在本质上也源自人的“时间感”与“空间感”，但人类建立起了能够在不同个体之间通用的量度。而情绪、动机等心理学概念，则是复杂的系统运作过程的外在显现，至今没有可供在个体之间完整而精确传播的有效外在工具。

要探究心理过程，不应局限于还原的观点，应该引入系统的观点。还原的观点对于人类向来具有莫大的诱惑力，这从我们看到的科学神话中可见一斑。牛顿以他的万有引力定律得到世人推崇，爱因斯坦以他更简洁的质能方程而成为更为神奇的神话人物。但是很少有人知道对我们当今生活的影响同样巨大的半导体电路是谁的发明，也很少有人知道使人类进入电气时代的那些伟大的电磁学家们（例如麦克斯韦）。他们的工作难以用如此简洁的公式产生神话效应。在心理学领域，人们津津乐道于弗洛伊德的泛性论和荣格的原型论，两人都试图用最简单的理论解释一切心理现象。他们为世人所崇拜，除了其学术的贡献，也是因为其理论的简洁。如果考虑到“预言家”诺查丹玛斯也有着同样高昂的知名度，我们就更能够看到科学的悲剧性——它最终也要像伪科学那样迎合大众的神话，或者被大众以神话的方式改造，方能被广为传播。真实性永远不是公众对科学产生兴趣的最主要的原因。

带着追求简洁的诱惑，心理学研究一度进入了一种误区：宁可去研究一片叶子，也不要关心一座森林。因为一片叶子能够告诉你简洁精确的东西，而一片森林往往不能。

研究心灵现象，要面对它们与物理现象的另一个概念差异：物理学能够把主观感受客观化而心理学难以这么做。当空间感用仪器来测量，它变得更精确。客观物质的体积、形状，在仪器测量的过程中排除了主观偏差的影响而更为可靠。而“快乐”这样的概念，在心理测量过程中却变得更不准确。这是因为，在主观上，快乐是一种感受，在客观上，快乐是一种过程和结构，而不是一个实体，它不具备可精确量化的特点。研究快乐，要么研究快乐的过程和结构，要么研究快乐的感觉。对于两者，现有的自然科学的量化研究方法都显得力不从心。

运用数字和方程，固然是科学的高明之处，但绝不是科学的本质，炼金术也热衷运用数学，东方的风水、占卜也是以数字为基础。心理学对数字的追求，丝毫不能成为它的科学性的保证。

科学的本质应该首先是实事求是的态度。面对所要研究的对象，科学家不能把自己想象的、期望的东西强加在对象之上，这是科学精神和迷信精神根本的不同。至于是不是精确、是不是运用了数学，是不是能够把规律公式化，都不是判断一种科学的必要条件，也不是研究成果的价值性的最终判据。

再者，科学研究中的主观与客观，与哲学认识论中的主、客二分概念应该加以明确区别。主、客二分，是在说明人类是认识世界的主体，他认识的世界永远只是人与世界相遇的过程中产生的既不是人本身、也不是世界本身的第三种存在。科学研究提倡客观、避免主观，但绝不应该只把客观世界作为探究对象，也不应该限定科学研究只能使用“客观的”工具。人类对自己的内心活动的内省，以及对他人内心活动的共情，通过这些途径进行心理学研究，也可以是科学的。通过内省和共情，个体把自己和他人的心理活动作为观察对象，这种观察是科学研究的起点。在探究的过程中，研究者本着求实的精神，而不是期望他观察的对象符合自己的想象，这是科学研究最为核心的态度。而使科学结论最终得以确立的，莫过于实证过程。最典型的是药效研究中的对比试验。只有对比试验才能够产生因果推断。心理学采用医学模式进行因果推断肯定相当困难，有时候根本是不可能的事。但是，实证也并不一定采用如此严格的方式。在夏天被太阳暴晒会感到炎热，人们都会相信阳光是炎热之因，都会知道躲到阴凉处避暑。这个因果关系并不需要对照试验去验证，人们通过大量的体验、对比，已经能够得出相对可靠的结论。当然，这种验证方式肯定大有缺陷。例如，当某个人服下某种药物数天后感冒痊愈，就有可能认为是药物的功劳。其实感冒可以自愈，任何一种声称能够治疗感冒的药物持续地被大量的人使用，就会产生它能够治疗感冒的假象。不过，经验本身也是可以证伪的，人们若是发现，即使不使用该药物，感冒也会在同样的时间内痊愈。通过这种对比，药物的有效性就遭到怀疑。另外，药物使用后症状是否有立刻的改善，也能够作为衡量药效的依据。类此，对于采用内省和共情的方式得到的研究结论，即使没有严格的验证方法，却也并非毫无核考之手段。一种心理咨询方法是否有效，有时严格的对照研究很难进行（例如对于人格障碍的长期治疗），但是只要对比接受咨询的个体和与之同样问题个体的发展，拥有了大量的例证，便可以有比较清楚的判断。但前提是，研究者本身必须有客观的精神，否则在自我欺骗的态度支配下总能让他找到支持自己的证据，把想当然当成真实。在内省和共情方法的研究中，研究者本人就是研究工具和仪器，这工具和仪器的可靠性，是研究价值的基础。培养客观公正的研究者大为不易，而客观公正也不是影响公众对人文科学研究成果的接受度的首要因素，这正是人文科学研究的艰难之处。但它也正是人文科学必须直面的问题，否则，求助于仪器、量化和实验室，非但不是科学精神的体现，反而成了逃避这个问题的一种方式。

走向生态主义的心理咨询与治疗

生态心理学（ecological psychology）是借鉴生态学的观点与方法发展出来的心理学研究范式，它主张把人类心理放在人与环境（既包括自然环境，也包括社会环境、认知环境等）的互动关系中去考察，反对心理研究中的还原主义和元素主义倾向。生态心理学的发展过程中先后出现了以 Gibson（1979）、Barker（1968）、Neisser（2000）等人为代表的“生态学的生态心理学”和 Winter（1996）、Howard（1997）、Rozak（1992）等人为代表的“生态危机的生态心理学”。前者主张心理学研究应该关心实际生活中发生的心理现象，应该以系统的、整体的观点去观察人类心理，主张在心理学实验室和治疗室之外探索日常状态中的心理，把研究者的主观观察（而不是仪器或者量表测量）视作研究数据的可靠来源，强调研究的生态效度。后者关心的是人类的心理、精神因素是如何影响人与自然的关系并引发生态危机的。两类生态心理学者在知觉、儿童社会行为、生态自我、环境破坏的心理分析等研究领域内做了大量的研究。

在笔者看来，“生态心理学”这个概念所涵盖的领域仍然过于狭窄。借鉴生态学的范式探究心理现象，作为对传统的借鉴经典物理学范式的心理研究的批判与修正，事实上已经渗透到心理学的各个领域。生态心理学家在几个有限的领域从事的研究工作只是这种范式转变的突出代表。笔者认为，上个世纪末出现的主体间性理论、叙事心理学、超个人心理学、积极心理学、进化心理学、社会建构论心理学等一系列心理科学的最新发展都体现出了生态主义思想。笔者建议把这些包含生态主义思想的心理学放在“生态主义的心理学”（ecologistic psychology）这个大概念之下去看待。[①] 生态主义的心理学应当把系统的、整体的、历史的观点运用到心理学研究的所有领域中，实现心理学研究范式的全面转变，把心理学真正变成“研究心理的学问”。

笔者最为关心的是生态学的范式如何体现在心理咨询与治疗之中，即“生态主义的心理咨询与治疗”（ecologistic counseling and psychotherapy）的可能性。

心理治疗理论的发展面临着对深层心理过程的理解从还原论、元素主义模式向生态学范式转变的过程。经典精神分析关于精神障碍病因的创伤论、压抑论和冲突论，已经受到来自客体关系理论、叙事心理学、主体间性理论、系统家庭治疗等新治疗理论的挑战。我们已不能简单地把精神障碍和心理问题归因为某个因素；它们的发生是遗传素质、现实压力、创伤经历、社会支持/社会关系、文化价值观以及偶然因素的共同、交互作用的结果。而心理治疗的效果，也不能简单地归结为单个因素，而是要理解为多种经验复合作用的结果，这包括咨访关系的移情式互动、创伤的处理、不合理信念的纠正、自我的强化、新体验的植入、内在关系的修复等。

在心理咨询与治疗中对个体心理的理解，也应该抱有生态观。心灵内部

① 对这个概念的进一步解释，可参见笔者近期发表的一篇文章“走向生态主义的心理学”（訾非，2014）。

是由大量动机构成的“生命圈”，动机与动机之间不断地发生着叠加、链接、填补、网结、冲突、互激。心灵世界有如生物世界，是一个丰富的、充满着斗争和联合的、具有历史性和系统性的生态的世界。我们不能用一个动机去理解某个人的某个行为，而是应该把行为看成是多个动机共同作用的结果。虽然一些行为较之于另一些行为是受相对较少的动机的支配——例如进食的行为相对于职业竞争的行为——但它们的区别仅仅是相对意义上的。对心灵世界的生态理解也意味着，不能简单地从“好的刺激”与“坏的刺激”的思路去理解心理障碍的诱因，因为动态的心灵世界对于环境刺激的反应既有赖于环境刺激的特质，又有赖于心灵内部的动机世界在刺激发生时所处的状态。例如母亲对于幼儿寻求帮助的拒绝，在一种情境下能触发孩子的独立意识，而在另一种情境下唤起的可能是被抛弃的恐惧。即使是后者，幼儿经验到恐惧之后所面临的因人而异的内部和外部调整也使这个经验对于人格成长的意义判然有别。相应地，我们也就无法一劳永逸地把某些境遇定义为好的，把另一些定义为坏的。甚至无法把经验区分为好的经验与坏的经验，因为在心理咨询与治疗中通过对经验的重新整理，一种原先被视为消极的经验很可能成为有利于人格成长的因素。

我们也不能简单地把心理障碍看成心灵中消极的成分对积极成分的压制或颠覆，或把治疗的成功看作后者对前者的克服。由生态的观点来看，平衡、完整和具有连续性的心灵才是健康的心灵，心灵内部任何一个成分的超常发展，对于“心灵生态系统”而言都可能是危险的。例如，一个长于行动的人，一旦把这个特点发挥到极致，便会拒绝慎思与反省，不能从经验中获益，从而危及到整个心灵的存在本身，反之亦然。

在生活中能够观察到一些个体不断重复对自己有害的行为——即弗洛伊德定义的“强迫性重复”——在传统的心理学理论框架中找不到合理的解释，以至于弗洛伊德额外创造出一个远离经验的“死本能”概念去解决这个难题。人类个体为何明知某些行为有害无益，却偏偏难以自拔？[①] 如果以生态的视

---

① 此处笔者抛开那些心理获益的“自毁”行为不论。例如，一个智力上毫无问题的学生让自己的成绩差到不得不退学，虽然表面上是一种自毁的行为，却也实现了他对父母的打击。这种导向自己的攻击性在本质上是指向他人的，而不应看成一种根本性的指向自己的自毁倾向——死本能。

角去理解，就无需“死本能”这种远离经验的概念：失去平衡的系统会以危害自身的存在的方式运作，这是一切复杂系统的特点，不仅人类的心灵系统如此。一个复杂系统以有利于自己存在的方式运作，反倒要依靠充分的条件。我们不妨把心灵比喻成一个核电站，当内在的某个“装置”失效，反应堆与整个电站可能不可遏止地走向自我的损毁，但这绝不意味着核电站具有自我毁灭的冲动，而只能说结构的损坏导致了结构的自我崩溃。心灵的自我摧残亦可以从这个角度去理解，个体在发展过程中遭遇心灵生态的恶化，导致心理过程无法以正常的模式运行，强迫性重复的自我伤害性的行为乃是不平衡的心灵的失衡运作。对备受摧残的心灵的修复，一定是从结构上的修复。① 每一种推动个体存在与发展的本能（例如，性本能、攻击本能、成就动机、自我保存本能等）本身就能转而成为失衡了的结构走向恶化和崩溃的动力。

用生态的观点理解心理障碍，意味着要从心灵自身的内在生态系统（inner ecosystem）② 和心灵所从存在的生态系统（他人、家庭、社会、宇宙）两方面去理解。探究心灵的规律，必须探究各自系统的运行模式以及两个系统的互动情况。

当咨询师与来访者相遇，广而言之，当一个人与另一个人相遇，便是两个复杂的心灵系统的相遇。那试图把咨询与治疗简化理解为干预、激发自我成长，或者对潜意识的探索的治疗理论不能概括咨访关系的全部实质。

咨询与治疗产生效果的原因也是复杂的。咨询师或治疗师的承载与映镜作用、来访者在咨询室内发生的改变向实际生活的延伸继而引起生活本身的改变、来访者在咨询室之外获得的社会支持、现实境遇的改变、来访者自身的固有发展、来访者意识领域里发生的带有偶然性的变化（例如突然的感悟、灵感等）、来访者服用的精神药物的作用、生理境况的改变等，所有这些因素的共同作用决定了治疗的有效或者无效，影响了疗效的大小，

---

① 与之类似，严重的精神障碍也是另一个层面上的结构失衡。例如分裂症患者做出的对自己不利的行为，不能理解成一种获益，而是脑功能失调（例如因神经递质的失衡导致的脑功能失调）的后果。

② 它是由动机群落（communities of motives）构成。

左右着咨询与治疗的进程。咨询师或治疗师应该以开放的视角看待在来访者身上发生的变化。

以生态的观点理解心理健康，意味着把心理健康看成一种动态过程，及心灵在适当的情况下表现为适当的状态，而不是某一种“标准”状态。这也意味着应该把对人格的特质论理解转变为对人格的生态理解。

附录一　DSM 五轴诊断系统

五轴诊断系统

轴 I：除人格障碍和智力发育迟缓（mental retardation）之外的所有障碍

除精神发育迟滞以外的青少年和儿童期障碍

谵妄、痴呆、健忘及其他认知障碍

器质性精神障碍

物质滥用与依赖障碍

精神分裂症和其他精神病性障碍

心境障碍

焦虑障碍

心因性障碍，心身障碍

伪病障碍

分离性障碍

性与性别认同障碍

进食障碍

睡眠障碍

冲动控制障碍

适应障碍

可能成为临床注意焦点的其他情况

轴 II：人格障碍和智力发育迟缓（mental retardation）

偏执性人格障碍

分裂样人格障碍

分裂性人格障碍
自恋性人格障碍
反社会性人格障碍
边缘性人格障碍
表演性人格障碍
强迫性人格障碍
回避性人格障碍
依赖性人格障碍
未加标明的人格障碍
精神发育迟滞

轴 III：生理疾病

轴 IV：心理社会与环境问题
与首要照顾者（primary support group）有关的问题
与社会环境有关的问题
教育问题
职业问题
住房问题
经济问题
医疗问题
法律问题

轴 V：全面功能评估（GAF = 　　）
根据从精神健康——精神障碍的连续体判断来访者在心理的、社会的和职业上的功能健全情况。不包括因生理或环境限制导致的功能损害。

全面功能评估（GAF）量表

100—91　没有症状，在各方面都有优异功能。

90—81　没有或极少症状，各方面功能良好，对生活满意，社交能力强，仅有些日常问题。

80—71　有一些短暂的、对心理社会应激的常有反应，社交、职业和学业功能的轻微伤害。

70—61　有一些轻度的症状（如抑郁心境），或社交、职业或学业上有些困难，但一般功能相当好。

60—51　有一些中度的症状（如：情感平淡、言语累赘、偶有惊恐发作），或在社交、职业或学业功能上有中度困难（例如，朋友很少，与同龄人或同事冲突）。

50—41　有一些严重的症状（例如，自杀意念，严重的强迫性仪式，经常偷窃），或社交、职业或学业功能上有严重损害（例如，没有朋友，不能保持一份工作）。

40—31　现实检验或言语交流有些损害（例如，言语有时不合逻辑、含糊或离题），或工作、学习、家庭关系、判断、思维或心境等方面有重大损害（例如回避朋友，不能工作，对家人冷淡）。

30—21　行为明显受妄想或幻觉影响，或言语交流或判断有严重损害。

20—11　有伤害自己或他人的危险，或有时不能保持最起码的个人卫生，或者言语交流明显损害。

10—1　持续地有伤害自己或他人的危险。

五轴诊断系统评估报告表

轴 I：临床障碍

可能成为临床注意焦点的其他情况

诊断代码　　　　　　　　　　DSM—IV 诊断

____ ____ ____，____ ____　　____________________

____ ____ ____，____ ____　　____________________

轴 II：人格障碍

精神发育迟滞

诊断代码　　　　　　　　　　DSM—IV 诊断

____ ____ ____，____ ____　　____________________

____ ____ ____，____ ____　　____________________

轴 III：躯体情况

ICD—9—CM 诊断代码　　　ICD—9—CM 诊断

____ ____ ____，____ ____　　____________________

____ ____ ____，____ ____　　____________________

轴 IV：心理社会和环境问题

勾选

□主要照顾人员的问题

□与社会环境有关的问题

□教育问题

□职业问题

□住房问题

□经济问题

□医疗服务问题

□与法律部门打交道/犯罪有关的问题

轴 V：全面功能评估

得分____ ____ ____

评定的时期____________________

注：五轴诊断系统每个轴上的信息皆为“症状”与“问题”，而从心理咨询与治疗的角度看，笔者认为，如若能从多轴的角度归纳来访者目前的优势，亦将对咨询有所裨益。例如轴Ⅰ反映来访者的心智的优势，轴Ⅱ反映人格的健康成分，轴Ⅲ归纳个体的生理优势，轴Ⅳ反映来访者的心理社会环境中有利于心理发展的因素等。

附录二　消极完美主义问卷（ZNPQ）

1. 概述

消极完美主义问卷（Zi's Negative Perfectionism Questionnaire，ZNPQ）是由訾非（2007a）编制，用来测量消极完美主义者的认知、行为和情绪特征的工具。它借鉴了 Frost 多维度完美主义问卷，以中国大学生人群为样本，从概念定义到条目的确定都实现了本土化。

2. 量表的内容及实施方法

消极完美主义问卷是自陈量表，共 38 个条目，包括“极高目标和标准”“害怕失败”“犹豫迟疑”“过度计划和控制”和“过度谨慎和仔细”五个维度。采用 5 点评分方法，即“不符合”记 1 分，“有点不符合”记 2 分，“不能确定”记 3 分，“有点符合”记 4 分，“符合”记 5 分。

3. 测量学指标

问卷初步编制时选取四所大学 411 名大学生（男生 210 人，女生 201 人），平均年龄 20±2 岁。正式问卷样本取自四所大学共 427 名大学生（男生 227 人，女生 200 人），平均年龄 20±2 岁（訾非，2007a）。五个维度内部一致性系数（Cronbach's α）分别为 0.75、0.78、0.82、0.76 和 0.83，分半信度分别为 0.73、0.76、0.82、0.75 和 0.79。选取 80 名被试一个月后重新填写问卷，获得重测信度分别为 0.79、0.75、0.78、0.61 和 0.81。问卷整体重测信度为 0.81。

187 名被试在填写本研究编制的问卷的同时也填写了中文 FMPS，对两个量表进行相关分析，以检验 ZNPQ 的效标关联效度，发现 ZNPQ 问卷总分与 FMPS 总分有很强的相关（Pearson r = 0.79，p<0.01），问卷各维度与 FMPS

总分也有中等以上程度的相关（r = 0.39~0.76，p<0.01）。另外，消极完美主义问卷的"犹豫迟疑"维度与 FMPS 的"行动的迟疑"维度，"害怕失败"与 FMPS 的"担心错误"，"极高目标和标准"与 FMPS 的"个人标准"也各有强相关（r 分别为 0.65，0.89 和 0.78，p<.01），说明它们测量类似的维度概念。

4. 结果分析与应用情况

"极高目标和标准"维度：包括 3、7、17、21、25、32 共六个条目，反映完美主义者指向极高的、理想主义的、不切实际的目标和标准的动机倾向。

"害怕失败"维度：包括 8、12、15、19、23、30、36 共七个条目，反映完美主义者对失败的恐惧，以及即使发生很小的错误和失败也会体验到灾难感的心理特点。

"犹豫迟疑"维度：包括 1、4、9、13、16、20、27、31、34、37 共十个条目，测量完美主义者做事犹豫不决，拖延，不善于处理意外事件等特征。其中条目 1、13、27、31、37 为反向计分题。

"过度计划和控制"维度：包括 2、6、10、22、28、35 共六个条目，测量完美主义者过分追求计划性、秩序和可控性，要求事情必须按自我的期望发展的动机倾向。

"过度谨慎和仔细"维度：包括 5、11、14、18、24、26、29、33、38 共九个条目，反映完美主义者过度谨慎，过于追求精确和注重细节的心理特点。

对问卷中五个条目（条目 1、13、27、31、37）反向记分之后，把所有 38 个条目得分求和即为问卷总分。

本研究所编制的消极完美主义问卷具有较好的心理测量学特性，有临床实用价值。研究表明（訾非，2007a），消极完美主义问卷总分与焦虑、抑郁、强迫等心理变量有中等程度的相关（r 分别为 .49、.50 和 .59，p<.01），与自尊、羞怯也显著相关（r 分别为-.46 和 .43，p<.01）。另外，消极完美主义问卷总分与"惧怕他人否定"和"对权威的畏惧感"存在强相关（r 分别为 .65 和 .61，p<.01）。

另一项研究发现，消极完美主义问卷与回避性和强迫性人格障碍倾向有中等程度的正相关，与其他类型的人格障碍只存在弱相关或无相关，表明本问卷在临床上检测强迫性人格障碍的可用性（刘璨、訾非，2008）。

对四所大学的600名大学生（1—4年级样本数基本相同）施测本问卷，发现不同学校学生之间的完美主义得分（总分和各维度分）不存在显著差异。ZNPQ总分均值=113.6，标准差=20.8；五个消极完美主义维度（极高目标和标准、害怕失败、犹豫迟疑、过度计划和控制、过度谨慎和仔细）的均值分别为20.6、15.6、25.4、22.6、29.2，标准差分别为4.8、6.3、7.3、4.6、7.2。男、女大学生之间的ZNPQ总分也不存在显著差异，但在“过度谨慎和仔细”这个维度上男生得分高于女生。男生ZNPQ总分均值=114.0，标准差=20.7；五个消极完美主义维度（顺序同上）的均值分别为20.6、15.6、24.8、22.7、30.0，标准差分别为5.0、6.2、7.3、4.8、7.2。女生ZNPQ总分均值=111.3，标准差=20.9；五个消极完美主义维度（顺序同上）的均值分别为20.1、15.1、26.1、22.1、27.7，标准差分别为4.9、6.2、7.4、4.7、7.2。

对400位年龄在24—68岁（平均年龄33.1岁，标准差=6.6）的成年人施测本问卷。ZNPQ总分均值=109.7，标准差=19.1；五个消极完美主义维度（顺序同上）的均值分别为17.8、14.5、24.0、23.8、30.0，标准差分别为5.3、5.8、6.7、4.8、7.1。男性与女性除了在“犹豫迟疑”这个维度没有显著差异，在所有其他四个维度和问卷总分上男性都显著高于女性。男性ZNPQ总分均值=116.0，标准差=16.8；五个消极完美主义维度（顺序同上）的均值分别为19.7、16.0、22.8、24.7、32.3，标准差分别为5.1、6.2、5.3、3.5、6.4。女性ZNPQ总分均值=107.4，标准差=19.3；五个消极完美主义维度（顺序同上）的均值分别为17.2、13.9、24.3、23.4、29.3，标准差分别为5.1、5.5、7.0、5.1、7.1。

大学生样本与24—68岁成人样本在问卷总分上存在显著差异，大学生的ZNPQ总分显著高于24—68岁成人样本总分。大学生样本在“犹豫迟疑”“害怕失败”“极高目标和标准”这三个维度上也显著高于24—68岁成人样本，在“过度计划和控制”维度上显著低于24—68岁成人样本，在“过度谨慎和仔细”维度上无差异。

5. 消极完美主义问卷（ZNPQ）的累积百分比

（1）总分的累积百分比

总分	累积百分比
58.00	.3
61.00	.5
64.00	1.0
66.00	2.1
67.00	2.4
68.00	2.6
69.00	2.9
71.00	3.1
72.00	3.4
73.00	3.7
74.00	3.9
75.00	5.0
76.00	5.8
77.00	6.3
78.00	6.8
79.00	8.4
80.00	8.9
81.00	9.2
82.00	9.9
83.00	11.0
84.00	11.8
85.00	12.3
86.00	12.8
87.00	13.1
88.00	13.6
89.00	14.4
90.00	14.7
91.00	15.2
92.00	16.2
93.00	17.0
94.00	19.1
95.00	19.9
96.00	21.2

总分	累积百分比
97.00	22.8
98.00	24.3
99.00	25.4
100.00	27.0
101.00	27.5
102.00	29.8
103.00	31.2
104.00	34.6
105.00	36.4
106.00	37.4
107.00	39.3
108.00	41.4
109.00	44.5
110.00	47.4
111.00	48.7
112.00	50.8
113.00	51.8
114.00	53.9
115.00	55.0
116.00	56.8
117.00	59.2
118.00	61.3
119.00	62.8
120.00	64.4
121.00	66.0
122.00	68.3
123.00	69.6
124.00	71.7
125.00	73.0
126.00	74.9
127.00	77.5
128.00	79.3
129.00	81.4

总分	累积百分比
130.00	81.7
131.00	82.5
132.00	83.5
133.00	84.6
134.00	86.1
135.00	87.4
136.00	88.0
137.00	88.5
138.00	89.5
139.00	90.1
140.00	91.1
141.00	91.6
142.00	91.9
143.00	93.5
144.00	93.7
145.00	94.0
146.00	94.5
147.00	94.8
148.00	95.3
149.00	95.5
150.00	96.1
151.00	96.6
152.00	97.1
153.00	97.4
155.00	97.6
156.00	98.2
157.00	98.4
158.00	98.7
161.00	99.2
162.00	99.7
167.00	100.0

注1：上图为根据430名大学生的消极完美主义总分得到的累积百分比（例，当一个

被试总分为 153 时，对应的累积百分比为 97.4%，即 97.4%的其他被试的完美主义得分低于该被试）。

注 2：一般说来，累积百分比在 95%以上（或总分超过 149）者，有明显的消极完美主义特征；有可能存在某些心理困扰，尤其提示患有强迫性人格障碍的可能性。累积百分比在 85%—95%表现为一定的消极完美主义倾向，有可能存在一定的心理困扰，以及强迫性人格倾向。

（2）极高目标和标准维度的累积百分比

维度总分	累积百分比
6.00	.5
7.00	.7
8.00	1.4
9.00	2.6
10.00	4.1
11.00	5.3
12.00	6.7
13.00	10.0
14.00	14.6
15.00	17.9
16.00	22.2
17.00	28.2
18.00	33.7
19.00	39.0
20.00	49.3
21.00	58.6
22.00	66.0
23.00	71.5
24.00	79.7
25.00	84.7
26.00	89.5
27.00	93.5
28.00	97.8
29.00	99.0
30.00	100.0

（3）害怕失败维度的累积百分比

维度总分	累积百分比
7.00	8.2
8.00	15.9
9.00	21.6
10.00	28.1

维度总分	累积百分比
11. 00	33. 7
12. 00	38. 5
13. 00	44. 2
14. 00	51. 7
15. 00	57. 0
16. 00	61. 8
17. 00	67. 5
18. 00	72. 4
19. 00	76. 7
20. 00	78. 4
21. 00	82. 9
22. 00	86. 3
23. 00	88. 0
24. 00	90. 4
25. 00	91. 8
26. 00	93. 8
27. 00	95. 0
28. 00	95. 9
29. 00	96. 4
30. 00	97. 1
31. 00	98. 8
32. 00	99. 3
34. 00	100. 0

（4）犹豫迟疑维度的累积百分比

维度总分	累积百分比
10. 00	1. 2
11. 00	2. 6
12. 00	4. 1
13. 00	5. 0
14. 00	7. 9
15. 00	10. 8
16. 00	12. 0
17. 00	15. 1
18. 00	19. 2
19. 00	23. 3
20. 00	27. 6
21. 00	32. 0
22. 00	36. 5
23. 00	42. 1
24. 00	47. 4

维度总分	累积百分比
25. 00	51. 2
26. 00	57. 0
27. 00	62. 3
28. 00	66. 8
29. 00	70. 7
30. 00	76. 2
31. 00	79. 1
32. 00	81. 5
33. 00	84. 9
34. 00	87. 0
35. 00	90. 4
36. 00	92. 5
37. 00	94. 5
38. 00	96. 6
39. 00	96. 9
40. 00	97. 8
41. 00	98. 8
42. 00	99. 0
43. 00	99. 8
46. 00	100. 0

（5）过度计划和控制维度的累积百分比

维度总分	累积百分比
6. 00	. 2
7. 00	. 5
8. 00	. 7
9. 00	1. 4
10. 00	1. 9
11. 00	3. 4
12. 00	5. 3
13. 00	7. 0
14. 00	8. 5
15. 00	10. 4
16. 00	11. 8
17. 00	15. 2
18. 00	18. 4
19. 00	24. 4
20. 00	28. 5

维度总分	累积百分比
21.00	37.0
22.00	47.1
23.00	54.8
24.00	63.8
25.00	72.2
26.00	80.9
27.00	85.3
28.00	91.8
29.00	96.9
30.00	100.0

（6）过度谨慎仔细维度的累积百分比

维度总分	累积百分比
9.00	.2
11.00	.5
12.00	1.2
13.00	1.7
14.00	2.6
15.00	3.1
16.00	5.0
17.00	6.7
18.00	8.9
19.00	11.5
20.00	14.9
21.00	16.6
22.00	21.2
23.00	23.1
24.00	26.9
25.00	30.3
26.00	36.3
27.00	41.1
28.00	46.6
29.00	51.7
30.00	55.8
31.00	62.7
32.00	66.3
33.00	70.4
34.00	73.8

维度总分	累积百分比
35.00	78.1
36.00	81.5
37.00	85.8
38.00	88.9
39.00	93.5
40.00	95.2
41.00	97.1
42.00	98.1
44.00	99.3
45.00	100.0

消极完美主义问卷

下面有一些陈述，请根据它们对您的生活、想法和行为的描写的符合程度，在适当的数字上画圈。

编号	项目	不符合	有点不符合	不能确定	有点符合	符合
1	我做事能把握住主次。	1	2	3	4	5
2	我总是期望自己的事情都顺顺当当、不出意外。	1	2	3	4	5
3	我对自己的成就有极高的期望。	1	2	3	4	5
4	我处理意外事件的能力较差。	1	2	3	4	5
5	我比较谨小慎微。	1	2	3	4	5
6	我期望我的事情都按事先构想好的方式和步骤进行。	1	2	3	4	5
7	我定下的目标比周围大多数人都高。	1	2	3	4	5
8	如果我不能做得跟别人一样好，便觉得自己是个低人一等的人。	1	2	3	4	5
9	在着手做一件事之前，我往往犹豫很久。	1	2	3	4	5

编号	项目	不符合	有点不符合	不能确定	有点符合	符合
10	我总是期望我的事情按照我的想象发展。	1	2	3	4	5
11	我在做事的过程中特别在意细枝末节。	1	2	3	4	5
12	我觉得如果我不能始终表现出色，就会失去别人对我的尊敬。	1	2	3	4	5
13	我对绝大多数事情拿得起来放得下。	1	2	3	4	5
14	我有时觉得自己过于要求精确。	1	2	3	4	5
15	做事或学习的时候若是有部分的失败，我会觉得自己完全失败了。	1	2	3	4	5
16	我很难下决断。	1	2	3	4	5
17	我有极高的目标。	1	2	3	4	5
18	我做事小心翼翼。	1	2	3	4	5
19	如果我在工作（或学习）上不能拿第一，就觉得自己只能算失败者。	1	2	3	4	5
20	当发生出乎意料的事情时，我手足无措。	1	2	3	4	5
21	我渴望自己能取得最卓越的成就。	1	2	3	4	5
22	我做事期望万无一失。	1	2	3	4	5
23	如果我在工作或学习中失败，会觉得自己整个儿是一个失败的人。	1	2	3	4	5
24	我特别注意自己的一言一行。	1	2	3	4	5
25	别人似乎比我更能接受低一些的标准。	1	2	3	4	5

编号	项目	不符合	有点不符合	不能确定	有点符合	符合
26	我认为一个人任何时候都不应该粗心大意。	1	2	3	4	5
27	我是个干练的人。	1	2	3	4	5
28	当我的事情不能按计划进行，我会感到很不安。	1	2	3	4	5
29	我做事非常仔细。	1	2	3	4	5
30	若有人在工作或学习上比我强，我会觉得自己整个地失败了。	1	2	3	4	5
31	我能够根据实际情况而随机应变。	1	2	3	4	5
32	我是个理想主义者。	1	2	3	4	5
33	很多人认为我做事过于认真。	1	2	3	4	5
34	我经常把事情拖到不能再拖的时候才去做。	1	2	3	4	5
35	做事情时，我期望尽可能避免犯任何错误。	1	2	3	4	5
36	一旦事情不在自己的掌握之中，我就会有挫败感。	1	2	3	4	5
37	我善于处理轻重缓急。	1	2	3	4	5
38	许多人认为我是一个严格的人。	1	2	3	4	5

附录三　积极完美主义问卷（ZPPQ）

1. 概述

积极完美主义问卷（Zi's Positive Perfectionism Questionnaire，ZPPQ）是由訾非（2009b）编制，用来测量积极完美主义者的认知、行为和情绪特征。问卷设计者认为，消极完美主义者是一类在追求完美和回避/害怕不完美这两方面都有强烈冲动的个体，而积极完美主义者追求完美，但并不过分害怕不完美。因而积极完美主义者和消极完美主义者在人格上存在显著差别，是两种不同的类型。积极完美主义者主要表现为三个特征：积极的自我期望、积极的条理性和积极的自我评价。

2. 量表的内容及实施方法

积极完美主义问卷是自陈量表，共26个条目，包括“积极的自我期望”“积极的条理性”和“积极的自我评价”三个维度。采用5点评分方法，即“不符合”记1分，“有点不符合”记2分，“不能确定”记3分，“有点符合”记4分，“符合”记5分。

3. 测量学指标

问卷初步编制时选取两所大学407名大学生（男生205人，女生202人，文科208人，理科209人；1—4年级分别为109人、118人、90人、90人），平均年龄20±2岁。正式问卷样本取自两所大学共309名大学生（男生146人，女生163人；文科159人，理科150人），平均年龄20±1岁（訾非，2009b）。积极的自我期望、积极的条理性和积极的自我评价的内部一致性系数（Cronbach's α）分别为.87、.76、和.79，分半信度分别为.86、.71和

.67。71 名被试间隔两周重新填写问卷，获得三维度的重测信度为 .79、.84 和 .81，问卷总体的重测信度为 .86。

问卷三个维度之间的相关系数在 .14～.44 之间，说明它们既有相关性，又有一定的独立性。其中积极的自我期望与积极的条理性的相关系数为 0.29，与积极的自我评价的相关系数为 0.14。积极的条理性与积极的自我评价的相关系数为 0.44。问卷总分与积极的自我期望、积极的条理性和积极的自我评价的相关系数分别为 .69、.79 和 .69，属于强相关，说明各维度与问卷整体的相关度很高，是问卷的有效组成部分。

在效标关联效度上，150 名被试在填写本研究编制的问卷的同时也填写了消极完美主义问卷（ZNPQ），对两个问卷进行相关分析，发现积极完美主义问卷总分与消极完美主义问卷的总分不相关。两问卷各维度间以不相关和负相关为主，而正相关主要表现在：积极完美主义问卷的“积极的自我期望”和消极完美主义问卷的“极高的目标和标准”存在较强的相关，它们又分别与对方问卷的某些其他维度有一定的正相关。这与问卷设计前的理论假设是相一致的，即，消极完美主义和积极完美主义都追求完美（此处表现为高自我期望或高标准），但后者并不显著地害怕不完美。两种完美主义者属于不同的人格类型，因而两个问卷总体上并不相关。

问卷设计者还考察了积极完美主义和焦虑、抑郁两种消极情绪的关系。150 名被试同时填写了积极完美主义问卷、焦虑自评量表（SAS）和抑郁自评量表（SDS）。积极完美主义问卷的“积极的条理性”和“积极的自我评价”这两个维度与焦虑和抑郁存在显著负相关，积极的自我期望与焦虑和抑郁的相关不显著。

4. 结果分析与应用情况

“积极的自我期望”维度包括第 1、4、7、10、13、16、19、22、24、26 共 10 个项目。

“积极的条理性”维度包括第 2、5、8、11、14、17、20、23、25 共 9 个项目。

“积极的自我评价”维度包括第 3、6、9、12、15、18、21 共 7 个项目。

本问卷无反向记分题，所有 26 个条目得分之和即为问卷总分，各自维度的项目得分之和即为维度分。

根据被试在积极完美主义问卷（ZPPQ）和消极完美主义问卷（ZNPQ）上的得分，选取高积极—高消极、高积极—低消极、低积极—高消极、低积极—低消极四个特征组（得分超过+1SD 为高分组，低于—1SD 的为低分组），比较他们在焦虑和抑郁问卷上的得分。发现各组在焦虑和抑郁得分上存在显著差异，低积极—高消极组的抑郁和焦虑得分最高，高积极—高消极组的得分次之，高积极—低消极组的得分最低。

运用 t 检验分析男、女生的得分差异，发现男、女大学生在问卷总分、积极的自我期望维度和积极的自我评价维度上都无显著差异，但在积极的条理性维度上，男生得分（M =31. 4，SD = 5. 5）略高于女生（M = 29. 7，SD = 5. 4）（t = 2. 74，p<. 01）。

5. 积极完美主义问卷的大学生常模和累计百分比

大学生样本人数：847 人，男生 395 人，女生 452 人。

大学生样本 ZPPQ 总分的平均值和标准差为 93. 71±13. 97；积极的自我期望维度的平均值和标准差为 42. 48±6. 97；积极的条理性为 30. 23±6. 30；积极的自我评价为 20. 79±5. 02。

男生 ZPPQ 总分的平均值和标准差为 94. 39±14. 68；积极的自我期望维度的平均值和标准差为 41. 91±7. 76；积极的条理性为 30. 69±6. 50；积极的自我评价为 21. 34±4. 99。

女生 ZPPQ 总分的平均值和标准差为 93. 31±13. 52；积极的自我期望维度的平均值和标准差为 42. 98±6. 29；积极的条理性为 29. 87±6. 18；积极的自我评价为 20. 40±5. 05。

（1）积极的自我期望维度累积百分比（10 个项目，得分范围 10—50 分）

维度总分	累积百分比
14. 00	. 3
16. 00	. 4
17. 00	. 5
18. 00	. 8

维度总分	累积百分比
19.00	.9
21.00	1.1
22.00	1.7
23.00	2.7
24.00	3.1
25.00	3.4
26.00	4.0
27.00	4.5
28.00	5.0
29.00	6.1
30.00	7.0
31.00	8.6
32.00	9.7
33.00	11.0
34.00	12.2
35.00	14.3
36.00	16.2
37.00	18.3
38.00	21.4
39.00	25.9
40.00	31.6
41.00	37.7
42.00	43.5
43.00	48.5
44.00	52.8
45.00	57.8
46.00	63.5
47.00	72.0
48.00	78.1
49.00	85.8
50.00	100.0

（2）积极的条理性维度累积百分比（9个项目，得分范围9—45分）

本维度测量被测人的执行能力，做事是否果断、干练，是否善于把握轻重缓急。

维度总分	累积百分比
10. 00	. 1
12. 00	. 4
13. 00	. 5
15. 00	1. 2
16. 00	2. 1
17. 00	3. 2
18. 00	3. 6
19. 00	4. 3
20. 00	5. 8
21. 00	7. 4
22. 00	9. 7
23. 00	13. 3
24. 00	16. 7
25. 00	21. 7
26. 00	26. 7
27. 00	34. 1
28. 00	39. 7
29. 00	46. 8
30. 00	53. 2
31. 00	58. 6
32. 00	64. 5
33. 00	70. 9
34. 00	76. 2
35. 00	79. 7
36. 00	84. 2
37. 00	87. 9
38. 00	89. 6
39. 00	91. 8
40. 00	93. 4
41. 00	95. 5
42. 00	96. 4
43. 00	98. 2
44. 00	99. 2
45. 00	100. 0

（3）积极的自我评价维度累积百分比（7 个项目，得分范围 7—35 分）

维度总分	累积百分比
7.00	.3
9.00	1.1
10.00	2.0
11.00	3.4
12.00	4.5
13.00	7.3
14.00	10.7
15.00	14.0
16.00	18.9
17.00	24.6
18.00	32.8
19.00	41.3
20.00	48.1
21.00	56.4
22.00	64.2
23.00	72.0
24.00	77.4
25.00	83.9
26.00	87.7
27.00	90.0
28.00	92.9
29.00	95.4
30.00	96.7
31.00	98.3
32.00	98.5
33.00	98.9
34.00	99.6
35.00	100.0

（4）积极完美主义问卷总分累积百分比（共 26 个项目，得分范围 26—130 分）

本问卷每个项目为 1—5 分，整个问卷的中分为 26×3 = 78 分，低于 78 分的被试的自我评价、自我期望和执行力（积极条理性）偏低，应在咨询中予以注意。

问卷总分	累积百分比	问卷总分	累积百分比
36.00	.1	89.00	36.9
46.00	.3	90.00	38.9
47.00	.4	91.00	41.3
48.00	.5	92.00	43.7
50.00	.8	93.00	46.6
52.00	1.0	94.00	49.3
54.00	1.1	95.00	51.9
57.00	1.2	96.00	55.1
58.00	1.5	97.00	58.1
59.00	1.9	98.00	60.9
61.00	2.0	99.00	64.2
62.00	2.2	100.00	66.9
63.00	2.3	101.00	69.1
64.00	2.6	102.00	71.4
65.00	2.7	103.00	75.1
66.00	3.1	104.00	77.9
67.00	3.3	105.00	80.6
68.00	3.7	106.00	82.8
69.00	4.1	107.00	85.2
70.00	4.6	108.00	88.0
71.00	6.0	109.00	89.2
72.00	6.6	110.00	90.3
73.00	7.2	111.00	91.8
74.00	8.1	112.00	92.9
75.00	8.7	113.00	93.6
76.00	10.0	114.00	94.0
77.00	10.9	115.00	94.5
78.00	12.3	116.00	95.5
79.00	13.9	117.00	96.4
80.00	16.3	118.00	97.1
81.00	18.0	119.00	97.5
82.00	19.8	121.00	98.2
83.00	22.7	122.00	98.6
84.00	26.0	123.00	98.9
85.00	28.0	124.00	99.3
86.00	31.0	126.00	99.5
87.00	32.7	127.00	99.6
88.00	34.8	128.00	100.0

积极完美主义问卷（ZPPQ）

下面有一些陈述，请根据它们对您的生活、想法和行为的描写的符合程度，在适当的数字上画圈。

编号	项目	不符合	有点不符合	不能确定	有点符合	符合
1	我期望能够实现自己的梦想。	1	2	3	4	5
2	我做事干练。	1	2	3	4	5
3	我觉得我已经很出色了。	1	2	3	4	5
4	我希望通过自己的努力创造美好未来。	1	2	3	4	5
5	我做事有条理。	1	2	3	4	5
6	我觉得自己是个很成功的人。	1	2	3	4	5
7	我渴望成功。	1	2	3	4	5
8	我是个果断的人。	1	2	3	4	5
9	我觉得别人很欣赏我。	1	2	3	4	5
10	我希望自己有卓越的成就。	1	2	3	4	5
11	我是个井井有条的人，但做事并不刻板。	1	2	3	4	5
12	我是一个出色的人。	1	2	3	4	5
13	把事情越做越好，让我很兴奋。	1	2	3	4	5
14	我能很好地应对意外事件。	1	2	3	4	5
15	我是个受人欢迎的人。	1	2	3	4	5
16	我希望自己能够脱颖而出。	1	2	3	4	5
17	做任何事情，我都能及时开始，及时结束。	1	2	3	4	5

感受的分析

编号	项目	不符合	有点不符合	不能确定	有点符合	符合
18	我认为自己有很多优点。	1	2	3	4	5
19	我努力使自己更加出色。	1	2	3	4	5
20	我善于协调和管理。	1	2	3	4	5
21	我更多注意自己的优点而不是缺点。	1	2	3	4	5
22	我对自己的将来有美好的期望。	1	2	3	4	5
23	我做事积极主动。	1	2	3	4	5
24	我希望自己能成为一个不同寻常的人。	1	2	3	4	5
25	我平时总是先做那些最重要的事情，时间许可时才去处理不重要的事。	1	2	3	4	5
26	我有很高的志向。	1	2	3	4	5

附录四　不完美焦虑问卷（IAQ）

不完美焦虑的定义是：个体对于自己的工作、人际关系和所有物持有完美要求，期望在这些方面没有任何缺陷，一旦出现即使不重大的缺陷也会体验到明显的焦虑情绪。不完美焦虑是完美主义的核心概念，也是与强迫性人格障碍诊断标准中的“完美主义”症状最接近的概念。本问卷是訾非编制的一份用于测量不完美焦虑的自评工具。问卷内部一致性系数（Cronbach's α）为.84，分半信度分别为.82。61名被试间隔两周重新填写问卷，获得问卷的重测信度为.84。

本问卷是一个简单的测量工具，只有11个项目，但是它能够很好地预测强迫性人格倾向。不完美焦虑问卷总分与强迫性人格倾向（根据CCMD-3强迫性人格障碍的7个症状标准编制的测试题目）呈较强的正相关（r =.58，p<.01）。而38个项目的消极完美主义问卷（ZNPQ）总分与强迫性人格倾向（根据CCMD-3的症状标准）的相关为.62（p<.01）（刘璨，訾非，2008）。因此，与消极完美主义问卷相比，本问卷在项目上虽减少了三分之一以上，在对强迫性人格倾向的解释率上只减少了5%。这一方面说明不完美焦虑是强迫性人格倾向的核心概念，而过度计划性、犹豫不决、过度仔细等完美主义维度是继发于不完美焦虑的；另一方面也说明，在心理学研究中，不完美焦虑可以作为消极完美主义的一个简版使用。

不完美焦虑问卷与消极完美主义问卷（ZNPQ）总分有较强的正相关（r =.68，p<.001），与消极完美主义问卷的五个维度都分别存在正相关，其中与“害怕失败”这个最能够预测心理障碍的维度的相关程度最高。不完美焦虑问卷与“害怕失败”“犹豫迟疑”“极高目标和标准”“过度谨慎和仔细”“过度计划和控制”的相关系数分别为.73（p<.001）、.43（p<.001）、.50

(p<.001)、.34 (p<.001)、.38 (p<.001)。不完美焦虑问卷总分与积极完美主义问卷的总分不相关 (r = .03, p = .722), 与积极完美主义问卷的"积极的自我期望""积极的条理性"和"积极的自我评价"三个维度也都不相关, 相关系数分别为 .01 (p = .927)、.00 (p = .954) 和 .03 (p = .647)。

冯华萍 (2012) 在一项研究中选取北京一所大学 419 名大学生被试 (男生 129 人, 女生 290 人, 大一至大四分别为 88 人、153 人、139 人和 39 人) 填写不完美焦虑问卷, 得到问卷总分的平均值和标准差为 29.75±8.00, 其中男生为 28.80±7.92, 女生为 30.18±8.02, 男女生得分无显著差异。

不完美焦虑问卷的大学生常模和累计百分比

问卷总分	累积百分比
12.00	.6
13.00	1.4
14.00	3.2
15.00	4.9
16.00	6.0
17.00	8.0
18.00	9.2
19.00	11.0
20.00	13.8
21.00	16.6
22.00	21.2
23.00	23.2
24.00	28.1
25.00	31.5
26.00	34.1
27.00	38.4
28.00	43.0
29.00	46.7
30.00	52.4
31.00	57.0
32.00	62.2

问卷总分	累积百分比
33.00	68.5
34.00	73.6
35.00	76.2
36.00	81.1
37.00	84.5
38.00	86.2
39.00	88.8
40.00	90.8
41.00	93.1
42.00	95.1
43.00	96.3
44.00	96.8
45.00	97.1
46.00	98.0
47.00	98.3
48.00	98.9
49.00	99.4
50.00	99.7
54.00	100.0

注：常模和累计百分比数据来自冯华萍（2012）的硕士学位论文《完美主义和延迟满足对注意缺陷多动倾向与后悔关系的影响研究》。

不完美焦虑问卷（IAQ）

下面有一些陈述，请根据它们对您的生活、想法和行为的描写的符合程度，在适当的数字上画圈。

编号	项目	不符合	有点不符合	不能确定	有点符合	符合
1	如果我发现自己完成的工作不够完美，会感到很沮丧。	1	2	3	4	5
2	即使别人指出我一个很小的错误，我也会感到很不高兴。	1	2	3	4	5

感受的分析

编号	项目	不符合	有点不符合	不能确定	有点符合	符合
3	如果一件事我没做到十全十美，我就会觉得自己做得很差。	1	2	3	4	5
4	我经常因为自己在人际关系上处理得不够完美而自责。	1	2	3	4	5
5	我喜欢的人如果有一丁点儿缺陷，我也会很失望。	1	2	3	4	5
6	我喜欢的物品如果有缺憾，我会感到很不满意。	1	2	3	4	5
7	如果我定好的计划在实施中需要变动，我就会觉得整个计划都被打破了。	1	2	3	4	5
8	如果一件事不能做得很完美，我就根本不会去做。	1	2	3	4	5
9	每做完一件事，我都会因为它不够完美而感到失望。	1	2	3	4	5
10	我比别人更在意自己或他人的缺点、错误。	1	2	3	4	5
11	在人际交往中，我总是觉得自己或别人做得不够完美。	1	2	3	4	5

附录五　对权威的畏惧感问卷（FOA）

1. 引言

权威主义在中国文化中具有深刻的历史渊源，强调权威、礼仪和尊卑的中国儒家文化传统在中国有较强的生命力，中国的经济和文化发展在一定程度上表现为权威主义的模式。本问卷的编制者（訾非，2006）认为，中国大学生的成长较多地得到来自权威的帮助和引导，同时也较多地受到权威的限制，他们与权威的关系模式会影响到他们的心理健康水平。

以往的西方学者对权威主义的研究多是从偏见、支配性、攻击性和成就动机的角度来探讨权威主义(Adorno, et al. , 1950; Ray, 1989; Heaven, 1985)，而本问卷则旨在测量个体对“权威他人”以及“权威他人的评价”的畏惧情绪感受（訾非，2006）。问卷编制者定义的“对权威的畏惧感”反映了一种“阴性的权威主义”，它不同于支配性等“阳性的权威主义”——后者描述个体自以为拥有权威和倾向于行使权威的人格特点，而前者描述个体对权威的惧怕。采用本问卷的一系列研究表明，对权威的畏惧感与消极完美主义、焦虑、抑郁、惧怕否定、多种人格障碍倾向等存在正相关（訾非，2007b；刘璨，訾非，2008）。

2. 编制过程简介

2.1　项目的筛选

在问卷项目编制工作中，研究者访谈了10个大学生被试，结合研究者的临床经验和数据，得到15个项目的初步问卷。

2.2　对象

选取北京市与合肥市各一所大学共269名大学生填写此问卷（其中北京169人，合肥市100人）。被试平均年龄21.5±4.8岁，男生165人，女生104人。

2.3　因素分析

对15个题目进行正交旋转，得到5个特征值大于1的因子，其中一个主要因子解释了24.61%的总方差。根据心理测量学理论，第一个公因子解释总变量的百分比大于20%，说明问卷具有单维性。采用单因子模型进行因素分析，保留载荷值.35以上的项目，得到8个项目。对这8个项目再进行因素分析，获得2个特征值大于1的因子，其中第一个公因子解释总方差的41.78%，第2个因子只解释总方差的14.36%。将这8个项目确定为“对权威的畏惧感问卷”的项目。

2.4　常模

对707名大学生样本（男生377人，女生330人，1—4年级人数分别为190、120、239和158）的数据统计分析表表明，大学生样本权威畏惧感总分的平均值和标准差为24.60±5.87，男生权威畏惧感总分的平均值和标准差为24.26±5.90，女生权威畏惧感总分的平均值和标准差为24.99±5.83；男、女大学生对权威畏惧感得分没有显著差异。大一学生权威畏惧感总分的平均值和标准差为24.02±6.41，大二学生权威畏惧感总分的平均值和标准差为25.81±5.47，大三学生权威畏惧感总分的平均值和标准差为24.53±5.51，大四学生权威畏惧感总分的平均值和标准差为24.49±5.96；四个年级的大学生对权威的畏惧感得分没有显著差异。

2.5　信效度检验

问卷的同质性信度（Cronbach alpha）为.80，分半信度为.82。选取50位被试进行重复测量，两周内的重测信度为.78。对权威的畏惧感与焦虑、抑郁、强迫和羞怯都有中等程度的正相关，相关系数见下表：

	焦虑	抑郁	强迫	羞怯	自尊
对权威的畏惧感	.40＊＊	.44＊＊	.38＊＊	.43＊＊	-.38＊＊

注：测量各变量所用工具依次为：焦虑量表（SAS）、抑郁量表（SDS）、强迫性（SCL—90）、羞怯量表（Shyness Scale）、自尊量表（SES）。＊p<.05，＊＊p<.01。

3. 评分与计分方法

采用5点评分方法，即“不符合”记1分，“有点不符合”记2分，“不能确定”记3分，“有点符合”记4分，“符合”记5分。将8个题目的分数相加即为权威畏惧感的总分，分数越高表明其权威畏惧感程度越高。

4. 问卷的使用功能与价值

该问卷具有较为令人满意的信度和内容效度，比较准确地反映了个体对权威的畏惧感受，而且这个问卷与自尊量表和几种常见的心理困扰量表显著相关，具有较为满意的效标效度。

权威主义对心理健康与幸福感的影响是值得探究的领域，本问卷为这方面的研究提供了一个有效的定量测量工具。

注 1：本附录的文字由张娥编写，转载自《心理评定量表手册》（王宇中，2011，pp.569 –572）。

对权威的畏惧感问卷（FOA）

指导语：下面有一些陈述，请根据它们对您的想法和行为的描写的符合程度，在适当的数字上画圈。

	不符合	有点不符合	不能确定	有点符合	符合
1. 对于有权威的人，我倾向于顺从他们。	1	2	3	4	5
2. 我觉得有权威的人都挺神秘。	1	2	3	4	5
3. 跟老师或其他地位高的人交往时，我感到很不自在。	1	2	3	4	5
4. 我经常担心上司（或老师）从我的工作中挑出毛病。	1	2	3	4	5
5. 领导对我表示不满时，我变得很不安。	1	2	3	4	5
6. 我比较在意权威对我的工作的评价。	1	2	3	4	5
7. 在大人物面前，我感到紧张。	1	2	3	4	5
8. 我尽量不去得罪那些领导。	1	2	3	4	5

附录六　对权威的顺从感问卷（CTA）

1. 引言

本问卷由张娥和訾非（2010）编制，用于测量个体对权威的顺从感。

阿道诺等人提出权威主义人格这一概念，认为其核心成分是因袭主义、权威主义服从和权威主义攻击（Adorno，et al.，1950）。Roccato 等人指出最早的权威主义概念包含两种形式的权威主义，一种是领导者的权威主义，指让他人向自己的权威屈从的倾向。第二种是跟从者的权威主义，即服从权威的倾向（Roccato & Ricolfi，2005）。訾非指出，人类个体对权威的情绪态度是一种复杂的心理现象，包括对权威的畏惧、回避、否定、敌视、怀疑、尊重、趋近、顺从、崇拜等一系列感受及其复合（訾非，2007b）。

顺从或服从是个体从年幼时即开始学习和使用的行为，对个人社会化有重要的作用。随着个体的成长，他们对于权威个体（如父母或老师）的顺从感受和行为也会随个体的独立和自主性的发展而变化（李冬晖，陈会昌，侯静，2001）。本问卷的编制者认为，对权威的顺从感受是一种支配外显行为的内心体验，它包括三种类型：（1）对权威的积极顺从感，即个体对权威产生的伴有信任等积极情绪的顺从感；（2）对权威的消极顺从感，即基于畏惧、害怕情绪的顺从感；（3）对权威的法理顺从感，个体出于对秩序和合理性、合法性的理性思考而顺从时产生的感受（张娥，訾非，2010）。权威顺从感问卷（Compliance to Authortity Questionnaire，CTA）从以上三个方面测量个体对于权威的顺从感受。

2. 编制过程简介

2.1　项目的筛选

根据理论假设的三个维度编写问卷条目，并请三位心理学专家对条目内容与所测变量的适恰性进行评阅，根据意见对题项和文字进行了相应修改，形成23题的初始问卷。

2.2　对象

探索性因素分析样本为北京市某大学244位大学生，其中男生93人，女生151人，平均年龄为21.3±1.2岁。验证性因素分析样本为北京市三所高校319位大学生，其中男生137人，女生182人，平均年龄为20.6±1.5岁。1—4年级分别为109、76、77、57人，154人为文科生，165人为理科生。137人来自农村，182人来自城市。效标样本为北京市某大学214位大学生，其中男生100人，女生114人，平均年龄为21.5±1.3岁。

2.3　因素分析

探索性因素分析结果表明，对23个项目进行斜交旋转，结合特征值、碎石图、理论构想，可提取3个因子，得到因子方差贡献率分别为16.97%、15.86%和12.14%，累积方差贡献率为44.97%。根据各因子包含的内容及理论构想，将3个因子分别命名为：因子1，对权威的消极顺从感，共8个项目；因子2，对权威的法理顺从感，共7个项目；因子3，对权威的积极顺从感，共8个项目。

对23个项目的权威顺从感问卷进行三因素模型的验证性因素分析，根据理论分析和修正指数、残差值的提示，对不合适项目进行调整和删除，最终确定较为合理的权威顺从感问卷结构：因子1，对权威的消极顺从感，6个项目；因子2，对权威的法理顺从感，6个项目；因子3，对权威的积极顺从感，6个项目。问卷三因素模型拟合指数见表1。

表1　权威顺从感三因素模型的拟合指数

Model	χ^2	*df*	χ^2/df	*GFI*	*AGFI*	*CFI*	*RMSEA*
研究模型	293.42	132	2.22	.91	.88	.87	.062

2.4　常模

男女大学生在权威顺从感问卷上的得分比较表明，在法理顺从感上女生高于男生，在其他两种顺从感上没有性别差异。不同生源的大学生进行比较表明，来自农村和城市的大学生在权威顺从感三因子及总分上均无差异。大学生权威顺从感年级之间比较结果是，在消极顺从感和顺从感总分上差异显著，大二和大四年级学生的消极顺从感均显著高于大一和大三学生，且大二和大四学生之间无显著差异；大四学生的权威顺从感总分显著高于大一和大三年级。常模数据详见表 2 和表 3。

表 2　权威顺从感常模均数、性别及不同生源的比较（M±SD）

指标	常模（n=533）	男（n=237）	女（n=296）	t	农村（n=223）	城市 n=（281）	t
消极顺从感	16. 64±3. 86	16. 35±4. 04	16. 88±3. 71	−1. 59	16. 70±3. 71	16. 65±3. 98	. 126
法理顺从感	22. 21±3. 66	21. 81±3. 66	22. 54±3. 63	−2. 29 *	22. 44±3. 45	22. 08±3. 83	1. 100
积极顺从感	17. 32±3. 32	17. 36±3. 55	17. 28±3. 13	. 26	17. 35±3. 17	17. 27±3. 44	. 258
总分	56. 17±7. 93	55. 51±8. 60	56. 71±7. 33	−1. 69	56. 48±7. 36	56. 00±8. 26	. 681

注： * p<0. 05、* * p<0. 01、* * * p<0. 001，下同。

表 3　不同年级权威顺从感总分及因子分比较（M±SD）

指标	大一（n=114）	大二（n=109）	大三（n=123）	大四（n=187）	F
消极顺从感	15. 74±3. 61	17. 19±3. 65	15. 96±3. 69	17. 33±4. 08	6. 24 * * *
法理顺从感	22. 18±3. 70	22. 16±3. 46	22. 20±3. 98	22. 28±3. 56	. 03
积极顺从感	17. 02±3. 25	17. 45±3. 62	16. 84±3. 25	17. 74±3. 20	2. 24
总分	54. 93±7. 30	56. 81±7. 93	55. 00±7. 88	57. 34±7. 88	3. 46 *

2. 5　信效度检验

问卷各维度的内部一致性系数（Cronbach α 系数）和分半信度系数分别为：对权威的消极顺从感，0. 76 和 0. 76，对权威的法理顺从感，0. 77 和 0. 69，对权威的积极顺从感，0. 64 和 0. 62。问卷总的内部一致性系数是 0. 79。选取 50 位被试在 18 天后重测，重测信度分别为 0. 76、0. 68 和 0. 79。问卷 3 个维度之间的相关系数在 . 12 ~ . 45 之间，说明它们既有相关性，又有一定的独立性。问卷总分与消极顺从感、法理顺从感和积极顺从感的相关系数分别为 . 79、. 62 和 . 72，属于强相关，说明各维度与问卷整体的相关度很高，是问卷的有效组成部分。

根据本研究编制问卷的研究假设，使用三种问卷做效标工具：（1）对权威的畏惧感问卷（訾非，2006），（2）BFS 心境量表（姒刚彦，黄志剑，

1997），心境测量与描述工具，包括积极情绪（活跃性、愉悦性、平静性）和消极情绪（思量性、愤怒性、激动性、抑郁性、无活力性）两大维度，（3）心理控制源问卷——内控性、有势力的他人及机遇量表（IPC）（汪向东、王希林、马弘，1999）作为效标效度工具。消极顺从感和权威畏惧感、心理控制源中的机遇、有势力的他人两个维度以及 BFS 心境量表中的消极情绪维度显著正相关，相关系数（Cronbach's alpha）分别为 0.40（$p<.01$）、0.38（$p<.01$）、0.39（$p<.01$）和 0.21（$p<.01$）；法理顺从感和权威畏惧感、消极情绪显著相关，相关系数分别为 0.16（$p<.05$）和−0.30（$p<.01$）；积极顺从感和权威畏惧感、内控性、机遇、有势力的他人、积极情绪均存在显著正相关，相关系数分别为 0.29（$p<.01$）、0.28（$p<.01$）、0.38（$p<.01$）、0.22（$p<.05$）和 0.14（$p<.05$）。

3. 评分与计分方法

权威顺从感问卷是自陈量表，共 18 个条目，包括 3 个维度。采用 5 点评分方法，即“非常不符合”记 1 分，“不符合”记 2 分，“不确定”记 3 分，“符合”记 4 分，“非常符合”记 5 分。消极顺从感因子分是将 2、5、8、11、14、17 题的得分相加求和；法理顺从感因子分是将 3、6、9、12、15、18 题的得分相加求和；积极顺从感因子分是将 1、4、7、10、13、16 题的得分相加求和。得分越高表明其相应的权威顺从感越高。

4. 量表的使用功能与价值

本研究编制的权威顺从感问卷具备良好的信度和效度，可作为研究之用，也具有临床实用价值。在临床上，权威顺从感的测量可帮助个体更清楚地了解自己和权威相处、交往的心态和感受，从而做出调整。法理顺从感对于心理社会适应有较好的预测力，是一种值得培养和提倡的态度和感受；消极顺从感则是一种低心理社会适应特征，需要引起临床注意。

注 1：本附录六的介绍文字由张娥编写，转载自《心理评定量表手册》（王宇中，2011，pp. 564−568）。

权威顺从感问卷（CTA）

指导语：您好！下面有一些陈述，请根据它们对您的想法和行为的描写的符合程度，在适当的数字上画圈。

感受的分析

题项	非常不符合	不符合	不确定	符合	非常符合
1. 我愿意接受权威的指导。	1	2	3	4	5
2. 我担心如果我违背权威的意愿,会对自己不利。	1	2	3	4	5
3. 我认为对权威的服从但不是盲从是社会正常运行的条件。	1	2	3	4	5
4. 我觉得权威是值得崇拜的。	1	2	3	4	5
5. 在权威面前,我觉得自己不得不顺从。	1	2	3	4	5
6. 为了社会的秩序,我们也应该在一定条件下服从权威。	1	2	3	4	5
7. 按照权威的意愿做事,我感到愉快。	1	2	3	4	5
8. 我不敢违背权威的意志。	1	2	3	4	5
9. 只要权威们不滥用权力,人们应该对他们抱有合作的态度。	1	2	3	4	5
10. 当我的想法与权威的想法不一致时,我相信权威更有可能正确。	1	2	3	4	5
11. 如果我没有按照权威的意愿做事,我会感到很不安。	1	2	3	4	5
12. 在一定条件下服从权威制定的规则,是我们的责任。	1	2	3	4	5
13. 如果一个人反对权威,往往是反对者自己有问题。	1	2	3	4	5
14. 我会揣摩权威的意愿,以免触犯他/她们。	1	2	3	4	5
15. 我们应该尊重权威在他们职责范围内合理实施权力。	1	2	3	4	5
16. 和权威们交往时,我感到轻松和满意。	1	2	3	4	5
17. 在权威面前,我感到无能为力。	1	2	3	4	5
18. 为了社会的正常运行,我们应该支持权威的合理领导。	1	2	3	4	5

附录七　感受分析治疗的理念

1. 关于完美主义与强迫性人格

（1）完美主义的悖论：因为追求完美而变得更不完美。

（2）被不完美焦虑和完美冲动所控，完美主义者很少反思是否真的需要把某些事做到完美。

（3）完美主义者可以发现别人追求完美的不合理性，可是面对自己的完美主义，就能找到“充分”的理由。

（4）完美主义者做事之所以放不下，是因为担心再也拿不起来。

（5）哪里有权威主义，哪里就有完美主义。

（6）如果希望每一件事都能做到完美，就不可能把任何一件事做到完美。

（7）人的精力是有限的，对你想承揽的事情一定要有所选择。

（8）完美的东西是头脑产生的，在现实中找不到跟它们一模一样的东西。

（9）直面枯燥不美的现实，你会体验到更有魅力的美。

（10）理性和感性都是有局限的思维，凭逻辑和凭感觉得到的结论都可以是很不可靠的。

（11）强迫性人格者容易相信头脑中产生出来的东西，其实头脑想出来的东西大部分是脱离现实的。

（12）理性不等于理智，更不等于明智。

（13）强迫性人格者的深层动机是两种自恋：以自大为特点的阳性自恋和以自卑为特点的阴性自恋。

（14）强迫性人格者在批评别人之前，应该先想想自己是不是过于苛刻了。

（15）自恋是“活在自己的需求中”的状态；人不可能消灭自己的需求，

但如果试着理解他人的需求，也就能对自恋有所超越。

（16）依赖是人类终生的需求，但依赖感有成熟和不成熟之分。强迫性人格者因害怕失去控制或被抛弃而不敢依靠别人或从所依赖的他人那里独立。

（17）成熟而完整的人格意味着知（智慧）、仁（仁爱）、勇（勇气）等人格素质（或元我功能）的充分发展；元我功能的任何一种都不能独立于其他功能而健全发展。

2. 关于感受分析

（18）感受分析是在感受的基础上分析；在分析的基础上感受。

（19）感受分析是一种整合的咨询模式，试图把精神分析的深度探索、认知行为疗法的技术性以及人本主义的态度有机结合起来。感受分析看待来访者的情况也是用整体性的视角，从临床问题、人格结构、生理状况、心理社会环境四个方面评估问题和潜力。

（20）人的注意力平时主要集中在外来的信息和内在的念头上，很少转向念头背后的感受。但是只有回到感受、回到身体，意识才能与深层动机相遇。

（21）把注意力放在感受上，不回避也不自我诱导，也不试图改变它，只是观察它的变化。

（22）通过体察感受、分析动机和做出行动，我们对自身和世界的态度发生改变。而改变了的态度，又反过来影响我们如何体察感受、分析动机和做出行动。因此感受分析是一个辩证地成长的过程。

（23）来访者比咨询师更了解自己的感受；通过对感受的解析与体察，来访者形成对自己的内在动力的理解，咨询师也获得贴近来访者感受的对他的理解。

（24）咨询师通过感受的分析形成贴近来访者感受的、个性化的“微理论”，而不是远离来访者经验感受的“宏大理论”。

（25）可以把一部分注意力放在躯体感受上，同时从事与感受的要求不一致的但是有适应性的行为。这个方法与森田疗法的相似之处在于“为所当为”的态度，不同之处在于它强调不回避自己在为所当为时内在的阻碍行为的感受。感受分析主张“体察着感受为所当为”。

（26）通过感受分析咨询与治疗，来访者区分生理感受、暗示性感受和心理感受的能力会有所提高。

（27）纠结于想法之中时，试着不去顺着这些想法去思考，而是观察想法背后的情绪的纠结状态。

（28）强迫困扰（例如稍稍过分的检查，过多的清洗，稍多的顾虑，比平时更多地感到害怕被打扰，但这些困扰尚未达到强迫障碍的程度）的出现是一个信号，说明个体的心理压力过大，他需要更多的放松。

（29）感受是直接嵌入身体的，它们绕过理性的分析和自我好恶的判断。

（30）克服成瘾行为，可以从这样的改变开始：观察所唤起的欲望的躯体反应，而不是立刻去做欲望所推动的行为。这种观察即使最初持续时间很短，也是心理改变的开端。

（31）梦是动机的显现，更确切地说，是在清醒状态下未完成的动机过程在入睡后的继续活动。

（32）形成独立于他人评价的自我肯定的能力是强迫性人格障碍发生改变的关键点之一。

（33）就强迫行为而言，可以逐渐放弃强迫行为并体验放弃这些行为时产生的焦虑感受。但就强迫观念而言，刻意放弃强迫念头，却可能加重心理冲突，产生更严重的交互作用。直面那些被自己有意回避或抑制的念头，体验念头背后的情绪和动机感受，则有助于症状的缓解。

（34）放松训练的一般模式：把注意力放在头部，逐渐地，就像被搅浑的水在安静的环境中变得清澈，你头脑中的疲劳、烦恼、畏惧、担忧就像水中的石头一样显现出来。观察这些显现出来的东西，同时放松身体。

（35）消极状态和积极状态仿佛情绪的两个冷和热的游泳池，咨询师可以帮助来访者在两者之间有所调整。一味地挖掘消极内容和一味地激发积极情绪皆非良策。

（36）对于焦虑和抑郁程度甚高的来访者，尤其是具有较高的依赖和自我暗示性的来访者的咨询，初期当以缓解症状为首要目的，对消极情绪的体察、对深层的创伤体验的挖掘都应该从长计议，不可操之过急。

（37）在人格障碍的感受分析咨询中，人格结构的三个成分，自我、本我、超我，都有各自的发展线索（自我功能提高，本我的自恋核心成熟化，超我原则被内化与调整），三个成分之间的关系也经历着调节与整合。因此，人格的修复与成长，是一个心灵生态系统的整体性的修复与成长，而不是单个的人格成分的改变，也不仅仅是人格结构的不同成分（例如超我与本我）之冲突的缓解。

（38）感受的解析是一个从表层动机向深层动机探索的过程。

（39）通过感受分解的层进技术，能够从来访者陈述的表层困扰逐步深入到来访者人格的自恋核心。这些自恋核心往往是以夸大的或灾难化的面貌存在的成就动机、关系动机、自体保存动机等热动机。

英汉术语索引

汉英术语索引

B

本能 instinct　31，78，394
　　个体本能 individual instinct　31，78
　　人际本能 interpersonal instinct　31，78
　　群体本能 social instinct　31，78

C

超我 superego　30，36，55
　　应该—不应该 should or should not　55
超越性、超脱 transcendence　41
冲动—敏感型气质 impulsive-sensitive temperament　253
冲突易感性 susceptibility to conflict　50
创造力 creativity　221，251，299，317，357，358

D

大众神话 mass myth　383
动机 motive　42，50，56，64，71，78，87，103，120，129，270，274
　　趋获动机 approach-acquisition motives　50，65，137
　　消避动机 avoidance-elimination motives　50，65
　　冷动机 cool motives　120
　　温动机 warm motives　103

E

F

G

J

K

L

M

N

Q

R

S

T

W

X

Y

Z

参考文献

一、中文参考文献

1.〔美〕阿恩海姆：《艺术与视知觉著》，滕守尧译，四川人民出版社1998年版。

2.〔古希腊〕柏拉图：《柏拉图对话集》，王太庆译，商务印书馆2004年版。

3. 邓晓芒：《灵之舞：中西人格的表演性》，东方出版社1995年版。

4. 方新、钱铭怡、訾非：《大学生完美主义与父母养育方式、心理健康的关系》，载《中国心理卫生杂志》，2008年第12期，第787—790页。

5. 冯华萍：《完美主义和延迟满足对注意缺陷多动倾向与后悔关系的影响研究》，北京林业大学硕士学位论文，2012年。

6.〔德〕弗洛伊德：《精神分析引论》，高觉敷译，商务印书馆1996年版。

7.〔德〕弗洛伊德：《梦的解析》，丹宁译，国际文化出版公司2002年版。

8.〔德〕弗洛伊德：《少女杜拉的故事》，茂华译，中国文史出版社1997年版。

9.〔英〕贡布里希：《秩序感：装饰艺术的心理学研究》，范景中、杨思梁、徐一维译，湖南科学技术出版社2006年版。

10. 郭念锋：《临床心理学》，科学出版社1995年版。

11. 郭永玉：《两种人本心理学的辩论》，载《心理学探新》，2003年第1期，第3—8页。

12. 侯玉波：《社会心理学》，北京大学出版社2007年版，第77页。

13.〔德〕康德：《纯粹理性批判》，邓晓芒译，人民出版社 2004 年版。

14.〔德〕康德：《实践理性批判》，邓晓芒译，人民出版社 2003 年版。

15.〔法〕拉康：《拉康选集》，褚孝泉译，上海三联书店 2000 年版。

16. 李昂、訾非：《对权威的畏惧感、消极完美主义与考试焦虑的关系模型》，载《中国临床心理学杂志》，2009 年第 5 期，第 609—611、608 页。

17. 李冬晖、陈会昌、侯静：《父母控制与儿童顺从行为的研究综述》，载《心理学动态》，2001 年第 4 期，第 341—346 页。

18.〔德〕利奇德（Licht）：《古希腊风化史》，杜之、常鸣译，辽宁教育出版社 2000 年版。

19.〔法〕列维-斯特劳斯：《忧郁的热带》，王志明译，生活·读书·新知三联书店 2000 年版。

20. 刘璨、訾非：《大学生完美主义、对权威的畏惧感与人格障碍倾向的相关研究》，载《中国健康心理学杂志》，2008 年第 12 期，第 1327—1329 页。

21. 刘杰、石伟：《工作狂的研究述评》，载《心理科学进展》，2008 年第 4 期，第 618—622 页。

22.〔美〕罗洛·梅：《创造的勇气》，杨韶刚译，中国人民大学出版社 2008 年版。

23. 马骁远：《〈俄狄浦斯王〉在宗教外衣下的政治内涵》，载《外语学刊》，2012 年第 1 期，第 135—139 页。

24.〔美〕米德：《心灵、自我与社会》，赵月瑟译，上海译文出版社 2005 年版。

25.〔美〕欧·亨利：《欧·亨利短篇小说精选》，石向骞译，吉林文史出版社 2004 年版。

26.〔美〕普特曼：《心理勇气》，訾非、田浩译，中国轻工业出版社 2009 年版。

27. 齐艳、李川云、李爱军：《元情绪量表（TMMS）在 1000 名新兵中的修订和初步应用》，载《中国健康心理学杂志》，2003 年第 3 期，第 6—7、9 页。

28.〔德〕荣格：《荣格自传》，刘国彬、杨德友译，国际文化出版公司 2005 年版。

29.〔德〕荣格:《心理类型》,吴康译,上海三联书店 2009 年版。

30.〔日〕三岛由纪夫:《金阁寺》,唐月梅译,上海译文出版社 2009 年版。

31.〔美〕罗伯特·斯彼得(Spitzer):《美国精神障碍案例集》,庞天鉴译,中国社会科学出版社 2000 年版。

32. 世界卫生组织(WHO)疾病控制和预防中心:《疾病和有关健康问题的国际统计分类第十次修订本(ICD-10)》,董景五主译,人民卫生出版社 2011 年版第 2 版。

33.〔德〕叔本华:《论充足根据律的四重根》,见叔本华:《悲观论集卷》,王成等译,青海人民出版社 1996 年版。

34.〔德〕叔本华:《伦理学的两个基本问题》,任立、孟庆时译,商务印书馆 1996 年版。

35.〔美〕杰弗里·施瓦茨、施瓦兹·贝叶特(Schwartz、Beyette):《脑锁:如何摆脱强迫症》,谢际春、茗茗译,中国轻工业出版社 2008 年版。

36. 姒刚彦、黄志剑:《BFS 两次检验的介绍与结果对比分析》,载《西安体育学院学报》,1997 年第 1 期,第 76—79 页。

37. 宋瑞芝:《中国与希腊古代妇女地位比析》,载《中国历史博物馆馆刊》,1993 年第 1 期,第 26—31、37 页。

38. 唐莉:《古希腊与先秦妇女地位的比较》,中央民族大学硕士毕业论文,2005 年。

39.〔俄〕契诃夫:《套中人》,见《套中人:契诃夫短篇小说精选》,沈念驹、正成、乌兰汗等译,浙江文艺出版社 2011 年版。

40. 汪向东、王希林、马弘:《心理卫生评定量表手册》(增订版),心理卫生杂志社 1999 年版。

41. 王桂华、訾非、李杨:《自恋概念的结构及其与人格障碍倾向的关系》,载《中国临床心理学杂志》,2015 年第 6 期,第 996—1002 页。

42.〔古希腊〕修昔底德:《伯罗奔尼撒战争史》,谢德风译,商务印书馆 1985 年版。

43. 张娥:《大学生父母关系、亲子关系感知及其与安全感的关系》,北京林业大学硕士毕业论文,2012 年。

44. 张娥、訾非:《大学生权威顺从感的测量及其与心理社会适应的关系》，载《中国临床心理学杂志》，2010 年第 5 期，第 571—574 页。

45. 张帆：《消费行为中完美主义倾向的质性研究》，北京林业大学硕士毕业论文，2011 年。

46. 訾非：《Dabrowski 的人格发展理论及其对超常教育的启示》，载《心理科学进展》，2005 年第 6 期，第 728—733 页。

47. 訾非：《对权威的畏惧感、对他人否定评价的惧怕与非适应性完美主义》，载《中国健康心理学杂志》，2006 年第 4 期，第 466—469 页。

48. 訾非：《消极完美主义问卷的编制》，载《中国健康心理学杂志》，2007 年第 4 期，第 340—344 页。

49. 訾非：《大学生对权威的畏惧感与心理健康的关系》，载《中国临床心理学杂志》，2007 年第 6 期，第 622—623 页。

50. 訾非：《帮你摆脱消极完美主义》，载《中国卫生人才》2008 年第 11 期，第 11、72—75 页。

51. 訾非：《焦虑梦的运作机制研究》，载《医学与哲学》，2009 年第 1 期，第 50—51、55 页。

52. 訾非：《积极完美主义问卷的编制》，载《中国临床心理学杂志》，2009 年第 4 期，第 424—426 页。

53. 訾非、马敏：《完美主义研究》，中国林业出版社 2010 年版。

54. 訾非：《走向进化与生态审美心理学》，载《北京林业大学学报》（社会科学版），2011 年第 1 期，第 44—49 页。

55. 訾非：《人类世界感的二元对立》，见吴建平、訾非、李明主编：《环境与人类心理》，中央编译出版社 2011 年版。

56. 訾非：《走向生态主义的心理学》，载《北京林业大学学报》（社会科学版），2014 年第 2 期，第 1—8 页。

57. 郑涌、黄藜：《显性自恋与隐性自恋：自恋人格的心理学探析》，载《心理科学》，2005 年第 5 期，第 1259—1262 页。

58. 周艳蕾、訾非：《自尊与自我接纳的关系研究：基于自我意识的三成分》，载《洛阳理工学院学报》（社会科学版），2016 年第 2 期，第 78—81 页。

59. 周艳蕾：《自爱的理论建构及其与积极心理品质、心理健康的关系》，北京林业大学硕士毕业论文，2016 年。

60. 朱勇、李进华、夏东坡、陈燃、苏丙华：《雌性黄山短尾猴回避近亲交配》，载《动物学报》，2008 年第 2 期，第 183—190 页。

61. 朱建军：《释梦：理论与实践》，原子能出版社 2007 年版。

62. 朱建军：《我是谁：心理咨询与意象对话技术》，中国城市出版社 2001 年版。

63. 庄周：《庄子》，燕山出版社 2009 年版。

64. 中华医学会精神科分会：《中国精神障碍分类与诊断标准第三版（CCMD-3）》，山东科学技术出版社 2001 年版。

二、英文参考文献①

1.Ackerman, J. M., & Kenrick, D. T.(2008). The cost of benefits: help-refusals highlight key trade-offs of social life. *Personality and Social Psychology Review*, *12*(2), 118-140.

2.Adderholdt, M. R., & Goldberg, J.(1999). *Perfectionism: What's bad about being too good?* Minneapolis, MN: Free Spirit Press.

3.Adorno, T. W., Frenkel-Brunswik, E., Levinson, D., & Sanford, N. (1950). *The authoritarian personality*. New York: Harper.

4.Albert, U., Maina, G., Forner, F., & Bogetto, F.(2004). DSM-IV obsessive-compulsive personality disorder: Prevalence in patients with anxiety disorders and in healthy comparison subjects. *Comprehensive Psychiatry*, *45*(5), 325-332.

5.Allport, G. W. (1937). The functional autonomy of motives. American *Journal of Psychology*, 50, 141-156.

6.American Psychiatric Association.(2000). *Diagnostic and statistical manual of mental disorders*, *Fourth Edition*. Washington, DC.

7.American Psychiatric Association.(2013). *Diagnostic and Statistical Manual of Mental Disorders*, *Fifth Edition*. Arlington, VA: American Psychiatric Publishing.

① 为方便读者根据作者姓名查阅英文参考文献，本书的英文参考文献采用美国心理协会（American Psychological Association, APA）制定的出版格式。

8.Antfolk, J., Karlsson, M., Backstrom, A., & Santtila, P.(2012). Disgust elicited by third-party incest: the roles of biological relatedness, co-residence, and family relationship. *Evolution and Human Behavior*, 33(3): 217-223.

9.Austin, T.(2011). Adult ADHD and sensation seeking. *3rd International Congress on ADHD*. Berlin, Germany.

10.Atwood, G.E., & Stolorow, R. D.(1984). *Structures of Subjectivity: Explorations in Psychoanalytic Phenomenology*. Hillsdale, NJ: Analytic Press.

11.Banmen, A., & Banmen, J.(1991). Meditations of Virginia Satir. Palo Alto: Science and Behavior Books.

12.Barker, R. G.(1968). *Ecological psychology: Concepts and methods for studyingthe environment of human behavior*. Stanford, CA: StanfordUniversity Press.

13.Barkley, R.A., Murphy, K.R., & Fischer, M.(2008). *ADHD in adults: What the Science Says*. New York: Guilford.

14.Beck, A., Freeman, A., & Davis, D.D.(2004). *Cognitive therapy of personality disorders (2nd Ed.)*. New York: The Guilford Press.

15.Beck, A. T., Rush, A. J., Shaw, B.F., & Emery, G.(1979). *Cognitive therapy of depression*. New York: The Guilford Press.

16.Benjamin, L.(1996). *Interpersonal diagnosis and treatment of personality disorders, 2nd ed*. New York: The Guilford Press.

17. Beres, D.(1958). Vicissitudes of superego formation and superego precursors in childhood. *Psychoanalytic Study of the Child*, 13, 324-335.

18.Bevc, I., & Silverman, I.(1993). Early proximity and intimacy between siblings and incestuous behaviour: a testof the Westermarck hypothesis. *Ethol Sociobiol*, 14, 171-181.

19.Bowerman, C. E., & Kinch, J. W.(1959). Changes in family and peer orientation of children between the fourth and tenth grades. *Social Forces*, 57, 206-211.

20.Bury, J.B.(1913). *A history of Greece*. Macmillan: London.

21.Bush, G., Valera, E.M., & Seidman, L. J.(2005). Functional neuroimaging of attention-deficit/hyperactivity disorder: a review and suggested future directions. *Biological Psychiatry*, 57 (11), 1273-1284.

22.Buss, D. M.(1994). *The evolution of desire: Strategies of human mating*. New York: Basic Books.

23.Buss, D. M.(2004). *Evolutionary psychology: The new science of the mind*, *2nd ed*. Boston, MA: Allyn and Bacon.

24.Butler, R. A.(1953). Discrimination learning by rhesus monkeys to visual-exploration motivation. *Journal of Comparative and Physiological Psychology*, 46, 95-98.

25.Cramond, B.(1994). Attention-Deficit Hyperactivity Disorder and creativity -What is the connection? *The Journal of Creative Behavior*, 28, 193-210.

26. Cramond, B. (1995). *The coincidence of attention deficit hyperactivity disorder and creativity* (*RBDM* 9508). Storrs, CT: The National Research Center on the Gifted and Talented, University of Connecticut.

27. Dabrowski, K., Kawczak, A., & Piechowski, M. M. (1970). *Mental growth through positive disintegration*. London: Gryf.

28.Dabrowski, K.(1972). *Psychoneurosis is not an illness*. London: Gryf Publications.

29. Dabrowski, K. (1979). *Wprowadzenie do higieny psychicznej*. Warszawa: PZWS.

30.de Waal, F. B. M.(1982). *Chimpanzee politics: Power and sex among apes*. New York: Harper and Row.

31.Di Pellegrino, G., Fadiga, L., Fogassi, L., Gallese, V., & Rizzolatti, G. (1992). Understanding motor events: a Neurophysiological Study. *Experimental Brain Research*, 91, 176-180.

32.Dimaggio, G., & Stiles, W. B.(2007). Psychotherapy in light of internal multiplicity. *Journal of Clinical Psychology*, 63, 119-127.

33.Domhoff, G. W.(2001). A new neurocognitive theory of dreams. *Dreaming*, 11, 13-33.

34.Elkind, D.(Ed.).(1981). *Children and adolescents* (*2nd Ed.*). New York: Oxford University Press.

35.Elkind, D.(1994). *A sympathetic understanding of the child: Birth to sixteen*

(3rd ed.). Boston: Allyn & Bacon.

36.Ellis, A.(1994). *Reason and emotion in psychotherapy*. NY: Birch Lane Press.

37.Emanuele, E., Politi, P., Bianchi, M., Minoretti, P., Bertona, M., & Geroldi, D.(2006). Raised plasma nerve growth factor levels associated with early-stage romanticlove, *Psychoneuroendocrinology*, 31, (3), 288-294.

38.Erikson, E. H.(1950/1963). *Childhood and society* (*2nd ed.*). New York: Norton.

39.Eysenk, H. J., & Eysenk, S. B.(1968). *Manual for the Eysenk Personality Inventory*. San Diego, CA: Educational and Industrial Testing Service.

40.Fantz, R. L.(1961). The origin of form perception. *Scientific American*, 204, 66-72.

41.Faraone, S. V., Kunwar, A., Adamson, J., & Biederman, J.(2009). Personality traits among ADHD adults: implications of late-onset and subthreshold diagnoses. *Psychological Medicine*, 39(4), 685-693.

42.Fehr, E., & Fishbacher, U.(2003). The nature of human altruism. *Nature*, 425, 785-791.

43.Fisher, H., Aron, A., Mashek, D., Li, H., & Brown, L.(2002). Defining the brain systems of lust, romantic attraction, and attachment. *Archives of Sexual Behavior*, 31(5), 413-419.

44.Fisher, H., Aron, A., & Brown, L. L.(2005). Romantic love: an fMRI study of a neural mechanism for mate choice. *Journal of Comparative Neurology*, 493, 58-62.

45.Flowers, C. P., & Robinson, B.(2002). A structural and discriminant analysis of the work addiction risk test. *Educational and Psychological Measurement*, 62(3), 517-526.

46.Fonagy, P., Gergely, G., Jurist, E. L., & Target, M.(2004). *Affect regulation, mentalization, and the development of the self*. New York: Other Press.

47.Foulkes, D., & Cavallero, C.(1993). *Dreaming as cognition*. New York: Harvester Wheatsheaf.

48.Frankl, V. E.(1984). *Man's search for meaning: An introduction to logotherapy (3rd Ed.)*. New York: Simon & Schuster.

49.Freud, S. (1905). Fragment of an analysis of a case of hysteria (1905 [1901]). *The Standard Edition of the Complete Psychological Works of Sigmund Freud, Volume VII (1901–1905): A Case of Hysteria, Three Essays on Sexuality and Other Works*, 1–122.

50.Freud, S.(1909). Notes Upon a Caseof Obsessional Neurosis. *The Standard Edition of the Complete Psychological Works of Sigmund Freud, Volume X (1909): Two Case Histories ("Little Hans" and the "Rat Man")*, 151–318.

51.Freud, S.(1923). The ego and the Id. *The Standard Edition of the Complete Psychological Works of Sigmund Freud, Volume XIX (1923–1925): The Ego and the Id and Other Works*, 1–66.

52.Freud, S.(1924). The dissolution of the Oedipus complex. In J. Strachey (1961). *The Standard Edition of the Complete Psychological Works of Sigmund Freud. Volume XIX(1923–1925): The Ego and the Id and Other Works*.

53.Freud, S.(1937). Letter from Sigmund Freud to Marie Bonaparte, August 13, 1937. *Letters of Sigmund Freud* 1873–1939, 436–437.

54.Friedman, M., & Rosenman, R. H.(1974). *Type A behavior and your heart*. New York: Knopf.

55.Furmark, T., Tillfors, M., Stattin, H., Ekselius, L., & Fredrikson, M. (2000). Social phobia subtypes in the general population revealed by cluster analysis. *Psychological Medicine*, 30(6), 1335–1344.

56.Gendlin, E. T.(1961). Experiencing: A variable in the process of therapeutic change. *American Journal of Psychotherapy*, 15(2), 233–245.

57.Gendlin, E. T.(1996). *Focusing-oriented psychotherapy: A manual of the experiential method*. New York: The Guilford Press.

58.Gibson, E. J.(1979). *The ecological approach to visual perception*. Boston: Houghton Mifflin.

59.Gilger, J. W., Pennington, B. F., & DeFries, J.C.(1992). A twin study of the etiology of comorbidity: Attention-deficit hyperactivity disorder and dyslexia.

Journal of the AmericanAcademy of Child and Adolescent Psychiatry, 31, 343-348.

60.Gray, J. A.(1982). *The neuropsychology of anxiety: an enquiry into the function of the septo-hippocampal system*. Oxford: OxfordUniversity Press.

61.Green, A.(2002). A dual conception of narcissism: Positive and negative organizations. *Psychoanalysis Quarterly*, 71, 631-649.

62.Hall, C. S. A.(1953). Cognitive theory of dream symbols. *Journal of General Psychology*, 48, 169-186.

63.Hallowell, E. M. & Ratey, J. J.(1994). *Driven to distraction: Recognizing and coping with attention deficit disorder from childhood through*. New York: Pantheon.

64. Hamachek, D. (1978). Psychodynamics of normal and neurotic perfectionism. *Psychology: A Journal of Human Behaviour*, 15, 27-33.

65.Hartman, H.(1958). *Ego psychology and the problem of adaptation*. New York: International Universities Press.

66.Heacox, D.(1991). *Up from underachievement: how teachers, students, and parents can work together to promote student success*. Minneapolis, MN: Free Spirit Publishing, Inc.

67.Heaven, P. C. L.(1985). Construction and validation of a measure of authoritarian personality. Journal of Personality Assessment, 49, 545-551.

68.Hesiod.(730~700BC/1914). Theogony. *The Homeric Hymns and Homerica with an English translation by Hugh G. Evelyn-White*. Cambridge, MA: HarvardUniversity Press;London, William Heinemann Ltd.

69.Howard, G. S.(1997). *Ecological psychology: Creating a more earth-friendly human nature*. Notre Dame, IN: University of Notre Dame Press.

70.Hull, C.L.(1943). *Principles of behavior*. New York: Appleton-Century-Crofts.

71.Jauss, H. R.(1982). *Toward an Aesthetic of Reception*. Translated by Timothy Bahti. Minneapolis: University of Minnesota Press.

72.Joyce, P.R., Rogers, G.R., Miller, A.L., Mulder, A.T., Luty, S.E., &Kennedy, M.A.(2003). Polymorphisms of DRD4 and DRD3 and risk of avoidant and obsessive personality traits and disorders. *Psychiatry Research*, 119, 1–10.

73.Kagan, J.(1989). Temperamental contributions to social behavior. *American Psychologist*, 44, 668–674.

74.Kagan, J., & Snidman, N.(1991). Infant predictors of inhibited and uninhibited profiles. *Psychological Science*, 2, 40–44.

75.Katzko, M. W.(2003). Unity versus multiplicity: A conceptual analysis of the term "self" and its use in personality theories. *Journal of Personality*, 71(1), 84–114.

76.Kelly, C.(1998). *Metanoia Institute Workshop Handout.*

77.Kenrick, D.T., Ackerman, J.M., & Ledlow, S.(2003). Evolutionary social psychology: Adaptive predispositions and human culture. In J. DeLamater (Ed.), *Handbook of social psychology*. New York: Kluwer Academic/Plenum, 103–122.

78.Kessler, R.C., Stein, M. B., & Berglund, P. A.(1998). Social phobia subtypes in the National Comorbidity Survey. *American Journal of Psychiatry*, 155, 613–619.

79.King, P.S.(1988). *Pericles*. New York: Chelsea House Publishers.

80.Kirkpatrick, L.A.& Ellis, B.J.(2004). An evolutionary-psychological approach to self-esteem: Multiple domains and multiple functions. In M.B.Brewer & M. Hewstone(Eds.), *Self and social identity: Perspectives on social psychology*. Malden, MA: Blackwell, 52–77.

81.Klein, M.(1975). Notes on some schizoid mechanisms. In *Envy and gratitude and other works*, 1946–1963. New York: Delta.

82.Kohlberg, L.(1969). Stage and sequence: The cognitive–developmental approach to socialization. In D. A. Goslin (Ed.), *Handbook of socialization theory and research*. Skokie, IL: Rand McNally.

83.Kohut, H.(1968). The Psychoanalytic treatment of narcissistic personality disorders. Psychoanalytic Study of the Child, 23, 86–113.

84.Kohut, H.(1971). *The analysis of the self: As systematic approach to the psychoanalytic treatment of narcissistic personality disorders*. New York: International Universities Press.

85.Kohut, H.(1977). *The Restoration of the Self*. New York: International Universities Press.

86.Kohut, H.(1984). *How Does Analysis Cure?* Ed. A. Goldberg and P. Stepansky. Chicago: University of Chicago Press.

87.Krain, A.L., & Castellanos, F. X.(2006). Brain development and ADHD. *Clinical Psychology Review*, 26(4), 433–444.

88.Krebs, D.L., & Van Hesteren, F.(1994). The development of altruism: Toward an integrative model. *Developmental Review*, 14, 103–158.

89.Krugman, M., Kirsch, I., Wickless, C., Milling, L., Golicz, H. & Toth, A.(1985). Neuro–linguistic programming treatment for anxiety: Magic or myth? *Journal of Consulting and Clinical Psychology*, 53(4), 526–530.

90.Latane, B., & Darley, J. M.(1970). *The unresponsive bystander: Why doesn't he help?* New York: Appleton-Century-Crofts.

91.Lessem, P.A.(2005). *Self psychology: An introduction*. New York: Rowman and Littlefield Publishers, Inc.

92.Lewin, K.(1935). *A dynamic theory of personality*. New York: McGraw–Hill.

93.Lichtenberg, J. D., Lachmann, F. M., & Fosshage, J. L.(2011). *Psychoanalysis and motivational systems*. New York: Routledge.

94.Lieberman, D., Tooby, J., & Cosmides, L.(2003). Does morality have a biological basis? An empirical test of the factors governing moral sentiments relating to incest. *Proceedings of the Royal Society London (Biological Sciences)*, 270, 819–826.

95.Light, K. J., Joyce, P.R., Luty, S.E., Mulder, R.T., Frampton, C.M.A., Joyce, L.R.M., Miller, A.L., &Kennedy, M.A.(2006). Preliminary evidence for an association between a Dopamine D3 receptor gene variant and obsessive-compulsive personality disorder in patients with major depression. *American Journal of Medical Genetics*, Part B, 141B, 409–413.

96.Loehlin, J. C.(1992). *Genes and the environment in personality development*. Newbury Park, NJ: Sage.

97.Lynch, T. R., &Cheavens, J. S.(2008). Dialectical behavior therapy for comorbid personality disorders. *Clinical Psychology*, 64(2), 154–167.

98.Mahler, M. S.(1968). *On human symbiosis and the vicissitudes of individuation, Volumn* 1: *Infantile psychosis*. New York: International Universities Press.

99.Manning, R., Levine, M., & Collins, A.(2007). The Kitty Genovese murder and the social psychology of helping: The parable of the 38 witnesses. *American Psychologist*, 62, 555–562.

100.Mansfield, E. D., & McAdams, D. R.(1996). Generativity and themes of agency and communion in adult autobiography. *Personality and Social Psychology Bulletin*, 22, 721–732.

101. Markus, H., & Nurius, P. (1986). Possible selves. *American Psychologist*, 41, 954–969.

102.Maslow, A. H.(1954). *Motivation and personality*. New York: Harper & Bros.

103.Mayer, J. D., & Gaschke, Y. N.(1988). The experience and meta-experience of mood. *Journal of Personality and Social Psychology*, 55, 102–111.

104.Mayer, J. D., & Stevens, A. A.(1994). An emerging understanding of the reflective (meta–) experience of mood. *Journal of Research in Personality*, 28, 351–373.

105.McAdams, D. P.(1993). *The stories we live by*: *Personal myths and the making of the self*. New York: Gilford Press.

106.McKay, M., Davis, M. & Fanning, P.(1997). *Thoughts and feelings*: *Taking control of your moods and your life*. Oakland: New Harbinger Publications, Inc.

107.McMain, S., & Pos, A. E.(2007). Advances in psychotherapy of personality disorders: a research update. *Current Psychiatry Reports*, 91, 46–52.

108.Millon, T.(2004). *Personality Disorders in Modern Life*.(2nd ed). New Jersey: Wiley & Sons.

109.Morgan, C. J., & Peck, R. F.(1978). Bystander intervention: Experimental test of a formal model. *Journal of Personality and Social Psychology*, 36, 43–55.

110.Mudrack, P.E.& Naughton, T.J.(2001). The Assessment of workaholism as behavioral tendencies: Scale development and preliminary empirical testing. *International Journal of Stress Management*, 8(2), 93–111.

111.Neisser, U., & Hyman, I. E.(2000). *Memory observed: remembering in naturalcontexts*. New York, NY: Worth.

112.Nikles, C. D., Brecht, D. L., Klinger, E., & Bursell, A. L.(1998). The effects of current-concern-and nonconcern-related waking suggestions on nocturnal dream content. *Journal of Personality and Social Psychology*, 75, 242–255.

113.Norem, J. K.(2001). *The positive power of negative thinking: Using defensive pessimism to harness anxiety and perform at your peak*. Cambridge, MA: Basic Books.

114.Oates, W.(1971). *Confessions of a workaholic: The facts about work addiction*. New York: World.

115.Peterson, C., & Seligman, M. E. P.(2004). *Character strengths and virtues*. New York: Oxford University Press.

116.Pinker, S.(1997). *How the Mind Works*. New York: W. W. Norton & Company.

117.Plomin, R., Chipuer, H. M., & Loehlin, J. C.(1990). Behavioral genetics and personality. In L. Pervin (Ed.), *Handbook of personality: Theory and research* (pp. 225–243). New York: Gilford.

118.Pusey, A. E.(1980). Inbreeding avoidance in chimpanzees. *Animal Behaviour*, 28, 543–582.

119.Pusey A. E., & Wolf, M.(1996). Inbreeding avoidance in animals. *Trends inEcology and Evolution* 11, 201–206.

120.Ray, J. J.(1989). Authoritarianism research is alive and well in Australia: A review. *Psychological Record*, 39, 555–561.

121.Rizzolatti, G., Fogassi, L., & Gallese, V.(2001). Neurophysiological mechanisms underlying the understanding and imitation of action. *Nature Reviews Neuroscience*, 2(9), 661–670.

122.Roberts, B. W., & Donahue, E. M.(1994). One personality, multiple selves: Integrating personality and social roles. *Journal of Personality*, 62, 199–218.

123.Roccato, M, &Ricolfi, L.(2005). On the correlation between right-wing authoritarianism and social dominance orientation. *Basic and applied social psychology*, 27, 187–200.

124.Rowan, J.(1989). Two humanistic psychologies or one? *Journal of Humanistic Psychology*, 29, 224–229.

125.Rowan, J.(1990). *Sub-personalities: The people inside us*. London: Routledge.

126.Roszak, T.(1992). *The voice of the Earth: An exploration of ecopsychology*. New York: Simon &. Schuster.

127.Ruskin, J.(1996). *Lectures on art*. New York : Allworth Press.

128.Salovey, P., & Mayer, J. D.(1990). Emotional intelligence. *Imagination, Cognition, and Personality*, 9, 185–211.

129.Salovey, P., Mayer, J. D., Goldman, S. L., Turvey, C., & Palfai, T. P. (1995). Emotion attention, clarity, and repair: Exploring emotional intelligence using the Trait Meta-Mood Scale. In J. Pennebaker (Ed.) *Emotion, disclosure, and health* (pp. 125–154). Washington, D. C. : American Psychological Association.

130.Salzman, L.(1968). *The obsessive personality*. New York: Jason Aronson.

131.Salzman, L.(1980). *Treatment of the obsessive personality*. New York: Jason Aronson.

132.Salzman, L.(1989). Compulsive personality disorder. In *Treatments of psychiatric disorders*. Washington, DC: American Psychiatric Press.

133.Sanderson, W. C., Wetzler, S., Beck, A. T., & Betz, F.(1994). Prevalence ofpersonality disorders among patients with anxiety disorders. *Psychiatry Research*, 51, 167–174.

134.Schwartz, B.(2004). *The paradox of choice: Why more is less*. New York: Ecco.

135.Schwartz, B., Ward, A., Monterosso, J., Lyubomirsky, S., White, K., & Lehman, D. R.(2002). Maximizing versus satisficing: Happiness is a matter of choice. *Personality and Social Psychology*, 83, 1178–1197.

136.Schwartz, S.H., & Gottlieb, A.(1980). Bystander anonymity and reactions to emergencies. *Journal of Personality and Social Psychology*, 39, 418–430.

137.Sciuto, G., Diaferia, G., Battaglia, M., Perna, G. P, Gabriele A., & Bellodi, L.(1991). DSM–III–R Personality disorders in panic and obsessive-compulsive disorder: a comparison study. *Comprehensive Psychiatry*, 32, 450–457.

138.Scott, K. S., Moore, K. S., & Miceli, M. P.(1997). An exploration of the meaning and consequences of workaholism. *Human Relations*, 50(3), 287–314.

139.Segal, Z. V., Williams, M., & Teasdale, J.(2002). *Mindfulness-based cognitive therapy for depression*. New York: The Guildford Press.

140.Sherman, D. K., McGue, M. K., & Iacono, W. G.(1997). Twin concordance for attention deficit hyperactivity disorder: A comparison of teachers' and mothers' reports. *American Journal of Psychiatry*, 154, 532–535.

141. Silverman, L. K. (1989, January). Perfectionism. *Understanding Our Gifted*, 11.

142.Sophocles.(430 – 426 B. C./1958). *Oedipus the King*. (B. M. W. Knox, Trans.).New York: Washington Square Press, Inc.

143.Sperry, L.(1995). *Psychopharmacology and psychotherapy: strategies for maximizing treatment Outcomes*. New York: Brunner/Mazel Publishers.

144.Trivers, R.(1972). Parental investment and sexual selection. In B. Campbell (Ed.), *Sexual selection and the descent of man* (pp. 136 – 179). Chicago: Aldine-Atherton.

145. Tybur, J., Lieberman, D., & Griskevicius, V. (2009). Microbes, mating, and morality: Individual differences in three functional domains of disgust. *Journal of Personality and Social Psychology*, 97, 103–122.

146.Westermarck, E.A.(1891/1921). The history of human marriage. Fifth Edition. London: Macmillan.

147.Wilson, E.O.(1978). *On human nature* (pp. 149–167). Harvard University Press.

148.Wilson, J.Q., & Kelling, G. L.(1982). Broken windows: The police and neighborhood safety. *Atlantic Monthly*, 249, 29–38.

149.Winnicott, D.W.(1965). *Maturational processes and the facilitating environment: Studies in the theory of the emotional development*. London: Hogarth Press.

150.Winnicott, D.W.(1971). *Play and reality*. New York: Routledge.

151.Winter, D.D.(1996). *Ecological psychology: Healing the split between planet and self*. New York: Harper Collins.

152.Wispe, L.G.(1972). Positive forms of social behavior: An overview. *Journal of Social Issues*, 28(3), 1-19.

153.Wolf, A.(1995). *Sexual attraction and childhood association: A Chinese brief for Edward Westermarck*. Stanford, CA: Stanford University Press.

154.Zimbardo, P.G.(1972). Pathology of imprisonment. *Society*, 9, 4-8.

155.Zuckerman, M.(1979). *Sensation seeking: Beyond the optimal level of arousal*. Hillsdale, NJ: Lawrence Erlbaum Associates.